Soins
d'urgence
et de réanimation

Dans la collection des « Cahiers des sciences infirmières »

Psychologie, sociologie anthropologie, par M. Enyouma, 2010.

Biologie fondamentale et génétique, par S. Rousset, G. Perlemuter, 2010.

Cycles de la vie et grandes fonctions, coordonné par L. Perlemuter, G. Perlemuter *et al*, 2010.

Processus traumatiques, par A. Cohen de Lara, 2010.

Soins de confort et de bien-être, soins relationnels, soins palliatifs et de fin de vie, par L. Pitard, E. Peruzza, SFAP, 2010.

Soins d'urgences, par D. Naudin, F. Paillard, M.-R. Losser.

Des mêmes auteurs

Guide pratique de l'infirmière, par L. Perlemuter, G. Perlemuter, 2e édition, 2008.

Dictionnaire médical de l'infirmière, par J. Quevauvilliers, L. Perlemuter, G. Perlemuter, 8e édition, 2009.

Les tableaux des pathologies en IFSI, par L. Pitard, 2008.

CAHIERS DES SCIENCES INFIRMIÈRES

Sous la direction de

G. Perlemuter
Professeur des universités
Université Paris Sud
CHU Bicêtre
Praticien hospitalier
Hôpital Antoine-Béclère, Clamart

L. Perlemuter
Professeur des universités
Ancien chef de service
CHU Henri Mondor, Créteil
Université Paris 12

L. Pitard
Cadre de santé
Hôpital Antoine-Béclère, Clamart

J. Quevauvilliers
Professeur émérite

UE 4.3

Soins d'urgence et de réanimation

David Naudin
Cadre formateur infirmier-anesthésiste
Hôpital Pitié-Salpêtrière

Frank Paillard
Cadre infirmier anesthésiste
Formateur CESU de Paris

Marie-Reine Losser
Praticien hospitalier
CHU Saint-Louis

ELSEVIER
MASSON

ISBN : 978-2-294-71235-7

Elsevier Masson SAS – 62, rue Camille Desmoulins – 92442 Issy-les-Moulineaux Cedex

Avant-propos

Pourquoi une collection des *Sciences infirmières* ?

La collection se propose de répondre au nouveau programme des études infirmières. Les enseignements entre les différents pays de la Communauté européenne sont harmonisés suivant le système LMD (licence, master, doctorat) et les instituts de formation en soins infirmiers (IFSI) dispensent la même formation. Celle-ci est découpée en UE (unités d'enseignement) et en semestres.

L'objectif de la nouvelle collection des *Sciences infirmières* est de répondre aux impératifs de ces enseignements.

Nous avons suivi d'aussi près que possible les objectifs et le contenu du programme d'enseignement, en particulier sur la manière dont il est dispensé en IFSI.

Pourquoi un nouveau programme ?

Le programme met l'accent sur le patient qui devient le centre des préoccupations. L'infirmier(e) mobilise ses compétences, bien définies pour soigner le patient.

Comment cette collection a été réalisée ?

Nous avons réuni des auteurs très expérimentés, médecins et cadres infirmiers connus pour leur compétence pédagogique et pour la qualité de leur travail en commun. Beaucoup ont participé au *Guide pratique de l'infirmière* et au *Dictionnaire médical de l'infirmière*.

Que contient la collection des *Sciences infirmières* ?

Les auteurs-directeurs de la collection se sont montrés particulièrement vigilants pour que les livres correspondent aux besoins des étudiants en soins infirmiers.

Les situations cliniques sont détaillées et les compétences infirmières mobilisées sont inscrites en vis-à-vis. Les situations intégratives, les actes infirmiers et les protocoles infirmiers sont également spécifiques du métier.

Chaque fascicule comprend aussi un cahier d'entraînement.

Que veut être la collection des *Sciences infirmières* ?

La lecture et l'apprentissage seront d'autant plus agréables que la mise en page, l'iconographie, l'impression tout en couleurs, faciliteront la mémorisation, rendant cet outil indispensable.

Nous souhaitons que cette collection soit la vôtre, nous serons donc réceptifs à vos remarques et vos suggestions. Nous avons créé cette collection avec enthousiasme et la volonté que les futurs infirmiers et infirmières disposent d'ouvrages qui leur permettront de réussir dans les meilleures conditions leur diplôme d'Etat.

G. Perlemuter, L. Perlemuter, L. Pitard, J. Quevauvilliers

Table des matières

Introduction

I Urgences vitales et Premiers secours

II Hierarchiser et mettre en œuvre les soins d'urgences

Sommaire des fiches

Acte **infirmier**

Acte et surveillance **infirmiers**

Surveillance **infirmière**

Situation **intégrative**

Liste des abréviations

ACEL	Accident catastrophique à effets limités
ACEM	Accident catastrophique à effets majeurs
ACR	Arrêt cardio-respiratoire
ACSOS	Agression cérébrale secondaire d'origine systémique
ATCD	Antédent
BAVU	Ballon auto-remplisseur à valves unidirectionnelles
BNP	*Brain natriuretic peptide*
CAI	Centre d'aide aux impliqués
CCMU	Classification clinique des malades des urgences
CCV	Collapsus cardiovasculaire
CIMU	Classification infirmière des malades aux urgences
COS	Commandant des opérations de secours
CUMP	Cellule d'urgence médico-psychologique
DAE	Défibrillateur automatisé externe
DEA	Défibrillateur entièrement automatique
DSA	Défibrillateur semi-automatique
DSIS	Directeur des secours incendie sauvetage
DSM	Directeur des secours médicaux
DV	Décubitus ventral
DVE	Dérivation ventriculaire externe
ECG	Électrocardiogramme
EP	Embolie pulmonaire
EPRUS	Établissement de préparation et de réponse aux urgences sanitaires
ETO	Échographie cardiaque trans-oesophagienne
ETT	Échographie cardiaque trans-thoracique
FC	Fréquence cardiaque
FR	Fréquence respiratoire
GDS	Gaz du sang
GEU	Grossesse extra-utérine
HTAP	Hypertension artérielle pulmonaire
HTIC	Hypertension intracrânienne
IAO	Infirmière d'accueil et d'orientation
IOA	Infirmière organisatrice de l'accueil
IOT	Intubation oro-trachéale
IRA	Insuffisance rénale aiguë
IRN	Imagerie par résonance magnétique
NFS	Numération formule sanguine
NRBC	Nucléaire, radiologique, biologique, chimique
OAP	Œdème aigu du poumon
ORSEC	Organisation de sécurité civile
PA	Pression artérielle
PAD	Pression artérielle diastolique
PAM	Pression artérielle moyenne
PaO_2	Pression partielle en oxygène
PAS	Pression artérielle systolique
Paw	Pression airway : pression des voies aériennes
PEEP	Pression expiratoire positive

PLS	Position latérale de sécurité
PMA	Poste médical avancé
PSE	Pousse-seringue électrique
PUMP	Poste d'accueil des urgences médico-psychologiques
PVC	Pression veineuse centrale
RCP	Réanimation cardio-pulmonaire
RVS	Résistance vasculaire systémique
SaO_2 ou SPO_2	Saturation en oxygène
SAUV	Salle d'accueil des urgences vitales
SDRA	Syndrome de détresse respiratoire aiguë
SMUR	Service mobile d'urgence et de réanimation
TDL	Tenues légères de décontamination
UA	Urgences absolues
UD	Urgences dépassées
UHCD	Unité d'hospitalisation de courte durée du service d'urgence
UMDH	Unité mobile de décontamination hospitalière
UMH	Unité mobile hospitalière
UR	Urgences relatives
VAC	Ventilation assistée contrôlée
VACI	Ventilation assistée contrôlée intermittente
VC	Volume contrôlée
VES	Volume d'éjection systolique
VL	Vidéo-laryngoscopie
VNI	Ventilation non invasive
VSAI	Ventilation spontanée avec aide inspiratoire
VSAV	Véhicules de secours et d'assistance aux victimes
Vte	Volume courant expiré
VVP	Voie veineuse périphérique

Introduction

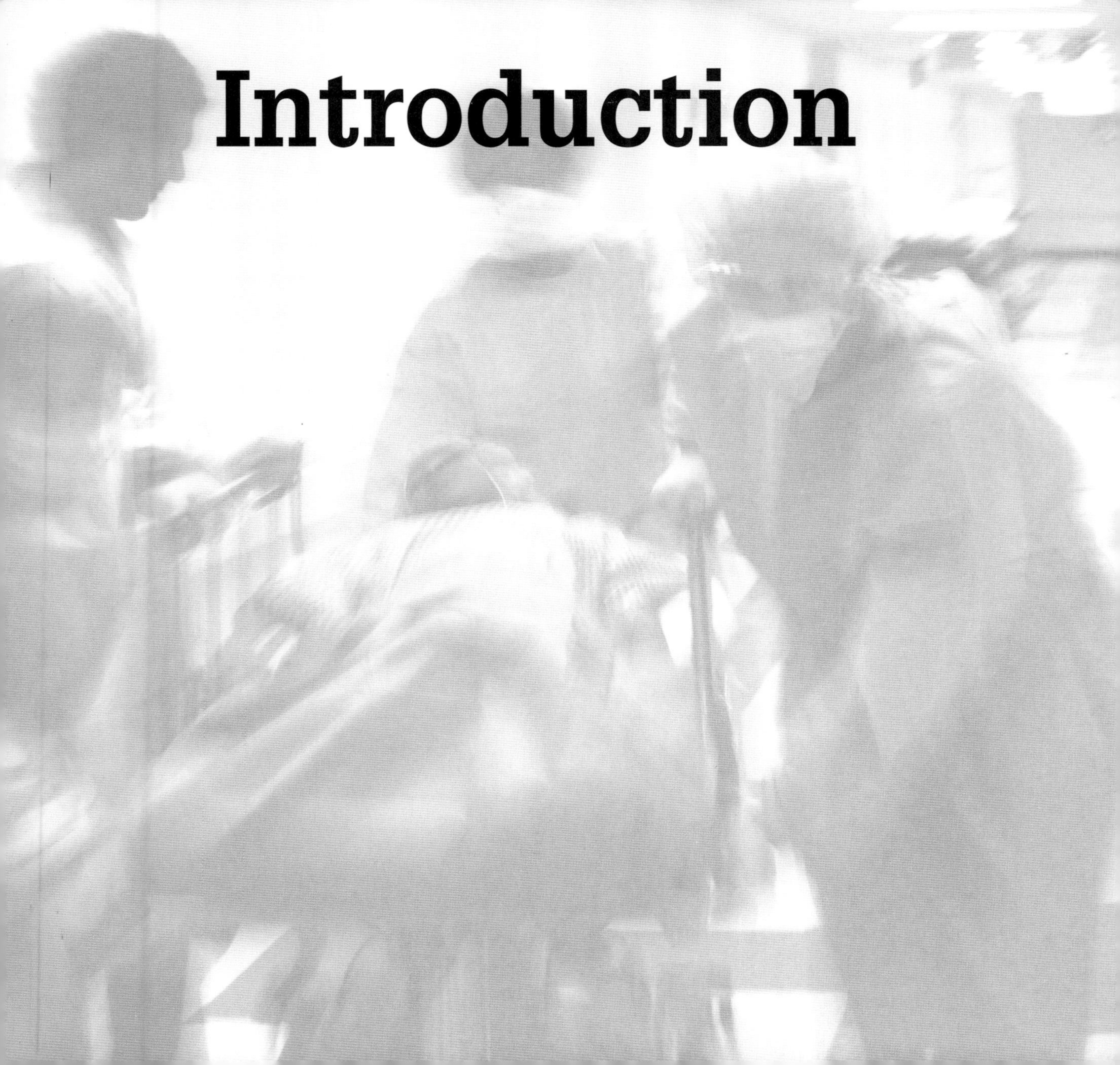

Compétences infirmières dans l'UE 4.3

C1 Évaluer une situation clinique et établir un diagnostic dans le domaine infirmier

Les soins infirmiers dans le cadre des urgences et en réanimation nécessitent des capacités d'analyse clinique d'une situation, ainsi qu'un esprit de synthèse. Ils s'appuient sur des connaissances solides des principaux mécanismes physiopathologiques. L'évaluation de la situation est donc la base de toute prise en charge dans ce contexte permettant la mise en œuvre de soins adaptés et personnalisés dont l'infirmière a la responsabilité. Elle suit d'une part les prescriptions du médecin et d'autre part, elle réalise un raisonnement clinique. Ce dernier lui est indispensable pour identifier l'ensemble des problèmes réels et potentiels d'ordres physique, psychologique ou social, en complément du diagnostic médical.

Cette démarche, fondée sur le raisonnement clinique infirmier, nécessite pour chaque prise en charge, de **savoir évaluer la situation clinique**. L'infirmière **doit établir un, voire plusieurs diagnostics infirmiers spécifiquement adaptés à la situation du patient.**

Cette compétence, l'infirmière la mobilise dès l'arrivée du patient, puis tout au long de son séjour et de son évolution.

Admission

Les modalités d'admission que ce soit dans le service des urgences ou en Réanimation sont variables.

Pour les Urgences, le patient peut venir de son domicile, soit par ses propres moyens, soit par ambulance de premiers secours (sécurité civile, pompiers, Croix-Rouge) ou grâce au service mobile d'urgence et de réanimation.

Pour le service de réanimation les modalités d'entrée sont variables. Le patient peut être admis depuis un autre service (c'est le cas des patients dont l'état clinique s'aggrave et qui bénéficient d'un transfert en réanimation). Le patient peut être transféré à partir d'un autre hôpital ou être admis directement : dans ce cas de figure, le plus souvent le patient arrive transporté par le service mobile d'urgence et réanimation.

En fonction de sa pathologie ou de son traitement, le patient sera admis dans une unité de réanimation adaptée (soins intensifs spécialisés, réanimation médicale ou chirurgicale) où il pourra bénéficier d'une prestation spécifique pour :

- des examens spécialisés ;
- le traitement d'une pathologie aiguë ou chronique.

L'admission est donc toujours effectuée en urgence : c'est le cas d'un patient qui se présente directement dans un service d'urgences, ou bien adressé par le SAMU auprès d'un service de réanimation. Dans ce cas, l'accueil du patient est immédiat dans la structure de soins adaptée à sa pathologie.

L'admission des patients en réanimation, qu'elle soit réalisée par entrée directe ou transfert, ainsi que la sortie des patients dans les unités de surveillance continue, voire dans d'autres unités d'hospitalisation, implique une continuité des soins.

L'hospitalisation d'un patient aux urgences ou en réanimation est, par nature, imprévisible. Par opposition à la sortie ou au transfert du patient qui, elle, est prévue (voir Sortie du patient).

L'évaluation clinique par le médecin et l'infirmière s'effectue dès l'admission.

Accueil dans le service

Si le malade est déjà connu et est attendu, le dossier sera recherché avant son admission.

À son arrivée, le patient est inscrit et le livret d'accueil lui est remis. Ce livret lui explique les modalités du séjour (exemple : dépôts, vestiaire, permission, etc.).

Le patient sera accompagné jusqu'au box de soin, la chambre de réanimation ou la chambre de l'unité de soin intensif.

Bien accueillir le patient, c'est dédramatiser l'épreuve qu'il subit : son hospitalisation. Il doit être attendu et accueilli avec calme, amabilité et discrétion.

La personne qui accueille doit se présenter et pouvoir répondre à toutes les interrogations du patient. Tout professionnel doit appeler les patients par leur nom, et non par leur prénom, et ne jamais les tutoyer.

L'accueil est le premier contact du patient avec le service ; il doit en garder une image positive. Il permettra l'instauration d'une relation de confiance indispensable à des soins personnalisés et efficaces.

De l'accueil à la sortie du patient : l'IDE mobilise ses compétences.

« Évaluer une situation clinique et établir un diagnostic infirmier » : cette compétence repose à la fois sur le diagnostic médical et le ou les diagnostics infirmiers.

L'évaluation de la situation clinique repose sur un recueil de données très exhaustif. Il s'agit également d'identifier les ressources et potentiels du patient afin de maintenir au maximum son autonomie et adapter précisément sa prise en charge.

Après analyse complète de l'ensemble des données, l'infirmière construit son raisonnement clinique. Elle peut émettre différentes hypothèses interprétatives, avant d'établir un ou plusieurs diagnostics infirmiers. Ceux-ci serviront de base logique pour mettre en œuvre les actions de soins infirmiers adaptées. Elles seront hiérarchisées par ordre de priorité selon leur caractère d'urgence.

Définition du diagnostic infirmier

Un diagnostic infirmier est l'énoncé d'un jugement clinique sur les réactions aux problèmes de santé présents ou potentiels, ou aux processus de vie d'une personne, d'une famille ou d'une collectivité. Les diagnostics infirmiers sont la base pour choisir les interventions de soins dont l'infirmière est responsable.

Cette liste de diagnostics n'est pas exhaustive.

DIAGNOSTICS PRÉVALENTS AUX URGENCES ET RÉANIMATION

Diagnostics infirmiers prévalents (Gordon)

Sur le plan respiratoire
- Dégagement inefficace des voies respiratoires.
- Incapacité de maintenir une respiration spontanée.
- Intolérance au sevrage de la ventilation assistée.
- Mode de respiration inefficace, perturbation des échanges gazeux.
- Risque élevé de suffocation.

Sur le plan cardio-circulatoire
- Diminution de l'irrigation tissulaire :
- Excès de volume liquidien : augmentation de la rétention d'eau accompagnée d'œdèmes.
- Déficit de volume liquidien.
- Risque de déficit de volume liquidien.
- Diminution du débit cardiaque.
- Perturbation des échanges gazeux.
- Rétention urinaire : (aiguë ou chronique).
- Risque d'infection.
- Risque d'altération de la température corporelle.
- Hypothermie.
- Hyperthermie.
- Thermorégulation inefficace.

Sensations et sentiments
- Douleur aiguë.
- Douleur chronique.
- Deuil [chagrin] dysfonctionnel.
- Deuil [chagrin] par anticipation.

C2 Concevoir et conduire un projet de soins infirmiers

Cette compétence a pour objectif l'élaboration du projet de soins. Le plan de soins permet d'organiser ce projet, de hiérarchiser les priorités puis de l'appliquer.

Une vraie dynamique pluriprofessionnelle autour du parcours de soins du patient doit être instaurée. Par exemple, la période qui précède et qui suit l'extubation d'un patient en réanimation nécessite l'intervention du kinésithérapeute qui suivra l'évolution respiratoire et rééduquera le patient ; l'infirmière et l'aide-soignante participeront à son suivi. Un véritable échange s'établira entre l'infirmière, l'aide-soignante et le kinésithérapeute sur la compliance du patient dans la réalisation des exercices respiratoires. L'objectif commun est identifié comme la reprise d'une autonomie ventilatoire.

Le projet de soins bien établi permet de mettre en évidence les problèmes de santé du patient mais aussi les risques éventuels encourus. L'objectif est ensuite d'adapter les actions de soins, d'assurer leur évaluation face à l'évolution des problèmes décelés. Il convient d'instaurer les mesures correctives et préventives pour chaque situation.

Enfin, le projet est le résultat d'un raisonnement clinique infirmier très riche et spécifique à chaque patient. Il contribue notamment à argumenter des staffs pluridisciplinaires. Dans le cadre du suivi des patients admis en service d'urgence, lors des staffs quotidiens, l'infirmière apportera des éléments très concrets par rapport au vécu de la maladie, aux angoisses et à l'observance du traitement ; en effet, ces éléments peuvent être parfois masqués au médecin.

Le projet de soins ainsi mis en œuvre est ensuite évalué par les infirmières, réajusté et réadapté au plus près des attentes du patient et/ou de son entourage.

Méthodologie de la démarche de soins

DÉFINITION

Il s'agit de la suite ordonnée des opérations. Elle vise à dispenser des soins individuels continus et adaptés aux besoins d'une personne soignée.

Elle comporte plusieurs étapes :

- recueil des données ;
- observation clinique ;
- projet de soins ;
- évaluation des actions et corrections éventuelles.

PROJET DE SOINS

Il est relatif à la prise en charge globale du patient. Il s'applique à toute personne prise en charge en milieu hospitalier ou extrahospitalier et comporte deux volets.

Les soins relatifs à l'application des prescriptions médicales

Ce sont à la fois les soins directs, c'est-à-dire les soins proprement dits, et les soins indirects (exemple : la prise de rendez-vous). Ils comprennent :

- l'application de la prescription médicale (exemple : prise de médicaments par la personne ou administration en IV ou IM par l'IDE) ;
- la surveillance de l'efficacité du traitement, en regard de la pathologie et de son évolution ;
- la surveillance des effets indésirables des thérapeutiques ou des soins prescrits (également nommés, sur les notices pharmaceutiques « effets non souhaités ou gênants »).

Les soins relevant du rôle propre infirmier

Ils sont regroupés sous le vocable « plan de soins infirmiers » et sont listés à partir des diagnostics infirmiers posés.

Le projet de soins sera complété et suivi à l'aide des transmissions, ciblées ou non.

Plan de soins infirmiers

Il comporte :

- le diagnostic infirmier : titre, étiologie, signes (ou facteurs de risque s'il s'agit d'un diagnostic infirmier de « risque de ») ;
- les objectifs de soins : formulés en termes positifs de capacités pour le patient, ils suggèrent les critères permettant l'évaluation des soins dispensés ;
- les interventions infirmières (anciennement appelées actions infirmières) ;
- le dispositif d'évaluation des soins prévus et/ou dispensés.

La planification permet à l'IDE d'organiser les soins au sein d'une équipe pluridisciplinaire. Elle résulte de la programmation des soins prévus ; elle regroupe de façon chronologique en terme de priorité :

- les soins sur prescription médicale ;
- les soins relevant du rôle propre de l'infirmière ;
- les soins relevant des autres intervenants de soins (aide-soignant, soins confiés en kinésithérapie, diététique, bloc, etc.).

La planification consiste à fixer des objectifs de soins et les délais pour les atteindre, à programmer les actes de soins infirmiers et à organiser leur mise en œuvre ainsi que leur évolution.

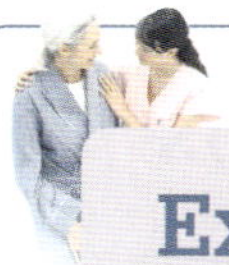

Acte infirmier

Exemple d'une démarche de soins

Présentation du patient

Mme D., âgée de 54 ans est hospitalisée aux Urgences pour la prise charge d'une douleur abdominale aiguë. Elle vit avec son mari âgé de 60 ans. M. D. a de suite appelé le SAMU quand sa femme s'est plaint d'une douleur abdominale. Elle mesure 1,56 m et pèse 70 kg. Elle est tabagique (30 paquets année).

Date d'entrée dans le service des urgences

Le 1er septembre 2010.

Motif de l'hospitalisation

Prise en charge d'une douleur abdominale diffuse survenue à domicile.

Diagnostic médical

Occlusion intestinale sur bride.

Antécédents

Médicaux

Mme D. a une hypercholestérolémie connue, mais dit ne pas prendre son traitement.

Chirurgicaux

Cholécystectomie opérée en 2000. Tumeur du colon droit opérée en 2008.

Histoire de la maladie

Depuis quinze jours, Mme D. dit avoir ressenti des douleurs abdominales. Elle dit ne plus avoir un transit normal depuis quatre jours. Elle vomit beaucoup.

Synthèse de l'hospitalisation

À l'arrivée dans le service

Devant les symptômes d'occlusion, le médecin des Urgences contacte aussitôt un chirurgien digestif pour avoir son avis sur la radiographie de l'abdomen sans préparation et sur le scanner réalisé.

À l'examen clinique

Mme D. a une pression artérielle à 180/100 mmHg, un pouls à 90 pulsations /min. Malgré la vive douleur Mme D. s'exprime et est consciente. Elle présente un météorisme abdominal et des vomissements importants. Suite à l'avis du chirurgien de garde, le diagnostic d'occlusion sur bride est confirmé. L'intervention est réalisée mais le post-opératoire se complique d'une péritonite engendrant un choc septique imposant l'hospitalisation en réanimation. Après six jours de réanimation Mme D. a retrouvé une hémodynamique stable et est sevrée des catécholamines. Elle sera extubée ce jour.

Problèmes prioritaires à ce jour (5 septembre)

Choc septique lié a une péritonite dans un contexte d'occlusion intestinale.

Traitement

– La patiente reste à jeun pendant 24 heures, une perfusion est laissée en place avec : G2.5 % 2 000 mL/24 heures + 2 g NaCl/L + 1 g KCl/L ;

– Lovenox 0,20 mL (2000 UI) en prévention des thromboses

– Perfalgan 1 g/6 heures

– La mise au fauteuil est prévue demain avec le kinésithérapeute. Elle ne ressent aucune douleur. Les constantes hémodynamiques sont stables (contrôlées toutes les heures).

Objectifs

Que Madame D. puisse retrouver son autonomie respiratoire.

Actions

Le médecin doit lui expliquer qu'elle retrouvera très progressivement une autonomie respiratoire et lui explique le principe du sevrage ventilatoire avec mise en ventilation spontanée.
Le kinésithérapeute évalue la compétence glottique et les capacités de déglutition.
L'infirmière informe et rassure la patiente concernant l'épreuve du sevrage ventilatoire.
L'aider à retrouver son autonomie ventilatoire en l'encourageant à respirer, valoriser chaque effort réalisé.
Noter le comportement de la patiente : les signes de progression ou de régression, les signes de fatigue ou d'épuisement ventilatoire. Évaluer la tolérance de la patiente à la reprise de la ventilation en surveillant les paramètres ventilatoires de la patiente.
Évaluer également un éventuel état d'anxiété lors de l'épreuve de sevrage.

C3 Accompagner une personne dans la réalisation de ses soins quotidiens

L'objectif de cette compétence est de mettre en place des actions pour maintenir au maximum l'autonomie du patient et l'accompagner de façon la plus adaptée possible à ses besoins.

Accompagner une personne dans les soins quotidiens, c'est tout d'abord s'appuyer sur le recueil de données (voir compétence 1), les patients accueillis sont souvent confrontés à une perte d'autonomie liée à la maladie.

- Il est donc important de l'aider à retrouver des repères : hygiène corporelle, toilette ; une prise en charge d'une éventuelle dénutrition doit être évaluée ;
- les patients sont très souvent fatigués et doivent être aidés dans les soins de base. Il faut néanmoins respecter leurs ressources ;
- d'autres maladies associées induisent très souvent d'importantes perturbations dans la vie quotidienne. L'équipe infirmière tient donc un rôle important pour aider le patient à conserver son autonomie, trouver des stratégies d'adaptation efficaces devant son handicap, ou son inconfort ;
- aider les malades à maintenir ou à retrouver un maximum d'autonomie c'est déjà les aider à gérer leur quotidien avec plus d'assurance pour éviter leur isolement.

C4 Mettre en œuvre des actions à visées diagnostique et thérapeutique

Cette compétence est liée à la prise en charge médicale et infirmière du patient : rôle de l'infirmière sur prescription médicale. Au-delà de la mise en œuvre de la prescription médicale, l'infirmière doit systématiquement faire preuve de capacités d'analyse et de réactivité.

C5 Initier et mettre en œuvre des soins éducatifs et préventifs

Cette compétence fait référence à la nécessité d'éduquer le patient quant à sa maladie et le rendre le plus autonome possible.

Soins éducatifs

Dans le cadre des soins qu'elle réalise, l'IDE a un rôle d'accompagnement à la fois pédagogique et psychologique lors de l'hospitalisation. Elle conseille le patient sur son hygiène de vie :

- en matière de diététique,
- en matière d'utilisation de prothèse (poche de stomie par exemple),
- en matière de bonne observance d'un traitement (traitement contre un diabète par exemple),
- en matière d'utilisation d'un matériel d'administration médicamenteuse (utilisation d'une PCA : pompe contrôlée d'analgésie).

Pour cela, l'infirmière s'entoure également d'autres professionnels de santé : un stomathérapeute, une diététicienne, un kinésithérapeute, un ergothérapeute…

L'objectif est toujours le maintien ou le retour de l'autonomie du patient, selon ses capacités physiques et psychologiques.

C6 Communiquer et conduire une relation dans un contexte de soins

Les qualités de communication dans un service d'urgences comme de réanimation sont aussi riches que diverses, car les patients accueillis ont des profils très hétérogènes.

L'approche d'un patient hospitalisé nécessitera une communication spécifique. Les qualités d'écoute, de pédagogie et de réassureur des infirmières seront toujours très sollicitées. Elles seront indispensables à la bonne prise en charge du patient pour maintenir la confiance.

Le lien de confiance s'instaure et se développe tout au long du séjour. Savoir écouter, faire verbaliser les angoisses, savoir rassurer et informer avec le plus grand tact sont des compétences incontournables. La communication respectera une distance professionnelle nécessaire pour ne pas se laisser submerger par les angoisses du patient. Il faut aussi le protéger lui-même et l'aider à gérer ses émotions.

Le soutien, les capacités à rassurer seront primordiales dans la prise en charge des patients tout au long des soins.

L'idée majeure à retenir dans ce domaine est de savoir personnaliser la prise en charge : adopter son mode de communication en fonction des ressources, des difficultés et des attentes de celui-ci.

C7 Analyser la qualité des soins et améliorer sa pratique professionnelle

L'analyse des pratiques professionnelles ne se conçoit qu'à partir d'un cadre réglementaire et référentiel des bonnes pratiques. Il convient de confronter chaque technique quotidienne à la théorie sanitaire et scientifique qui en dépend. Cette théorie fondamentale donne lieu aux différentes vigilances qui régissent et garantissent la sécurité des pratiques.

C8 Rechercher et traiter des données professionnelles et scientifiques

Ce travail de réflexion est un investissement professionnel de grande richesse qui permet à l'étudiant et à l'infirmière de développer des capacités d'analyse, de rédaction et de communication. Il lui permet également d'améliorer de façon permanente les pratiques de soins.

Exemples de questionnement de recherche :

« Le toucher dans le soin : est-ce un vecteur d'apaisement pour le patient ? »

« La relation soignant-soigné dans l'accompagnement d'un patient en fin de vie : comment trouver la bonne distance ? »

« L'organisation en binôme infirmière/aide-soignante au sein d'un service de soins : un élément fondamental de qualité dans la prise en charge des patients. »

« L'importance du rôle de l'infirmière aux Urgences dans le cadre de la sécurisation du circuit des médicaments ».

C9 Organiser et coordonner les interventions soignantes

Cette compétence valorise le rôle infirmier dans une dimension interprofessionnelle.

D'une façon pragmatique, l'ensemble des soins et actions doit être organisé et planifié. L'infirmière réalise les soins en étroite collaboration avec le médecin et l'aide-soignante :

– Avec le médecin : l'infirmière transmet en temps réel l'ensemble des données propres à l'évolution clinique du patient, les résultats biologiques communiqués par le laboratoire d'analyses. Elle assiste le médecin lors de la pose d'un cathéter central, lors de la réalisation d'une fibroscopie gastrique en urgence…

– Avec l'aide-soignante : l'infirmière implique l'aide-soignante dans la prise en charge, dans le respect des compétences respectives. L'aide-soignante participe à l'accueil du patient ; elle s'implique également dans le recueil de données et la traçabilité. Elle participe à l'évaluation clinique du patient (degré de vigilance, niveau d'anxiété, couleur des téguments, critères liés à une hémorragie, tolérance d'un traitement, chimiothérapie par exemple) et au bon acheminement des prélèvements biologiques aux laboratoires d'analyses. Elle programme les apports alimentaires en fonction du régime prescrit par le médecin.

Selon les besoins du patient, l'infirmière communique aux professionnels concernés l'intérêt de leur intervention : assistante sociale, psychologue, diététicienne, etc.

En fonction du service, l'infirmière participe aux staffs pluridisciplinaires et apporte ses connaissances dans le but de cibler avec efficience la prise en charge du malade.

Dans un service de soins d'urgences ou de réanimation, le soutien et le suivi des malades peuvent être assurés de façon complémentaire par des équipes mobiles. Elles participent réellement à la qualité de la prise en charge. Il s'agit des équipes mobiles de gériatrie, les équipes de douleurs et de soins palliatifs ou les équipes d'addictologie par exemple.

La compétence interprofessionnelle nécessite de la part de l'ensemble des professionnels d'échanger et de communiquer de façon systématique. Ceci passe aussi d'une façon incontournable par la traçabilité des informations : les observations médicales écrites dans le dossier, associées aux transmissions ciblées des infirmières, des aides-soignantes et de tous les autres intervenants. Ces éléments permettent de garantir la fiabilité et la pertinence des informations dans le respect du secret professionnel.

Transmissions écrites ou orales

DÉFINITION

Compte-rendu des actions réalisées auprès du patient. C'est également un compte-rendu des observations, événements, incidents ou chutes, des imprévus ou changements survenus pendant la journée.

CONSIGNES

- Respecter le patient.
- Écrire lisiblement.
- Être logique.
- Utiliser le vocabulaire précis et professionnel.
- Proscrire les abréviations.
- S'identifier, dater et signer.

BUT

- Assurer la continuité des soins.
- Décrire l'état physique et mental du patient.

- Évaluer la charge de travail.
- Conserver et mémoriser les soins réalisés = traçabilité.
- Responsabiliser le personnel.

Transmissions ciblées

CAS GÉNÉRAL

C'est un énoncé concis de ce qui arrive au patient, de ses réactions face à un problème de santé.

Elles sont ciblées pour attirer l'attention sur l'état du patient.

L'information est répartie sur trois colonnes, ce qui permet de focaliser l'attention de l'infirmière et de faciliter le suivi du patient.

Elles sont libellées à l'aide des quatre items : la cible, les données, les actions, les résultats.

Cible : c'est un point de convergence résultant d'une collecte systématique de données.

Elle peut présenter :

- une préoccupation de la personne soignée ;
- un changement de l'état de santé ou de comportement ;
- une réaction aux soins ;
- un diagnostic infirmier ;
- un événement au cours de l'épisode de soins ;
- l'intervention d'un autre service ou d'un professionnel de santé.

Données : ce sont les observations, les examens physiques, les expressions du patient.

Actions : ce sont les interventions de soins en vue de traiter un problème ou modifier une situation.

Résultats : ce sont les effets observés des actions entreprises. Ils doivent être évalués et ajustés.

Elles ont pour but d'amener l'infirmière à utiliser les diagnostics infirmiers. La « cible » attire l'attention sur l'état du patient.

C'est un énoncé concis de ce qui arrive au malade, de ses réactions au problème de santé.

Tableau 1 Fiches de transmission ciblée

Date, heure, IDE	Cible	Données	Actions	Résultats
01 04 10 15 heures D.N.	Hypotension artérielle.	Pression artérielle systolique 70 mmHg. Fréquence cardiaque 130/min.	Appel du réanimateur. Surélévation des membres inférieurs (rôle propre). 15 h 10 : passage d'un Eloes 500 mL (rôle prescrit).	15 h 30 : pression systolique 100 mmHg. Fréquence cardiaque 90/min.
020410 03 h 00 N.L	Dégagement inefficace des voies respiratoires.	Sécrétion importante. Désaturation. Hausse des pressions sur le ventilateur.	Aspiration trachéale (Rôle propre).	Saturation normalisée. Aspiration efficace de sécrétions épaisses.
02 04 10 11 heures F.P	Vomissements	La sonde nasogastrique est bouchée.	Aspiration orotrachéale. Aspiration dans la sonde nasogastrique. Monitorage du ballonnet de la sonde d'intubation.	Sonde débouchée, en aspiration continue. Absence de vomissements.
02 04 10 14 heures M.L	Douleur.	EVA à 5/10 ; tachycardie.	Bolus de morphine administré.	EVA à 1/10 à 13 h 00, dit se sentir mieux.

(EVA : échelle visuelle analogique)

Tableau 2 Cibles les plus fréquentes en termes de confort et de relation à l'autre.

Appareil digestif et élimination	Constipation. Diarrhées. Déshydratation. Fausse route. Hématémèse. Intolérance au gavage. Nausées. Vomissements. Méléna. Distension abdominale. Réalimentation. Hypoglycémie. Hyperglycémie.
Hygiène	Incapacité à réaliser ses soins d'hygiène partielle ou totale. Atteinte de l'intégrité de la peau. Atteinte de l'intégrité des tissus. Démangeaison. Desquamation. Éruption cutanée. Hématome. Marbrures. Rhabdomyolyse.
Appareil cardio-vasculaire	Déficit du volume liquidien : hypovolémie. Excès de volume liquidien : hypervolémie. Bradycardie. Tachycardie. Arythmie. Défaillance multi-viscérale. Instabilité hémodynamique. Hyper ou hypotension artérielle. Trouble électrolytique (à préciser exemple hypokaliémie). Hémorragie. Thrombopénie. Thrombocytose. Anémie. Trouble de la coagulation.
Appareil néphro-urologique	Altération de la fonction rénale. Altération de l'aspect des urines. Anurie. Polyurie. Oligoanurie. Hématurie. Œdèmes.
Repos	Troubles du sommeil. Fatigue.

Perception et estime de soi	Douleur. Anxiété. Perturbation de l'image corporelle. Troubles du comportement. Perte d'espoir. État dépressif. Refus du traitement.
Neurologie	Confusion. Agitation. Agressivité. Convulsions. Céphalées. Hypertension intracrânienne. Réveil. Déficit moteur ou sensoriel. Désorientation temporo-spatiale. Mydriase ou myosis. Anisocorie.
Intégrité physique	Atteinte de l'intégrité cutanée. Risque d'atteinte de l'intégrité cutanée. Altération de l'état général.
Appareil respiratoire	Hypercapnie. Hypoxie. Acidose. Alcalose. Désaturation. Cyanose. Mode de respiration inefficace. Dyspnée. Bradypnée. Apnée. Dégagement inefficace des voies respiratoires. Encombrement bronchique. Expectoration. Sevrage respiratoire. Intolérance au sevrage respiratoire. Intolérance à la ventilation non invasive. Toux. Épistaxis. Hémoptysie. Altération de l'aspect des sécrétions bronchiques.
Infectieux	Hypothermie. Hyperthermie. Frissons. Isolement préventif. Isolement septique. Isolement protecteur.
Activités	Mobilité altérée. Fatigue. Hypo ou hypertonie. Latéralisation. Verticaliation. Décubitus ventral.

En fin d'hospitalisation, la sortie du patient s'organise en termes de transmission d'informations. Pour chaque sortie de patient, l'information relative à sa prise en charge est transmise par l'infirmière sur un résumé de soins écrit. À l'hôpital, ce résumé permet de clore le dossier de soins à l'issue du séjour. Il assure également une liaison avec une autre structure de soins en cas de transfert. Il synthétise le séjour avec les points importants de sa prise en charge. Cette synthèse permet de décliner les surveillances et soins à poursuivre au-delà de l'hospitalisation, à domicile ou dans une autre structure de soins. Les informations – clés de la prise en charge – faciliteront l'accueil du patient à l'issue de son hospitalisation. Elles permettront d'évaluer sa situation clinique et d'établir le ou les diagnostics infirmiers, et ainsi d'organiser et de mettre en œuvre les diverses actions de soins.

C10 Informer, former des professionnels et des personnes en formation

Cette compétence a pour objectif d'impliquer activement les infirmières dans l'accueil, l'information et la formation des stagiaires comme des nouveaux arrivants dans le service de soins. Il est primordial pour l'infirmière dite « experte » de transmettre ses connaissances afin d'assurer la continuité des soins avec qualité et sécurité. Ainsi, l'infirmière forme ses nouveaux collègues à la prise en charge des patients. Elle détaille l'ensemble des spécificités relatives au cadre réglementaire, aux protocoles d'examens et de traitement.

I

Urgences vitales et Premiers secours

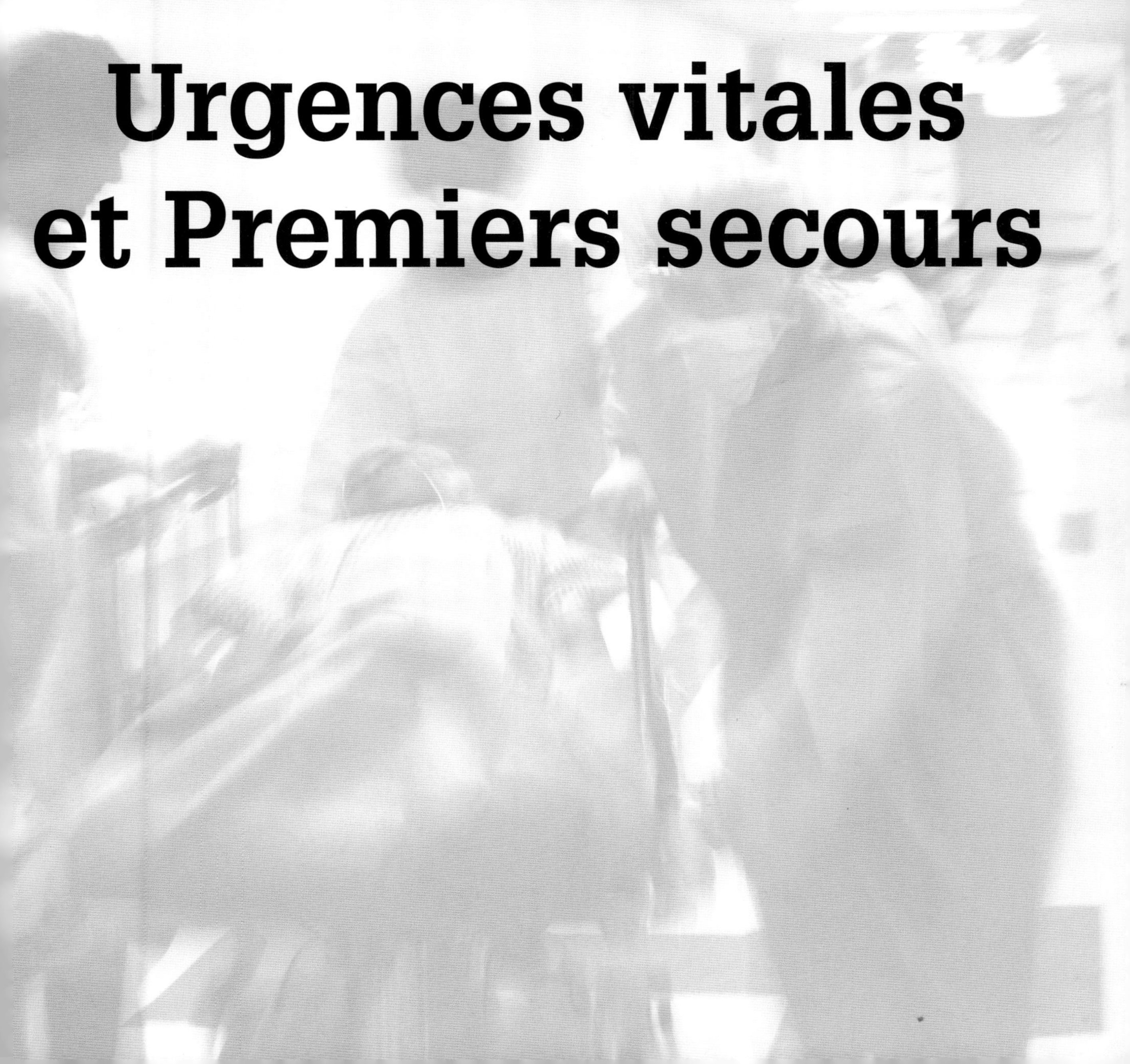

Urgences vitales et Premiers secours

1

Prise en charge des urgences vitales

Les urgences vitales sont des situations caractérisées par la survenue d'une détresse d'une fonction vitale pouvant conduire à tout instant à un arrêt cardiaque. Elles doivent bénéficier de prises en charge les plus précoces possibles, qu'elles surviennent dans le service de soins d'un établissement de santé ou dans tout autre lieu, public ou privé.

Avant de prendre en charge une urgence vitale, il convient de s'assurer de l'absence de danger pour le soignant, pour le malade ou pour l'entourage, pour éviter une aggravation.

Protection face à un danger

Avant d'agir, le soignant doit analyser la situation, détecter le danger vital, qui peut être réel ou potentiel, en approchant avec prudence la zone où est le patient.

LE DANGER VITAL RÉEL EST CONTRÔLABLE

- S'il existe un risque électrique, le courant devra être coupé avant de toucher la victime.
- En cas de risque d'explosion ou de gaz toxique, il faudra supprimer la cause, aérer la pièce.
- Un risque matériel peut exister (couteau, outil dangereux…) et doit être éloigné.

Pour limiter le risque d'un suraccident lors d'un accident de la voie publique, un balisage devra être installé avant d'intervenir. Si le sauveteur, témoin de l'accident, est en voiture, il allume les feux de détresse de son véhicule et se gare après le lieu de l'accident, sur la bande d'arrêt d'urgence. Tous les passagers sortent du véhicule pour se mettre en sécurité derrière la glissière de sécurité si elle existe. Le sauveteur, équipé d'un gilet de sécurité, prévient le suraccident et installe un triangle de présignalisation à 150-200 mètres de l'accident. Il coupe le contact des véhicules accidentés et veille à ce que personne ne fume pour prévenir un risque d'incendie.

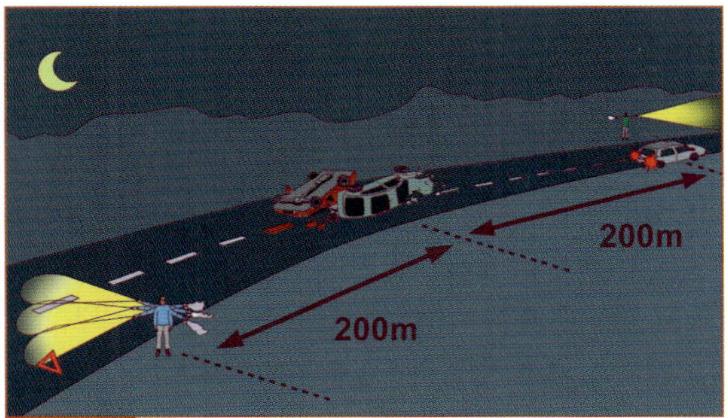

Fig. 1.1 *Balisage d'un accident de la route.*

LE DANGER N'EST PAS CONTRÔLABLE

Il faut alors extraire la victime en urgence de la zone à risque (exemple : risque d'effondrement, ou d'explosion, risque toxique, fumée importante non maîtrisable, incendie). La victime doit être visible, facile d'accès. La manœuvre doit rester exceptionnelle. Si la pièce est enfumée ou avec un risque toxique, il faut retenir sa respiration durant le sauvetage, qui ne doit pas durer plus de trente secondes.

S'il y a de la fumée ou un début d'incendie dans la pièce, il faut se protéger au maximum avec ses vêtements, se couvrir le visage et les mains, et rester au plus près du sol dans la pièce (car il y a moins de fumée à cet endroit).

L'extraction en urgence de la victime de la zone à risques vers une zone sécurisée se fera rapidement, sans prise de risque :

– soit par une traction par les poignets :

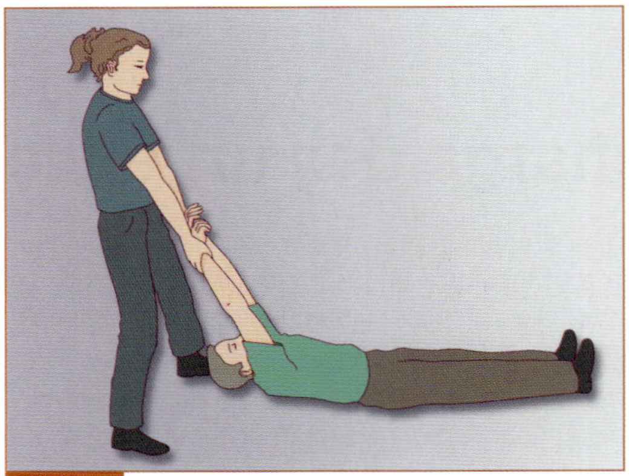

Fig. 1.2 Extraction de la victime par une traction par les poignets.

– soit par une traction par les chevilles :

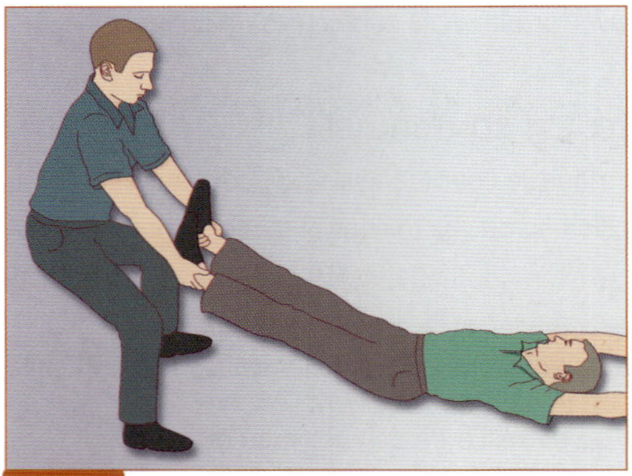

Fig. 1.3 Extraction de la victime par une traction par les chevilles.

LE DANGER EST POTENTIEL

Le soignant doit analyser la situation avant d'agir. Il peut être exposé à des maladies infectieuses. Il se protégera alors avec des gants lors d'exposition à des liquides biologiques, et avec des lunettes s'il y a un risque de projection des mêmes liquides. Le port d'un masque de protection respiratoire sera de rigueur si le patient présente un risque de transmission de maladie par voie respiratoire.

Un risque peut exister avec l'entourage. Il faudra organiser sa prise en charge en même temps que la gestion de l'urgence (éloigner les badauds, gérer les enfants d'une crèche, s'occuper des autres patients, de la famille…).

C4 Mettre en œuvre des actions à visée diagnostique et thérapeutique

Bilan, alerte

Un bilan est effectué pour faire rapidement les premiers gestes d'urgence adaptés et passer l'alerte ou faire passer l'alerte par un collègue pour obtenir l'intervention d'un médecin de l'hôpital ou du SAMU.

Pour agir rapidement, le soignant doit détecter si le patient présente une hémorragie visible ou une obstruction des voies aériennes. Il s'ensuit le bilan des trois fonctions vitales : fonctions neurologique, respiratoire et circulatoire.

L'alerte précoce permet de déclencher rapidement les secours médicaux adaptés aux besoins.

En dehors de l'hôpital, les numéros d'urgence sont les suivants :

■ 15

C'est le SAMU (Service d'Aide Médicale Urgente), à appeler pour tout problème de santé urgent. Un permanencier auxiliaire de régulation médicale localise, dans un premier temps, l'appel et prend les premières informations. Ensuite, un médecin régulateur pourra demander un complément d'information pour évaluer le degré d'urgence et de la réponse qui doit être faite. Il pourra envoyer une ambulance de réanimation, appelée Unité Mobile Hospitalière (UMH), d'un Service Mobile d'Urgence et de Réanimation (SMUR), une ambulance privée, un médecin de ville (SOS médecin, par exemple), un moyen de secours pompier. Le médecin régulateur peut aussi parfois se contenter de donner un conseil médical.

■ 18

C'est les sapeurs-pompiers, à appeler pour tout problème de secours, accidents, incendies.

■ 17

C'est la police (en ville) ou la gendarmerie (à la campagne), à appeler pour tout problème de sécurité ou d'ordre public (et uniquement pour cela).

■ 112

C'est le numéro d'urgence européen, qui fonctionne depuis tous les pays de l'Europe, mais aussi depuis un téléphone portable (même sans carte SIM, sans abonnement, sans code, avec seulement l'accès au réseau). Il aboutit vers le 15 ou le 18 selon les départements.

Tous ces numéros d'urgence sont gratuits et peuvent être appelés de n'importe quel poste téléphonique. Ces services sont interconnectés et peuvent basculer un appel vers un autre service si l'on a été mal aiguillé.

Le message d'alerte doit être clair, concis, précis, pour avoir rapidement les moyens de secours adaptés à la détresse. Il comporte les points suivants :

- se présenter en précisant sa fonction de soignant, donner son numéro de téléphone pour permettre un contre-appel si une information manquait pour localiser l'accident, par exemple ;
- localiser précisément l'événement : à l'hôpital, il faudra donner le service, le bâtiment, l'étage, le numéro de chambre... ;
- à domicile, fournir l'adresse précise, la rue, le numéro, l'étage, les codes d'accès, l'interphone, le numéro d'escalier, le numéro de porte...
- sur la voie publique, fournir la localisation précise par rapport à un endroit (magasin, croisement de rue...), le numéro de rue, la route, le sens de circulation, la borne kilométrique... Plus la localisation sera précise, plus les secours pourront intervenir rapidement.
- donner le nombre et l'état des victimes : bilan des fonctions vitales, signes, plaintes...
- décrire les gestes effectués (pansement compressif, massage cardiaque...)
- préciser s'il existe des risques persistants (gaz explosif, effondrement...)

Toujours demander l'autorisation de raccrocher afin d'être sûr qu'il ne manque pas d'information importante pour les secours.

Hémorragie

C4 *Mettre en œuvre des actions à visée diagnostique et thérapeutique*

DÉFINITION

Une hémorragie **externe** est un écoulement de sang abondant et visible en dehors des vaisseaux au travers d'une plaie. Cet écoulement imbibe de sang un mouchoir de toile ou de papier en quelques secondes et ne s'arrête pas spontanément.

On parle d'hémorragie **extériorisée** lors d'un écoulement abondant de sang par un orifice naturel.

RISQUE

Quand le saignement est trop important, la volémie (volume sanguin circulant) diminue, avec baisse du débit cardiaque, baisse de la pression artérielle, tachycardie et collapsus, jusqu'à un état de choc hémorragique avec risque de décès par arrêt cardiaque avec désamorçage de la pompe cardiaque.

L'objectif sera de stopper rapidement l'hémorragie avant l'installation d'un état de choc.

infirmiers

Acte et surveillance

Conduite à tenir face à une hémorragie externe

– Assurer la protection (suppression du danger, port de gants).
Effectuer une compression manuelle directe de la plaie qui saigne avec la main et les doigts protégés par des gants, avec des compresses stériles ou un carré de tissu (mouchoir propre plié) ou de papier (paquet de mouchoirs jetables) pour arrêter l'hémorragie.

– Allonger la victime pour prévenir les conséquences cérébrales de l'hypotension artérielle et du bas débit cérébral.

– Alerter ou faire alerter les secours médicalisés.

– Assurer la surveillance des fonctions vitales du patient (conscience, fréquence respiratoire, SpO2, pouls, pression artérielle, coloration…) pour dépister une aggravation, un état de choc. Surveiller l'efficacité de la compression en vérifiant l'absence de saignement.

– Débuter une oxygénothérapie avec un masque facial à haute concentration, pour augmenter la quantité d'oxygène transportée par le sang qui a un volume réduit, et mieux oxygéner les organes vitaux (cerveau, cœur).

– Envisager la pose d'une voie veineuse périphérique avec un cathéter de gros calibre, en perfusant du sérum physiologique, en attendant l'arrivée du médecin, pour augmenter la volémie.

– Protéger le patient contre le froid (et les intempéries si le patient est à l'extérieur).

– Laisser le patient à jeun (au cas où une anesthésie générale devait être faite par la suite).

– Réconforter le patient.

– Ne jamais relâcher la compression. Surélever la plaie s'il s'agit d'un membre.

– Un relai de la compression manuelle est possible par un pansement compressif, avec un lien large qui recouvrira le tampon (compresses) posé sur la plaie, en entourant le segment de membre.
Le pansement sera posé en relai rapide, pour ne pas perdre de sang supplémentaire.

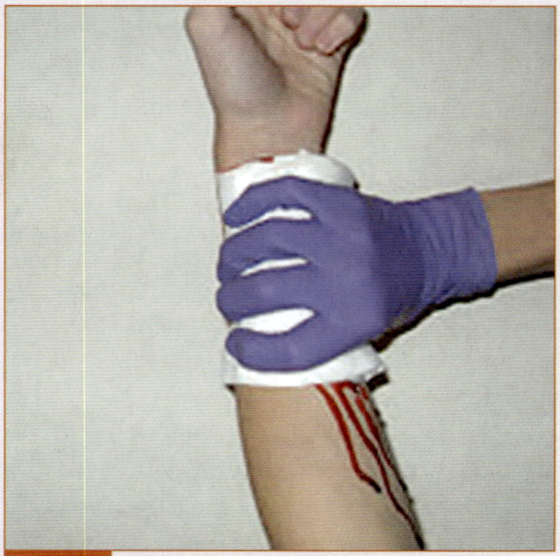

Fig. 1.4 *Conduite à tenir face à une hémorragie externe.*

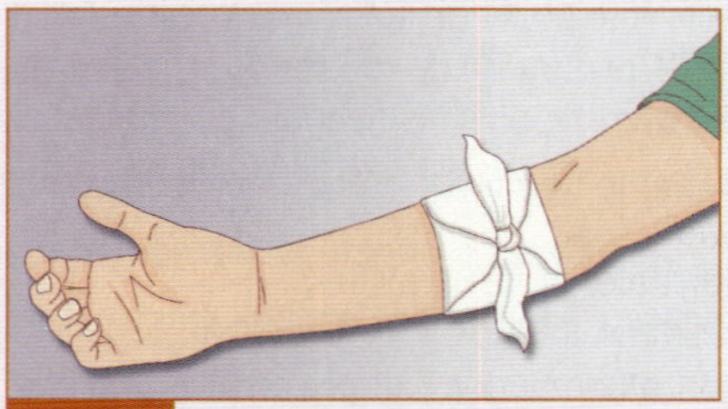

Fig. 1.5 *Pansement compressif relai.*

Cas particulier de la compression directe avec la main impossible

La compression directe avec la main est impossible quand la plaie est trop grande ou inaccessible, quand la plaie comporte un corps étranger ou laisse apparaître un os cassé (fracture ouverte), ou quand le nombre de victimes est trop important.

Un corps étranger ne doit jamais être retiré. En effet, il contribue à l'arrêt du saignement en restant en place et son retrait risquerait de majorer l'hémorragie et d'aggraver les lésions.

Devant l'urgence vitale hémorragique, un garrot devra alors être posé, malgré les risques liés à l'ischémie du membre sur lequel il est posé.

Le garrot

- Il est réalisé avec un lien non élastique (cravate, écharpe, foulard) pour être efficace en artérielle et en veineux.
- Il est réalisé avec un lien pas trop fin pour ne pas léser les chairs.
- Il est posé à la racine du membre dont il comprime l'artère principale sur un seul plan osseux pour être efficace. Pour le membre inférieur, il sera posé sur la cuisse (fémur), entre la plaie et l'aine et pour le membre supérieur, sur le bras (humérus), entre la plaie et l'aisselle. Si le garrot était posé plus en distal, il ne serait pas efficace car les artères ne seraient pas comprimées, mais seulement coincées entre les deux os du segment de membre.
- Il doit rester toujours visible ; il ne faut pas le recouvrir avec une couverture par exemple, pour qu'il soit repéré facilement par les secours.
- Il faut noter l'heure de pose du garrot de manière visible et ne jamais le desserrer (sauf ordre médical).

HÉMORRAGIES EXTÉRIORISÉES

Face à un saignement de nez (épistaxis), le patient sera assis, tête penchée en avant. Après s'être mouché, il comprimera lui-même avec son doigt la narine qui saigne, pendant dix minutes. Si le saignement de nez ne s'arrête pas ou se reproduit, il faudra demander un avis médical.

Face à un saignement du conduit de l'oreille, après un traumatisme crânien, un écoulement de sang (et/ou d'un liquide clair), même très peu abondant, peut être le signe d'une fracture du crâne, il faudra demander un avis médical.

Si un patient vomit ou crache du sang, c'est une urgence vitale. L'alerte du médecin ou du SAMU sera faite rapidement. La victime est installée en position assise ou demi-assise, si elle ne supporte pas la position allongée. Une oxygénothérapie par un masque sera débutée. Les vomissements seront conservés pour être examinés par le médecin. La surveillance sera la même que pour une hémorragie externe.

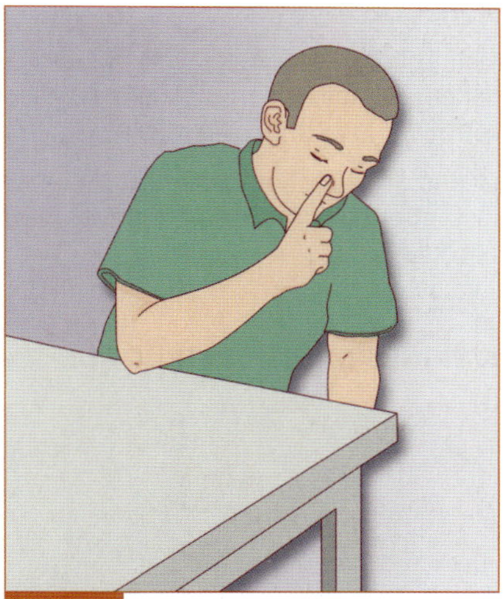

Fig. 1.6 *Hémorragie extériorisée.*

Toute perte de sang inhabituelle par un autre orifice naturel tel que urinaire (émission de sang ou d'urine teintée de sang), anale (sang dans les selles ou rupture d'hémorroïdes des veines anales) ou vaginale (règles anormalement abondantes ou saignement inattendu) sera également considérée comme une urgence. Le patient sera allongé et la conduite à tenir sera la même que pour une hémorragie externe.

Obstruction des voies aériennes

C4 *Mettre en œuvre des actions à visée diagnostique et thérapeutique*

DÉFINITION

C'est l'interruption brutale du passage de l'air de l'extérieur vers les poumons par la présence d'un corps étranger dans les voies aériennes supérieures ou la trachée. L'obstruction peut être totale ou partielle. Cette situation s'observe lors d'un repas, parfois chez la personne âgée et également chez les enfants avec l'inhalation de petits objets lors de jeux ou de petits aliments (cacahuète, bonbon, noyau de fruit…)

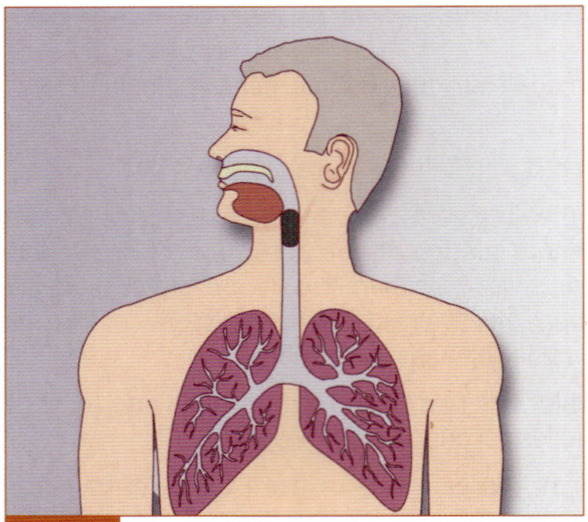

Fig. 1.7 *Obstruction des voies aériennes.*

RISQUES

Quand l'obstruction des voies aériennes est totale, le patient va devenir cyanosé, perdre connaissance puis mourir rapidement par asphyxie. L'objectif va être d'expulser le corps étranger pour retrouver la perméabilité des voies aériennes.

Quand l'obstruction des voies aériennes est partielle, le corps étranger peut être mobilisé à tout instant et l'obstruction peut devenir totale. L'objectif va être d'éviter l'aggravation en attendant les secours.

SIGNES D'UNE OBSTRUCTION TOTALE DES VOIES AÉRIENNES

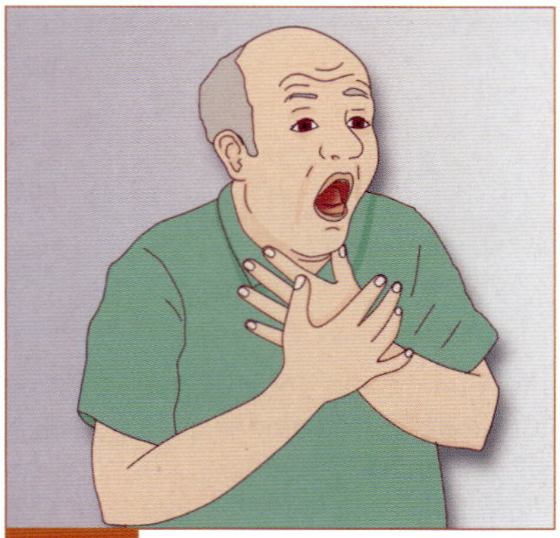

Fig. 1.8 *Obstruction des voies aériennes.*

Le patient ne peut plus parler, fait un signe «oui» de la tête si on lui demande s'il s'étouffe, ne peut pas crier s'il s'agit d'un enfant, n'émet aucun son, garde la bouche ouverte à la recherche d'air, ne peut pas tousser, ne peut pas respirer, fait des mouvements avec la cage thoracique sans que l'air ne sorte ou ne rentre et est agité.

Conduite à tenir face à un adulte ou un enfant (de plus d'un an) qui présente une obstruction totale des voies aériennes

Effectuer jusqu'à cinq claques dans le dos de la victime afin de stimuler des mouvements de toux et de permettre l'expulsion du corps étranger par surpression dans les voies aériennes.
Ces claques se font entre les deux omoplates, avec le plat de la main, de façon vigoureuse, la victime penchée en avant, le thorax soutenu par le soignant. Après chaque claque, vérifier son efficacité. Arrêter les claques dès reprise de la ventilation spontanée et demander un conseil médical.

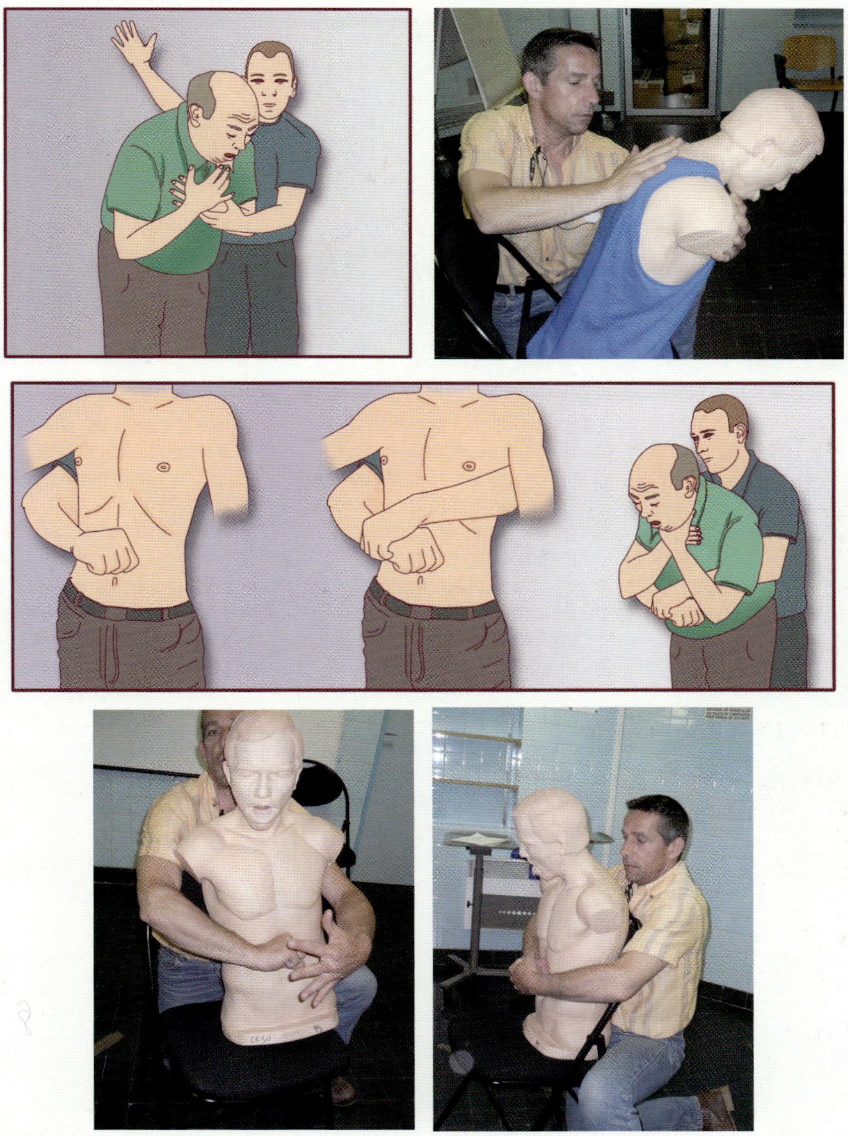

Fig. 1.9 *Obstruction totale des voies aériennes.*

Acte et surveillance

infirmiers

En cas d'inefficacité des claques dans le dos, effectuer jusqu'à cinq compressions abdominales (méthode de Heimlich).
Le soignant se place derrière le patient penché en avant, met ses bras sous ceux du patient, de part et d'autre de la partie supérieure de son abdomen. Il met une main sur l'autre main dont le poing est fermé, sur la partie supérieure de l'abdomen du patient, au creux de l'estomac, au-dessus du nombril, sous le sternum, ses avant-bras n'appuient pas sur les côtes (pour ne pas les casser). Il comprime d'un coup sec l'air bloqué dans les poumons. Par un effet « piston », le corps étranger peut être expulsé. Le soignant tire franchement en exerçant une pression vers l'arrière et vers le haut. À chaque fois, il faut vérifier l'efficacité des compressions abdominales et arrêter dès reprise de la ventilation spontanée. Demander alors systématiquement un avis médical en raison des risques de lésions secondaires.
Si les cinq compressions sont inefficaces, recommencer cinq claques vigoureuses dans le dos, puis cinq compressions abdominales et ainsi de suite. Les manœuvres seront arrêtées dès la reprise de la ventilation spontanée. Demander alors systématiquement un avis médical en raison des risques de lésions secondaires.

Acte et surveillance

infirmiers

Conduite à tenir pour une victime obèse ou une femme enceinte qui présente une obstruction totale des voies aériennes

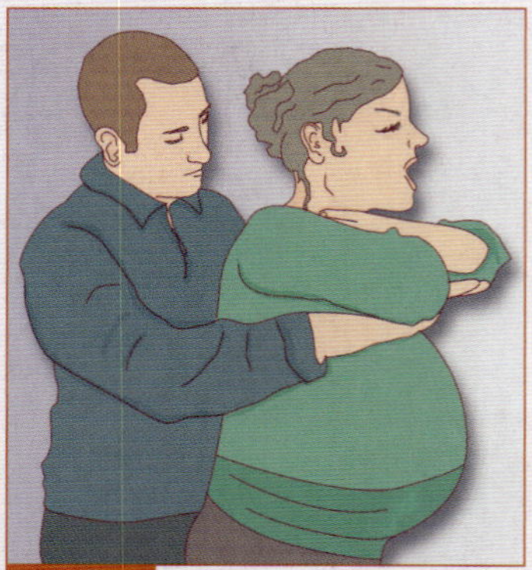

Fig. 1.10 *Obstruction des voies aériennes d'une femme enceinte.*

Effectuer jusqu'à cinq claques dans le dos de la victime. En cas d'inefficacité des claques dans le dos, effectuer jusqu'à cinq compressions thoraciques (les compressions abdominales sont impossibles à effectuer à cause du fœtus ou de la masse graisseuse).
Le soignant est derrière le patient, en passant les avant-bras sous ses bras, et en encerclant la poitrine de la victime. Il pose une main sur l'autre main dont le poing est fermé, au milieu du sternum, sans appuyer les avant-bras sur les côtes. Il tire franchement en exerçant une pression vers l'arrière. Il vérifie à chaque fois l'efficacité et arrête à la reprise de la ventilation spontanée.
Si les gestes sont inefficaces, recommencer cinq claques vigoureuses dans le dos, puis cinq compressions thoraciques et ainsi de suite. Les manœuvres seront stoppées dès la reprise de la ventilation spontanée.
Un conseil médical sera systématiquement demandé.

Acte et surveillance infirmiers

Conduite à tenir face à un nourrisson (moins de 1 an) qui présente une obstruction totale des voies aériennes

– Poser le nourrisson à califourchon sur l'avant-bras pour assurer sa sécurité, en soutenant sa tête. La tête sera plus basse que le tronc pour faciliter l'expulsion du corps étranger et empêcher qu'il retombe dans les bronches. Effectuer jusqu'à cinq claques dans le dos du bébé. Arrêter la manœuvre dès reprise de la ventilation. Avis médical systématique.

– Si ces gestes sont inefficaces, effectuer jusqu'à cinq compressions thoraciques (des compressions abdominales sont dangereuses chez le nourrisson car elles risquent de provoquer des lésions graves du foie ou de la rate qui sont proportionnellement plus gros). Pour cela, le nourrisson est retourné sur le dos, à califourchon sur l'avant-bras du soignant, la tête basse, toujours soutenue. Le soignant pose deux doigts au milieu de la poitrine, sur la moitié inférieure du sternum et comprime le thorax de façon perpendiculaire vers le bas, d'un tiers de l'épaisseur de la poitrine. La technique est identique à la réanimation cardio-pulmonaire du nourrisson mais avec un geste plus lent. Vérifier à chaque fois l'efficacité du geste en vérifiant si le corps étranger a été expulsé (le retirer de la bouche avec le petit doigt).

– En cas d'inefficacité, recommencer cinq claques vigoureuses dans le dos, puis cinq compressions thoraciques et ainsi de suite. Arrêter les manœuvres dès la reprise de la ventilation spontanée. Un conseil médical sera demandé systématiquement.

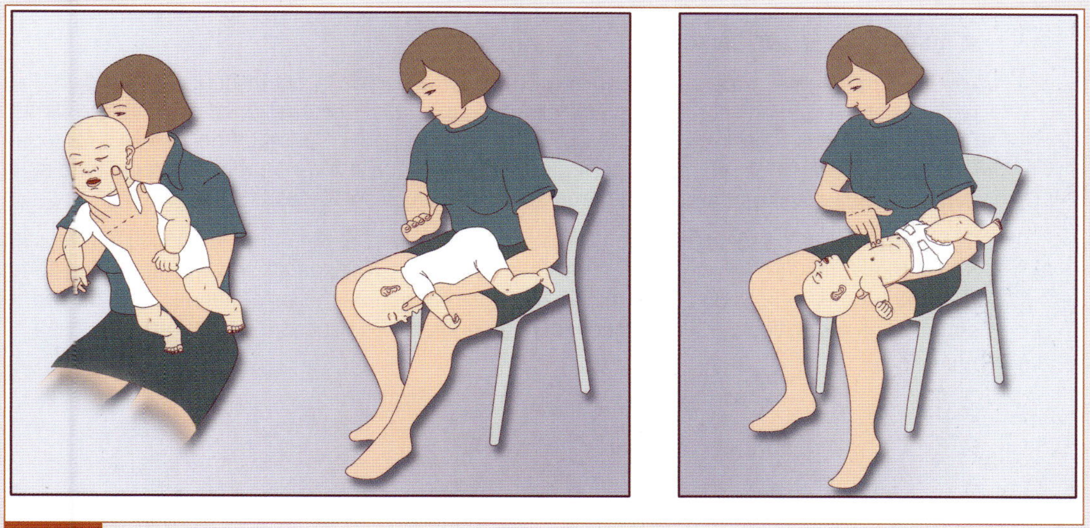

Fig. 1.11 *Obstruction totale des voies aériennes d'un nourrisson.*

Cas particulier

Si la victime devient inconsciente, la conduite à tenir est celle d'une victime en arrêt cardiorespiratoire (compressions thoraciques avec insufflations forcées avec un insufflateur).

L'OBSTRUCTION DES VOIES AÉRIENNES PEUT ÊTRE PARTIELLE

Signes d'une obstruction partielle des voies aériennes

Le patient respire, parle ou crie s'il s'agit d'un enfant, peut répondre « oui, je m'étouffe » ou « j'ai avalé de travers », tousse vigoureusement, respire avec parfois un bruit surajouté et reste parfaitement conscient.

Conduite à tenir face à une obstruction partielle des voies aériennes

Il faut installer la victime dans la position où elle se sent le mieux en lui suggérant la position demi-assise. L'encourager à tousser pour expulser le corps étranger et demander un avis médical. Une oxygénothérapie peut être débutée. La surveillance du patient doit être rapprochée, en particulier au niveau de la ventilation (risque de déplacement du corps étranger provoquant une obstruction totale).

Victime inconsciente qui ventile

C4 *Mettre en œuvre des actions à visées diagnostique et thérapeutique*

DÉFINITION

Une altération du fonctionnement du système nerveux central va entraîner l'inconscience. Le système nerveux permet le fonctionnement coordonné de l'ensemble de l'organisme en interaction avec l'environnement. Il commande la motricité volontaire, involontaire, réflexe. Il assure aussi les réflexes de la sécurité des voies aériennes, les réflexes de toux et de déglutition.

LES SIGNES D'UN PATIENT INCONSCIENT SONT :

- l'absence de réponse à un ordre simple (« ouvrez les yeux ! », « serrez-moi la main ! »),
- à une question simple (« comment allez-vous ? », « quel est votre nom ? »),
- et l'absence de réaction ou de mouvement lors de stimulations.

RISQUES DE L'INCONSCIENCE

Les voies aériennes supérieures peuvent être obstruées par la chute de la langue dans l'arrière gorge quand le patient est inconscient, allongé sur le dos. L'inconscience provoque la diminution de la tonicité des muscles, en particulier celui de la langue. Le passage de l'air vers les poumons est fortement diminué, voire stoppé, entraînant un risque d'arrêt ventilatoire, puis cardiaque par hypoxie. L'objectif sera d'assurer la perméabilité des voies aériennes.

Il existe un risque de régurgitation, d'inhalation de liquides provenant de la bouche (salive, sang) ou de l'estomac (liquide gastrique) à cause d'une perte des réflexes de sécurité des voies aériennes (altération de la toux et de la déglutition) avec obstruction des voies aériennes et, à moyen terme, surinfection bronchique grave. L'objectif sera de prévenir les risques d'inhalation.

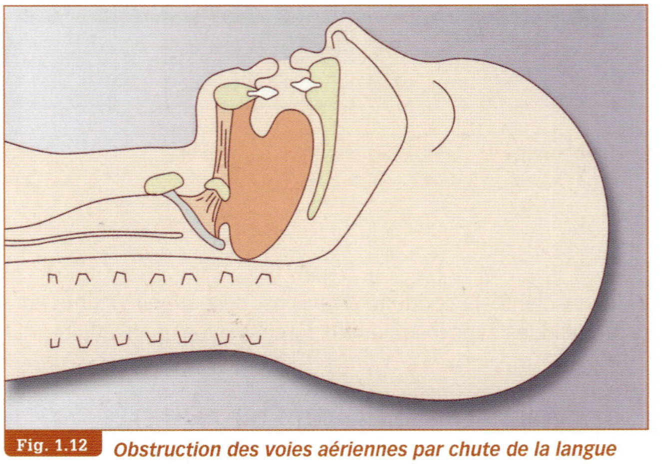

Fig. 1.12 *Obstruction des voies aériennes par chute de la langue en arrière.*

■ GESTES À EFFECTUER FACE À UN RISQUE D'OBSTRUCTION DES VOIES AÉRIENNES PAR CHUTE DE LA LANGUE

Il faudra effectuer une libération des voies aériennes en basculant prudemment la tête en arrière et en surélevant le menton. Cela libérera les voies aériennes de l'obstruction par la langue.

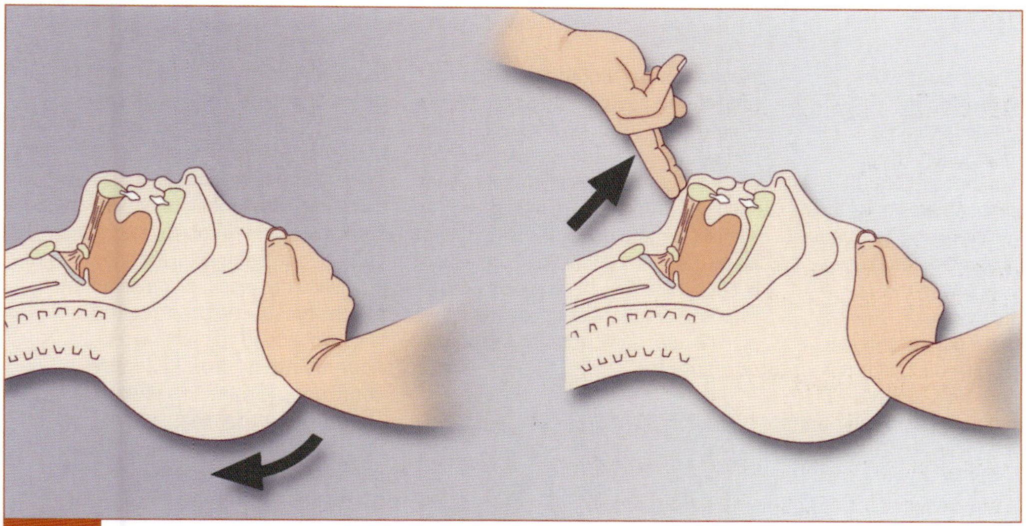

Fig. 1.13 *Libération des voies aériennes par bascule prudente de la tête en arrière.*

En cas de traumatisme de la nuque, on effectue une subluxation de la mâchoire pour éviter tout mouvement de la colonne vertébrale. Pour cela, le soignant placé derrière le patient maintient la tête à deux mains, sans la bouger, en plaçant l'index de chaque main sous l'angle de la mâchoire, sous les oreilles. Les pouces ouvrent la bouche du patient et poussent la mâchoire inférieure vers l'avant. La langue est relevée et permet le passage de l'air dans les voies aériennes.

■ GESTES À EFFECTUER FACE À UN PATIENT QUI PRÉSENTE DES RISQUES DE RÉGURGITATION ET D'INHALATION

Un patient inconscient qui ventile devra être tourné sur le côté afin de limiter les risques d'inhalation. Ce geste sera effectué en préservant la rectitude de l'axe tête-cou-tronc pour limiter les mouvements du rachis si on suspecte une atteinte traumatique, en assurant une bonne stabilité du patient et en facilitant l'écoulement d'éventuelles régurgitations sur le côté. La technique proposée dans le paragraphe suivant permet de minimiser les risques d'aggravation de lésions éventuelles du rachis.

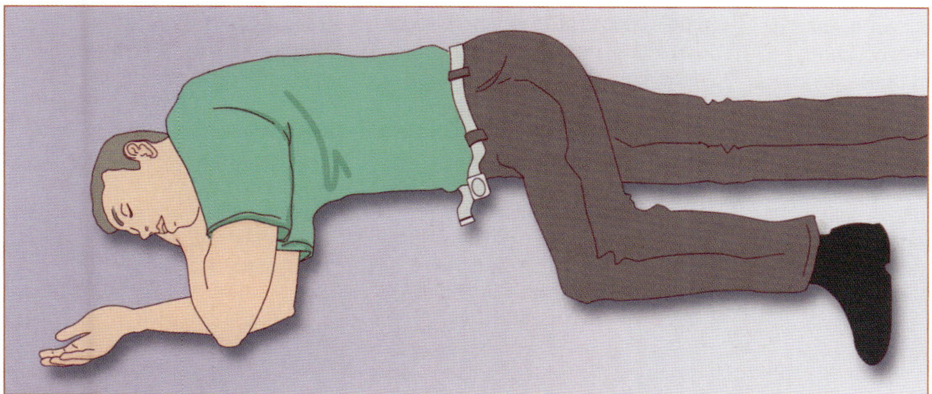

Fig. 1.14 *Patient présentant des risques de régurgitation et d'inhalation ; mise en position latérale de sécurité.*

Conduite à tenir face à un patient inconscient qui ventile

Protection : il faut avant tout s'assurer de la protection du sauveteur et de la victime, de l'absence de danger

Conscience : apprécier l'état de conscience en posant des questions simples (« Comment ça va ? », « vous m'entendez ? »), en donnant des ordres simples (« Serrez-moi la main », « ouvrez les yeux »). Prendre la main du patient pour le stimuler tactilement (lui serrer la main). S'il ne répond pas ou ne réagit pas à la stimulation verbale, il est inconscient.

Aide : appeler de l'aide (collègues…) pour ne pas rester seul à gérer l'urgence.

Ventilation :

Il faut faciliter le travail des muscles respiratoires en desserrant ou dégrafant rapidement col, cravate, boucle de ceinture et bouton des vêtements.

Les voies aériennes supérieures sont libérées en basculant doucement la tête de la victime en arrière et en élevant le menton.

Retirer les corps étrangers visibles à l'intérieur de la bouche de la victime (y compris les prothèses dentaires décrochées, sans toucher à celles qui sont restées en place)

Apprécier la respiration sur dix secondes au plus en se penchant sur la victime, l'oreille et la joue du sauveteur au-dessus de sa bouche et de son nez. Rechercher avec la joue, le flux d'air expiré par le nez et la bouche de la victime, avec l'oreille, les bruits normaux (souffle) ou anormaux de la respiration (sifflement, ronflement, gargouillement), avec les yeux, le soulèvement du ventre et/ou de la poitrine. Si la poitrine se soulève, si d'éventuels bruits et le souffle de la victime sont perçus, la victime respire.

Placer alors la victime en position latérale de sécurité (PLS) :

Préparation : les éventuelles lunettes de la victime sont retirées et mises en sécurité. Les membres inférieurs sont allongés côte à côte, le bras de la victime du côté du retournement est placé à angle droit de son corps avec le coude plié et la paume de sa main tournée vers le ciel. Le sauveteur se place à côté de la victime (à genoux ou en trépied).

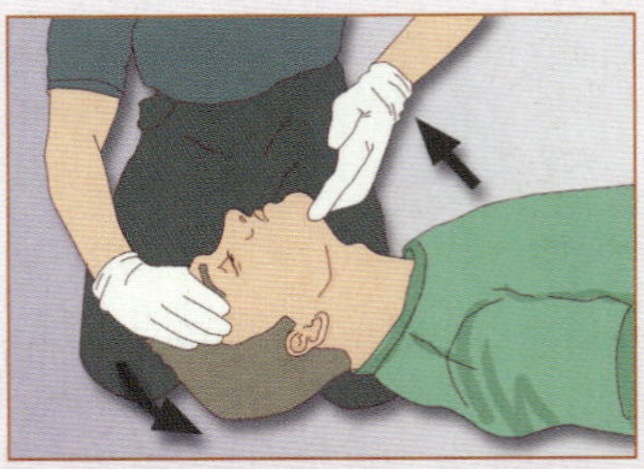

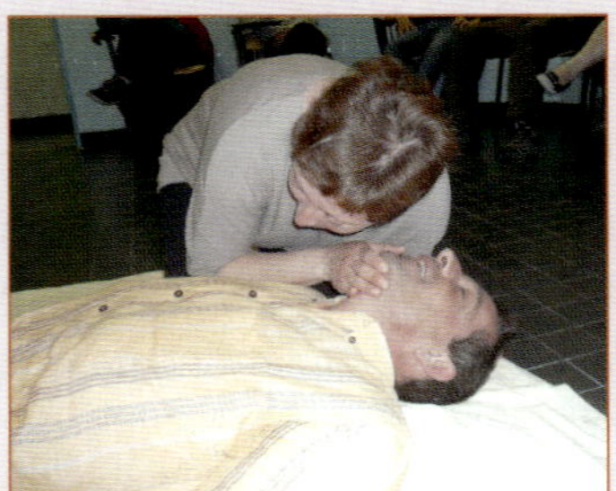

Fig. 1.15 *Appréciation de la respiration.*

Pour le soutien de la tête : prendre le bras opposé de la victime, plaquer le dos de sa main contre son oreille, côté sauveteur. La main est maintenue contre son oreille par la paume de la main du sauveteur contre la paume de la main de la victime.

Pour positionner la victime sur le coté : l'autre main du soignant prend la jambe opposée, derrière le genou, la relève en gardant le pied au sol (cela permet de faire un bras de levier pour la mise sur le coté sans effort). Le soignant est au niveau du thorax, suffisamment loin du patient pour lui laisser la place suffisante. Faire rouler le patient sur le côté vers le soignant en tirant sur la jambe et en appuyant au niveau du genou, en un seul temps et sans brusquerie pour assurer la stabilité de la colonne vertébrale.

Pour maintenir droit l'axe tête-cou-tronc : la rotation s'effectue doucement en un bloc. La tête du patient reste à la même hauteur que la colonne grâce à sa main placée sous son oreille (le soignant retirera sa main avec précautions après le retournement).

Pour assurer la stabilité du patient sur le côté : son genou touche le sol à la fin de la mise sur le côté. L'épaule supérieure peut être un peu avancée pour que le patient ne retombe pas en arrière. Placer la jambe du dessus de telle sorte que la hanche et le genou soient à angle droit.

Pour permettre un écoulement de liquide vers l'extérieur : s'assurer que la bouche est bien ouverte.

Alerte : s'assurer de l'alerte des secours qui pourra être faite aussi par l'aide.

Surveillance et soins en attendant l'arrivée du médecin : surveiller les fonctions vitales de la victime et leur évolution (conscience, assurer la liberté des voies aériennes avec une canule de Guédel, fréquence respiratoire, SpO_2, pouls, tension artérielle, électrocardioscope, glycémie), poser une voie veineuse périphérique, débuter une oxygénothérapie, préparer le matériel d'aspiration et le matériel d'intubation.

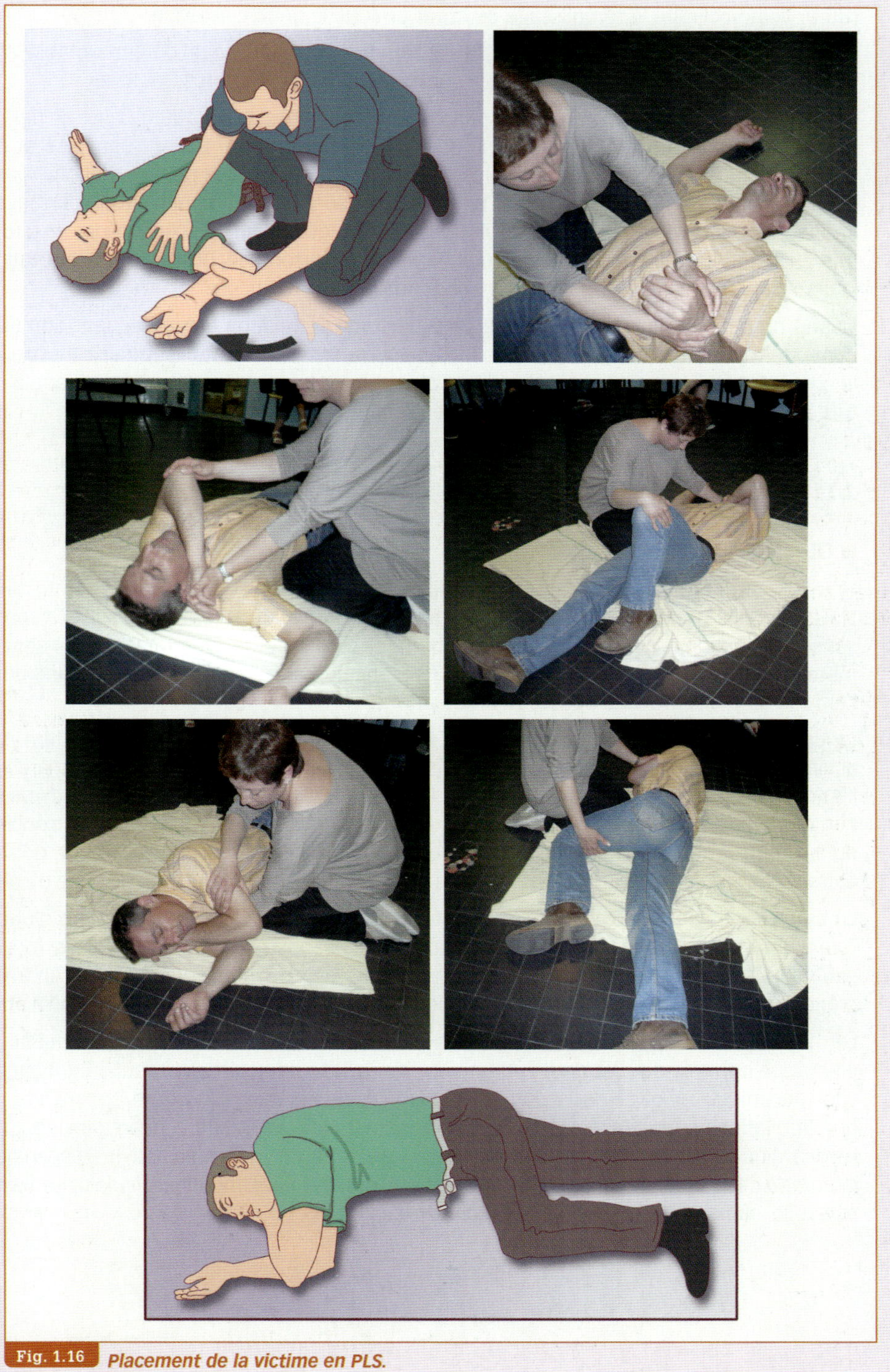

Fig. 1.16 *Placement de la victime en PLS.*

■ CAS PARTICULIERS

Une femme enceinte ou un patient obèse sera mis sur le côté gauche afin de limiter le phénomène de compression de la veine cave inférieure par le fœtus ou la masse adipeuse : la diminution du retour veineux limite le remplissage du cœur et donc le débit cardiaque.

Lors d'un traumatisme (jambe, thorax, bras), le patient sera tourné du côté traumatisé afin de préserver le poumon sain ou de minimiser les déplacements des membres fracturés.

Lors d'une crise convulsive, plusieurs phases sont observées. Si le patient chute au début de la crise, le soignant préviendra tout traumatisme. Durant la phase où le patient convulse et présente des secousses musculaires saccadées involontaires, il faut protéger le patient de l'environnement pour éviter qu'il ne se blesse. Aucun objet ne doit être inséré dans sa bouche. Cela permet de ne pas lui casser de dent ou de ne pas se faire sectionner un doigt. À la fin des convulsions, le patient présente une phase où il est inconscient avec une ventilation stertoreuse, bruyante, et un retour progressif à la conscience. C'est à cette phase qu'il sera positionné sur le côté.

Quand un patient est retrouvé inconscient avec une ventilation présente, dans son lit, sans aucun contexte traumatique, la technique de la PLS pourra être simplifiée. Il suffira de mettre le patient sur le côté, tout en assurant la libération des voies aériennes, la stabilité, et en vérifiant la bonne ouverture de la bouche permettant un écoulement de liquide sur le côté.

Arrêt cardio-respiratoire

■ DÉFINITION

Un arrêt cardio-respiratoire est une urgence vitale qui se caractérise par l'atteinte simultanée des trois fonctions vitales (neurologique, respiratoire et circulatoire). Les signes sont l'inconscience, l'absence de ventilation (ou ventilation franchement anormale de type «gasp», qui sont des mouvements inspiratoires agoniques réflexes) et l'absence de pouls carotidien ou fémoral pour l'adulte et l'enfant, de pouls brachial pour le nourrisson.

La cause peut être d'origine cardiaque. L'arrêt cardiaque est alors lié à une interruption de toute activité mécanique efficace du cœur, le plus souvent à cause d'un fonctionnement anarchique du cœur, l'empêchant d'éjecter efficacement le sang. Le cœur peut souffrir d'un infarctus du myocarde (obstruction d'une artère coronaire avec une zone du myocarde nécrosée, favorisant des troubles du rythme dont le plus grave est la fibrillation ventriculaire), d'une intoxication (médicament, poison), ou d'une autre maladie. Le cœur peut aussi s'arrêter par désamorçage de la pompe à la suite d'une hémorragie.

La cause peut aussi être due à un arrêt de la respiration, lors de l'évolution d'une obstruction totale des voies aériennes, dont les manœuvres de désobstruction ont été vaines, lors d'une intoxication (médicaments, alcool, drogues, produits industriels ou ménagers,…), lors d'un traumatisme du crâne, du rachis ou du thorax ou d'un accident dû à l'eau (noyade), à l'électricité ou à une pendaison.

Le mécanisme d'entrée dans l'arrêt cardiaque est souvent identique. D'un rythme sinusal (activité électrique normale du cœur qui entraîne une contraction auriculo-ventriculaire efficace et une activité mécanique efficace de la pompe cardiaque), un trouble du rythme apparaît et dégénère en une fibrillation ventriculaire. L'activité électrique est alors anarchique, désorganisée. Chaque cellule myocardique se contracte indépendamment l'une de l'autre, avec une activité mécanique inefficace, la pompe cardiaque est arrêtée. Si rien n'est entrepris, la fibrillation ventriculaire se transformera en asystolie, sans aucune activité électrique ni mécanique.

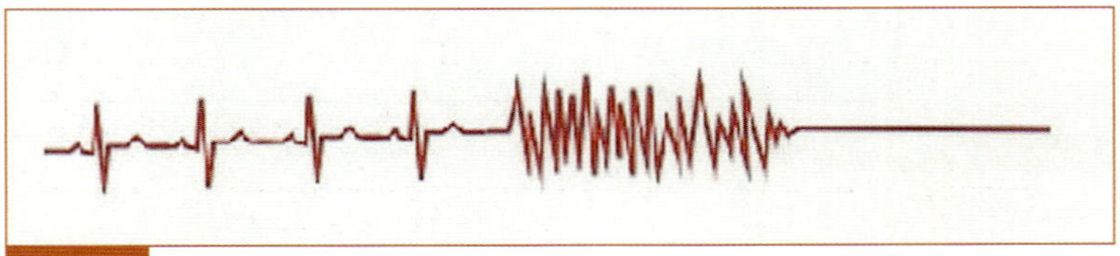

Fig. 1.17 *Tracé ECG : passage d'un rythme sinusal vers une fibrillation ventriculaire puis une asystolie.*

RISQUES

C'est la mort à court terme si aucun geste n'est entrepris. Le sang ne circule plus et n'est plus oxygéné. Le cerveau et le cœur, entre autres, ne sont plus oxygénés :

- début des lésions cérébrales dès la troisième minute d'anoxie,
- 10 % de survie en moins par minute perdue.

L'objectif va être de déclencher précocement les secours pour une prise en charge médicale rapide, de suppléer la ventilation et la circulation, et de défibriller précocement le cœur pour retrouver une activité électrique coordonnée et efficace.

CHAÎNE DE SURVIE INTRA-HOSPITALIÈRE

Au sein de l'hôpital, l'urgence vitale intra-hospitalière doit être traitée selon une procédure spécifique pour la prise en charge de l'arrêt cardiaque : la « Chaîne de survie intra-hospitalière » (CSIH). Celle-ci est constituée de quatre maillons :

- bilan/alerte précoce pour déclencher l'équipe interventionnelle,
- réanimation cardio-pulmonaire de base,
- défibrillation précoce,
- réanimation médicalisée.

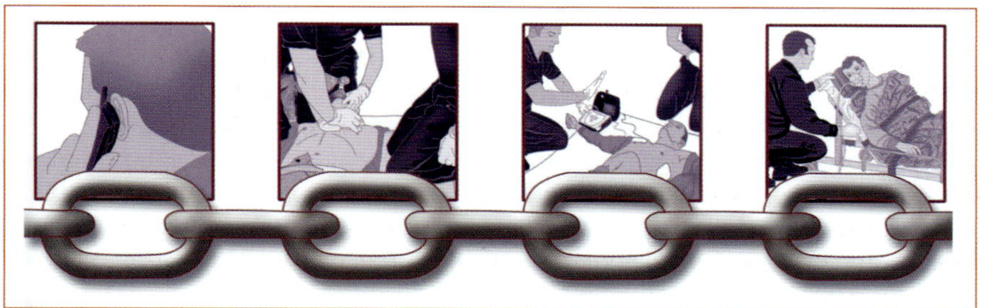

Fig. 1.18 *Chaîne de survie intra-hospitalière.*

Cette chaîne de survie s'applique également pour les urgences vitales en dehors de l'hôpital. Elle permet d'améliorer la survie des patients en arrêt cardiaque.

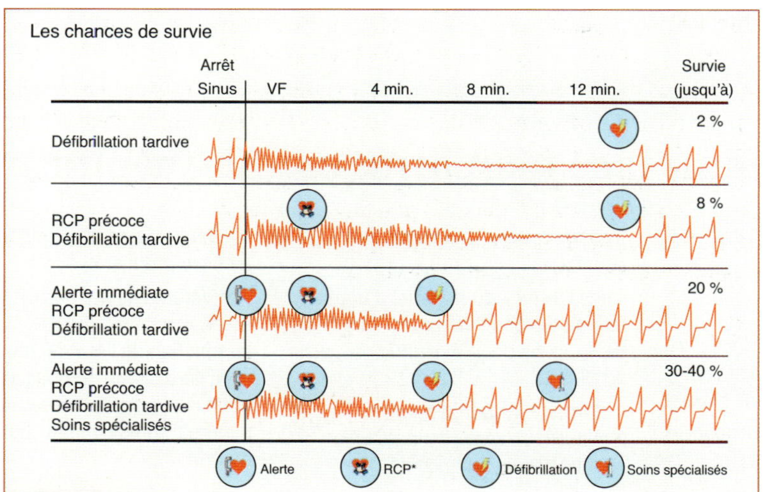

Fig. 1.19 *Efficacité de la chaîne de survie.*
**RCP : Réanimation cardio-pulmonaire*

CONDUITE À TENIR

- **Protection** : s'assurer de la protection du sauveteur et de la victime, de l'absence de danger.
- **Conscience** : s'assurer de l'inconscience de la victime, qui ne répond ni aux questions, ni aux ordres simples, ne bouge et ne réagit pas.
- **Aide** : appeler à l'aide (collègues…) pour ne pas rester seul à gérer l'urgence. L'aide sera chargée de passer l'alerte et de revenir avec le chariot d'urgence.
- **Ventilation** : dégrafer rapidement col, cravate, boucle de ceinture et boutons des vêtements. Libérer les voies aériennes en basculant la tête vers l'arrière et en vérifiant l'absence de corps étranger dans la bouche. S'assurer de l'absence de ventilation durant dix secondes.
- **Circulation** : s'assurer de l'absence de pouls carotidien durant dix secondes.
- Le **bilan d'arrêt cardio-respiratoire** est fait (idéalement en dix secondes). L'alerte doit être déclenchée rapidement par l'aide.
- **Réanimation cardio-pulmonaire (RCP)** débutée précocement : le sauveteur, témoin de l'arrêt cardiaque, doit débuter immédiatement le massage cardiaque externe en continu, en attendant le matériel du chariot d'urgence. La priorité sera toujours au massage cardiaque qui doit être interrompu le moins souvent et le moins longtemps possible. Les compressions thoraciques seront alternées avec des insufflations, afin de suppléer les fonctions respiratoire et cardiaque. Le cycle sera de trente compressions thoraciques pour deux insufflations. Un relai de sauveteur sera effectué toutes les deux minutes. Le bouche-à-bouche ne sera pas pratiqué en milieu hospitalier. Les insufflations seront faites de première intention à l'aide d'un masque et un insufflateur manuel, si possible relié à une source d'oxygène. Le défibrillateur semi-automatique (DSA) sera posé à l'arrivée du chariot d'urgence. La défibrillation doit être réalisée le plus rapidement possible. Cependant, la RCP doit être systématiquement débutée dans l'attente de disponibilité du défibrillateur. Lorsque la victime est restée pendant plus de 4 à 5 minutes sans RCP, 2 minutes de RCP doivent être effectuées par les professionnels de santé, avant toute analyse du rythme cardiaque et tentative de défibrillation. Le premier choc électrique externe sera suivi immédiatement de 2 minutes de RCP. Le rythme cardiaque et la présence d'un pouls ne sont vérifiés qu'après ces 2 minutes de RCP. La prise en charge du patient sera alors adaptée au nouveau bilan. Le DSA analysera toutes les 2 minutes l'activité électrique du cœur.
- **Surveillance/vérification** toutes les deux minutes (ou si la victime réagit) : arrêter les compressions thoraciques et contrôler le pouls carotidien. Si le pouls carotidien devient perceptible, contrôler la respiration. Si elle est présente et efficace (ample, régulière et avec une fréquence supérieure à six mouvements par minute), installer la victime en PLS et la surveiller. Si elle est absente, réaliser dix insufflations, puis contrôler à nouveau la respiration et le pouls, et réaliser les gestes de secours en fonction du bilan.

infirmiers

Acte et surveillance

Conduite à tenir face à un arrêt cardio-respiratoire

- Protection ;
- constat de l'inconscience ;
- appel à l'aide ;
- libération des voies aériennes ;
- constat de l'arrêt ventilatoire et de l'absence de pouls carotidien ou fémoral ;
- alerte passée par l'aide qui apporte ensuite le chariot d'urgence ;
- compressions thoraciques en continu ;
- dès l'arrivée du matériel d'urgence : alternance de 30 compressions thoraciques pour 2 insufflations, pose du DSA ;
- effectuer systématiquement 2 minutes de réanimation cardio-pulmonaire (alternance de 30 compressions/2 insufflations) après le premier choc ;
- effectuer ensuite des cycles de deux minutes de RCP, en fonction de l'état du patient avec vérification du pouls carotidien et de la ventilation toutes les deux minutes, après chaque analyse du DSA.

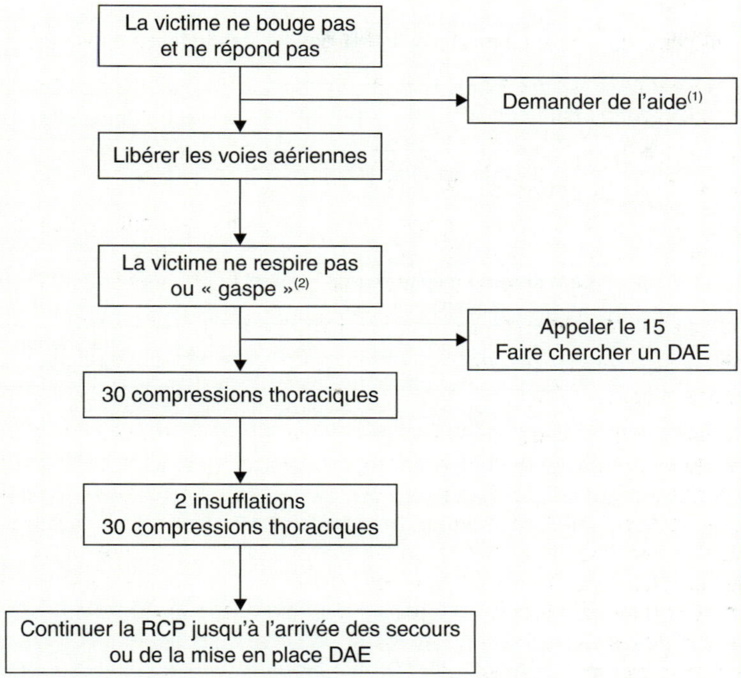

(1) Demander de l'aide signifie demander à un autre intervenant de participer à l'alerte et à la RCP

(2) La prise du pouls peut être effectuée par les secouristes et les professionnels de santé

Fig. 1.20 *Algorithme de la réanimation cardio-pulmonaire de base, recommandations formalisées d'experts sur la prise en charge de l'arrêt cardiaque, SFAR, septembre 2006.*

REMARQUE

Un DAE est un défibrillateur automatisé externe. L'appareil peut être soit un DSA (défibrillateur semi-automatique), soit un DEA (défibrillateur entièrement automatique, dépourvu du bouton déclenchant le choc autorisé par le défibrillateur ; le choc est envoyé automatiquement après avoir prévenu l'utilisateur).

Acte et surveillance

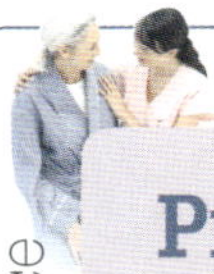

infirmiers

Prise en charge d'un ACR chez l'enfant et le nourrisson

- Protection.
- Constat de l'inconscience.
- Appel à l'aide.
- Libération des voies aériennes (légère bascule de la tête en arrière chez l'enfant, tête mise en position neutre chez le nourrisson, recherche de corps étranger buccal).
- Constat de l'arrêt ventilatoire et de l'absence de pouls carotidien ou fémoral pour l'enfant, brachial pour le nourrisson.
- Alerte passée par l'aide qui apporte ensuite le chariot d'urgence.
- Effectuer cinq insufflations (car la principale cause d'arrêt cardiaque chez l'enfant est l'hypoxie).
- Si l'enfant est toujours en arrêt cardio-respiratoire, alterner 30 compressions thoraciques pour 2 insufflations, poser le DSA s'il a plus d'un an.
- Effectuer 2 minutes de réanimation cardio-pulmonaire après le premier choc.
- Effectuer ensuite des cycles de 2 minutes de réanimation cardio-pulmonaire (alternance de 30 compressions/2 insufflations), en fonction de l'état du patient avec vérification du pouls carotidien/brachial (selon l'âge) et de la ventilation toutes les deux minutes, après l'analyse du DSA.
- À deux soignants, l'alternance est de 15 compressions thoraciques pour 2 insufflations.

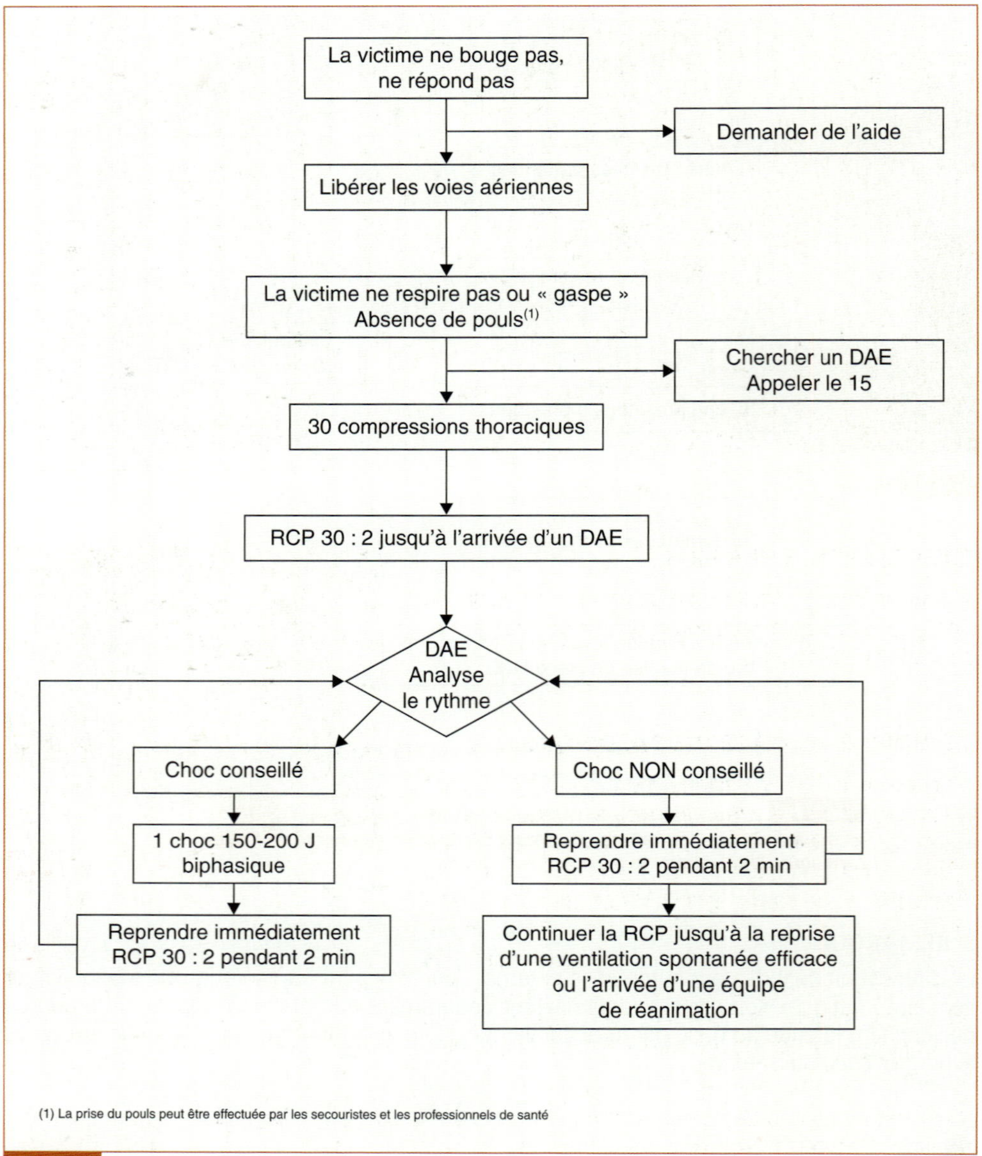

Fig. 1.21 *Algorithme de la défibrillation automatisée externe, recommandations formalisées d'experts sur la prise en charge de l'arrêt cardiaque, SFAR, septembre 2006.*

TECHNIQUE DE PRISE DU POULS CAROTIDIEN

Chez l'adulte et l'enfant, le pouls doit être recherché sur la face latérale du cou, en le palpant entre la pulpe de deux ou trois doigts médians de la main qui tient le menton de la victime (index, majeur et annulaire), et le plan osseux profond constitué par la colonne cervicale. Poser doucement l'extrémité des doigts sur la ligne médiane du cou.

Ramener la main vers soi, la pulpe des doigts restant au contact de la peau du cou. Pousser la pulpe des doigts vers la profondeur pour percevoir les battements de la carotide.

Si le sauveteur n'est pas expérimenté ou a le moindre doute sur la présence ou l'absence du pouls carotidien, il ne doit en aucun cas perdre de temps pour débuter les compressions thoraciques si la victime est inconsciente et ne respire pas. Dans tous les cas, cette recherche ne doit pas durer plus de dix secondes.

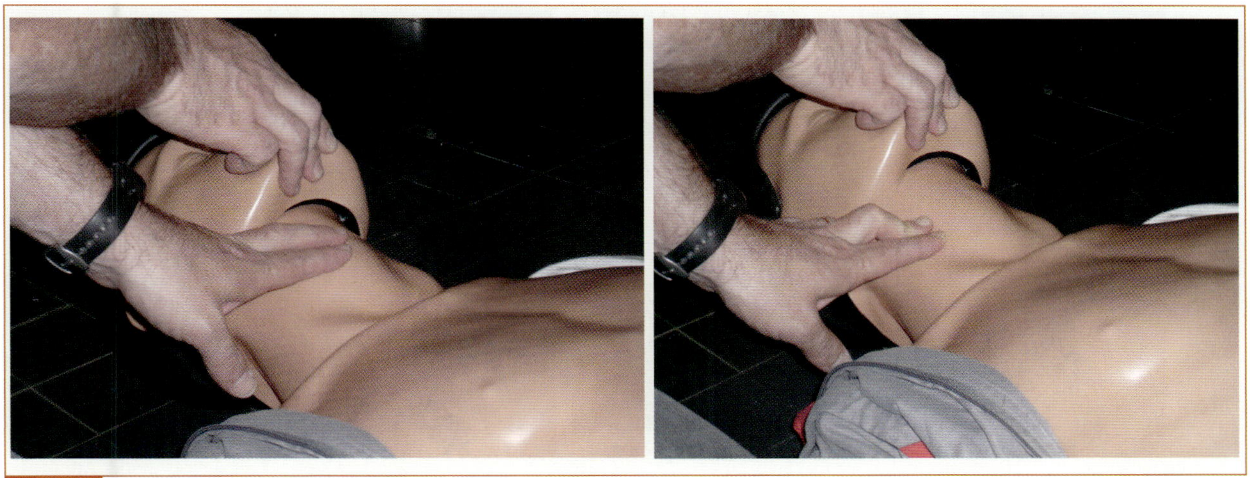

Fig. 1.22 *Technique de prise du pouls carotidien.*

PRISE DU POULS HUMÉRAL

Le pouls brachial se recherche, chez le nourrisson de moins d'un an, sur la face interne du bras, au milieu, avec l'index et le majeur.

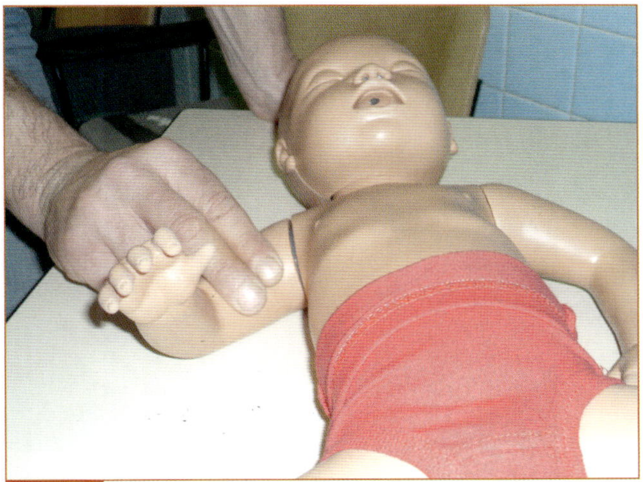

Fig. 1.23 *Prise du pouls huméral ou brachial.*

TECHNIQUE DU MASSAGE CARDIAQUE

Pour réaliser les compressions thoraciques, le patient doit être sur un plan dur (sur le sol ou sur une planche à masser posée sur le matelas du lit) pour une meilleure efficacité, en position horizontale, sur le dos. Sa poitrine est dénudée. Le talon de la main du soignant est placé sur le centre du thorax du patient chez l'adulte ou immédiatement en dessous d'une ligne imaginaire reliant les deux mamelons chez l'enfant. L'appui sur le thorax doit se faire sur le sternum, strictement sur la ligne médiane, sans appuyer sur la pointe du sternum (appendice xiphoïde).

Placer l'autre main au-dessus de la première, en entrecroisant les doigts des deux mains. On peut aussi placer la seconde main à plat sur la première mais en veillant à bien relever les doigts sans les laisser au contact du thorax pour ne pas appuyer sur les côtes. Chez le petit enfant, les compressions sont réalisées à l'aide d'une seule main pour contrôler la compression.

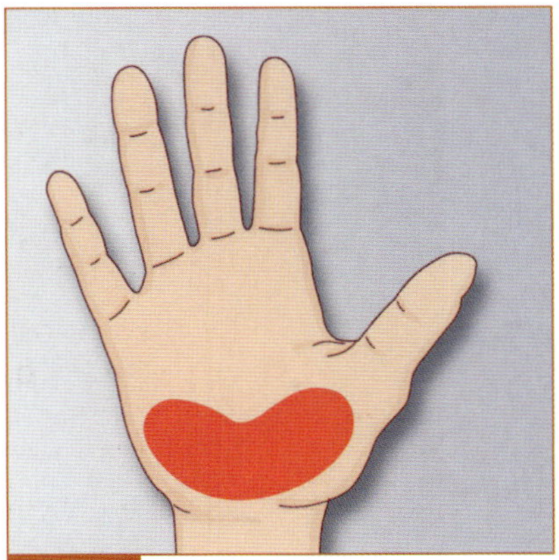

Fig. 1.24 *Talon de la main.*

Les compressions thoraciques sont réalisées à une fréquence de cent par minute quel que soit l'âge de la victime. Le thorax est comprimé de quatre à cinq cm chez l'adulte, tout en restant bien vertical par rapport au sol pendant toute la manœuvre, d'un tiers de son épaisseur, chez l'enfant.

Les compressions thoraciques chez le nourrisson (moins de 1 an) s'effectuent avec la pulpe de deux doigts d'une main sur le sternum, une largeur de doigt au-dessous d'une ligne droite imaginaire réunissant les mamelons du nourrisson. On peut aussi utiliser la pulpe des deux pouces en englobant le thorax du nourrisson avec les autres doigts de chaque main. Comprimer régulièrement le sternum avec la pulpe des deux doigts d'environ un tiers de l'épaisseur du thorax du nourrisson et à une fréquence d'environ cent par minute.

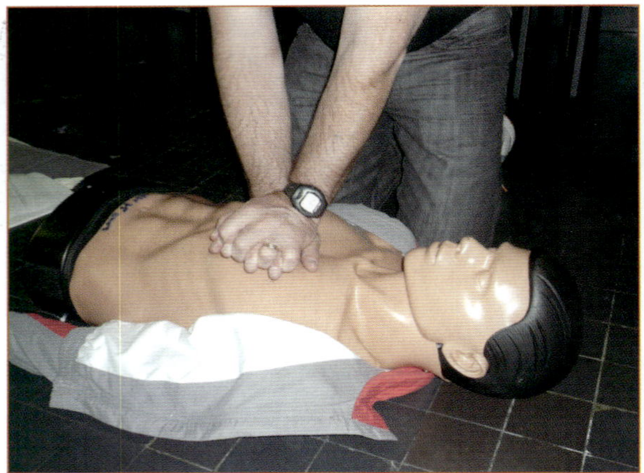

Fig. 1.25 *Position des mains du sauveteur : doigts crochetés.*

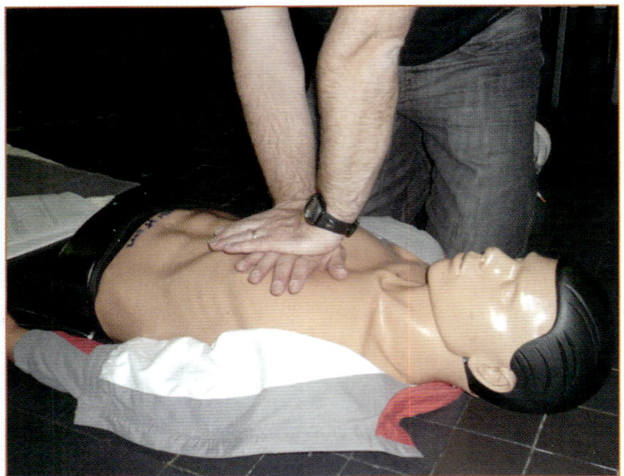

Fig. 1.26 *Position des mains du sauveteur : mains croisées.*

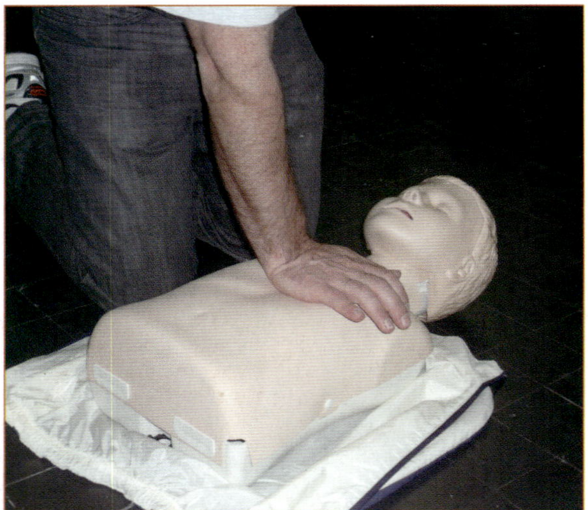

Fig. 1.27 *Massage cardiaque à une main chez l'enfant.*

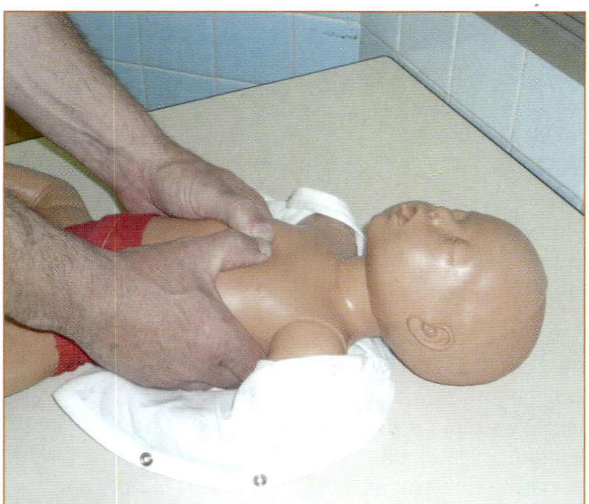

Fig. 1.28 *Compressions thoraciques chez le nourrisson, avec deux pouces.*

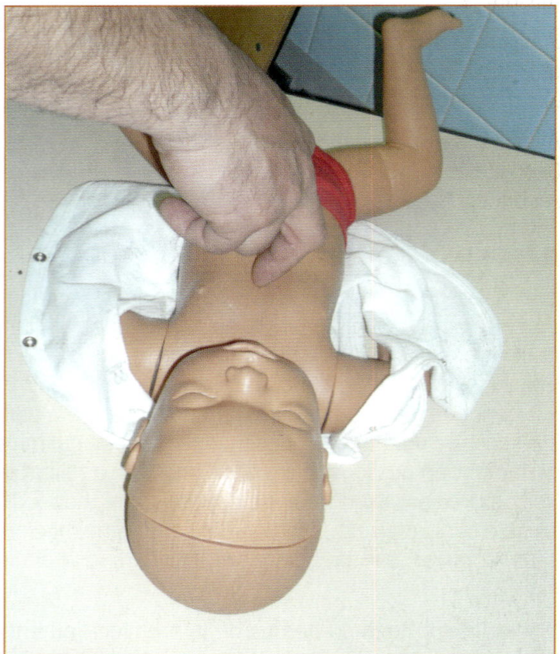

Fig. 1.29 *Compressions thoraciques chez le nourrisson, avec deux doigts.*

TECHNIQUE DES INSUFFLATIONS AVEC UN INSUFFLATEUR MANUEL

L'insufflateur manuel ou BAVU (ballon auto-remplisseur à valves unidirectionnelles) permet de réaliser une ventilation artificielle. Il est actionné par la main du sauveteur. Il est de préférence connecté à une arrivée d'oxygène (bouteille, par exemple) dont le débit est réglé à quinze litres par minute, pour apporter le maximum d'oxygène au patient.

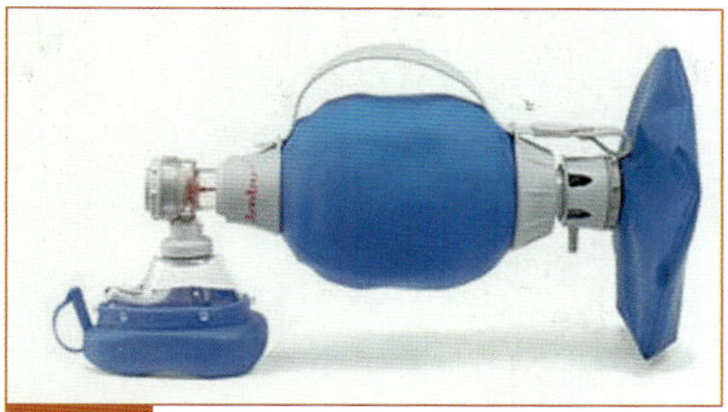

Fig. 1.30 *BAVU ou insufflateur manuel.*

L'insufflateur manuel comporte un ballon auto-remplisseur qui reprend automatiquement sa forme quand on cesse de le comprimer. Le système de valves permet d'assurer le trajet du mélange gazeux dans un sens unique, avec du gaz frais à chaque insufflation, sans risque de pollution du mélange par l'air expiré par le patient. Le ballon de réserve permet d'accumuler l'oxygène pendant l'insufflation et d'enrichir le mélange en oxygène lors du remplissage du ballon.

Le masque est de taille adapté au patient. Il est appliqué sur son visage autour de la bouche et du nez. Le bourrelet permet d'assurer l'étanchéité. Un filtre antibactérien pourra être adapté entre le masque et le ballon.

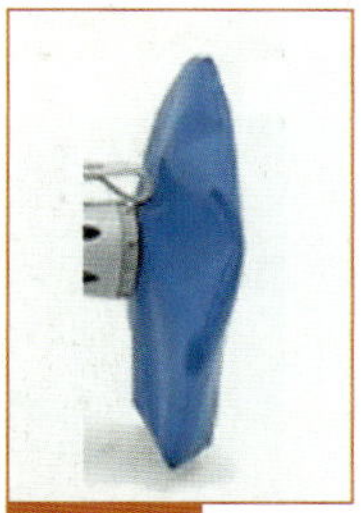

Fig. 1.31 *Ballon de réserve.*

S'assurer de la libération des voies aériennes supérieures en basculant la tête en arrière. Le masque est maintenu en pression sur le visage avec le pouce et l'index d'une main pour assurer l'étanchéité. Les trois autres doigts de la main sont en crochet sous le menton et maintiennent la tête en arrière.

Avec l'autre main, insuffler en comprimant le ballon progressivement, tout en surveillant le thorax. Dès que le thorax se soulève, le volume insufflé est suffisant. L'insufflation doit se faire en une seconde. Lâcher le ballon tout en maintenant le masque. L'expiration par le patient est passive.

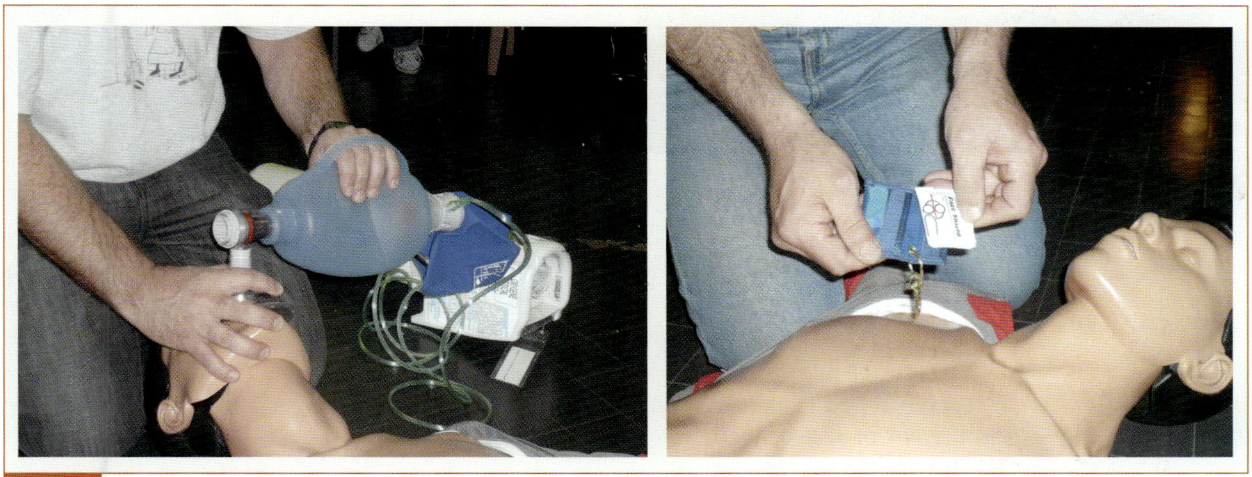

Fig. 1.32 *Insufflations avec un insufflateur manuel.*

TECHNIQUE DU BOUCHE-À-BOUCHE

Si les sauveteurs ne veulent pas ou ne savent pas réaliser le bouche-à-bouche, il est recommandé d'entreprendre le massage cardiaque externe seul. Idéalement, il y aura une alternance de trente compressions thoraciques et deux insufflations en utilisant une technique de ventilation artificielle orale avec un dispositif de protection orale comme un écran facial ou un masque de poche.

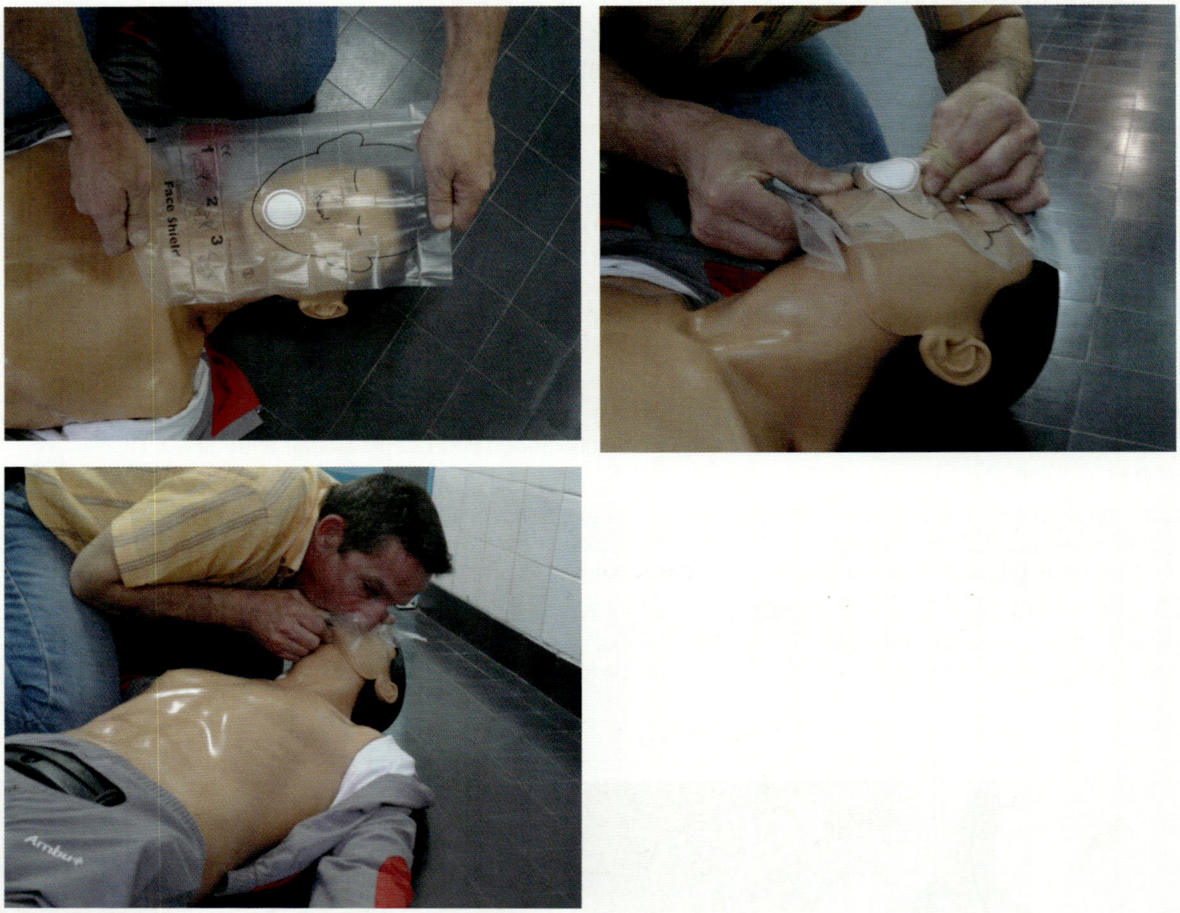

Fig. 1.33 *Bouche-à-bouche avec écran facial.*

Pour cela, assurer une libération des voies aériennes supérieures en maintenant la tête de la victime en arrière. Pincer le nez avec deux doigts pour que l'air insufflé par la bouche ne ressorte pas par le nez. Ouvrir la bouche de la victime en maintenant le menton vers le haut et appliquer les lèvres autour de la bouche de la victime.

Souffler progressivement dans la bouche de la victime pendant 1 seconde jusqu'à obtenir un début de soulèvement de la poitrine

Maintenir la tête de la victime en arrière et se redresser légèrement, tout en regardant la poitrine de la victime s'affaisser. L'expiration de la victime est passive. Cela permet de contrôler l'efficacité des insufflations.

Prendre une inspiration et renouveler la séquence.

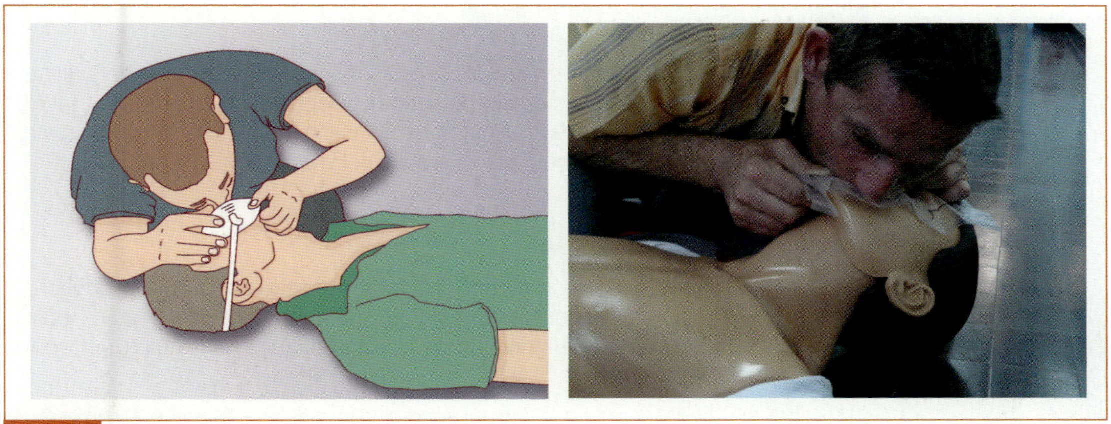

Fig. 1.34 *Insufflations avec un masque de poche.*

TECHNIQUE DU BOUCHE-À-BOUCHE-ET-NEZ CHEZ LE NOURRISSON

Chez le nourrisson et le nouveau-né, le bouche-à-bouche-et-nez est la technique de ventilation artificielle qu'il faut réaliser en l'absence de matériel d'insufflation. Le sauveteur englobe, avec sa bouche, à la fois la bouche et le nez de la victime. Le volume des insufflations est beaucoup plus faible que chez l'adulte, juste pour voir la poitrine commencer à se soulever.

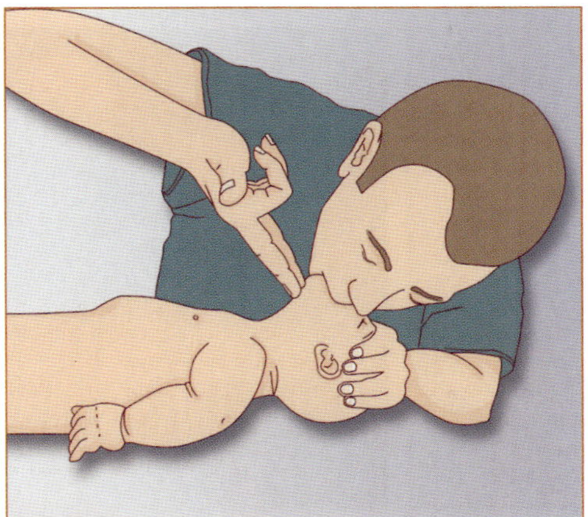

Fig. 1.35 *Bouche-à-bouche-et-nez chez le nourrisson.*

UTILISATION DU DSA (DÉFIBRILLATEUR SEMI-AUTOMATIQUE)

Il ne faut pas interrompre la RCP pour mettre en place le DSA et ses électrodes. Il suffit de mettre en marche l'appareil, d'écouter et de respecter les consignes vocales du défibrillateur. Coller les électrodes à l'emplacement indiqué. N'arrêter la RCP que sur ordre vocal du DSA. Ne pas toucher la victime pendant que le DSA analyse le rythme cardiaque. Arrêter les compressions thoraciques et les insufflations.

Si le choc est proposé par le DSA, s'assurer que personne ne touche la victime, prévenir les intervenants du choc et actionner le bouton de choc quand le DSA l'autorise, en vérifiant que la victime n'est pas sur une surface mouillée. Immédiatement après le premier choc, réaliser des cycles de 30 compressions pour 2 insufflations sans rechercher les signes de circulation. Arrêter la RCP dès que le DSA le propose et respecter les consignes vocales.

Si le choc n'est pas indiqué par le DSA, l'appareil l'annonce. Aucun rythme choquable n'a été détecté. Refaire un bilan du patient pour adapter la réanimation à son état.

Le défibrillateur doit rester en place jusqu'à l'arrivée des secours médicalisés. L'arrêt du défibrillateur et le retrait des électrodes ne seront effectués qu'à la demande et en présence du médecin arrivé en renfort. La RCP doit être interrompue le moins souvent et le moins longtemps possible, uniquement pour permettre au DSA une analyse du rythme cardiaque ou la délivrance d'un choc.

■ QUELQUES INFORMATIONS SUR LE DSA

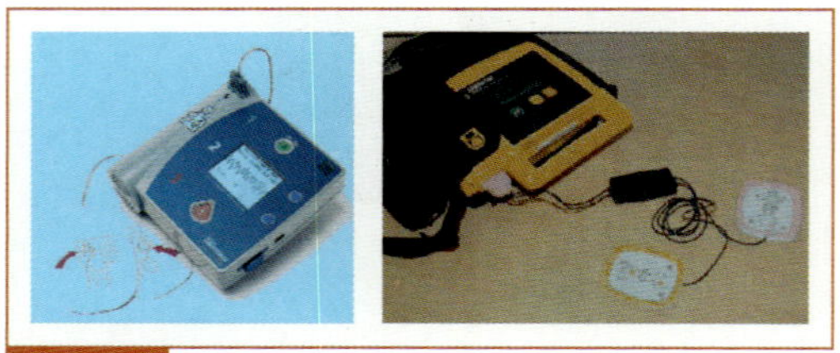

Fig. 1.36 *Le DSA.*

Un défibrillateur automatisé externe peut être un DEA (défibrillateur entièrement automatique), utilisé surtout par le grand public, ou un DSA (défibrillateur semi-automatique), utilisé plutôt en milieu hospitalier.

Le DSA est un dispositif médical qui analyse l'activité électrique du cœur, reconnaît un rythme choquable (fibrillation ventriculaire…), se charge automatiquement, et invite l'opérateur à délivrer le choc recommandé. Sa fiabilité est très grande.

L'appareil est doté d'une batterie, d'un haut parleur qui donne les instructions vocales, d'un bouton permettant de déclencher le choc autorisé, d'une mémoire conservant différents évènements (électrocardiogrammes, horaires de l'allumage, de la pose des électrodes, du choc…), d'électrodes de défibrillation (pour l'analyse du tracé électrique du cœur et pour le choc).

Il existe des paires d'électrodes « adulte » « enfant ».

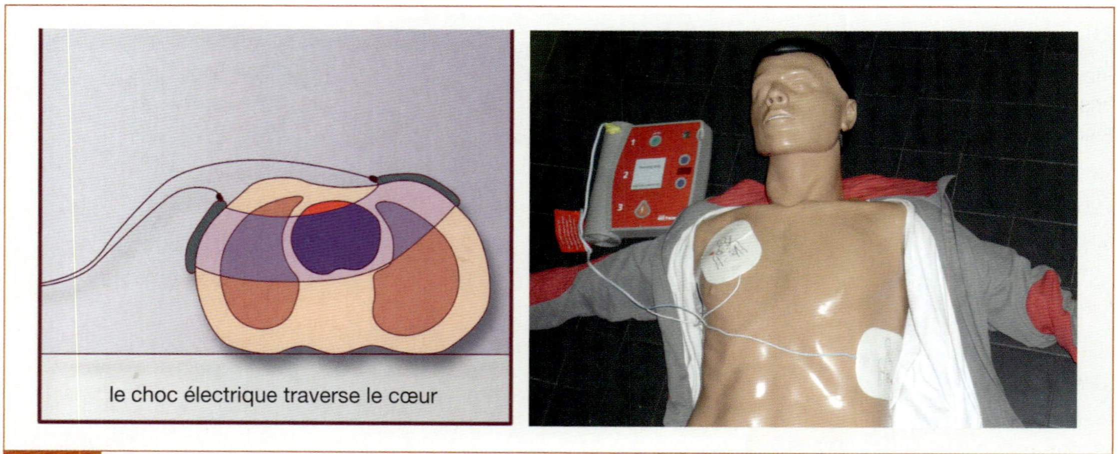

Fig. 1.37 *Position des électrodes pour adulte.*

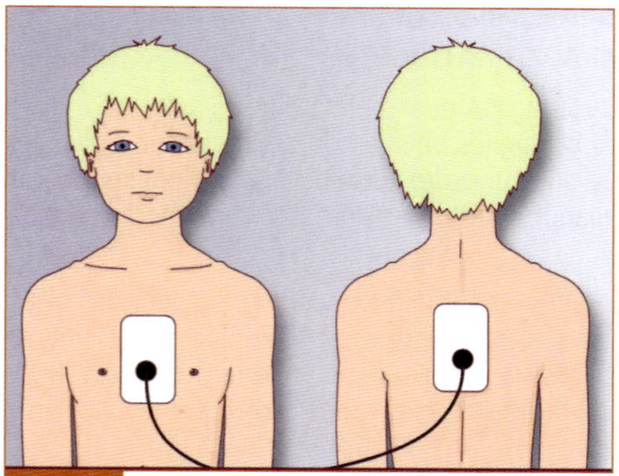

Fig. 1.38 *Position des électrodes pour enfant.*

Le DSA peut être accompagné d'une paire de ciseaux pour couper les vêtements et dénuder rapidement la poitrine de la victime, de compresses ou du papier absorbant pour sécher la peau de la victime, si besoin, et améliorer le contact avec la surface gélifiée de l'électrode, d'un rasoir jetable pour raser les poils si cela s'avère nécessaire.

PRÉCAUTIONS D'EMPLOI DU DSA

Pédiatrie

Le DSA ne peut pas être utilisé chez le nourrisson de moins d'un an. Chez l'enfant, il faut utiliser des électrodes adaptées. Sinon, utiliser, dans un but de sauvetage, des électrodes pour adulte en les positionnant comme pour les enfants (une dans le dos entre les deux omoplates, l'autre, devant, au milieu du thorax).

Matériaux inflammables

En présence de matériel ou de gaz hautement inflammable (butane, vapeurs d'essence...) ou explosif, il existe un risque d'incendie ou d'explosion lors de la défibrillation. Il faut, avant tout, dégager la victime du milieu toxique ou inflammable en urgence et poursuivre la procédure quand la victime se trouve en lieu sûr. Il faut aussi éloigner ou arrêter l'oxygène lors du choc.

Timbres autocollants médicamenteux (Nitripatch®, Durogésic®...)

Retirer le timbre (risque de brûlure ou de rendre le choc moins efficace), essuyer la peau et coller l'électrode.

Stimulateur cardiaque, chambre de perfusion implantable

Le boîtier peut être visible sous la peau, sous la clavicule droite, avec une «bosse», une cicatrice. C'est un obstacle au passage du courant. Il faut décaler l'électrode.

Eau

Elle diminue l'efficacité du choc car elle est conductrice de l'électricité. Il faut dégager la victime et l'installer sur une surface sèche, essuyer sa poitrine rapidement avant de coller les électrodes. Si de la sueur est présente sur la poitrine, l'essuyer avant de coller les électrodes.

Surfaces en métal

Le métal rend le choc inefficace. Il faut supprimer rapidement tout contact de la victime avec une surface métallique ou conductrice avant de réaliser une défibrillation, en la tirant sur le sol vers une zone non conductrice ou en glissant un isolant sous elle.

Transport

Le mouvement d'un véhicule peut perturber l'analyse du DSA. Il faut, avant cela, arrêter le véhicule, couper le moteur.

À noter : l'utilisation du DSA est possible par toute personne, même non médecin (Décret n° 2007-705 du 4 mai 2007 relatif à l'utilisation des Défibrillateurs Automatisés Externes par des personnes non médecins et modifiant le code de la santé publique). Cela réduit le délai de délivrance du choc électrique externe et permet de répondre aux objectifs fixés par les recommandations internationales de défibrillation précoce (délai optimal pour le premier choc inférieur à trois minutes).

C4 *Mettre en œuvre des actions à visées diagnostique et thérapeutique*

Prise en charge des urgences potentielles

Malaise

DÉFINITION

Un malaise est une sensation pénible traduisant un trouble du fonctionnement de l'organisme, sans que le sujet qui l'éprouve puisse en identifier obligatoirement l'origine. Il peut être fugace ou durable, de survenue brutale ou progressive. Cette sensation peut être le signe d'une maladie. Le malaise traduit une défaillance, temporaire ou durable, d'une partie de l'organisme, sans que ce trouble entraîne initialement une inconscience, un arrêt respiratoire ou un arrêt cardiaque. Certaines personnes présentent des malaises répétitifs, souvent identiques, typiques d'une maladie (troubles cardiaques, diabète, asthme...).

Les circonstances de survenue d'un malaise sont très variables :

- effort, traumatisme ;
- station debout prolongée, en particulier dans un espace fermé et surchauffé :
- jeûne ou excès alimentaire ;
- introduction d'un nouveau médicament ou interruption de traitement ;
- intoxication (médicament, alcool, CO...).

RISQUES

Le malaise peut s'aggraver et entraîner une atteinte d'une fonction vitale (inconscience, arrêt ventilatoire, arrêt cardio-respiratoire).

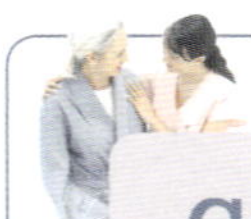

infirmiers

Acte et surveillance

Conduite à tenir devant un malaise

- Mettre au repos le patient dans une position adaptée au malaise (demi assis, si problème respiratoire, allongé, position où il se sent le mieux...) pour limiter l'aggravation.
- Observer des signes de gravité.
- Questionner la victime.
- Prendre un avis médical (numéro de téléphone 15) en transmettant les informations recueillies.
- Appliquer les consignes données par le médecin du SAMU.
- Surveiller la victime (fonctions vitales) : conscience, respiration, fréquence respiratoire, SpO_2, pouls, tension artérielle, température, glycémie capillaire...
- Oxygénothérapie si besoin.

On peut aider le patient à prendre son traitement s'il a déjà fait ce type de malaise, s'il prend habituellement son médicament dans ce cas, et si ce médicament est prescrit par un médecin pour ce cas précis. Si le patient demande du sucre, lui en donner.

SIGNES DE GRAVITÉ

Étudier les plaintes du patient, les sensations ressenties

- Angoisse, vertiges, jambes en coton, nausées, acouphènes, phosphènes, gêne respiratoire, troubles de la vision...
- Douleur inhabituelle, intense, qui dure et ne cède pas spontanément. Préciser :
  - la localisation (tête, abdomen, thorax...),
  - l'intensité (aiguë, sourde...),
  - la qualité (en étau, transfixiante, comme une piqûre, une brûlure...),
  - la persistance (permanente, épisodique, à des moments précis...),
  - le contexte de survenue et le mode de début (lors d'un effort, au repos, début brutal ou progressif...).

Sur le plan neurologique, rechercher :

- Paralysie totale ou partielle, transitoire ou permanente, sensation de faiblesse ou d'engourdissement de la face ou d'un hémicorps, déformation de la bouche.
- Troubles d'élocution, de la parole, de l'équilibre ou de la vision.
- Céphalées intenses.
- Nausées, vomissements.
- Asymétrie pupillaire, myosis ou mydriase.
- Mouvements convulsifs généralisés ou localisés à une partie du corps.
- Angoisse intense avec sensation de mort imminente.
- Confusion, agitation avec propos incohérents, désorientation spatio-temporelle, prostration.

Sur le plan ventilatoire, rechercher :

- Tachypnée ou bradypnée.
- Signes de détresse respiratoire : tirage avec mise en jeu des muscles respiratoires accessoires, balancement thoraco-abdominal, battement des ailes du nez.
- Dyspnée inspiratoire avec bruits inspiratoires anormaux (obstruction haute des voies aériennes – larynx ou trachée –?) ou expiratoire avec bruits expiratoires anormaux (obstruction basse des voies aériennes – bronches –?).
- Trouble de la conscience, cyanose (hypoxie ?), sueurs (hypercapnie ?).

Sur le plan circulatoire, rechercher :

- Douleur thoracique (transfixiante, rétro-sternale, irradiant vers le bras gauche et la mâchoire).
- Douleur abdominale.
- Tachycardie, palpitations, bradycardie, arythmie.
- Lipothymie (sensation de faiblesse généralisée intense et d'évanouissement imminent) ou syncope (perte de connaissance brutale, brève et spontanément réversible sans séquelle).
- Pâleur cutanéo-muqueuse, sueurs, soif intense (hypovolémie ?).
- Marbrures cutanées, localisées préférentiellement aux genoux (état de choc ?).
- Extrémités froides et moites, allongement du temps de recoloration cutanée.
- Hypotension ou hypertension artérielle.

QUESTIONS À POSER AU PATIENT

- Circonstances de survenue du malaise (signes précurseurs, activité en cours…).
- Caractéristiques du malaise : plaintes exprimées, localisation, intensité, durée, rémanence…
- Antécédents médico-chirurgicaux : maladies chroniques, hospitalisation récente, traitement en cours, dernières prises médicamenteuses, médicament à prendre en cas de crise…
- Antécédents de malaise identique : *diagnostic retenu, traitement instauré, évolution et suivi médical…*

QUELQUES MALAISES TYPIQUES

Malaise vagal

Définition

C'est un malaise dû à une activité excessive du système nerveux parasympathique (via la Xe paire de nerfs crâniens, aussi appelée « nerf vague ») suite à une stimulation nociceptive, avec ralentissement du rythme cardiaque (ou bradycardie) associé à une chute de pression artérielle, aboutissant à une hypoperfusion cérébrale. Il survient souvent chez le sujet jeune et en bonne santé.

Facteurs déclenchants

Stimuli nociceptif de type douleur, émotions fortes, anxiété, atmosphère chaude et confinée…

Signes

Bouffées de chaleur, voile noir, sensation de vertige, pâleur, sueurs, faiblesse, nausées, risque de chute avec perte de connaissance.

Conduite à tenir

Arrêter la stimulation nociceptive, allonger le patient, surélever les jambes et les laisser ainsi au moins quinze minutes (pour ramener le sang contenu dans les jambes vers la circulation générale et rehausser la pression artérielle), aider à se relever progressivement, contacter le 15 si le malaise se répète.

Malaise hypoglycémique

Définition

C'est un malaise dû à un manque de sucre dans le sang.

Facteurs déclenchants

Jeûne, traitement hypoglycémiant ± effort physique.

Signes

Pâleur, sueurs, somnolence, confusion, agitation, agressivité, tout trouble du comportement, tremblement, faim, voire perte de connaissance.

Conduite à tenir

Allonger le patient, lui donner du sucre (sucre rapide puis sucre lent) s'il est conscient, prévenir le 15 si le patient ne récupère pas rapidement.

Malaise cardiaque

Définition

C'est une douleur thoracique typique survenant le plus souvent à la suite d'un effort.

Facteurs déclenchants
Lors d'un effort.

Signes
Douleur thoracique constrictive, rétro-sternale, oppressante, angoissante, pouvant irradier vers la mâchoire et/ou le bras gauche, teint gris ou pâleur, sueurs, nausées/vomissements, douleurs gastriques.

Conduite à tenir
Mettre le patient au repos strict, demi-assis ou allongé selon préférence, l'aider éventuellement à prendre son traitement.

Crise d'asthme

Définition
Dyspnée expiratoire sifflante due à une sténose des bronchioles avec œdème et augmentation des sécrétions.

Signes
Dyspnée avec sifflements expiratoires, critère d'extrême gravité = le patient ne peut pas dire plus de 3 mots.

Conduite à tenir
Aider le patient à prendre son traitement habituel (bêtamimétiques et corticoïdes à inhaler) ; appeler le 15 si le patient ne peut parler, en l'absence d'amélioration malgré le traitement bien conduit.

Hypotension orthostatique

Définition
C'est une baisse anormale de la pression artérielle (> 20 mmHg) lors du passage de la position couchée à la position debout, d'origine vagotonique ou médicamenteuse.

Signes
Pâleur, parfois sueurs. Le patient peut perdre connaissance.

Conduite à tenir
Rallonger le patient, avec les jambes surélevées si besoin, procéder doucement et par étapes au nouveau lever. Si récidive, appeler un médecin.

Spasmophilie

Définition
Hyperventilation anxiogène.

Signes
Hyperventilation bruyante, fourmillements diffus, anxiété.

Conduite à tenir
Rassurer le patient, le mettre au repos au calme, position demi-assise, assurer une ventilation hypercapnique en faisant ré-inhaler le patient dans un sac.

Plaie

C4 Mettre en œuvre des actions à visée diagnostique et thérapeutique

DÉFINITION

Une plaie est une lésion de la peau, revêtement protecteur du corps, avec atteinte possible des tissus sous la peau. Elle est souvent secondaire à un traumatisme. Elle peut être provoquée par une coupure, une piqûre, un projectile, un coup, voire une fracture avec déplacement d'un morceau d'os cassé qui perfore la peau (fracture ouverte). Il faut différencier une plaie simple d'une plaie grave. La gravité de la plaie dépendra de :

- sa localisation : au cou, à l'œil ou à la face, à la main, au thorax, à l'abdomen, près des orifices naturels ;
- son aspect : saignement, déchiquetée, multiple et/ou étendue, avec un corps étranger ;
- son mécanisme : plaie par arme blanche ou à feu, projectile, par outil, par morsure.

Une plaie simple est une petite coupure superficielle ou écorchure (éraflure) saignant peu et non située à proximité d'un orifice naturel ou de l'œil.

infirmiers

Acte et surveillance

Conduite à tenir face à une plaie grave

- Arrêter l'hémorragie s'il y a lieu.
- Ne jamais retirer un corps étranger pour éviter une aggravation des lésions et des saignements.
- Installer le patient au repos, de préférence allongé pour diminuer le risque et les conséquences d'une détresse vitale.
- Si le patient conscient présente une plaie grave du thorax, l'installer en position demi-assise pour faciliter la respiration :
- Si le patient conscient présente une plaie grave à l'abdomen, l'installer en position allongée sur le dos ou sur le côté, cuisses fléchies pour relâcher les muscles de l'abdomen et diminuer la douleur.
- Si le patient conscient présente une plaie à l'œil, l'allonger à plat dos, tête calée, en lui recommandant de fermer les deux yeux et de ne pas bouger.
- Protéger la plaie pour limiter le risque d'infection avec des compresses stériles posées de façon non occlusive.
- Oxygénothérapie.
- Alerter les secours.
- Surveillance rapprochée du patient (conscience, fréquence respiratoire, SpO_2, fréquence cardiaque, pression artérielle), le rassurer.

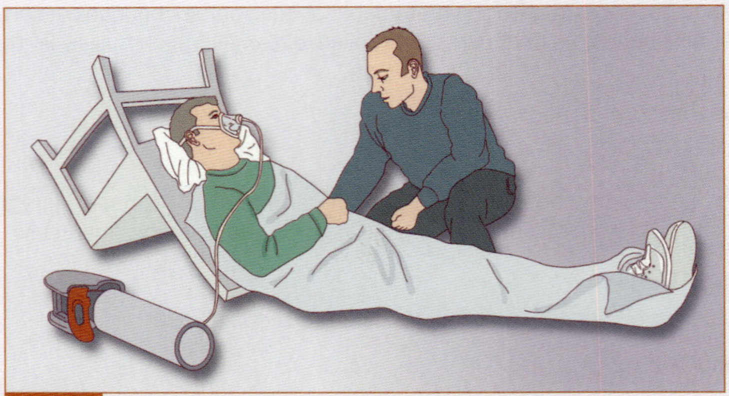

Fig. 1.39 *Patient présentant une plaie grave au thorax.*

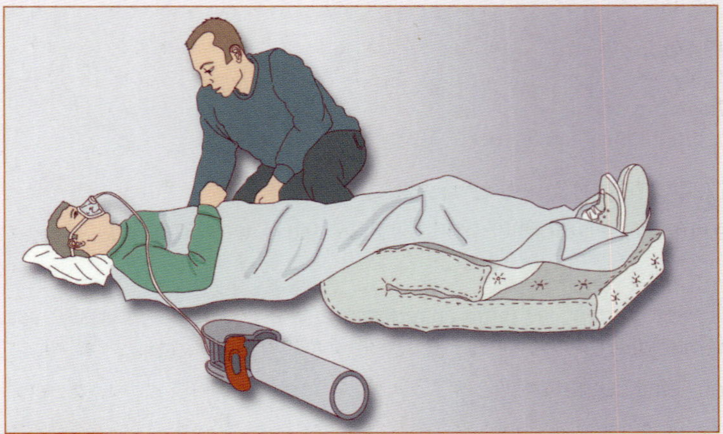

Fig. 1.40 *Patient présentant une plaie grave à l'abdomen.*

■ **RISQUES**

- Hémorragie (voir chapitre sur les hémorragies);
- atteinte d'une structure sous la plaie (organes du thorax, de l'abdomen, du crâne, vaisseaux sanguins, nerfs, muscles...) pouvant entraîner une défaillance de la respiration, de la circulation et de la fonction nerveuse;
- infection à moyen terme;
- tétanos chez un patient non vacciné.

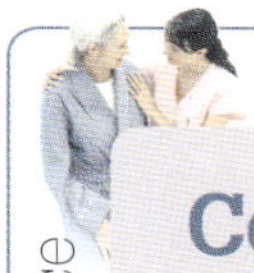

infirmiers

Acte et surveillance

Conduite à tenir face à une plaie simple

- Après s'être lavé les mains, nettoyer la plaie à l'eau et au savon puis avec une compresse stérile imprégnée d'un antiseptique.
- Protéger par un pansement si la plaie risque d'être à nouveau souillée.
- Demander au patient s'il est vacciné contre le tétanos et depuis quand.
- Si la vaccination n'est pas récente, lui conseiller de consulter un médecin.
- Surveiller l'apparition de signes d'infection de la plaie (rougeur, chaleur, gonflement, douleur).

Brûlure

■ **DÉFINITION**

C4 *Mettre en œuvre des actions à visées diagnostique et thérapeutique*

Une brûlure est une lésion de la peau et/ou des voies aériennes ou digestives, provoquée par une exposition à la chaleur (flamme, liquide, solide, vapeur...), à une substance chimique (acide...), au passage d'un courant électrique, à un frottement (chaussures, vêtements...), ou à des radiations (soleil, UV, autres rayons).

■ **RISQUES**

Selon ses caractéristiques, la brûlure peut entraîner une défaillance circulatoire par perte de liquide, ou une défaillance respiratoire par brûlure du visage, ou inhalation de gaz, ou vapeur chaude ou de fumée, une douleur sévère. Plus tardivement, apparaît une infection, une limitation fonctionnelle...

Même après avoir supprimé la cause de la brûlure, ses effets se poursuivent car la zone brûlée a emmagasiné de la chaleur. Sans action immédiate, la brûlure peut s'étendre en profondeur et en surface.

■ **CARACTÉRISTIQUES D'UNE BRÛLURE**

Une brûlure se caractérise par sa profondeur, sa surface, sa localisation et la présence de douleur.

Profondeur d'une brûlure

- Premier degré (atteinte de l'épiderme superficiel) : rougeur ou érythème, douleur.
- Deuxième degré (atteinte de l'épiderme et du derme) : cloques ou phlyctènes, douleur intense
- Troisième degré (atteinte de l'ensemble des couches de la peau) : aspect pâle, brunâtre, noirâtre, non douloureux (les terminaisons nerveuses sont aussi détruites), avec perte liquidienne importante, les poils et les ongles se décollent.

Surface de la brûlure

- La surface de la paume de la main du patient équivaut à 1 % de la surface totale de sa peau, quel que soit l'âge.
- Pour les grandes surfaces brûlées, il existe la « règle des 9 » de Wallace :

Partie corporelle	Surface atteinte
Tête et cou	9 %
Face antérieure du tronc	18 %
Face postérieure du tronc	18 %
Chaque jambe	18 % (× 2)
Chaque bras	9 % (× 2)
Périnée	1 %
Total	100 %

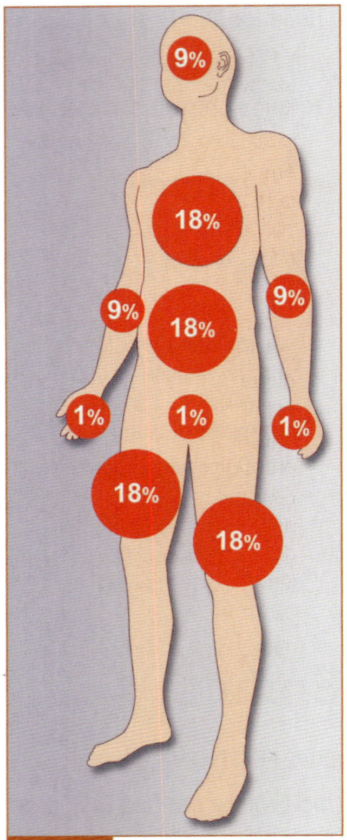

Fig. 1.41 *Évaluation de la surface de la brûlure par la « règle des 9 » de Wallace.*

Localisation de la brûlure

Certaines localisations particulières sont à prendre en compte.

- Brûlures au visage (risque de détresse respiratoire par atteinte des voies aériennes, de séquelles fonctionnelles et esthétiques).
- Brûlures des mains, des articulations, du cou (risques de séquelles fonctionnelles et esthétiques).
- Brûlures à proximité des orifices naturels (risques d'infection et de séquelles fonctionnelles).

Douleur de la brûlure

Renseigne sur l'atteinte des terminaisons nerveuses.

DIFFÉRENCIATION D'UNE BRÛLURE GRAVE ET D'UNE BRÛLURE SIMPLE

Une brûlure est considérée comme potentiellement grave si :

- **premier degré** très étendu, surtout chez le jeune enfant, le nourrisson ou la personne âgée, immunodéprimée, dénutrie ou diabétique ;
- **deuxième degré** avec une surface totale supérieure à celle de la moitié de la paume de la main de la victime ;
- **troisième degré** dans tous les cas ;
- localisation particulière avec risques vitaux, fonctionnels et esthétiques : visage, cou, main, articulations, orifices naturels ;
- origine électrique ou chimique ;
- traumatisme ou inhalation de fumée associés.

Acte et surveillance — infirmiers

Conduite à tenir face à une brûlure grave

– **Protection** : tout en se protégeant, supprimer la cause ou soustraire le patient à la cause de la brûlure ; si les vêtements sont enflammés, empêcher le patient de courir, le rouler ou le faire se rouler par terre et étouffer les flammes avec un vêtement ou une couverture, si possible, mouillée.

– **Refroidir** le plus tôt possible la surface brûlée (si elle est limitée) durant dix minutes : le plus simple est l'eau du robinet, pas plus froid que 15 C), en la faisant ruisseler sans pression sur la brûlure. Cela permet de diminuer l'extension de la brûlure, de limiter les conséquences et de soulager la douleur. Ne pas utiliser le refroidissement chez le nourrisson, ou chez un patient choqué.

– **Retirer les vêtements** du patient, sauf ceux qui adhèrent, idéalement durant l'arrosage de la brûlure. Retirer également bijoux, bagues, montres avant l'apparition de l'œdème.

– **Allonger le brûlé**, sauf gêne respiratoire, sur la région non brûlée, si possible sur un drap propre. Cela permet de prévenir les conséquences hémodynamiques de la douleur, des pertes liquidiennes dues à la brûlure.

– **Alerter le SAMU.**

– **Protéger les brûlures** par un emballage propre (champ stérile si disponible).

– **Surveillance rapprochée** du patient, surtout si risques de détresses ventilatoire ou circulatoire : conscience, fréquence respiratoire, SpO_2, fréquence cardiaque, pression artérielle.

Oxygénothérapie si nécessaire (systématique si le patient a été victime d'un feu dans un espace clos).

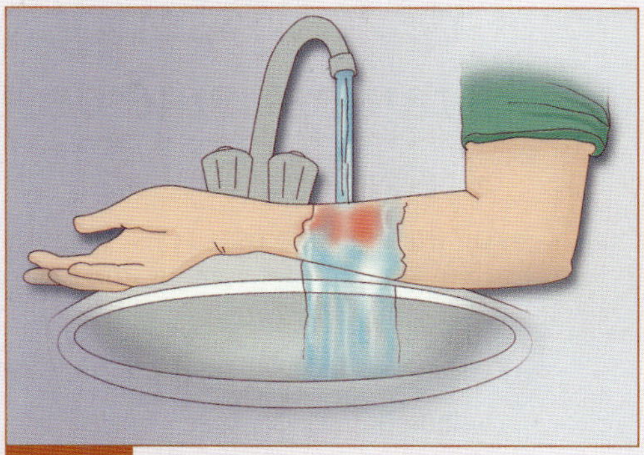

Fig. 1.42 *Refroidissement d'une brûlure à l'eau du robinet.*

Acte et surveillance — infirmiers

Conduite à tenir face à une brûlure simple

– Protection (*idem* brûlure grave).

– Refroidir le plus tôt possible la surface brûlée durant 10 minutes (*idem* brûlure grave) ou plus si le patient le désire.

– Protéger la brûlure par un pansement propre (stérile si disponible).

– Surveiller comme une plaie simple.

– Pour un enfant ou un nourrisson, consulter systématiquement un médecin.

CAS PARTICULIERS

– **Brûlure chimique** : brûlure grave

- retirer les vêtements imbibés sans contaminer la peau saine,
- rincer à l'eau la zone atteinte le plus tôt possible pour disperser le produit chimique, jusqu'à la prise en charge par les secours.

– **Projection de liquide chimique dans l'œil** : rincer l'œil abondamment à l'eau le plus tôt possible, pendant au moins cinq minutes, et au mieux jusqu'à l'examen par un spécialiste, en prenant soin que l'eau de lavage ne coule pas sur l'autre œil.

– **Brûlures électriques** : la brûlure est grave, même si le patient ne présente aucun trouble. Les lésions internes peuvent être importantes.

– **Brûlures internes** par ingestion, volontaire ou non, d'un produit chimique :
- ne pas faire vomir (un deuxième passage dans l'œsophage et la bouche aggraverait les lésions), ne pas donner à boire ;
- identifier le produit en recherchant son emballage ;
- c'est une brûlure grave.

Traumatisme osseux

C4 *Mettre en œuvre des actions à visées diagnostique et thérapeutique*

DÉFINITION

Un traumatisme osseux est une atteinte du squelette suite à un choc violent (coup, chute, projection), un faux mouvement (torsion excessive d'une articulation, d'un os). Il peut aussi être spontané (tumeur, ostéoporose...).

Les signes laissant suspecter le traumatisme osseux sont :

– douleur vive localisée,

– impotence fonctionnelle,

– déformation de la zone traumatisée,

– hématome, œdème.

RISQUES

Si la fracture se déplace, les morceaux d'os peuvent léser :

– un vaisseau : risque d'hémorragie interne (gonflement) ou extériorisée (fracture ouverte), risque de trouble vasculaire en aval avec disparition du pouls périphérique, extrémités froides et pâles du membre lésé ;

– un nerf : risque de paralysie du membre, de perte de la sensibilité ;

– la peau : risque de fracture ouverte, risque infectieux ;

– la moelle épinière : risque de paralysie (paraplégie, tétraplégie selon le niveau de la lésion au niveau de la colonne vertébrale) ;

– le poumon : lors d'un traumatisme du thorax, une côte cassée peut léser le poumon avec risque de détresse respiratoire.

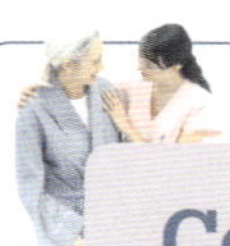

infirmiers

Acte et surveillance

Conduite à tenir devant un traumatisme osseux

– Assurer la protection ;
– Ne jamais mobiliser le patient.
– Recommander au patient de ne pas bouger s'il est allongé à terre.
– Alerter les secours.
– Immobiliser la tête en faisant un « maintien de tête » si on suspecte un traumatisme du rachis (la tête en bougeant peut aggraver une fracture potentielle d'une vertèbre cervicale).
– Respecter la position d'un membre fracturé pour ne pas risquer d'aggraver une fracture.
– Surveiller le patient, l'état de ses fonctions vitales.

TECHNIQUE DU MAINTIEN DE LA TÊTE

Le soignant se positionne à la tête, s'installe confortablement à genoux, pose les avant-bras sur ses cuisses et effectue un maintien de la tête, sans la mobiliser, avec les mains sur les tempes.

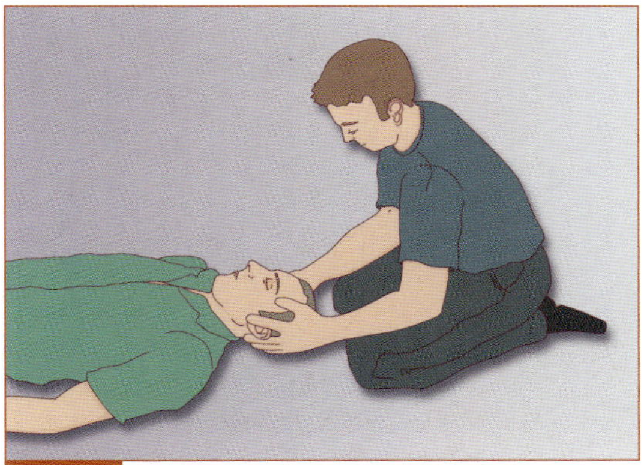

Fig. 1.43 *Technique de maintien de la tête.*

TRAUMATISME CRÂNIEN

En cas de traumatisme crânien, certains signes doivent être considérés comme des signes de gravité et imposent la demande d'un avis médical au 15 : trouble de la conscience, perte de connaissance initiale, trouble du comportement (agitation, prostration), céphalées, nausées/vomissements, écoulement de sang ou de liquide céphalo-rachidien d'une oreille, embarrure, amnésie de l'accident, troubles neurologiques (parole, vision, audition…), mydriase…

LA POSE D'ATTELLE

Définition

Une attelle est un dispositif qui permet d'immobiliser une fracture de membre, de limiter la douleur et de permettre le déplacement de la victime sans mobiliser la partie atteinte. Les articulations sus et sous-jacentes sont immobilisées. Plusieurs personnes sont nécessaires pour la pose.

Risques

En cas de mobilisation de la fracture lors de la pose, il peut survenir des complications locales (plaies, atteinte de vaisseaux, nerfs) ou générale (circulatoire).

infirmiers

Acte et surveillance

Conduite à tenir pour la pose d'une attelle

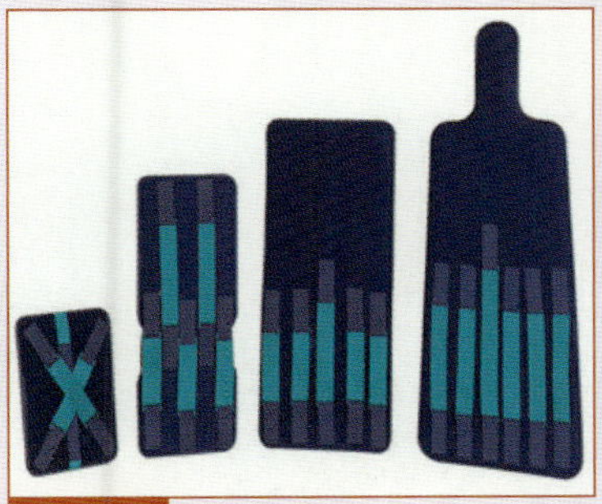

Fig. 1.44 *Attelle type Aluform.*

- Choisir l'attelle adaptée.
- Poser l'attelle : maintenir les articulations sus et sous-jacentes. Pour le membre inférieur, exercer également une traction douce au niveau de la cheville. Placer l'attelle sous le membre, rabattre ses côtés en gouttière et placer les sangles de maintien
- Surveiller l'extrémité du membre blessé : coloration, pouls distal, sensibilité, motricité.

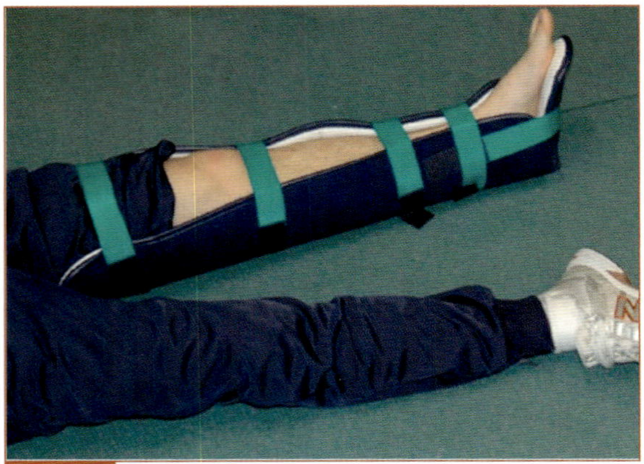

Fig. 1.45 *Attelle de jambe.*

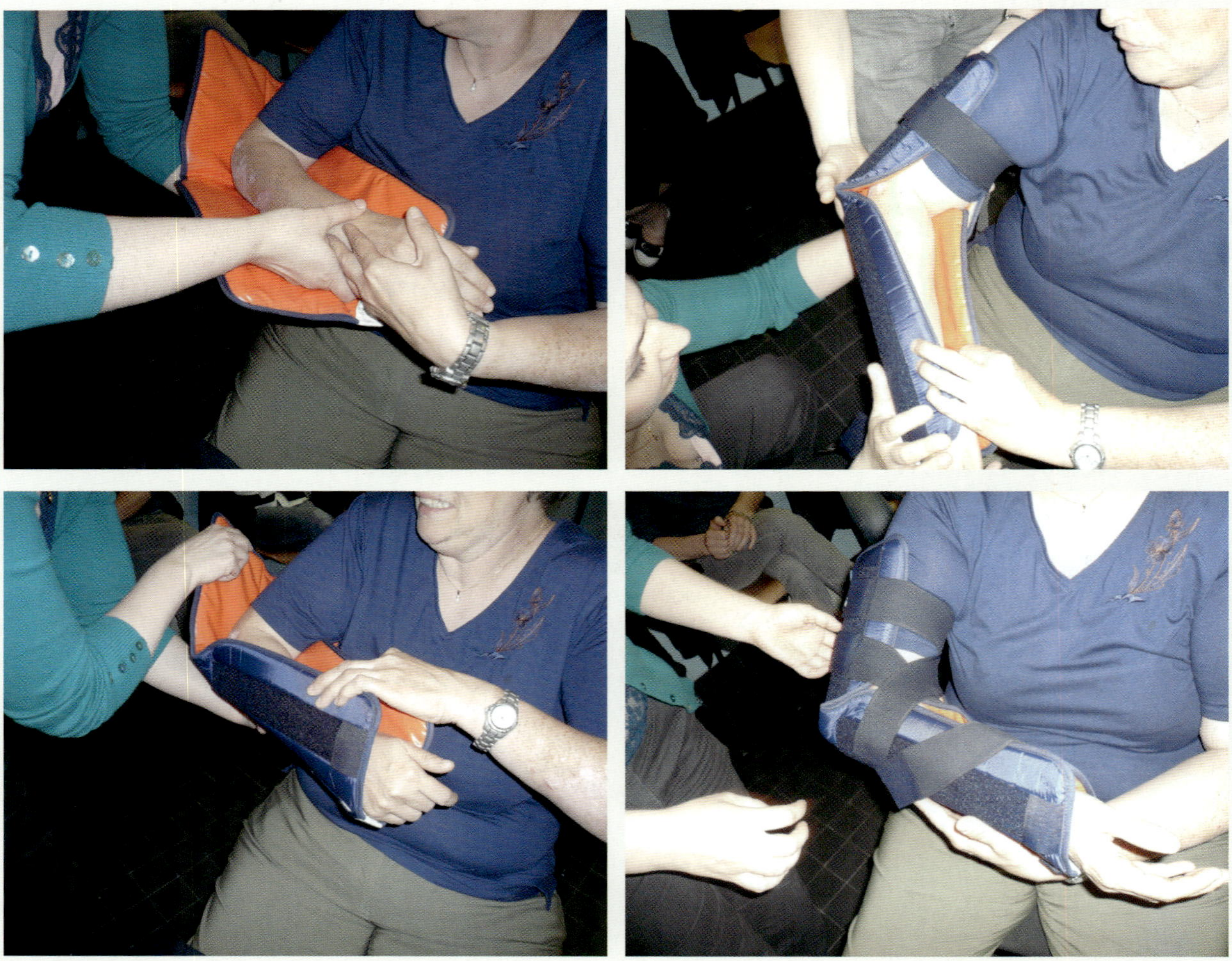

Fig. 1.46 *Pose d'une attelle de bras.*

RETRAIT DU CASQUE

Indications

Le casque d'un patient motard accidenté sera retiré s'il est inconscient, avec nécessité d'effectuer une libération des voies aériennes, ou s'il est en arrêt cardio-respiratoire, si on veut débuter une ventilation artificielle.

En cas de suspicion d'atteinte du rachis, le casque sera retiré par deux personnes et un collier cervical sera posé après.

Réalisation à deux sauveteurs

Le premier soignant se place à la tête du patient, dans l'axe, pour le retrait du casque, suffisamment éloigné pour permettre la manœuvre. Il maintient le casque immobile avec ses mains placées de chaque côté, en gardant toujours la tête en position neutre dans l'axe de la colonne.

Le second soignant est à côté de la tête. Il retire la sangle ou déverrouille la fixation du casque, relève la visière, retire les éventuelles lunettes. Il glisse une main sous la nuque du patient et maintient la tête dans l'axe avec l'autre main par le menton.

Le casque est retiré doucement par le premier soignant, toujours dans l'axe, en glissant sur le sol, sans accrocher le nez. Quand le nez apparaît, la manœuvre s'arrête. Le deuxième soignant repositionne la main sous la nuque vers la base du crâne pour éviter une chute brutale de la tête de la victime lors du retrait complet du casque.

Puis le premier soignant retire complètement le casque et assure de nouveau un maintien de la tête.

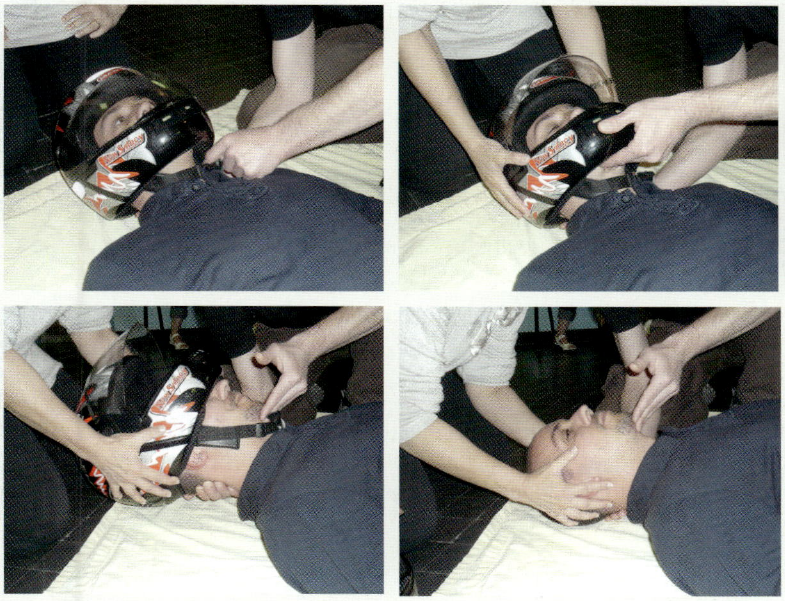

Fig. 1.47 *Retrait du casque (réalisation à 2 soignants).*

Réalisation à un soignant

La manœuvre est beaucoup plus délicate car le soignant devra assurer le retrait du casque dans l'axe et le maintien et le soutien de la tête.

– Il se place à la tête, en laissant l'espace nécessaire pour le retrait du casque.

– Retirer le casque dans l'axe doucement en le faisant glisser, jusqu'à l'apparition du nez.

Une main maintient alors le casque par le haut de l'ouverture pour la visière, l'autre soutient la tête par le dessous, à la base du crâne, sans la mobiliser.

- Tirer doucement le casque en arrière en le faisant basculer légèrement pour ne pas accrocher le nez de la victime.
- En même temps, déposer délicatement la tête sur le sol en la gardant toujours dans l'axe.

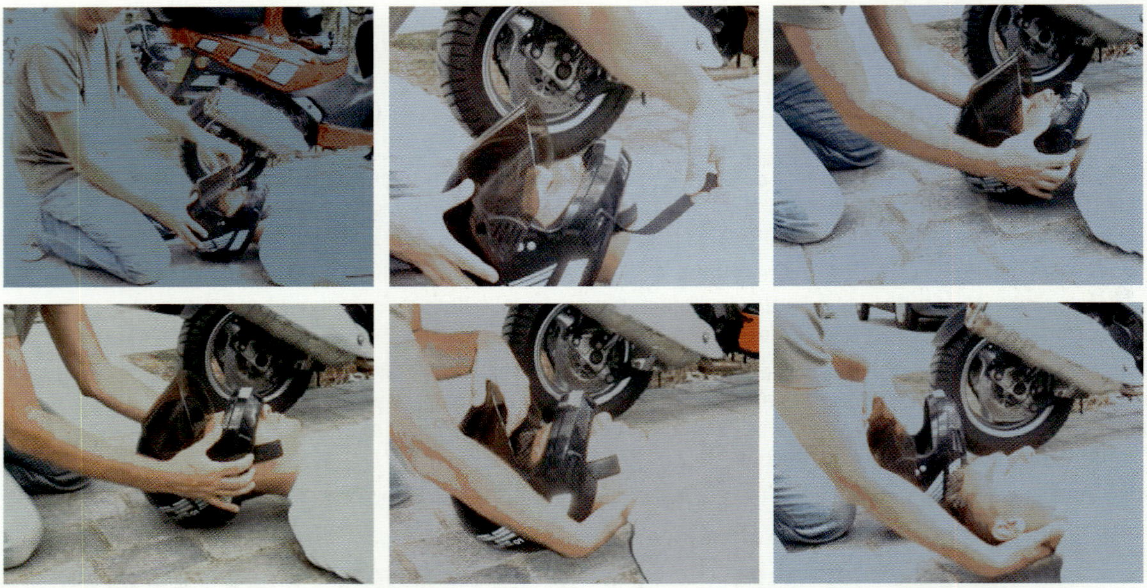

Fig. 1.48 *Retrait du casque (réalisation à 1 soignant).*

COLLIER CERVICAL

Définition

C'est un dispositif qui permet d'immobiliser la colonne cervicale, de limiter les mouvements de flexion, d'extension, de torsion ou les mouvements latéraux de la nuque et de diminuer le risque d'aggravation d'un traumatisme de la colonne cervicale.

Remarque : le collier cervical n'est pas suffisant à lui seul pour empêcher tout mouvement de la nuque.

Indications

Un collier cervical sera posé sur tout patient en cas de suspicion de lésion du rachis cervical, selon les circonstances de l'accident, de lésion du rachis évidente, quand des douleurs sont ressenties par la victime. Il sera posé systématiquement chez une personne inconsciente et victime d'un traumatisme.

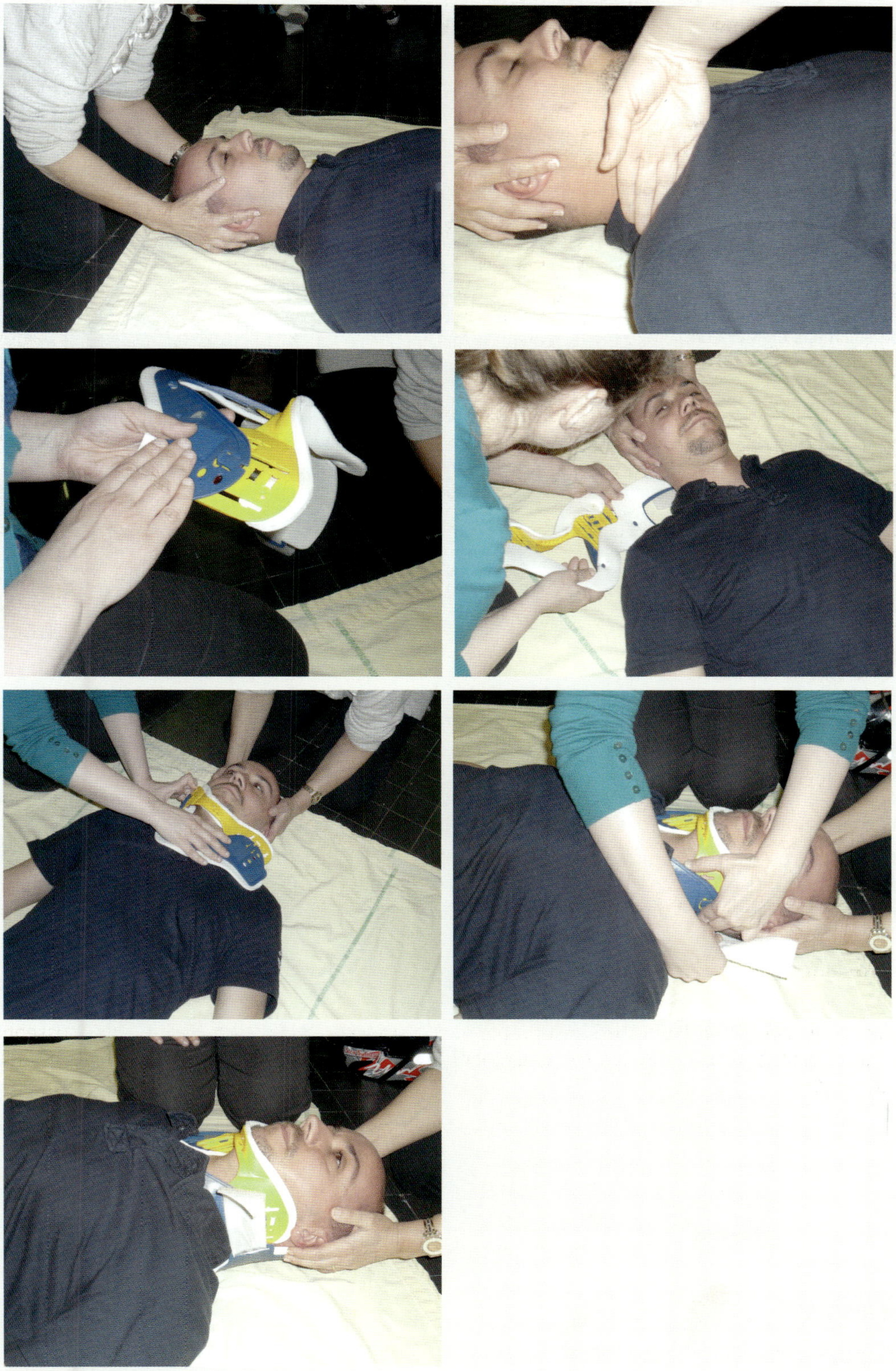

Fig. 1.49 *Pose d'un collier cervical.*

Acte et surveillance

infirmiers

Conduite à tenir lors de la mise en place d'un collier cervical

– Un collier cervical est toujours mis en place à deux soignants et sur une tête en position neutre. Le premier se place à la tête de la victime, dans « l'axe tête-cou-tronc » et la maintient en position neutre dans l'alignement. Ce maintien se fait pendant toute la manœuvre de la pose du collier, sans autre manipulation ni traction.

– Le deuxième soignant se positionne sur le côté de la victime et réalise la mise en place du collier. La taille du collier est adaptée au patient (la hauteur du collier cervical doit être égale à la distance qui sépare la clavicule de la mâchoire inférieure de la victime).

– La partie arrière du collier est glissée sous la nuque du patient.

– Puis, la partie avant du collier est placée pour maintenir menton et sternum, sans gêner la ventilation, et les attaches sont fixées.

– Après la pose du collier cervical, la tête reste maintenue à deux mains par un sauveteur dans l'attente d'une immobilisation complète du rachis (par un matelas-coquille ou matelas immobilisateur à dépression).

– Pour s'assurer de l'efficacité du collier, plusieurs points de contact doivent être vérifiés : la mandibule et le sternum sur l'avant, le haut du dos et la base de la tête en arrière, les clavicules et les épaules sur le côté, près du cou.

C4 Mettre en œuvre des actions à visée diagnostique et thérapeutique

Accouchement inopiné

DÉFINITION

C'est un accouchement qui se présente de façon inattendue, le plus souvent avant terme (avant la trente-septième semaine de grossesse). Il survient plutôt dans un contexte social défavorisé, chez une mère mineure, lors d'une grossesse cachée, non déclarée, non suivie, non désirée. Parfois, il y a une méconnaissance de l'état de grossesse. C'est un accouchement particulier car il se déroule dans un environnement non adapté (domicile, lieu de travail, extérieur, véhicule…). L'imminence de l'accouchement peut rendre le transport impossible vers une structure médicalisée.

Durant la grossesse, le fœtus se développe dans l'utérus ; il baigne dans le liquide amniotique et est relié au placenta par le cordon ombilical. En fin de grossesse, il a sa position définitive dans l'utérus la tête en bas (présentation céphalique) dans 90 % des cas.

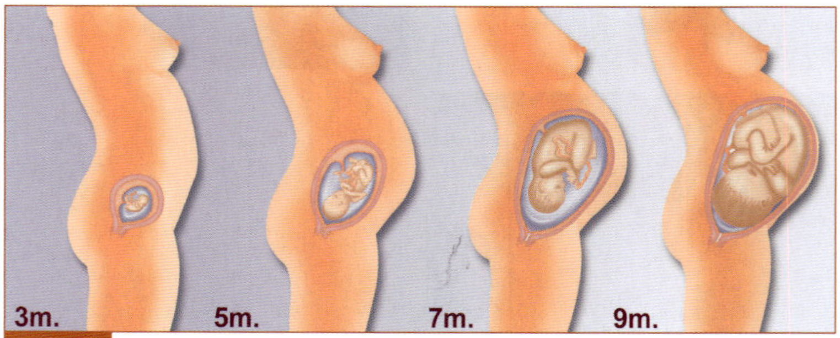

Fig. 1.50 *Développement du fœtus durant la grossesse.*

RISQUES

97 % des accouchements inopinés se déroulent normalement.

Pour la maman, il existe un risque de :

– éclampsie : complication sérieuse de la grossesse, caractérisée par des convulsions, annoncée souvent par l'hypertension artérielle gravidique ;

- hémorragie : elle peut se produire durant le travail, lors d'un placenta anormalement inséré, ou après l'expulsion du fœtus, lors de la délivrance, quand l'hémostase utérine ne se fait pas (atonie utérine ou présence de fragments de placenta empêchant l'hémostase mécanique de l'utérus) ;
- infection.

Pour le bébé, les risques sont :

- présentation inhabituelle (siège ou transverse) : expulsion difficile ou impossible ;
- souffrance fœtale (l'émission de méconium dans le liquide amniotique signe une souffrance fœtale) ;
- hypothermie ;
- infection.

SIGNES DE L'IMMINENCE DE L'ACCOUCHEMENT

- Présence de douleurs localisées dans le dos ou l'abdomen et survenant à intervalles réguliers, envie d'aller à la selle (ténesme).
- Contractions de plus en plus longues, de plus en plus intenses, de plus en plus rapprochées (toutes les deux minutes), involontaires (apparaissent et disparaissent spontanément), douloureuses à partir d'une certaine intensité.
- Perte du bouchon muqueux (glaire plus ou moins sanglante).
- Perte des eaux par rupture de la poche des eaux :
  - c'est un écoulement d'un volume important de liquide clair ;
  - si le liquide de la poche des eaux n'est pas clair, signe de souffrance du fœtus ;
  - des pertes sanglantes avant accouchement sont généralement dues à une position anormale du placenta (placenta prævia), c'est une urgence chirurgicale.

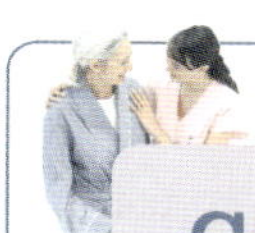

infirmière — Surveillance

Conduite à tenir en fonction du déroulement de l'accouchement

Avant l'accouchement

– Recueillir les informations nécessaires pour appeler le 15 :
- antécédents médicaux (hypertension, diabète,…) et gynéco-obstétricaux,
- histoire de la grossesse en cours (première grossesse ?),
- suivi,
- complications connues,
- date d'accouchement théorique prévue,
- date des dernières règles,
- historique des accouchements précédents (césarienne, placenta anormalement inséré, grossesse gémellaire ?),
- éléments permettant d'évaluer l'imminence de la grossesse, y compris les caractéristiques des contractions (depuis combien de temps ? intensité ? durée entre chaque contraction ? fréquence des contractions ?).

– Installer la future maman en travers du lit (protégé avec des draps propres), les talons près des fesses, le bassin surélevé par un coussin, la vessie vidée (laisse plus de place au passage du fœtus et évite qu'elle se vide spontanément par la pression de l'accouchement), avec de l'oxygène si disponible.

– Chauffer la pièce (à plus de 25 C), prévoir une couverture, pour lutter contre l'hypothermie.

– Le soignant assure l'hygiène : lavage des mains, draps propres, lavage du périnée de la future maman, gants.

Durant l'accouchement

– La prise en charge psychologique est primordiale, faire respirer calmement la future maman.

– Laisser faire la nature au maximum et ne surtout pas tenter d'accélérer les choses. La future maman ne doit pas commencer à pousser trop tôt, au risque d'être épuisée au moment délicat où le fœtus a la tête engagée. Attendre l'apparition de la tête du bébé pour faire pousser la femme. Elle ne doit pousser que pendant les contractions, après une inspiration

infirmière

Surveillance

ample, en bloquant sa respiration pendant environ dix secondes tout en rentrant le menton dans la poitrine et en tirant sur ses cuisses tenues à pleines mains.

– Durant la phase de dilatation, les contractions utérines provoquent la dilatation du col utérin et la descente du fœtus. Au fur et à mesure que la tête descend, le périnée se distend de plus en plus jusqu'à atteindre un maximum. Il risque parfois d'y avoir une déchirure périnéale, due à la tête du fœtus, qui peut avoir pour conséquence ultérieure une incontinence.

À ce moment-là, retenir le fœtus pendant les contractions en appuyant doucement sur la tête d'une main et sur le périnée de l'autre. Cela permet au périnée d'avoir plus de temps pour se distendre. Une épisiotomie ne s'envisage qu'en milieu hospitalier.

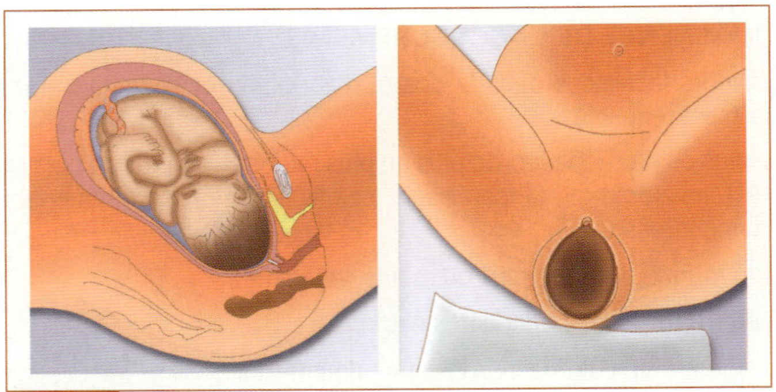

Fig. 1.51 *Début de l'accouchement la tête du fœtus apparaît.*

L'engagement, la descente

Il ne faut surtout pas tirer sur la tête du bébé qui sort, mais uniquement la soutenir. Quand elle est dégagée, le reste de l'enfant se dégage. Demander à la maman de ne plus pousser, la faire respirer profondément et doucement. Vérifier que le cordon ne fasse pas une circulaire autour du cou (le passer autour de la tête si c'est le cas).

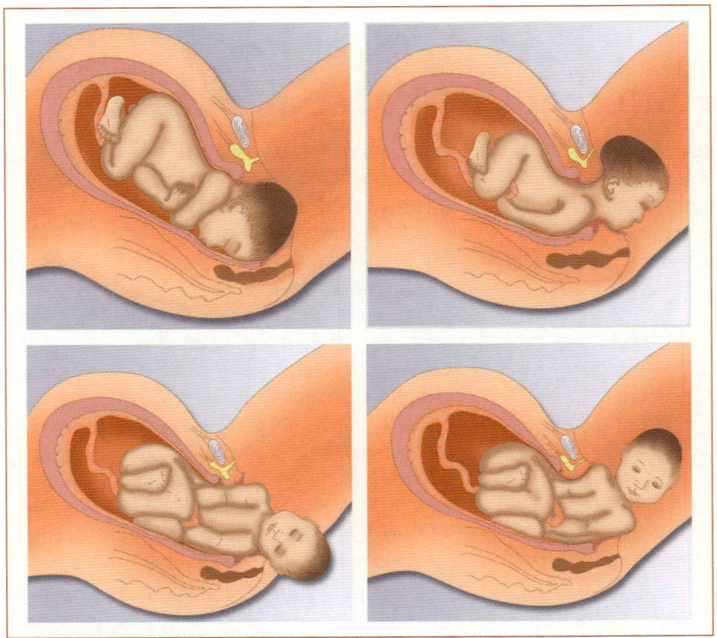

Fig. 1.52 *L'engagement, la descente avec rotation du fœtus et dégagement des épaules.*

Le bébé fait naturellement un léger mouvement de rotation. L'épaule antérieure va se dégager, puis l'épaule postérieure.

Le dégagement (expulsion)

Tenir fermement le bébé qui risque de glisser. Il doit crier, respirer et devenir rose. L'essuyer, l'envelopper (y compris la tête) et le confier à la maman en le posant directement sur son ventre. Protéger maman et bébé du refroidissement. Noter l'heure de la naissance.

La délivrance

Après une phase de repos physiologique (10 à 20 minutes), les contractions reprennent pour décoller le placenta de l'utérus et l'expulser. Ne jamais tirer sur le cordon. Cette phase se fait souvent à l'hôpital. Le placenta doit être conservé pour la vérification de son intégrité par une sage-femme. L'utérus doit ensuite se contracter pour assurer son hémostase. Il y a un risque d'hémorragie de la délivrance s'il est atone ou si un morceau de placenta y reste accroché, empêchant l'hémostase. Il faudra surveiller les saignements et les paramètres vitaux de la maman. Le clampage du cordon se fera aussi en milieu hospitalier ou par les secours qui ont le matériel nécessaire.

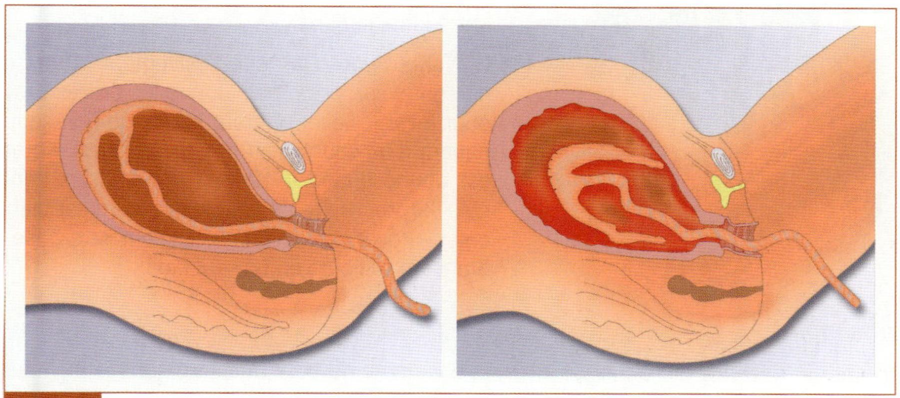

Fig. 1.53 *La délivrance.*

Relevage, brancardage

Le soignant peut être amené à participer au relevage d'un patient, voire à son brancardage par des ambulanciers ou des secouristes, lors de son transfert du sol vers un brancard, voire de son lit vers un brancard. Le patient doit auparavant être stabilisé et immobilisé si besoin.

C4 Mettre en œuvre des actions à visée diagnostique et thérapeutique

PRINCIPES DE RELEVAGE

- le matériel est préparé
- le patient est prévenu de la manœuvre
- le soignant doit être stable durant toute la manœuvre
- il doit sécuriser son dos (verrouillage du dos en position anatomique, bassin bloqué) et s'assurer de l'ergonomie du relevage. Le relevage est fait le dos droit, la force venant des cuisses, les genoux pliés
- les prises sont fermes
- les charges sont réparties, et rapprochées le plus possible des soignants
- toute la manœuvre est synchronisée, dirigée par les ordres de la personne qui est à la tête (chef).
- si la victime est consciente, elle croise les bras sur sa poitrine.

TECHNIQUES DE BRANCARDAGE

Plusieurs techniques existent. En voici deux.

Le pont amélioré

C'est la méthode de référence qui mobilise le patient avec le plus de précaution, avec cinq personnes dont un chef qui dirige la manœuvre. L'objectif est de soulever le patient, de glisser un brancard sous lui et de le poser dessus, ceci de façon synchronisée et sécurisée. Le brancard est positionné dans l'axe de la victime, de préférence du côté des pieds du patient, pour permettre au chef d'être dans l'axe et de maintenir la tête.

Une personne maintient les chevilles. Une deuxième place ses mains sous le bassin du patient en se positionnant au-dessus en regardant le chef. Une troisième place ses mains sous le dos du patient en se plaçant au-dessus, face à la deuxième personne. La quatrième positionne le brancard dans l'axe de la victime, côté pied.

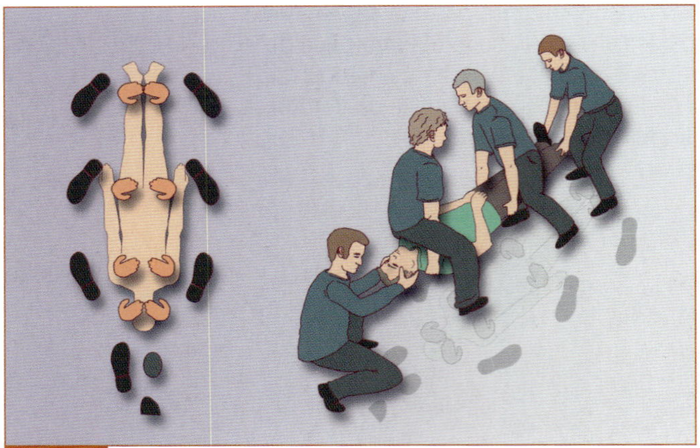

Fig. 1.54 *Le pont amélioré.*

Les trois premières personnes ont les pieds suffisamment écartés pour permettre au brancard de passer entre leurs jambes.

Le chef contrôle successivement que chaque personne soit prête puis donne les ordres «Attention pour lever... Levez !» : tout le monde doit soulever le patient d'un seul bloc. L'ordre «Envoyez le brancard» est donné quand le patient est suffisamment haut, puis l'ordre «Halte» quand le brancard est bien placé, enfin «Posez» pour que le patient soit posé sur le brancard toujours en un seul bloc.

Le pont simple

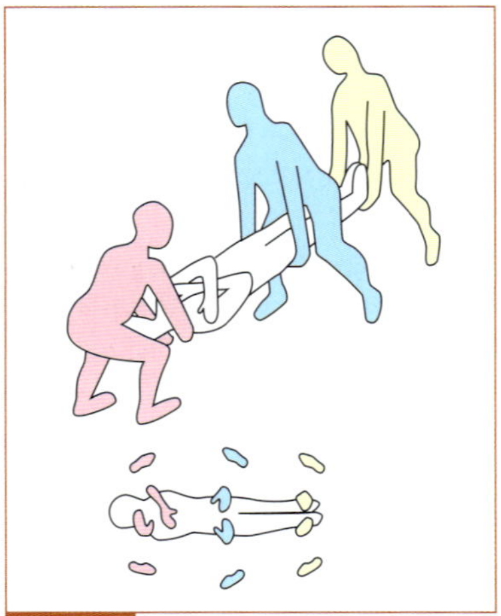

Fig. 1.55 *Le pont simple.*

C'est une variante du pont amélioré sans le maintien de la tête, quand le patient ne présente pas de traumatisme du rachis. Cette technique ne nécessite que quatre personnes (dont le chef).

Le chef enjambe la victime et met une main sous la nuque du patient, l'autre main sous le dos, entre les omoplates (scapulas). Il se lève avec les autres équipiers, et le brancard passe entre ses jambes. Le reste de la manœuvre est identique.

Risques collectifs

DÉFINITION

Un risque collectif est la probabilité de survenue d'un événement (accident, catastrophe…) entraînant un grand nombre de victimes et/ou des dommages importants pour les biens ou l'environnement. Leur anticipation et leur prise en charge sont assurées par différents plans et organisations.

Risques environnementaux

Différents risques environnementaux existent : usines chimiques, aéroports, centrales nucléaires, centrales thermiques… En cas de risque pour la population, comme le dégagement d'un nuage chimique, le signal national d'alerte permet de prévenir du danger. Ce signal, diffusé par une sirène, modulé (montant et descendant), est émis pendant 1 minute et 41 secondes et répété 3 fois, séparé par un intervalle de 5 secondes. Il est différent des signaux d'appel pour les sapeurs-pompiers.

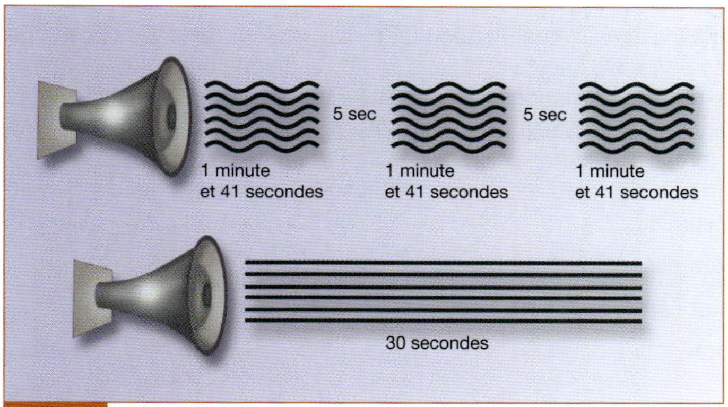

Fig. 1.56 *Signal national d'alerte.*

Quand ce signal est émis, il faut se mettre à l'abri dans un local clos, de préférence sans fenêtre, boucher les ouvertures (fentes, portes, fenêtres, aérations, cheminées), arrêter la climatisation, le chauffage et la ventilation, fermer le gaz, écouter la radio (France Info, France Inter) ou la télévision pour avoir des informations sur le sinistre.

Il ne faut pas rester dans un véhicule, ni aller chercher ses enfants à l'école (les enseignants les prennent en charge et les mettent en sécurité), ni téléphoner (les réseaux doivent rester libres pour les secours), ni rester à proximité des portes ou des fenêtres, fumer, provoquer des flammes ou étincelles, ni quitter l'abri sans consigne des autorités.

La fin de l'alerte est signifiée par un signal sonore continu de 30 secondes.

À noter que les sirènes émettant le signal national d'alerte sont testées le premier mercredi de chaque mois, à 12 h et 12 h 10.

En cas de risque en aval d'un barrage hydraulique (lâchage d'eau par le barrage dans la vallée), un signal d'alerte spécifique est émis. C'est un cycle d'une durée minimale de 2 minutes composé d'émissions sonores de 2 secondes séparées par un intervalle de 3 secondes. La fin de l'alerte est signifiée par un signal continu de 30 secondes.

Plans de secours extra-hospitaliers : ORSEC

Une catastrophe est un événement brutal, d'origine naturelle ou humaine, ayant généralement pour conséquence la mort et la destruction à grande échelle. Elle entraîne souvent une inadéquation entre les besoins nécessaires et les moyens disponibles. Lors d'un accident catastrophique à effets limités (ACEL), les services de secours sont en mesure de faire face à la situation. Lors d'un accident catastrophique à effets majeurs (ACEM), les services de secours ne sont pas en mesure de faire face à la situation, et ils sont éventuellement touchés par l'événement.

Pour traiter les conséquences de tout type d'événement nécessitant une réponse dans l'urgence pour la protection des populations, et ce quelle qu'en soit l'origine (accident, catastrophe naturelle ou technologique, attaque terroriste, crise sanitaire...), le dispositif ORSEC a été créé. C'est une organisation opérationnelle permanente et unique de gestion de ces événements qui définit les actions nécessaires au rétablissement d'une situation normale, appelée ORganisation de SÉcurité Civile. La loi n° 2004-811 du 13 août 2004 de modernisation de la sécurité civile (articles 13 à 29) et son décret n° 2005-1157 du 13 septembre 2005 relatif au plan ORSEC, ont permis une refonte, une simplification, une modernisation de l'ancienne planification car les plans de secours étaient trop nombreux (l'ancien dispositif ORSEC datait de 1952, le plan rouge et les plans de secours de 1987).

L'actuel plan ORSEC (Organisation de Sécurité civile) s'inscrit dans le dispositif général de la planification de défense et de sécurité civiles. Sous l'autorité unique du préfet, il organise la mobilisation, la mise en œuvre et la coordination des actions de toute personne publique et privée concourant à la protection générale des populations : services permanents de secours et de sécurité (sapeurs-pompiers, SAMU, forces de l'ordre), services de l'État et autres services de la préfecture, collectivités territoriales (communes, structures intercommunales, conseils généraux), opérateurs de réseaux, associations, entreprises...

Il comporte 4 axes essentiels :

- le recensement et l'analyse des risques,
- le dispositif opérationnel,
- les exercices,
- l'amélioration permanente du dispositif.

LE RECENSEMENT ET L'ANALYSE DES RISQUES AU NIVEAU DU DÉPARTEMENT

- Des risques industriels fixes (avec l'établissement de Plan particulier d'intervention), des risques nucléaires (établissement du Plan d'urgence interne), des sites industriels à risque classés «Seveso II» (établissement du Plan d'opération interne), des zones souterraines de stockage de gaz, des grands barrages, des infrastructures de transit de matières dangereuses, des laboratoires utilisant des micro-organismes hautement pathogènes;
- des risques pour les transports : par route, par voies ferrées, aériens, fluviaux, maritimes, de matières dangereuses...
- des risques naturels : inondations, mouvements de terrain, intempéries, avalanches, feux de forêts, séismes, tempêtes, cyclones, raz de marée, éruptions volcaniques;
- des risques sur les sites de grands rassemblements, sites souterrains;
- des risques sanitaires : pandémies, canicule, grand froid...

LE DISPOSITIF OPÉRATIONNEL

Il prévoit les dispositions générales pour faire face à tout type d'événement (SAMU, pompiers, police, ambulances privées, secouristes,...), et les dispositions spécifiques pour faire face à certains risques particuliers (Plan bleu pour les établissements d'accueil de personnes âgées, Plan blanc pour les établissements de santé, Plan particulier de mise en sécurité pour les établissements d'enseignement, Plan communal de sauvegarde pour chaque commune).

Il comporte une cellule de commandement unique, un dispositif de communication. Il permet une optimisation des moyens, une coordination avec des renforts au sein de la zone de défense, voire des renforts nationaux si nécessaire.

Sa réponse est graduelle. Il existe un niveau permanent de veille. Ensuite, vient le niveau de suivi des événements traités par les acteurs dans le cadre de leur réponse courante, avec les moyens habituels du département. Puis viennent des niveaux successifs de mobilisation et de montée en puissance progressive du dispositif pour appuyer et renforcer les acteurs sur le terrain qui ne peuvent plus faire face seuls au problème.

Il est décliné à plusieurs niveaux : communal (sous la responsabilité du maire), départemental (sous la responsabilité du préfet du département), zonal (sous la responsabilité du préfet de la zone de défense, qui regroupe plusieurs départements selon une cartographie précise), national (sous la responsabilité du ministre de l'intérieur) et au niveau européen.

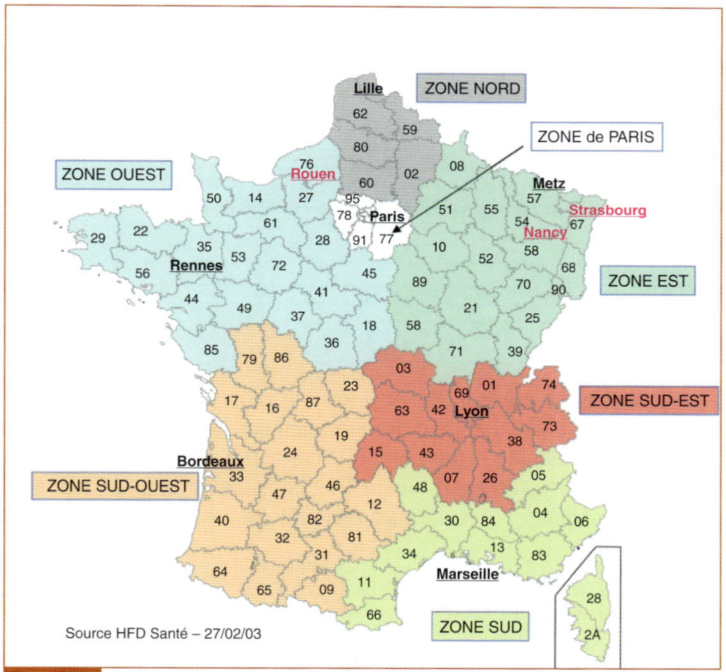

Fig. 1.57 *Les zones de défense.*

Ses différents modes d'action concernent la protection des personnes, comme le **dispositif nombreuses victimes**, anciennement appelé plan rouge, le dispositif **interventions sur victimes d'une contamination** NRBC (Nucléaire, Radiologique, Biologique, Chimique), la prise en charge physique des « impliqués et des familles », le sauvetage, la mise à l'abri, l'évacuation, l'accueil, l'hébergement, le ravitaillement, la gestion des décès massifs. Ils concernent aussi la protection des biens et de l'environnement (faune, biens mobiliers, biens immobiliers, biens culturels, bien du patrimoine), le mode dégradé de fonctionnement des réseaux et d'approvisionnement d'urgence (eau potable, électricité, télécommunications, transports…).

LES EXERCICES

L'entraînement et les exercices réguliers permettent de roder le dispositif.

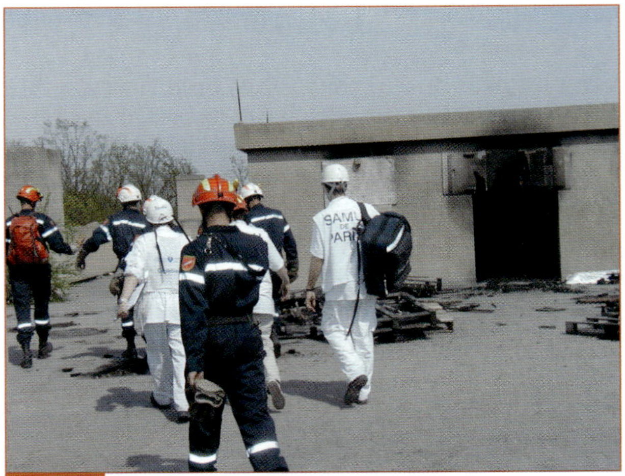

Fig. 1.58 Exercice avec différents acteurs des secours.

L'AMÉLIORATION PERMANENTE DU DISPOSITIF

Elle se fait par les retours d'expérience des opérations réalisées et des exercices.

Plan blanc

DÉFINITION

C'est une organisation du système hospitalier vers une mobilisation immédiate des moyens de toute nature pour faire face à une situation d'urgence sanitaire, comme un afflux massif de victimes classiques ou de victimes contaminées (accident nucléaire, radiologique, biologique, chimique), une pandémie grippale, une épidémie de bronchiolite, une canicule, un grand froid mais aussi, au sein même de l'hôpital, une inondation, une coupure d'électricité, un incendie, un attentat, un acte de malveillance…

Le plan blanc est obligatoire pour tous les établissements de santé, publics ou privés (loi du 9 août 2004 relative à la politique de santé publique). Il contient des fiches « réflexe » pour toute fonction hospitalière et toute action particulière. Il est réexaminé tous les ans. Une vérification régulière de son caractère opérationnel est faite.

Le directeur de l'établissement est le seul responsable du plan blanc. C'est lui qui le déclenche à la demande du directeur du SAMU, suite à un évènement grave ou suite au déclenchement d'un plan de secours pré-hospitalier (plan ORSEC « Nombreuses victimes », plan BIOTOX pour un risque biologique, plan PIRATOX pour un risque chimique, plan PIRATOME pour un risque nucléaire ou radiologique). Il peut être amené à le déclencher à sa propre initiative, en cas de saturation des capacités de l'établissement, comme pour la canicule.

Ses principes directeurs sont :

- les modalités de déclenchement,
- l'activation de la cellule de crise,
- le maintien du personnel présent sur place, le rappel éventuel du personnel de repos,
- l'organisation du service d'accueil des urgences,
- la mise en place du centre de tri spécifique des victimes,
- l'augmentation du potentiel d'accueil pour recevoir les victimes,

- la libération des blocs opératoires pour prendre en charge les urgences massives,
- le fléchage des différents circuits dans l'hôpital,
- l'accueil et l'information des familles, des autorités et des médias.

CELLULE DE CRISE

Une cellule de crise est activée dès le déclenchement du plan blanc. Elle est composée du directeur de l'hôpital, du directeur du service des soins infirmiers, du directeur des ressources humaines, des chefs de services des urgences, d'anesthésie et réanimation et de la pharmacie, du responsable des services techniques et du chef de la sécurité anti-malveillance. Elle est en relation constante avec la cellule de crise du SAMU pour suivre l'événement en cause du déclenchement du plan blanc.

Ses missions sont de :

- mobiliser les personnels nécessaires,
- centraliser les lits disponibles,
- gérer la chambre mortuaire,
- assurer un suivi exhaustif des victimes admises,
- anticiper les approvisionnements divers,
- gérer le centre d'accueil des familles et les relations avec les autorités et la presse.

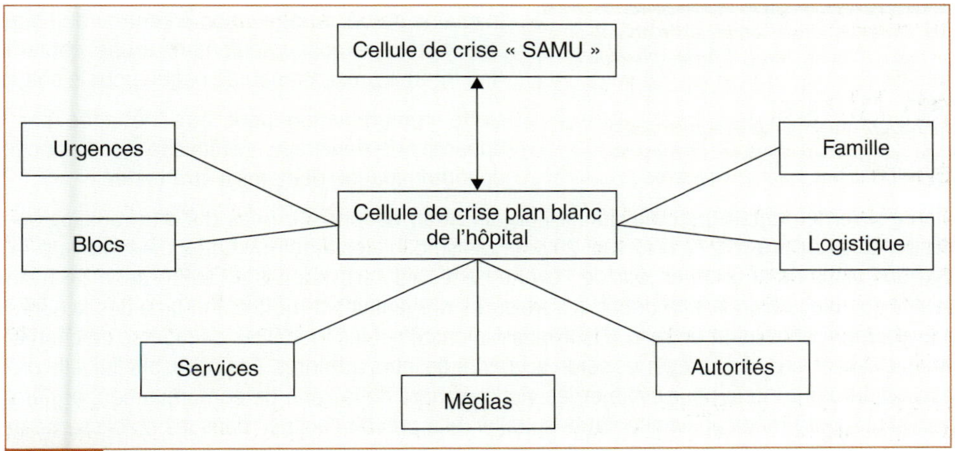

Fig. 1.59 *Missions de la cellule de crise.*

ANNEXES NRBC DU PLAN BLANC

Tout plan blanc comporte des annexes NRBC (Nucléaire, Radiologique, Biologique, Chimique) pour faire face à un afflux massif de victimes contaminées par du NRBC et les prendre en charge, à la suite d'un attentat ou d'un accident. Elles permettent aux établissements de santé de s'organiser lors d'une alerte NRBC en assurant la protection des accès de l'hôpital (pour empêcher que des victimes contaminées n'entrent dans l'hôpital et ne le contaminent) et la protection du personnel (pour qu'il puisse prendre en charge une victime contaminée sans risque).

Le risque NR (nucléaire et radiologique)

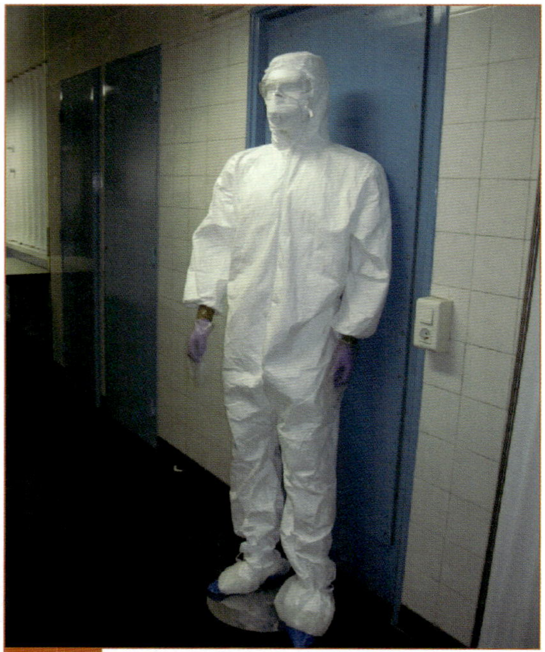

Fig. 1.60 *Tenue TYVEK (photo) : combinaison en une pièce avec capuche en matière Tyvek ® (ressemble à un tissu papier légèrement plastifié), surchaussures, une paire de gants scotchés de manière étanche aux manches de la combinaison, une deuxième paire de gants par-dessus, un masque respiratoire de type FFP3, une paire de lunettes.*

Une victime exposée aux risques NR peut être irradiée : elle a été exposée aux rayonnements émis par une source nucléaire ou radiologique. L'irradiation cesse quand la victime n'est plus exposée à la source. Il n'y a pas de danger pour les soignants pour la prise en charge. La gravité dépendra de la nature des rayonnements, de la quantité de rayons reçus et du temps d'exposition, par irradiation externe (de la simple brûlure au cancer).

Une victime peut aussi être contaminée par des poussières radioactives. La contamination est externe quand les poussières sont sur la peau, les vêtements ou les cheveux. Elle est interne quand les poussières ont été inhalées, ingérées ou sont rentrées dans l'organisme par une plaie. Ces poussières radioactives émettent un rayonnement et irradient en continue la victime.

Le soignant devra revêtir une tenue de protection adaptée, la tenue TYVEK, pour prendre en charge la victime en urgence avant sa décontamination. Sinon, la victime suivra une décontamination grâce à la chaîne de décontamination à l'entrée de l'hôpital. Une victime exposée seulement à une contamination interne présente peu de risque pour le soignant.

Cette contamination peut être détectée par des appareils de dépistage. L'efficacité de la douche de décontamination peut aussi être testée.

Le plan gouvernemental Piratome définit l'organisation nationale en cas d'alerte radiologique ou nucléaire. La circulaire n° 277 du 2 mai 2002 organise dans les établissements de santé la prise en charge des victimes le premier jour de l'événement. Elle sert de base à l'élaboration de l'annexe nucléaire des plans blancs. Elle définit les mesures préventives à mettre en place dès la survenue d'un évènement entraînant un rejet d'isotopes radioactifs et les modalités de la prise en charge des victimes classées en trois catégories selon la gravité de leurs atteintes. En préhospitalier, elle prévoit l'organisation d'une noria pour évacuer les victimes hors de la zone de contamination, et l'établissement d'un poste médical avancé. En hospitalier, elle prévoit l'accueil dans les établissements de santé avec la mise en place de moyens de décontamination, de moyens de protection du personnel et la disponibilité de moyens thérapeutiques comme les antidotes.

Le risque B (biologique)

Le risque biologique concerne l'exposition de la population à des agents pathogènes (charbon, bactéries de la peste, de la tularémie ou de la brucellose, agents des fièvres hémorragiques virales, virus de la variole, toxine du bacille botulique…) pouvant entraîner des syndromes infectieux, des épidémies ou des pandémies. Ces agents biologiques, vecteurs de maladies infectieuses, peuvent être disséminés volontairement par un acte terroriste ou de façon accidentelle dans un laboratoire. Le plan BIOTOX permet de lutter contre le bioterrorisme et ses conséquences et contre les accidents. Il définit les responsabilités respectives de chaque département ministériel concerné et fixe les grands axes d'actions : prévention, surveillance, alerte, intervention en cas de crise. L'Agence française de sécurité sanitaire des produits de santé (AFSSAPS) a établi des recommandations thérapeutiques pour les personnes exposées à un agent infectieux (diffusion de fiches de protocole à l'intention des professionnels de santé et de notices d'information sur les médicaments à l'intention des personnes traitées).

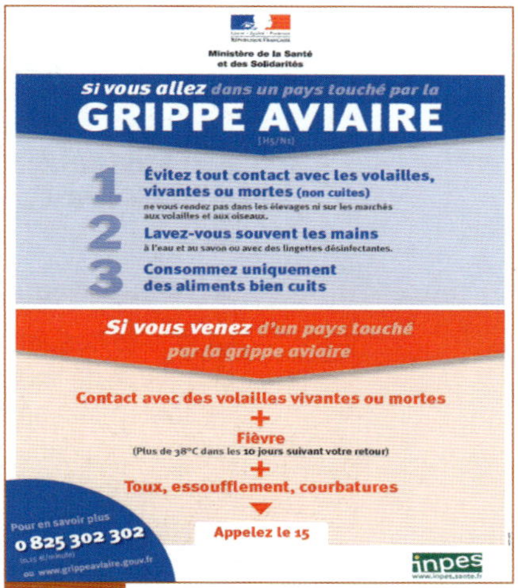
Ministère de la Santé et des Solidarités
Si vous allez dans un pays touché par la
GRIPPE AVIAIRE
1 Évitez tout contact avec les volailles, vivantes ou mortes (non cuites)
ne vous rendez pas dans les élevages ni sur les marchés aux volailles et aux oiseaux.
2 Lavez-vous souvent les mains
à l'eau et au savon ou avec des lingettes désinfectantes.
3 Consommez uniquement des aliments bien cuits
Si vous venez d'un pays touché par la grippe aviaire
Contact avec des volailles vivantes ou mortes
+
Fièvre
(Plus de 38°C dans les 10 jours suivant votre retour)
+
Toux, essoufflement, courbatures
Appelez le 15
Pour en savoir plus
0 825 302 302
ou www.grippeaviaire.gouv.fr
inpes
www.inpes.sante.fr

Fig. 1.61 *Campagne d'information sur la grippe aviaire.*

La circulaire n° 2002-284 du 3 mai 2002 relative aux plans blancs incite les établissements de santé à établir une annexe spécifique fixant une procédure d'alerte adaptée.

L'accueil de patients contaminés à l'hôpital se fait par un circuit spécifique, par des professionnels de santé protégés par une tenue spécifique (tenue biologique), dans des services infectieux spécialisés, dans des chambres isolées spécifiques (ventilation à flux laminaire pour empêcher la dissémination des gènes) en respectant des protocoles de soins spéciaux.

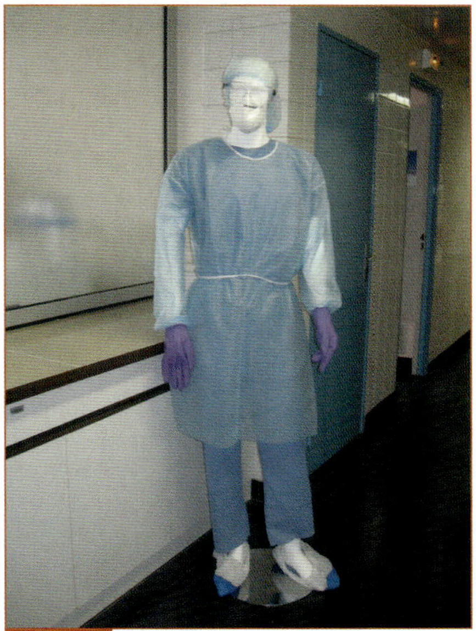

Fig. 1.62 *Tenue biologique (photo) : charlotte, lunettes, masque respiratoire type FFP2, surblouse, gants, surchaussures*

L'hôpital référent de la zone de défense accueille les patients contaminés dans les services spécialisés où des experts les prennent en charge avec des équipements permettant l'isolement des patients.

La logistique pharmaceutique est prévue avec des stocks de vaccins, de médicaments spécifiques (antibiotiques, antiviraux…).

Risques de pandémie grippale : c'est une épidémie caractérisée par sa diffusion géographiquement très étendue, sur plusieurs continents ou dans le monde, à l'occasion de l'apparition d'un nouveau sous-type de virus résultant d'une modification génétique. Le virus possédant des caractéristiques nouvelles, l'immunité de la population est faible ou nulle. Il peut en résulter un nombre important de cas graves ou de décès. L'apparition d'une pandémie peut résulter d'une recombinaison génétique entre des virus animaux et humains ou de mutations progressives d'un virus animal, permettent une adaptation à l'homme. Au xxe siècle on a dénombré trois pandémies grippales. En 1918-1919, la pandémie dite de la « grippe espagnole » (virus A/H1N1) a touché le monde entier. Près de 40 millions de personnes sont décédées selon les estimations de l'Organisation mondiale de la Santé (OMS). Les pandémies suivantes ont été beaucoup moins sévères : en 1957-1958, la « grippe asiatique » (virus A/H2N2) et en 1968-1969, la « grippe de Hong-Kong » (virus A/H3N2).

Au xxie siècle la grippe porcine virus A/H1N1 a été grave au Mexique. Afin de se préparer à une nouvelle pandémie, le gouvernement a élaboré un plan national de prévention et de lutte « pandémie grippale », réévalué régulièrement (la quatrième et dernière édition date de 2009), avec des principes d'action et les dispositions d'organisation gradués en fonction des types de transmissions virales dans le monde et en France et de l'impact sanitaire, des fiches d'aide à la décision et des mesures réparties par ministères chargés de les préparer et de les mettre en œuvre. Il permet de faire face à l'épidémie, d'empêcher l'apparition d'un nouveau virus pandémique en luttant contre l'épidémie animale. En période pandémique, il permet de freiner la diffusion du virus, de diminuer la morbidité et la létalité, d'assurer l'accès aux mesures préventives à la population (stock de masques respiratoire, d'antiviraux, vaccin). Il organise également la continuité de différents services qui pourraient être touchés et désorganisés par la pandémie (santé, gouvernement, ordre public, économie...). Le plan a été déclenché en 2009 pour la pandémie de la grippe A/H1N1. Le bilan permettra d'améliorer la future version du plan par retour d'expérience.

Le risque chimique C (chimique)

La gravité des attentats ou accidents mettant en œuvre des matières chimiques (agents sous forme de vapeur, de liquide, de poudre, d'aérosol, de gaz...) est liée à la dangerosité des produits, à leur mode de contamination insidieux et évolutif et à leur persistance. Des dispositifs s'appliquent pour les expositions chimiques perpétrées en milieu urbain contre une population civile à forte densité, se trouvant à l'air libre ou dans un site semi-ouvert (métro, grand magasin, administration ouverte au public...).

L'organisation des secours doit être élaborée en cohérence avec les autres plans d'urgence : les établissements prévoient également une annexe spécifique aux risques chimiques dans leur plan blanc. Cette annexe prévoit les moyens de décontamination, les moyens de protection du personnel, les services réquisitionnés, les moyens thérapeutiques (antidotes), l'organisation des urgences. Des fiches de protocole thérapeutique d'urgence ont été élaborées (disponibles sur le site Internet du ministère de la Santé).

La circulaire n° 700 du 26 avril 2002 prévoit les moyens de secours à employer face à une action terroriste mettant en œuvre des matières chimiques : missions des échelons nationaux, zonaux, départementaux et locaux, déclenchement du plan Piratox, modalités particulières d'intervention des services de police et de gendarmerie, prise en charge des victimes sur les lieux de l'évènement, prise en charge hospitalière.

Pour les hôpitaux qui ont des moyens de décontamination, un circuit spécifique est mis en place pour accueillir et prendre en charge les victimes contaminées avec l'installation d'un système de douches de décontamination.

Pour la mise en place d'une chaîne de décontamination, certains hôpitaux disposent d'une structure en dur spécifique, d'autre d'une unité mobile de décontamination hospitalière. C'est une structure en toile avec une armature métallique, montée et équipée en peu de temps. Elle permet d'accueillir les patients contaminés NRC. Différents box composent cette chaîne. À chaque box est affecté au moins un agent protégé des risques de contamination respiratoire et par contact, par une tenue légère de décontamination, appelée TLD (tenue Tyvek pour le radiologique-nucléaire) et un masque respiratoire avec cartouche filtrante (masque respiratoire de type FFP3 pour le radiologique-nucléaire). Le patient passe d'un box à un autre, sans revenir en arrière. Il est identifié à l'entrée. Dans le box suivant, il se déshabille sous les instructions d'une personne, sans contaminer la peau saine (80 % de la décontamination passe par le retrait des vêtements). Il passe au box suivant où il se douche durant un temps selon protocole (cinq minutes au moins avec de l'eau chlorée) en insistant sur les cheveux qui sont des pièges à toxique. Dans les box suivants, il se sèche, s'habille avec un pyjama de bloc en papier puis est orienté dans un service de l'hôpital adapté à son état clinique. On peut mettre en place une chaîne de décontamination pour patient invalide. Le principe est le même sauf qu'un rail mis à hauteur d'homme traverse les différents box. Le patient invalide est sur un brancard à roulettes posé sur le rail. Il est transféré ainsi d'un box à un autre (identification, retrait des vêtements par découpage selon une technique évitant la contamination de la peau saine, douche, séchage et habillage).

La chaîne de décontamination est autonome. Elle a une réserve d'eau qui est chauffée et chlorée, un système de récupération des eaux contaminées, une ventilation chauffage, qui permet d'orienter les vapeurs d'eau du box le plus propre (sortie) vers le moins propre (entrée).

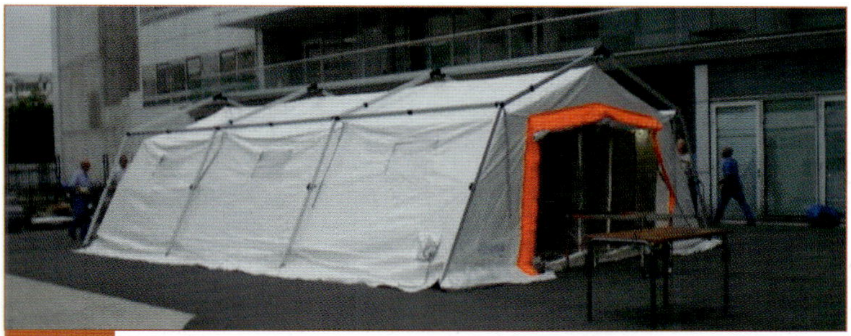

Fig. 1.63 *Unité mobile de décontamination hospitalière (UMDH) à l'entrée d'un hôpital.*

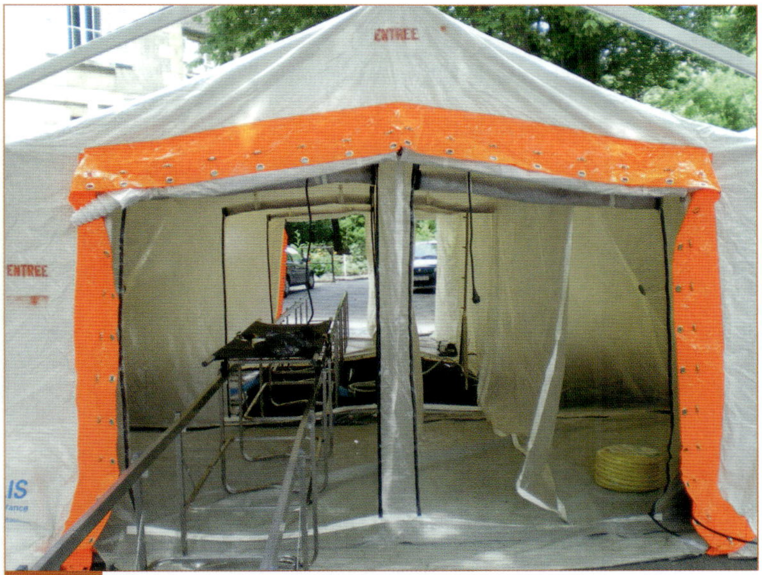

Fig. 1.64 *Unité mobile de décontamination hospitalière avec une chaîne de décontamination pour victimes invalides (brancard sur un rail) à gauche et une chaîne de décontamination pour victimes valides à droite.*

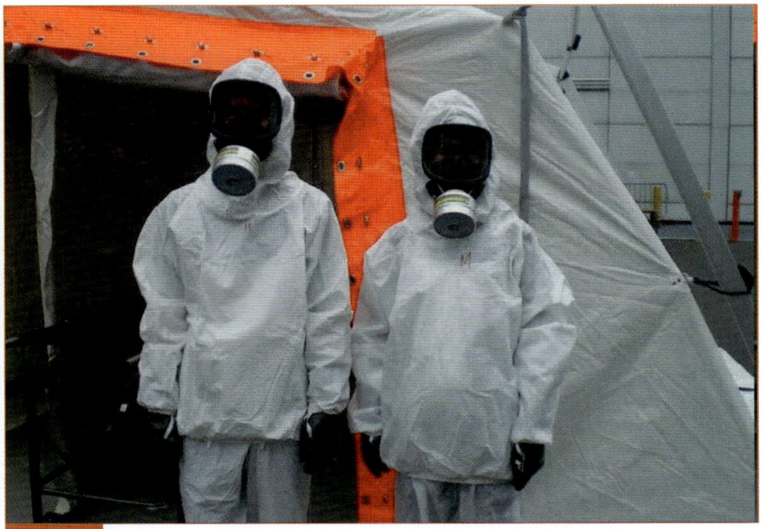

Fig. 1.65 *Tenues légères de décontamination (TLD) utilisées par le personnel de l'UMDH.*

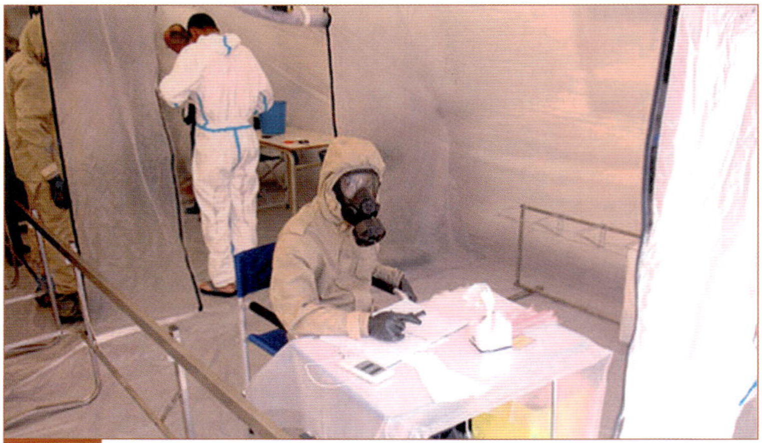

Fig. 1.66 *Accueil des victimes à l'entrée de l'UMDH.*

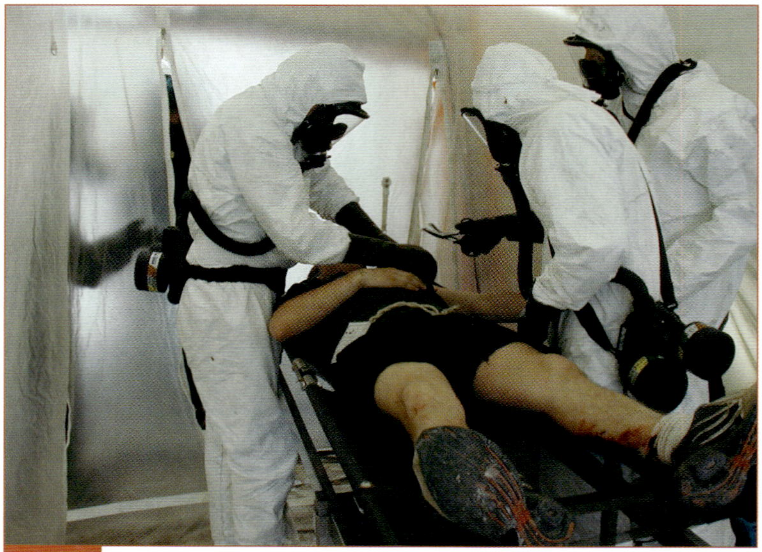

Fig. 1.67 *Prise en charge d'une victime contaminée invalide dans l'UMDH : découpage des vêtements.*

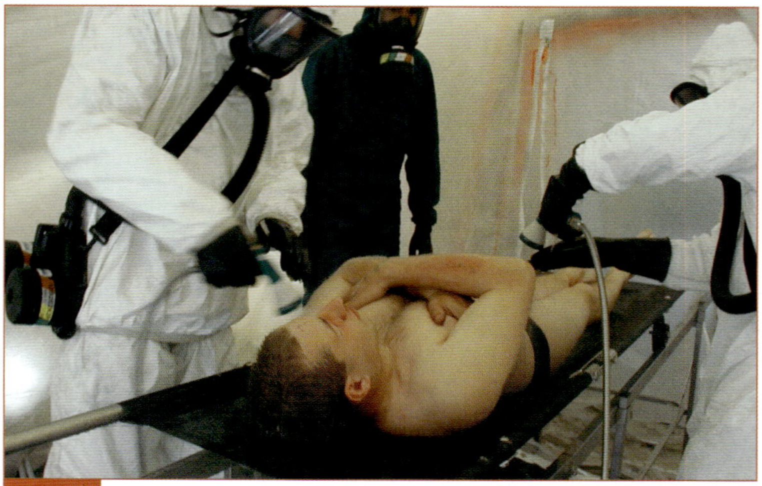

Fig. 1.68 *Prise en charge d'une victime contaminée invalide dans l'UMDH : douche.*

Le personnel participant à la prise en charge de patients dans cette chaîne de décontamination doit être protégé. Il est formé pour être capable revêtir une tenue de protection de façon étanche, afin de ne pas risquer d'être contaminé. Il est également capable de se déshabiller sans risquer de se contaminer, à la fin de la mission.

UTILISATION DES TENUES DE PROTECTION TLD (TENUE LÉGÈRE DE DÉCONTAMINATION) :

Ce sont des tenues étanches qui protègent d'une contamination par contact (pantalon, haut avec capuche, gants butyl, surchaussures) et par voie aérienne (masque respiratoire avec cartouche filtrante).

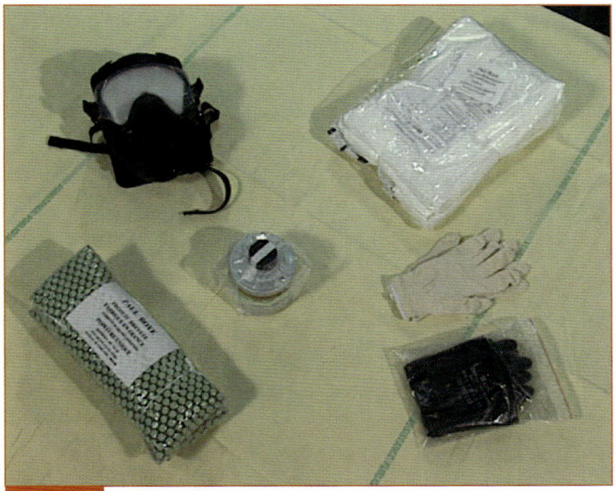

Fig. 1.69 *Tenue de protection TDL.*

Matériel nécessaire :

- Masque respiratoire (taille unique, visière panoramique).
- TLD (pantalon + haut avec capuche).
- Cartouche filtrante.
- Paire de sous-gants en coton.
- Surbottes.
- Gants butyl.

infirmiers

Acte et surveillance

Procédure d'habillage

- L'habillage/déshabillage se fait en binôme. Le binôme contrôle la tenue et son étanchéité. Chacun doit être sous la TLD en tenue légère, avec des chaussures.
- Vérifier le matériel : taille, intégrité de l'emballage, dates de péremption, déballage, retrait des opercules de la cartouche filtrante.
- Mettre le pantalon.
- Attacher les bretelles.
- Relever les jambes du pantalon pour enfiler les surbottes, attacher les lacets en les entrelaçant autour du mollet.
- Redescendre le bas du pantalon.
- Faire passer les attaches par l'entre-jambe pour les fixer de l'autre

côté (le haut avec capuche n'est plus mobile quand on lève les bras par exemple).

– Enfiler le haut avec capuche.

– Mettre le masque respiratoire sur le visage et le fixer avec les brides.

– Faire un test d'étanchéité (avec la main, bloquer l'ouverture du masque où sera vissée la cartouche filtrante, inspirer). Le masque doit alors se collaber contre le visage s'il n'y a pas de fuite et s'il est adapté au visage.

– Mettre la capuche sur la tête en positionnant l'élastique de la capuche sur le contour du masque (ergots du masque pour que la capuche soit positionnée au bon endroit et assure l'étanchéité).

– Rabattre le manchon et enfiler les sous-gants en coton.

– Faire passer par le pouce l'attache liée à la manche (la manche ne pourra ainsi pas se relever).

– Enfiler le gant butyl.

– Visser la cartouche filtrante sur le masque.

– Effectuer un nouveau test d'étanchéité.

– Le soignant est prêt à participer à la chaine de décontamination.

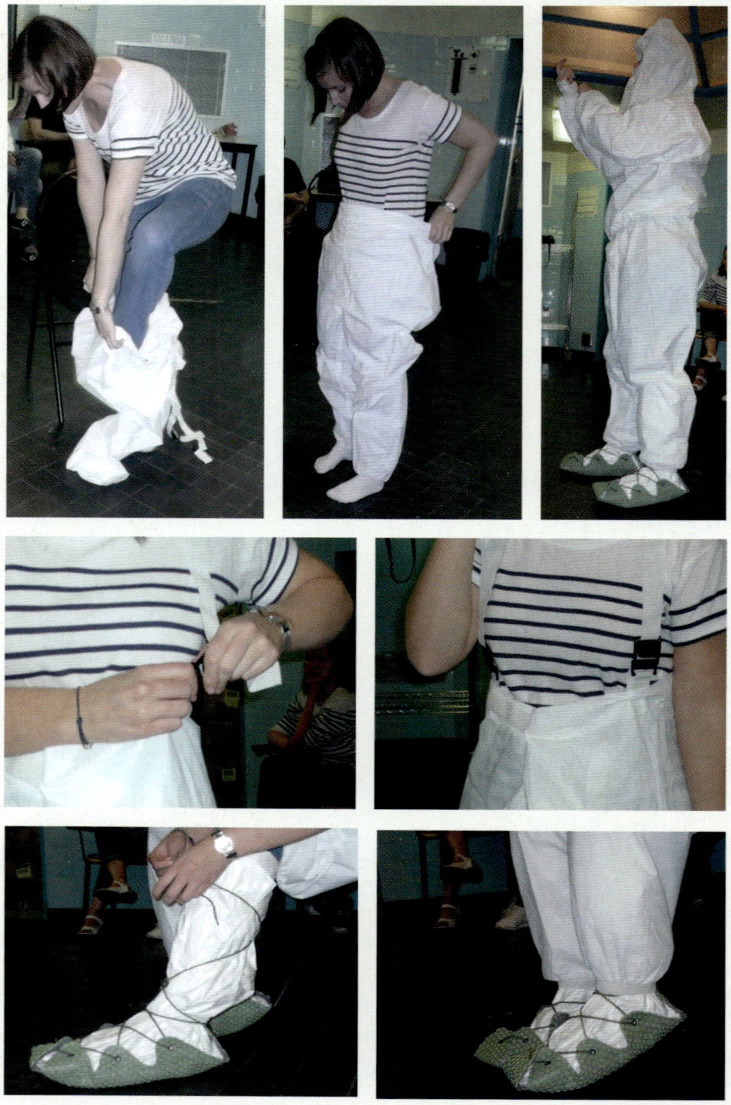

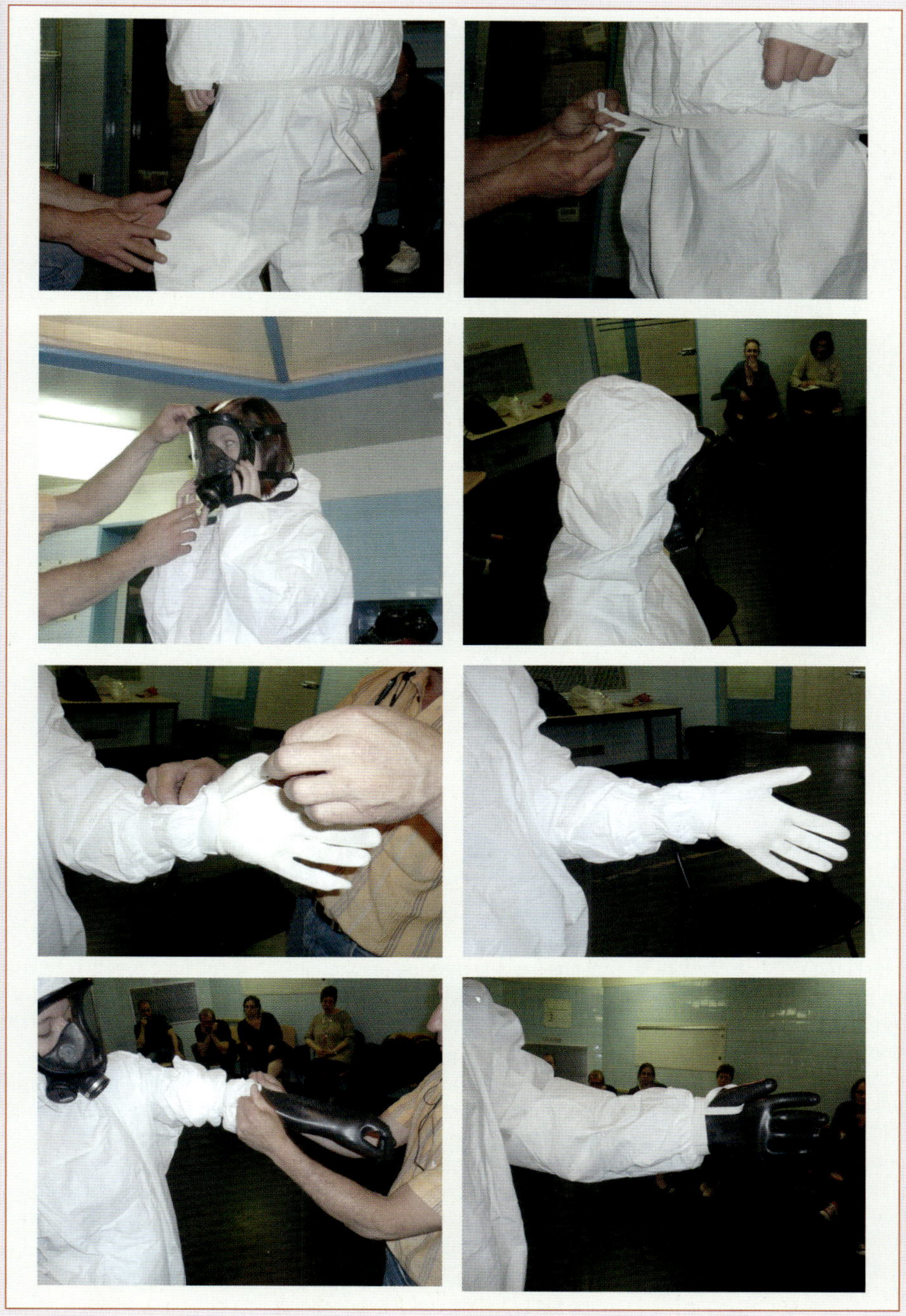

Acte et surveillance

infirmiers

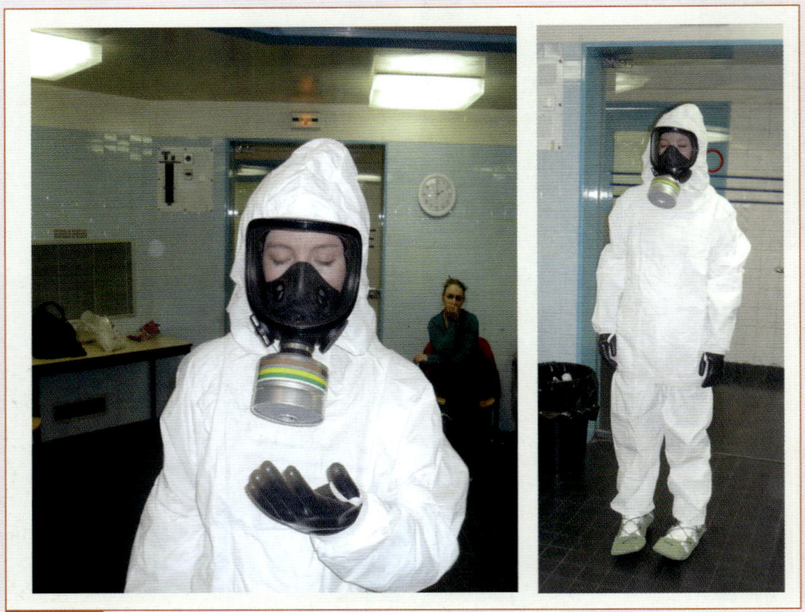

Fig. 1.70 *Habillage.*

Acte et surveillance

infirmiers

Procédure de déshabillage

– Le retrait de la tenue de protection s'effectue en binôme, à proximité de la zone propre. L'extérieur de la tenue est contaminé. Il va falloir la découper et la retirer sans contamination du soignant. Une aide gère le découpage et le déshabillage, avec l'aide de ciseaux. Durant tout le temps de la manœuvre, le soignant qui se fait déshabiller doit rester debout, jambes écartées, bras écartés du corps, tête bien relevée afin que la cartouche ne touche pas le torse.

– L'aide découpe les attaches du haut avec capuche.

– L'aide découpe le haut de la tenue par devant, jusqu'au bas de la capuche, sous le masque respiratoire. Les ciseaux ne doivent pas toucher la zone qui a été protégée par la tenue.

– L'aide retire le haut de la tenue en prenant soin que la partie extérieure de la tenue ne touche pas la peau saine (comme si on pelait une banane), jusqu'à retirer les manches, en prenant soin avant de couper les attaches des manchons au niveau des poignets et pouces.

– L'aide desserre le haut du pantalon, coupe les bretelles, retire le pantalon.

– L'aide coupe les lacets des surchaussures.

– L'aide retire une surchaussure et le soignant met le pied libéré côté «zone propre» en gardant l'autre pied portant toujours une surchaussure en « zone contaminée ».

– L'aide fait de même pour l'autre surchaussure. Les deux pieds se retrouvent tous les deux en «zone propre».

– L'aide retire ensuite les gants butyle. Le soignant peut retirer lui-même les sous-gants en coton qui sont restés propres.

– Le soignant détache lui-même les brides du masque qui sont restées protégées.

– L'aide retire le masque.

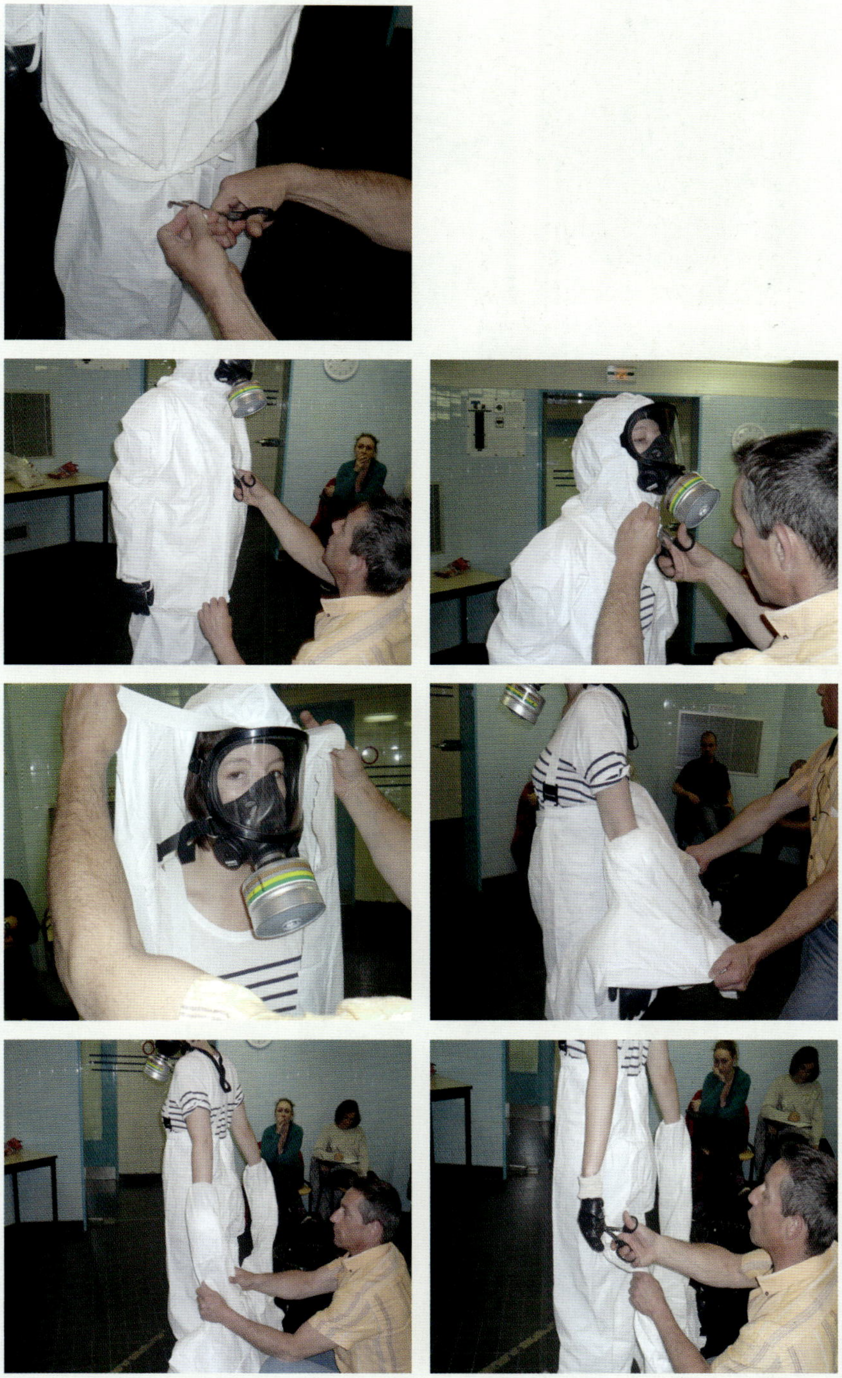

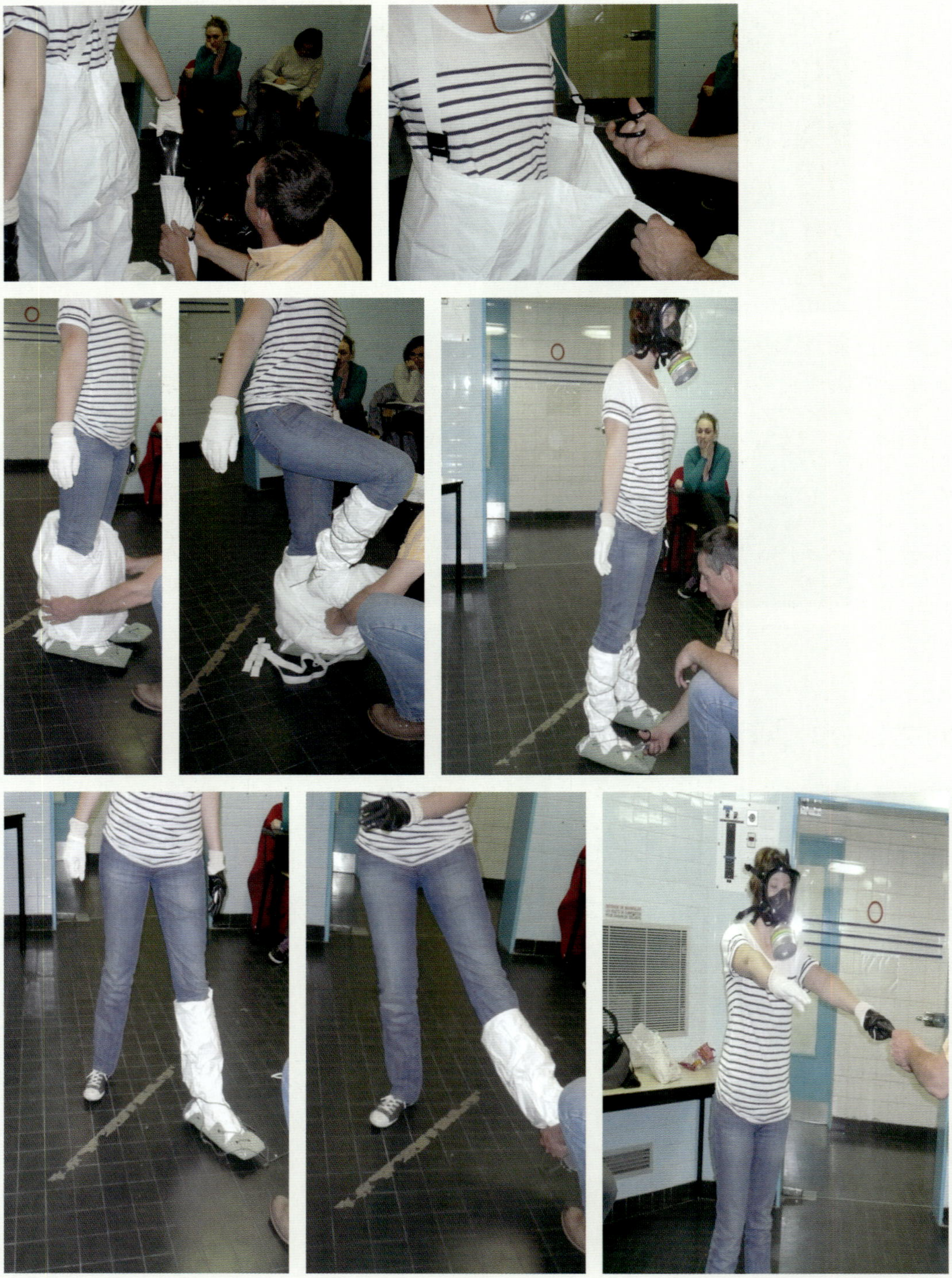

infirmiers

Acte et surveillance

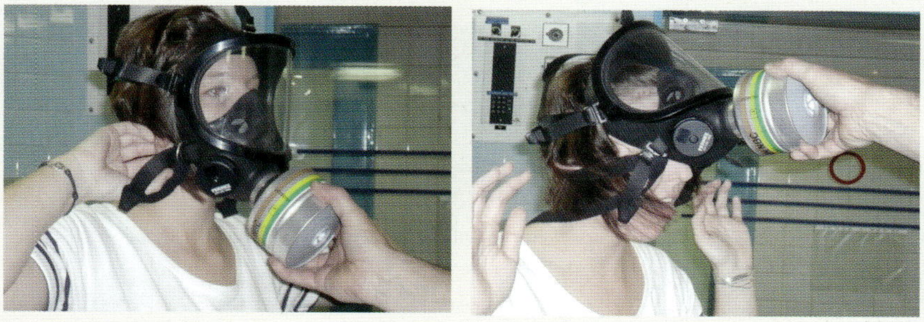

Fig. 1.71 *Déshabillage.*

LE PLAN BLANC ÉLARGI

C'est la coordination de l'ensemble du système de santé au niveau du département, en vue de la gestion d'un évènement qu'un établissement seul ne pourrait maîtriser. Il identifie le rôle de chaque établissement de santé du département en cas de situation exceptionnelle conduisant à accueillir et à traiter un nombre important de victimes. Sont mis en place des outils de réponse adaptés aux risques spécifiques quelles que soient leurs caractéristiques : NRBC, climatique, technologique…

Dans chaque zone de défense est désigné un établissement de santé de référence qui assure assistance technique, conseil, diagnostic, prise en charge thérapeutique, formation, entraînement des professionnels de santé.

Plans sanitaires (exemples de dispositifs du plan ORSEC)

DISPOSITIF « NOMBREUSES VICTIMES » DU PLAN ORSEC (ANCIEN PLAN ROUGE)

C'est un dispositif mis en œuvre à l'occasion d'un ACEL concernant ou pouvant concerner un grand nombre de victimes. Il est organisé avec un commandement unique, appelé Commandant des opérations de secours (COS), le service secours/incendie/sauvetage dirigé par le Directeur des secours incendie sauvetage (DSIS), une composante médicale avec le Directeur des secours médicaux (DSM) et la mise en place d'un Poste médical avancé (PMA), et l'évacuation des victimes.

Il est déclenché par le préfet à partir de dix victimes, réelles ou potentielles.

Lors d'une catastrophe, à l'appel d'un témoin, un véhicule de secours est envoyé sur place (pompiers, SAMU). Sa première mission est d'évaluer le nombre de victimes réelles ou potentielles, de faire un bilan à la régulation (qui demande au préfet le déclenchement du dispositif nombreuses victimes), de trouver un endroit où établir le Poste médical avancé (PMA) puis de faire les premiers soins.

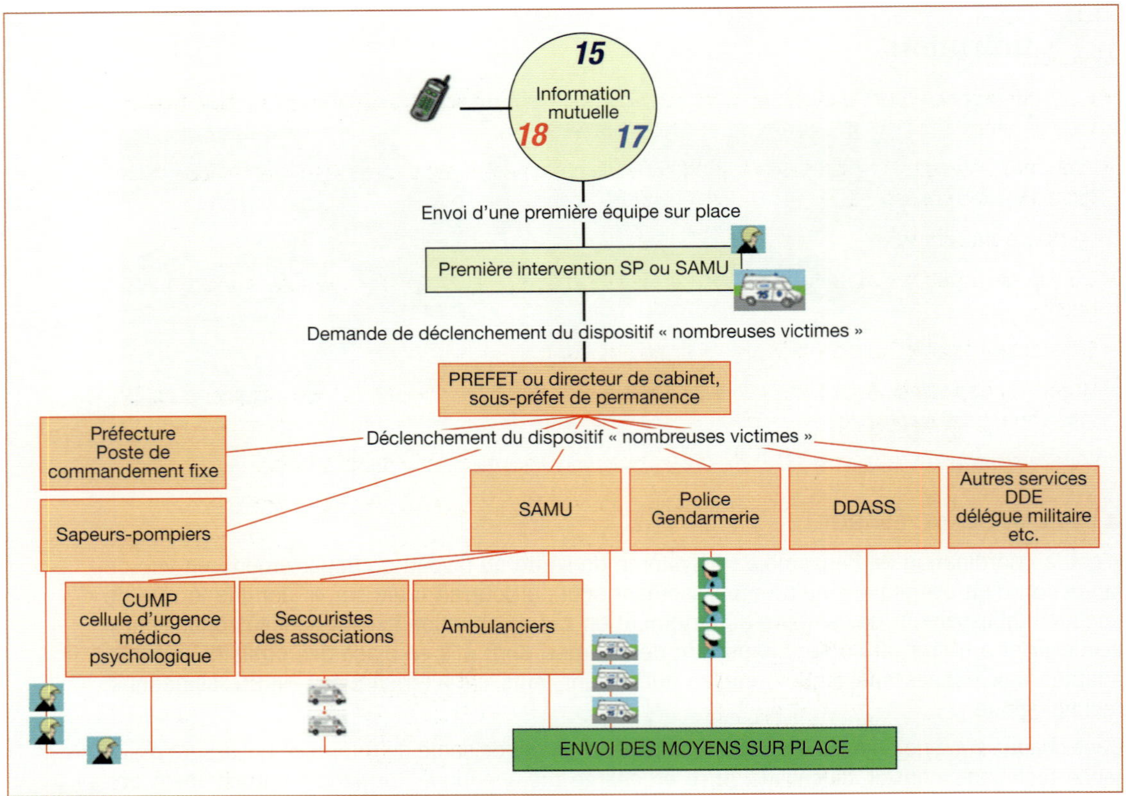

Fig. 1.72 *Organisation du dispositif « nombreuses victimes ».*

Le préfet déclenche le dispositif, met en place un poste de commandement fixe, prévient les sapeurs-pompiers qui envoient des moyens (Véhicules de secours et d'assistance aux victimes, ou VSAV), le SAMU qui envoie des Unités mobiles hospitalières (UMH), des ambulances, des secouristes des associations (Croix Rouge française, Protection civile, Croix Blanche…), des psychiatres et psychologues de la Cellule d'urgence médico-psychologique (CUMP), la police/gendarmerie qui envoie des moyens sur place. D'autres services sont déclenchés en fonction des besoins de la catastrophe.

Sur les lieux de la catastrophe, les sapeurs-pompiers luttent contre le sinistre initial, soustraient les victimes au milieu hostile et les emmènent au PMA (petite noria). Au PMA, les patients sont triés pour être traités en fonction de leur état. Selon leur bilan, ils sont ensuite évacués (grande noria) par un moyen adapté (UMH, ambulances…) vers l'hôpital et le service adéquat où des places sont recherchées par le SAMU. Si les victimes ne sont pas blessées, elles peuvent être directement accueillies par le CUMP ou par le centre d'accueil des impliqués (pour réconfort, café…).

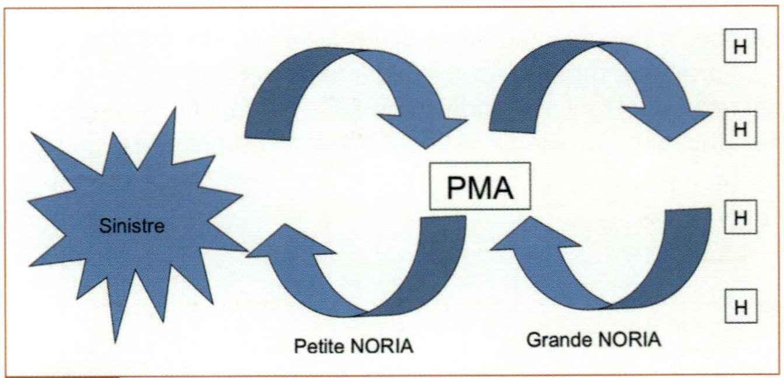

Fig. 1.73 *Évacuation des victimes (petite et grande noria).*

TRI

– Urgences absolues (UA) :
  - Extrême urgence (EU) : danger de mort immédiate dans les cinq à quinze minutes (sauvetage de vie humaine).
  - Première urgence (E1) : blessés graves, dont la vie n'est pas en danger (traitement médico-chirurgical dans les six heures).

– Urgences relatives (UR) :
  - Deuxième urgence (U2) : traitement des lésions chirurgicales dans les douze à vingt-quatre heures.
  - Troisième urgence (U3) : blessés légers et impliqués.
  - Urgences dépassées (UD) : blessés décédés, aspects psychologiques et psychiatriques pour les intervenants et les impliqués.

Le SAMU doit conserver la possibilité de répondre aux urgences de son département.

Seul le préfet peut donner des informations aux médias, donner un bilan définitif et officiel.

L'alerte est levée après évacuation et hospitalisation de tous les blessés.

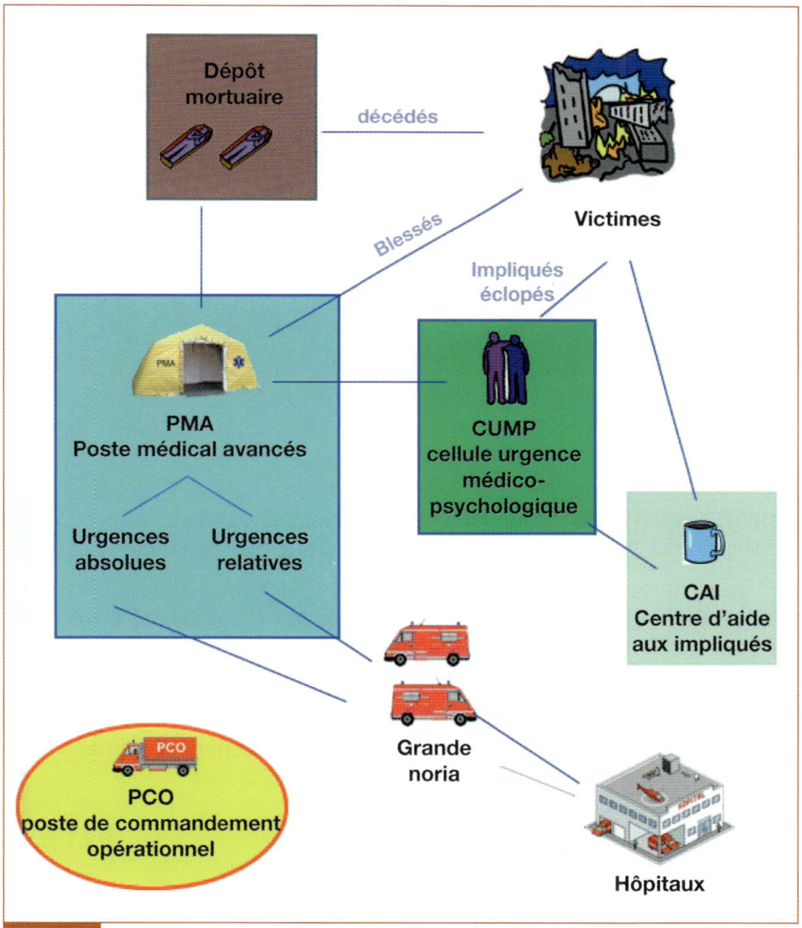

Fig. 1.74 *Organisation du PMA.*

PLAN CANICULE

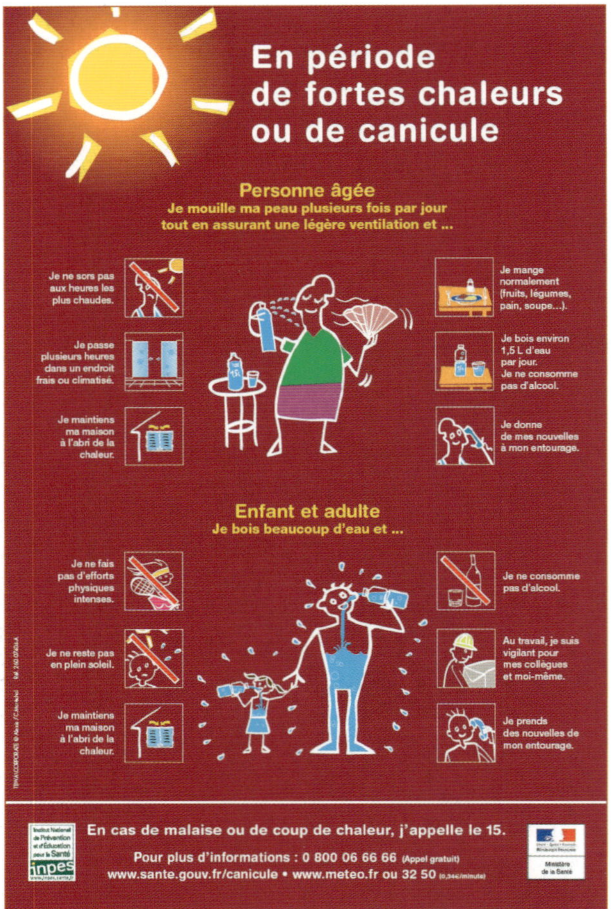
En période de fortes chaleurs ou de canicule
Personne âgée
Je mouille ma peau plusieurs fois par jour tout en assurant une légère ventilation et ...
Je ne sors pas aux heures les plus chaudes.
Je passe plusieurs heures dans un endroit frais ou climatisé.
Je maintiens ma maison à l'abri de la chaleur.
Je mange normalement (fruits, légumes, pain, soupe...).
Je bois environ 1,5 L d'eau par jour. Je ne consomme pas d'alcool.
Je donne de mes nouvelles à mon entourage.
Enfant et adulte
Je bois beaucoup d'eau et ...
Je ne fais pas d'efforts physiques intenses.
Je ne reste pas en plein soleil.
Je maintiens ma maison à l'abri de la chaleur.
Je ne consomme pas d'alcool.
Au travail, je suis vigilant pour mes collègues et moi-même.
Je prends des nouvelles de mon entourage.
En cas de malaise ou de coup de chaleur, j'appelle le 15.
Pour plus d'informations : 0 800 06 66 66 (Appel gratuit)
www.sante.gouv.fr/canicule • www.meteo.fr ou 32 50
Ministère de la Santé

Fig. 1.75 *Campagne d'information sur le plan canicule.*

En cas de canicule et de chaleurs extrêmes, le plan canicule permet aux établissements de santé d'avoir des équipements pour faire face et une organisation coordonnée et adaptée. Sont renforcés les SAMU, les SMUR, les SAU, les moyens destinés à la prise en charge des personnes âgées (disponibilité de lits…).

Pour cela, les moyens sont un système de veille et d'alerte et la possibilité de déclencher le plan blanc.

Les 3 niveaux d'alerte du plan canicule sont les suivants :

– niveau 1 : veille saisonnière (du 1er juin au 31 août);

– niveau 2 : niveau de mise en garde et d'action. Activé quand une vague de chaleur est prévue ou en cours;

– niveau 3 : niveau de mobilisation maximale. Activé quand la canicule s'accompagne de conséquences qui dépassent le champ sanitaire.

Les principes du plan canicule sont la mise en œuvre de mesures de protection des personnes à risques hébergées en institution, le repérage des personnes à risques isolées par les mairies, l'alerte en fonction des seuils atteints ou dépassés des indicateurs biométéorologiques, la solidarité et la communication (dépliant, affiche, communiqué de presse, spot TV…).

LE PLAN BLEU

Les établissements d'hébergement pour personnes âgées dépendantes et les foyers logements sont tenus de disposer d'un plan bleu de gestion de crise sanitaire, décliné notamment sur la gestion du risque canicule.

Il fixe le mode général d'organisation de chaque institution (publique ou privée, associative ou commerciale), en cas de crise et de déclenchement du dispositif d'alerte par le préfet du département siège de l'établissement.

Il est établi en concertation avec les organisations représentant les établissements et les professionnels du secteur social, médico-social et hospitalier. Il est réactualisé régulièrement.

LE PLAN HIVER

Le «plan Hiver» vient renforcer le dispositif d'hébergement prévu toute l'année pour les personnes sans domicile fixe. Il comprend 3 niveaux de mobilisation : le niveau 1 «Mobilisation hivernale», le niveau 2 «Grand froid» et le niveau 3 «Froid extrême».

- Le niveau 1 «Mobilisation hivernale» est activé entre le 1er novembre et le 31 mars avec des capacités d'hébergement supplémentaires et des équipes mobiles d'aide de type «SAMU social».
- Le niveau 2 «Grand froid» est déclenché par le Préfet quand la température est négative le jour, et comprise entre – 10 °C et – 5 °C la nuit. Il entraîne des places d'hébergement complémentaires à celles du niveau 1, des équipes supplémentaires du 115 (SAMU social), un renforcement des équipes mobiles et un lieu d'accueil ouvert la nuit pour permettre aux personnes qui refuseraient un hébergement de se mettre à l'abri.
- Le niveau 3 «Froid extrême» est activé quand les températures sont négatives le jour et inférieures à – 10 °C la nuit. Sont alors ouverts des sites permettant la mise à l'abri d'un grand nombre de personnes.

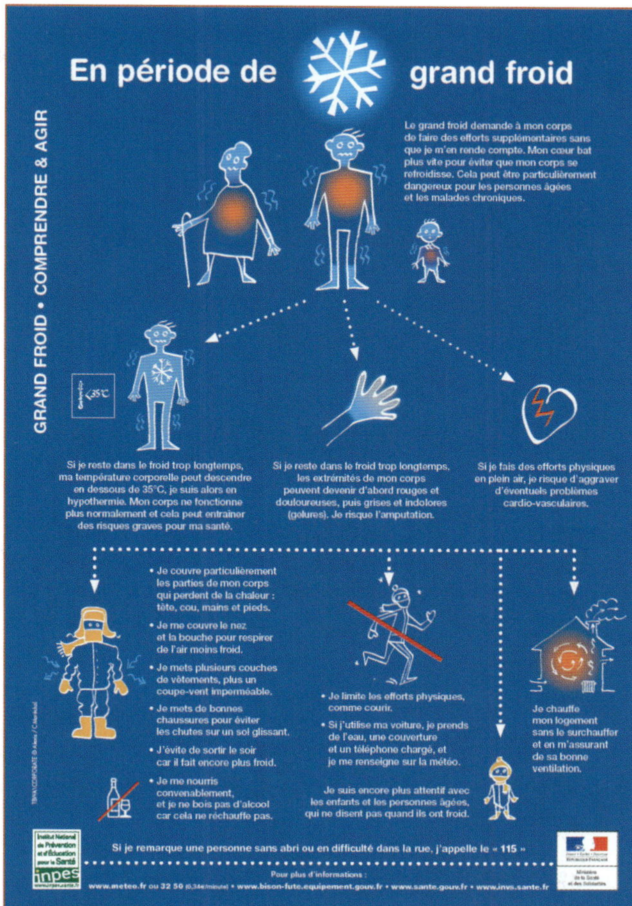

Fig. 1.76 *Plan grand froid.*

MENACE SANITAIRE DE GRANDE AMPLEUR

Pour faire face à des menaces sanitaires de grande ampleur (pandémie), l'état a mis en place l'Établissement de préparation et de réponse aux urgences sanitaires (EPRUS) pour la gestion des stocks nationaux de matériels et de médicaments, la gestion de la réserve sanitaire (loi n° 2007-294 du 5 mars 2007 relative à la préparation du système de santé à des menaces sanitaires de grande ampleur).

Le corps de réserve sanitaire permet de faire face à l'absentéisme qui pourrait toucher certains professionnels de santé touchés eux aussi par la maladie, lors d'une pandémie. Ce corps de réserve est constitué de professionnels et d'anciens professionnels de santé, et d'autres personnes répondant à des conditions d'activité, d'expérience professionnelle ou de niveau de formation suffisant.

Informations complémentaires sur http://www.eprus.fr

Fig. 1.77 *Etablissement de Préparation et de Réponse aux Urgences Sanitaires.*

II

Hiérarchiser et mettre en œuvre les soins d'urgences

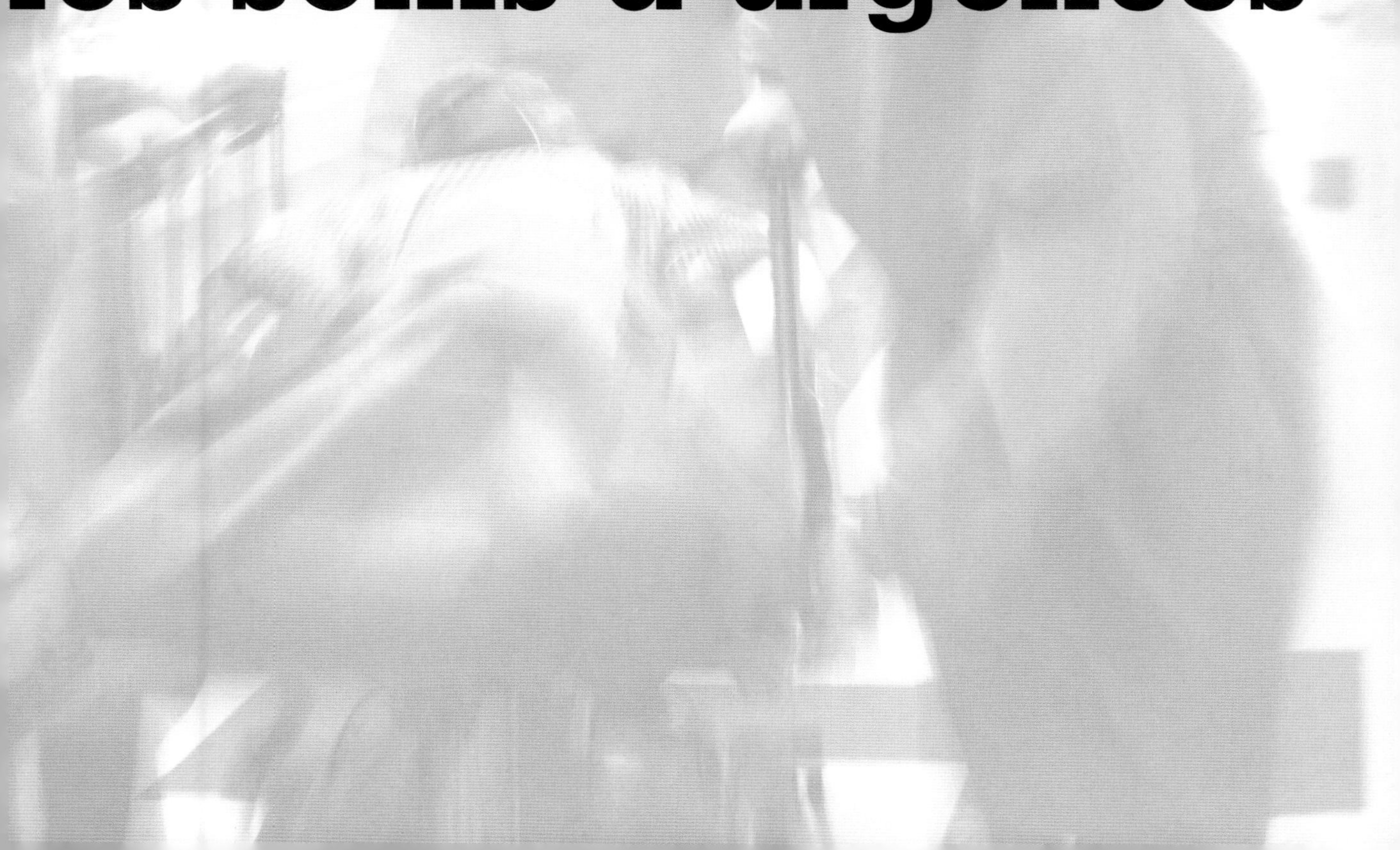

Le service des urgences

2

Le service des urgences, approche historique et législative

Le concept d'urgence existe depuis la fin du XVIIIe siècle, mais c'est véritablement dans les années 1930 que les premiers services «portes» sont ouverts. La première législation concernant le service des urgences date de 1965 et concerne les modalités de fonctionnement de ces services. En 1980, les unités d'accueil d'urgences voient le jour. Plusieurs décrets organisent l'activité d'urgence; il s'agit du décret du 9 mai 1995 concernant l'accueil et le traitement des urgences et le décret du 30 mai 1997 concernant les conditions techniques de fonctionnement.

Le décret le plus récent date du 22 mai 2006. Il effectue une révision des modalités de fonctionnement du réseau de prise en charge et plus particulièrement sur les notions de rapidité et de spécificité de prise en charge des urgences. Il fixe les conditions de fonctionnement des structures, mais également les spécificités du personnel médical et paramédical ainsi que la notion de «seuil d'activité minimale». Ce texte aborde également les spécificités pédiatriques et psychiatriques, et décrit les notions de «structures des urgences» et d'«infirmière assurant une fonction d'accueil» et d'«organisation de la prise en charge du patient». Enfin il institue la notion de «protocoles d'orientation».

Ce texte stipule que la structure des urgences doit disposer de lits d'hospitalisation en médecine et d'un plateau technique de chirurgie, d'imagerie médicale et d'analyses de biologie médicale et, en son sein ou par convention avec un autre établissement de santé, un cabinet d'imagerie (ou dans le cadre de réseau).

Organisation du service des urgences

***Accès** :* Le service doit être localisé impérativement en rez-de-chaussée, il doit posséder une entrée pour les ambulances et les véhicules sanitaires. Il doit être en relation avec la rue, permettre un accès piéton et doit disposer d'un parking.

La Zone d'accueil est la zone d'activité de l'infirmière organisatrice de l'accueil et d'un agent administratif. Cette zone doit permettre de garantir un minimum de confidentialité.

La salle d'attente des patients doit être une zone calme, où les patients peuvent attendre assis ou couchés selon les besoins. Les accompagnants peuvent disposer d'une salle spécifique. Cette zone doit comporter l'ensemble des informations utiles aux usagers. Elle peut disposer de distributeurs de boissons ou d'aliments, mais cette notion est controversée.

La salle d'accueil des urgences vitales ou SAUV est souvent appelée «salle de déchoquage». Elle permet le traitement des défaillances des grandes fonctions vitales aux urgences et leur surveillance dans l'attente de transfert intra ou inter-hospitalier (circulaire du 14 mai 1991). Son emplacement doit permettre de raccourcir les durées de transport du sas des ambulances vers la SAUV et le plateau technique : imagerie, réanimation, bloc opératoire. Une signalétique spécifique doit être mise en place à l'entrée du service. Elle est très clairement décrite dans la Conférence d'experts 2004 de la Société francophone de Médecine d'Urgence (SFMU), de Samu de France, de la Société Française d'Anesthésie Réanimation (SFAR), de la Société de Réanimation de Langue Française (SRLF).

Les locaux de la zone de soins sont constitués d'un nombre de box, de bureaux médicaux, d'une salle d'entretien, d'une zone de préparation de soins, d'une pharmacie, d'une zone de décontamination et d'une zone d'évacuation des déchets.

L'unité d'hospitalisation de courte durée du service d'urgence (UHCD) permet la poursuite de la surveillance et de la démarche diagnostique et thérapeutique entreprises par l'équipe des urgences en collaboration avec les autres acteurs de l'hôpital. Il se compose de chambres ou de box, et possède un personnel paramédical qui lui est dédié avec des moyens de surveillance adaptés.

L'équipe du service des urgences est une équipe pluridisciplinaire, composée de médecins spécialisés en médecine d'urgence, d'IDE et d'aides soignants, d'agents hospitaliers, de brancardiers, de cadres de santé, d'agents administratifs et de secrétaires médicales. À cette équipe s'ajoute l'ensemble des ressources humaines spécialisées qui viennent consulter sur appel et donner des avis adaptés.

Missions générales du service des urgences

La mission du service est l'accueil et le traitement des urgences dans le cadre des centres hospitaliers, qu'ils soient publics ou privés. Cette mission doit se faire sans discontinuité, c'est-à-dire qu'elle doit être assurée 24 h/24 h tous les jours de l'année. On parle alors de permanence des soins.

Cette mission s'effectue sans sélection et pose des principes d'équité d'accès à des soins de qualité. L'accès y est donc possible à l'ensemble de la population indépendamment de la nationalité, du sexe, de l'âge, des origines socioculturelles, ethniques mais aussi de l'état de santé et des opinions, valeurs ou croyances. Cette notion pose le refus de toute forme de discrimination.

Filières spécifiques d'urgences

Outre les filières classiques adultes et enfants, médicales et chirurgicales certains services d'urgences possèdent des filières d'urgences spécialisées, à savoir :

- des urgences gériatriques,
- des urgences néonatales,
- des urgences médico-judiciaires (pour détenus, pouvant réaliser des certificats d'aptitude à la garde à vue, des recherches spécifique de stupéfiants ou d'alcoolémies médico-légales, des examens de victimes...),
- des centres anti-poisons intégrés à l'hôpital du service des urgences,
- des urgences obstétricales,
- des urgences ophtalmologiques,
- des urgences ORL,
- des urgences stomatologiques,
- des urgences dites «SOS Mains», pour la prise en charge des traumatismes de la main,
- des urgences psychiatriques et/ou urgences psychiatriques infantiles,
- des urgences dermatologiques,
- des urgences neurochirurgicales et neurologiques,
- des urgences spécialisées dans la brûlure.

Perception variable de l'urgence

Le terme « urgence » définit, en matière de santé, un phénomène qui survient de manière brutale et inattendue. Elle constitue toujours une « agression » pour le patient et son entourage.

L'urgence ressentie par le patient et l'urgence mesurée par l'équipe soignante peut être en total discordance et constitue la principale source d'incompréhension voire de conflit entre les usagers et l'équipe soignante. Au maximum, cette situation peut induire du stress, de l'agressivité et de la violence.

On observe de plus en plus une diminution des urgences vraies et une augmentation des demandes de consultations en urgence. Il faut noter à ce titre que l'évolution de la société explique en partie la surcharge des services d'urgence. Les urgences sont souvent considérées comme une offre de soins rapide et de qualité. On peut considérer de ce point de vue que l'offre a créé la demande.

Les services d'accueil des urgences sont confrontés à des flux de patients importants mais variables en fonction des périodes de la journée. Ce fonctionnement se caractérise par des pics d'activité qui nécessitent une adaptation permanente aux besoins de la population. Cette activité est modélisée pour une gestion prévisionnelle dont le but est d'organiser de réagir et de prévoir. Cette activité est mesurée en temps réel. L'organisation de ces services doit être optimisée pour répondre aux besoins de la population. L'attente et le temps de passage aux urgences doivent être les plus courts possibles afin d'éviter l'encombrement. Le concept de « tri » prend ici tout son sens.

L'accueil aux urgences est un passage obligatoire, qui permet de déterminer l'orientation du patient en fonction de son état et de sa gravité.

La démarche de soins auprès d'une ou de plusieurs personnes en situation d'urgence

La notion de « tri » aux urgences

C6 *Communiquer et conduire une relation dans un contexte de soins*

La définition du Larousse[1] permet de comprendre le concept de « tri » aux urgences. Il s'agit d'opérer une sélection en fonction de la gravité et de « répartir en plusieurs groupe sans rien éliminer ».

Le tri est réalisé pour la première fois sur les champs des batailles napoléoniennes par le baron Dominique-Jean Larrey, qui fut chirurgien en chef de la Grande Armée.

Le tri permet une analyse rapide du motif de consultation des patients, d'évaluer les besoins thérapeutiques et de leur donner priorité. C'est aussi un élément d'optimisation de la gestion de flux et donc du délai de prise en charge. Cette notion concourt à optimiser la sécurité de prise en charge et la qualité des soins qui doit concorder avec la satisfaction des patients.

Outils de tri

La classification clinique des malades des urgences (CCMU) n'est pas initialement un outil de triage pour les équipes paramédicales. Cette classification présente l'intérêt de distinguer les patients stables (classe I et II), instables (classe III) et instables avec un pronostic vital engagé (IV et V). La

1. « Classer, répartir les différents éléments d'un ensemble en groupes selon quelques critères. Sélectionner des choses, des êtres, les retenir parmi tous les autres ; choisir »

CCMU permet donc une évaluation de l'état du patient aux urgences mais également son niveau de gravité clinique ainsi que son pronostic médical.

Tableau 2.1 Classification clinique des malades aux Urgences.

Classes	Classification Clinique des Malades aux Urgences (CCMU)
CCMU P	Patient présentant/souffrant d'un problème psychologique et/ou psychiatrique dominant, en l'absence de toute pathologie somatique instable associée.
CCMU 1 **Classe I**	État lésionnel ou pronostic fonctionnel jugé stable et abstention d'acte complémentaire diagnostique ou thérapeutique aux urgences.
CCMU 2 **Classe II**	État lésionnel ou pronostic fonctionnel jugé stable et décision d'acte complémentaire diagnostique ou thérapeutique aux urgences.
CCMU 3 **Classe III**	État lésionnel ou pronostic fonctionnel jugé susceptible de s'aggraver dans l'immédiat, n'engageant pas le pronostic vital et décision d'acte diagnostique ou thérapeutique aux urgences.
CCMU 4 **Classe IV**	Situation pathologique engageant le pronostic vital et prise en charge ne comportant pas la pratique de manœuvres de réanimation aux urgences.
CCMU 5 **Classe V**	Situation pathologique engageant le pronostic vital et prise en charge comportant la pratique de manœuvres de réanimation aux urgences.
CCMU D	Patient décédé. Pas de réanimation entreprise par le médecin du SMUR ou du service des urgences.

Échelle de tri aux urgences

L'échelle de tri n'est autre qu'un outil de «priorisation» dont l'objectif final est de déterminer la réponse la mieux adaptée aux besoins en soins du patient et de définir un délai souhaitable entre l'arrivée du patient et sa prise en charge effective. Comme toutes les échelles d'évaluation, les échelles de tri doivent être fiables et précises, mais également simples d'utilisation et reproductibles.

La mise en œuvre du tri doit être rapide (dans les dix minutes après l'arrivée du patient) et doit être effectuée en moins de cinq minutes.

L'objectif pour l'infirmière qui effectue le tri n'est pas de porter un diagnostic médical mais d'évaluer une situation clinique sur le degré de priorité des soins.

La Classification infirmière des malades aux urgences (CIMU) est une échelle destinée au tri par une infirmière d'accueil et d'orientation. La CIMU modifiée en 2005 (V2) a été élaborée par l'équipe des urgences de l'hôpital Saint-Louis (Paris). C'est un outil de tri fiable et précis.

Tableau 2.2 Échelle de Classement Infirmier des malades des Urgences (Service des urgences de l'Hôpital St Louis).

Type de Tri	Délai de prise en charge	Interprétation	Analyse IDE	Risque d'hospitalisation
TRI 1	**Intervention médicale et paramédicale immédiate.**	**Pronostic vital engagé** par une **détresse vitale majeure,** justifiant une technique de réanimation immédiate.	Absence de pouls, inefficacité circulatoire, coma, convulsion, détresse respiratoire. **Actions centrées sur le support d'une ou des fonctions vitales. Intervention médicale et paramédicale immédiate.**	**Très forte en cas de survie.**
TRI 2	**Intervention paramédicale immédiate et intervention médicale dans les 20 minutes** (le temps pour le personnel paramédical d'installer le patient dans un box adapté et de débuter la mise en condition et les premiers soins).	Atteinte patente d'un organe vital ou lésion traumatique avec pronostic vital ou fonctionnel engagé dans les heures suivantes. **Le pronostic vital ou fonctionnel est menacé de façon patente à court terme** (inférieur à 24 heures).	L'IDE objective l'existence d'un symptôme majeur, d'un signe de gravité ou d'une constante vitale anormale de façon menaçante. Dans ce cadre, rentrent les atteintes et/ou défaillances viscérales sévères, le syndrome coronarien aigu, et les traumatismes majeurs sans nécessité de réanimation immédiate. **Actions centrées sur le traitement de la fonction vitale ou de la lésion traumatique.**	**Le risque d'hospitalisation est fort.**
TRI 3	**Intervention médicale dans les 60 minutes, suivie par une intervention paramédicale.**	**Défaillance viscérale ou pronostic fonctionnel possiblement menacé en cas de retard de la prise en charge.**	Présence de certains symptômes aigus et/ou intenses et/ou d'anomalie(s) modérée(s) des paramètres vitaux, en particulier chez un malade fragile. Exemple : malaise, dyspnée, confusion, douleur viscérale, hémorragie viscérale ou post-traumatique, fièvre élevée, trouble métabolique, intoxication, lésions traumatologiques sévères. Des soins infirmiers sont souvent nécessaires pour faciliter l'attente (glaçage, immobilisation, désinfection, pansement, antalgique…). La prise en charge combine souvent actes techniques infirmiers ou médicaux, prescription d'examens complémentaires et traitement. **Actions multiples centrées sur l'évaluation diagnostique et pronostique en complément du traitement.**	**Le risque d'hospitalisation est moyen.**
TRI 4	**Prise en charge médicale en moins de 120 minutes.**	**Consultation avec acte diagnostique ou thérapeutique** : situation médicale stable, le **pronostic vital ou fonctionnel n'est pas engagé.**	Les constantes vitales sont normales ou subnormales (ex. : allergie cutanée généralisée, asthme non sévère, vertige isolé, épistaxis, plaie peu profonde d'un membre, traumatisme distal avec déformation modérée et/ou impotence…). Lésions traumatiques, demande de consultation par un spécialiste comme un psychiatre, un ORL ou un dermatologue.	**L'hospitalisation est peu probable.**
TRI 5	**Prise en charge médicale en moins de 240 minutes.**	**Consultation.**		**L'hospitalisation est très peu probable.**

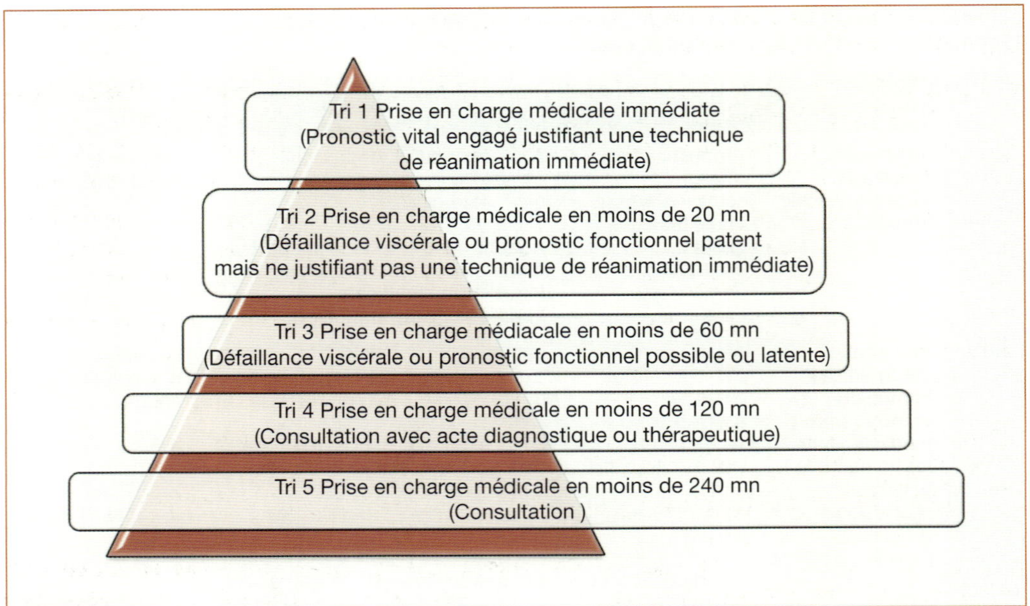

Fig. 2.1 *Exemple d'une échelle de tri : classification infirmière des malades aux urgences CIMU (proposé par équipe des urgences de St Louis, AP-HP, 2005).*

On rajoute à cette échelle une étoile (*) lorsque survient un symptôme intense ou l'anomalie d'un paramètre vital justifiant une action spécifique rapide, indépendante du pronostic **dans les vingt minutes.** L'étoile peut compléter un tri 3 ou 4

C6 *Communiquer et conduire une relation dans un contexte de soins*

C9 *Organiser et coordonner des interventions soignantes*

C2 *Concevoir et conduire un projet de soins infirmiers*

Rôle infirmier aux urgences : de l'infirmière d'accueil et d'orientation (IAO) aux urgences à l'infirmière organisatrice de l'accueil (IOA)

Cadre réglementaire

L'activité de l'infirmière des urgences est soumise à la réglementation du **Décret n° 2002-194 du 11 février 2002 relatif aux actes professionnels et à l'exercice de la profession d'infirmier.**

Art. 1er – L'exercice de la profession d'infirmier comporte l'analyse, l'organisation, la réalisation de soins infirmiers et leur évaluation, la contribution au recueil de données cliniques et épidémiologiques et la participation à des actions de prévention, de dépistage, de formation et d'éducation à la santé. Dans l'ensemble de ces activités, les infirmiers sont soumis au respect des règles professionnelles et notamment du secret professionnel. Ils exercent leur activité en relation avec les autres professionnels du secteur de la santé, du secteur social et médico-social et du secteur éducatif.

Art. 2 – Les soins infirmiers, préventifs, curatifs ou palliatifs, intègrent qualité technique et qualité des relations avec le malade. Ils sont réalisés en tenant compte de l'évolution des sciences et des techniques. Ils ont pour objet, dans le respect des droits de la personne, dans le souci de son éducation à la santé et en tenant compte de la personnalité de celle-ci dans ses composantes physiologiques, psychologiques, économiques, sociales et culturelles.

La mise en place des premières infirmières d'accueil et d'orientation (IAO) remonte à la circulaire du 14 mai 1991 «relative à l'amélioration des services d'accueil des urgences dans les établissements hospitaliers à vocation générale». Cette spécificité est reprise dans le décret du 22 mai 2006 «relatif aux conditions techniques de fonctionnement applicables aux structures de médecine d'urgence».

Aujourd'hui, il convient d'utiliser la terminologie «IOA» ou «infirmière organisatrice de l'accueil» pour la simple raison que l'orientation est une terminologie propre aux compétences médicales et repose sur la décision de l'urgentiste. C'est ce dernier qui décide de l'orientation du patient.

L'IOA, très spécifique, possède à présent un référentiel édité par la Société Française de Médecine d'Urgence.

Compétences attendues pour l'accueil et l'orientation d'un patient aux urgences :

L'infirmière organisatrice de l'accueil (ou IOA) possède des compétences principalement centrées sur l'accueil individualisé des patients qui consultent aux urgences. Il doit réaliser le tri des patients et doit donc connaître parfaitement les protocoles permettant d'effectuer cette mission.

L'IDE exerçant dans le service des urgences doit posséder un sens clinique aigu et une bonne connaissance de la physiopathologie et des prises en charge énoncées dans l'ensemble des chapitres de la partie 2 de cet ouvrage.

Elle doit faire preuve de sang froid, de patience, de calme et de réactivité, avec une bonne capacité de synthèse, d'organisation et d'adaptation. Rigoureuse dans sa prise en charge, l'infirmière des urgences doit posséder des connaissances théoriques et des capacités techniques robustes. Elle doit en outre posséder des qualités humaines de communication importantes et être capable de délivrer des informations en restant dans son domaine de compétence et dans le respect de la déontologie et des textes législatifs. Elle doit faire preuve de tolérance et d'ouverture d'esprit. Sa capacité à travailler en équipe doit être importante, tout en sachant déléguer. Elle doit parfaitement connaître ce qui relève de son rôle : les soins d'hygiène et de confort, les soins relationnels et éducatifs. Elle encadre les étudiants infirmiers en formation ainsi que les élèves aides-soignants. Elle doit également connaître ce qui relève du rôle «prescrit ou collaborant» : de la prise de sang en passant par la pose de perfusion et de cathéter, aux pansements, à la pose de sondes et à la réanimation de patients en détresse vitale.

C9 *Organiser et coordonner des interventions soignantes*

C6 *Communiquer et conduire une relation dans un contexte de soins*

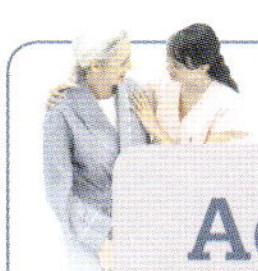

infirmier

Acte

Accueil et orientation d'un patient aux urgences

L'IOA doit :

– Accueillir et informer les patients et ses accompagnants, les orienter vers le secteur approprié après avis médical.

– Assurer une surveillance régulière et continue des arrivants et des patients déjà évalués pour dépister toute dégradation de leurs états.

– Évaluer le degré d'urgence pour chacun des patients se présentant aux urgences.

– Hiérarchiser l'ordre de prise en charge des patients en fonction du degré de gravité.

– Installer le patient de manière la plus appropriée en fonction de sa pathologie.

– Assurer une écoute des patients et des familles, expliquer et rassurer.

– Diriger et faire accompagner le patient en fonction de ses besoins en soins et après «orientation» médicale soit vers :

- la salle d'accueil des urgences vitales appelée également SAUV;
- la salle de consultation adaptée, vers le secteur médical ou chirurgical;
- la spécialité concernée si nécessaire (exemple : consultation en urgence ORL, quand le service des urgences en dispose);
- le secteur d'hospitalisation concerné, après consultation et avis du médecin des urgences.

Acte infirmier

– Informer les patients et les familles en ce qui concerne l'organisation du service, les délais de prise en charge et répondre aux interrogations et aux demandes.

– Coordonner l'action des différents acteurs.

– Assurer la transmission efficace et synthétique des informations par écrit et par oral aux différents protagonistes du service.

– Effectuer les gestes de premiers secours et les premiers soins s'il y a lieu, et appliquer les protocoles de situation d'urgence.

– Réévaluer périodiquement la pertinence des priorités établies en corrélation avec le flux, et de l'activité du service.

– Connaître parfaitement la vérification du matériel utile en situation d'urgence (*check list*).

Les différentes missions dévolues à l'IOA sont menées en lien permanent avec le médecin référent du service des urgences.

C2 *Concevoir et conduire un projet de soins infirmiers*

La démarche de soins auprès d'une ou plusieurs personnes en situation d'urgence

ANALYSE CLINIQUE D'UNE SITUATION D'URGENCE

La prise en charge d'un patient aux urgences s'apparente à la résolution d'un problème complexe qui peut s'apparenter au casse tête Rubik's Cube®, pour lequel il a fallu inventer des méthodes pour résoudre le problème. Les soins infirmiers nécessitent également la mise en place d'une méthodologie de résolution de problème fondée sur l'analyse clinique, sur laquelle repose la démarche de soins.

Voici quelques conseils qu'il convient d'avoir à l'esprit lors de l'accueil d'une urgence vitale :

- Éviter, dans les situations d'urgence souvent complexes, d'aller vers des schémas de raisonnement trop simplistes qui associent directement une cause visible à l'effet.
- Assurer la collecte de données qui doit être systématique et rigoureuse, sous peine de perdre une information importante qui fausse le jugement car :
  - l'analyse de la situation repose sur la solidité du recueil des données et le sens clinique de l'infirmière ;
  - la planification des soins est la résultante de l'évaluation initiale qui, si elle est mal conduite, peut engendrer des prises en charges inappropriées.

C1 *Évaluer une situation clinique et établir un diagnostic dans le domaine infirmier*

LE TRI ET LE RECUEIL DE DONNÉES

Le tri se réalise à partir du recueil de données effectué auprès du patient et dont la traçabilité est réalisée dans le dossier du patient. Ce recueil de données n'est bien évidement pas réalisé en cas d'urgence vitale. L'action de trier et d'orienter est en fait un véritable processus de soins qui ne doit jamais aggraver ou compromettre le pronostic vital ou fonctionnel du patient. Ainsi, des soins peuvent être immédiatement délivrés en fonction de la gravité du patient. Par ailleurs, il ne s'agit en aucun cas de réaliser un diagnostic médical mais de permettre un relevé de signes pertinents.

Des notions très précises sont à noter, il s'agit :

- du motif d'entrée ;
- des symptômes exprimés et de leur intensité ;
- des circonstances de survenue de ces symptômes ainsi que leurs évolutions dans le temps que l'on résume souvent sous la terminologie de « histoire de la maladie » ;

- des antécédents médicaux et chirurgicaux;
- de l'existence d'un traitement en cours avec par exemple :
  • les antidiabétiques qui exposent à une dysrégulation glycémique,
  • les antihypertenseurs (bêtabloquants, IEC, inhibiteurs calciques) qui exposent à majorer l'instabilité tensionnelle en cas de choc,
  • les anticoagulants et antiagrégants plaquettaires qui exposent à des risques de saignements majorés en cas de traumatismes,
  • les contraceptifs oraux pour les femmes;
- de la recherche de la notion d'allergie;
- de l'évaluation de la douleur (intensité, localisation, caractéristique)*;
- des habitudes de vie du patient et de l'autonomie du patient avant sa venue aux urgences;
- des coordonnées du médecin traitant;
- de réaliser le recueil des informations administratives (des coordonnées de la famille et des personnes à prévenir, de la carte vitale).

> * NB : La douleur concerne entre 70 et 80% des patients se présentant aux urgences pourtant seuls 10 à 15% d'entre eux font l'objet d'une évaluation formelle. On estime qu'environ 40% d'entre eux sont insuffisamment soulagés au cours de leur prise en charge («oligo-analgésie», absence de réévaluation systématique...)

Les paramètres vitaux sont mesurés et notés : il s'agit des paramètres de base appelés également constantes. Le tableau ci-dessous reprend les paramètres à mesurer en regard des fonctions évaluées et en indique les principaux objectifs.

> NB : Certaines techniques de mesures sont détaillées dans la partie 2, chapitre 5, *Le monitorage et les techniques spécifiques de réanimation*.

C1 *Évaluer une situation clinique et établir un diagnostic dans le domaine infirmier*

Tableau 2.3 Récapitulatif de l'évaluation des grandes fonctions.

Fonction évaluée	Paramètre mesuré	Objectifs	Pièges à éviter
Cardio-vasculaire	Pouls	Mesurer le rythme et la fréquence des pulsations cardiaques. Évaluer la qualité des pulsations (le pouls est il bien frappé ou au contraire rapide et filant ?). Dépister des épisodes de tachycardie et bradycardie ou de trouble du rythme. Dépister l'absence d'efficacité cardiocirculatoire. Un ECG doit être rapidement effectué en cas de douleur thoracique ou d'épigastralgie.	Certains médicaments inhibent les facultés d'adaptation du cœur (bêtabloquants).
	Pression artérielle	Reflet de l'adaptation des résistances vasculaires périphériques.	Dans la technique de mesure : brassard adapté. Chute de pression inconstante à la phase initiale mais différentielle pincée.
Respiratoire	Fréquence respiratoire	Mesure du rythme, de la fréquence, de la régularité et de l'amplitude de la respiration. Dépister une dyspnée, une tachypnée. Dépister un balancement thoraco-abdominal et la mise en jeu des muscles accessoires.	
	Saturation en oxygène	Dépister une hypoxie.	Le vernis à ongle, les interférences lumineuses et les anomalies de l'hémoglobine perturbent la fiabilité de la mesure.
	Peak Flow ou débit expiratoire de pointe	Évaluer le degré d'obstruction bronchique, et donc déterminer la gravité d'une crise d'asthme.	Ne pas procéder à la mesure d'un débit expiratoire de pointe en cas de suspicion de pneumothorax associé.
Neurologique	Conscience (échelle de Glasgow). Doit constamment être évaluée en parallèle avec la glycémie capillaire et la mesure de la température.	Reconnaître rapidement un coma. Rechercher une agitation. Rechercher un trouble de la conscience. Rechercher des signes de souffrance cérébrale tels que : - asymétrie pupillaire, - paralysie oculomotrice, - mouvements d'enroulement ou de décérébration, - signes de dérèglements végétatifs.	Ne pas confondre un état d'agitation psychiatrique et un trouble de la vigilance, une confusion. Être vigilant dans l'attitude comportementale d'un enfant en pédiatrie.
État cutané	Coloration	Recherche des signes de cyanose au niveau des lèvres. Recherche d'une pâleur anormale (signe d'anémie). Recherche de marbrures au niveau des genoux. Recherche de pétéchies. Recherche d'hématome. Recherche de sueurs.	La cyanose est atténuée chez un sujet anémié et à l'inverse exagérée en cas de polyglobulie. Les marbrures sont souvent physiologiques chez le nourrisson.
Thermo-régulation	Température	Recherche d'un processus infectieux (hyperthermie, hypothermie). Recherche de frissons.	Attention à la technique de mesure qui peut être imprécise. La thermorégulation est perturbée aux âges extrêmes.
Métabolique	Glycémie capillaire	Recherche systématique chez un patient diabétique, devant des convulsions, en cas de malaise et de trouble de la conscience.	En cas de glycémie capillaire inférieure à 2,8 mmol/L, il faut resucrer le patient (boisson sucrée, confiture…) et rechercher un surdosage aux antidiabétiques utilisés par le patient.
	La bandelette urinaire	Elle doit être systématique chez un diabétique, un traumatisme lombaire ou abdominal. L'objectif est multiple : - rechercher une glycosurie témoin d'un déséquilibre chez un diabétique, ou d'une cétonurie ; - rechercher des leucocytes et des nitrites signes d'une infection ; - rechercher la présence de sang consécutif à un traumatisme.	

■ SPÉCIFICITÉ DE LA PRISE EN CHARGE EN PÉDIATRIE

Le recueil de données se fait le plus souvent par l'intermédiaire du(des) parent(s) ou du tuteur légal. Le carnet de santé, quand il est disponible, renseigne sur l'ensemble des antécédents du patient et l'existence d'allergies éventuelles.

C1 *Évaluer une situation clinique et établir un diagnostic dans le domaine infirmier*

S'il existe, le traitement en cours est à noter. La notion de poids est fondamentale en pédiatrie. C'est une constante indispensable à prendre en compte. L'enfant est déshabillé, ce qui permet une évaluation de l'état général.

L'aspect comportemental est essentiel, et l'observation de signes tels que la présence de sourire et de gazouillis ou de babillage, l'existence du tonus et le maintien de l'alimentation sont des signes plutôt favorables. À l'inverse, l'existence de pleurs, de geignements, de fatigue, la perte du tonus et de l'appétit voire l'existence d'une intolérance alimentaire sont des signes péjoratifs.

Il faut rechercher des signes de fièvre, de nausées et de vomissements, d'éruption cutanée, de toux.

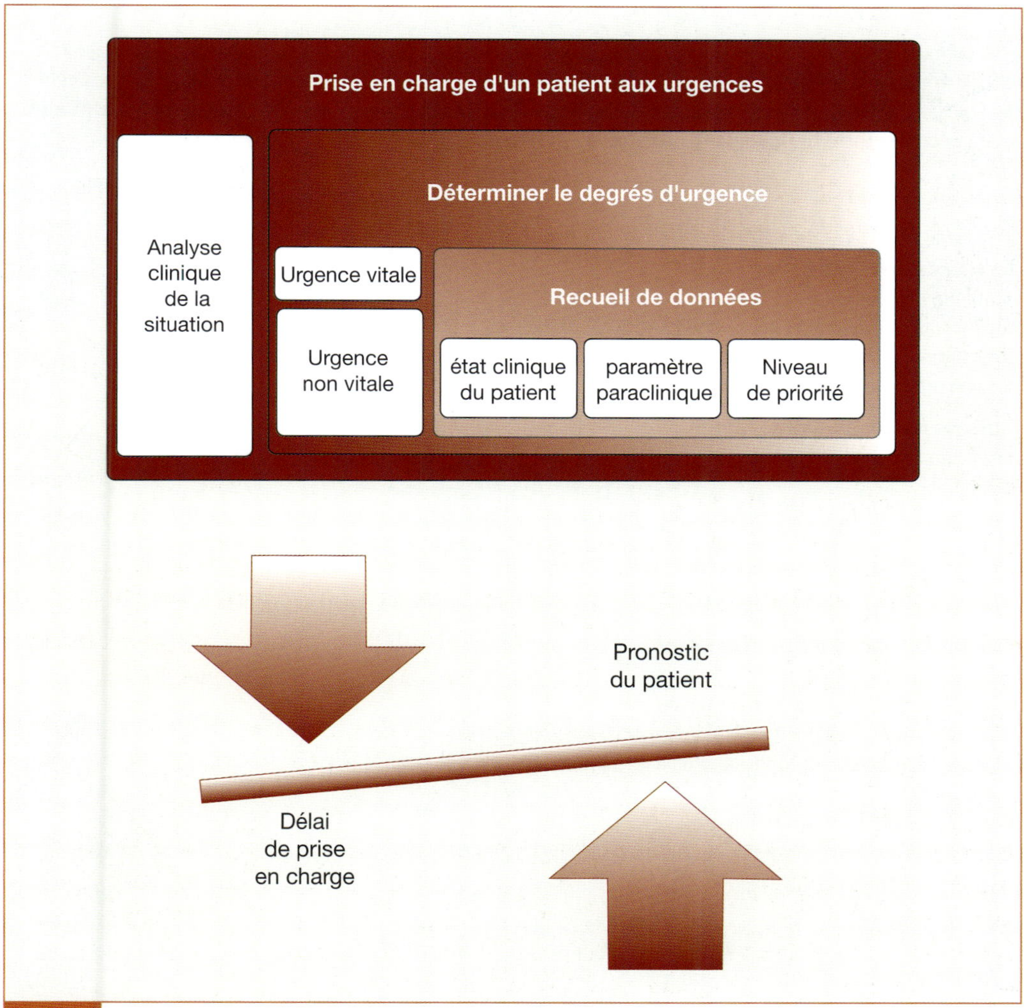

Fig. 2.2 *Modélisation simplifiée de la prise en charge aux urgences.*

situation **clinique 1**

Blessé suspect d'une douleur thoracique

Vous recevez, aux urgences où vous travaillez, M. K., homme de 50 ans, hypertendu et tabagique.
Il présente depuis une heure et demi une douleur thoracique intense, constrictive, irradiant aux mâchoires et au bras gauche et résistant à la trinitrine.
Sa pression artérielle est à 100/60 mmHg, sa fréquence cardiaque à 110 cycles par minute.
Il est polypnéïque et cyanosé.

Analyser cette situation et mettre en oeuvre les actions de soins les plus adaptées au patient.

ANALYSE DE LA SITUATION

“ Identification des problèmes ”

L'infarctus du myocarde est une pathologie fréquente dont la prise en charge précoce permet la reperméabilisation de l'artère occluse grâce à la réalisation d'une thrombolyse ou d'une angioplastie (en fonction des délais de prise en charge). Le tableau de la douleur thoracique est typique (**cf. Tableau Annexe ci-dessous : les différentes douleurs thoraciques et les conduites à tenir**). Cette douleur est :
- intense,
- constrictive,
- irradiant aux mâchoires et au bras gauche.

▪ **Les facteurs de gravité sont** :
- la résistance à la trinitrine,
- l'apparition d'une cyanose et la polypnée,
- la tachycardie qui majore et entretien la souffrance myocardique,
- la pression artérielle, qui est basse pour l'âge de M. K.

▪ **Facteurs de risque cardiovasculaire** :
- hypertension,
- tabagisme.

Tri 1 : Prise en charge médicale immédiate en salle d'accueil des urgences vitales (SAUV), car **le pronostic vital est engagé,** justifiant une technique **de réanimation immédiate : douleur thoracique ne cédant pas à la trinitrine.**

DÉFINIR LE RÔLE INFIRMIER DANS LA PRISE EN CHARGE DU PATIENT

▪ **Préparation de la chambre/de la SAUV**
- Respirateur vérifié et réglé.
- Aspiration trachéale fonctionnelle et testée.
- Disposer du chariot d'urgence à portée de main avec défibrillateur.
- Monitorage : électrocardioscope, appareil à tension et oxymétrie de pouls.
- Appareils à ECG.
- Matériel pour pose d'une voie veineuse.
- Matériel pour réaliser le bilan (Ionogramme sanguin, bilan hépatique, amylase, coagulation, enzymes cardiaques : troponine, CPK, CPKMB).

➢ **Accueil du patient**
- Déléguer l'admission en urgence et l'inventaire au collègue infirmier et aide-soignant disponible et/ou cadre infirmier.
- Demander le numéro de la personne à prévenir et les coordonnées du médecin traitant.
- Penser à contrôler dans les affaires la présence de médicaments.
- Rassurer le patient (l'angoisse est constante lors d'un IDM : anxiété face à la mort).

▪ **Installation du patient**
- Installer le patient en position demi assise.
- Mettre un masque avec de l'oxygène (patient cyanosé).

- Mettre en place le monitorage.
- Poser la voie veineuse avec un sérum physiologique (si nécessaire en poser une autre) selon la prescription.
- Prendre les constantes hémodynamiques et respiratoires.
- Apprécier la coloration pour dépister une cyanose, et l'apparition de sueurs, signe d'hypoxie et d'hypercapnie.
- Sur le plan ventilatoire : mesurer la fréquence respiratoire, l'amplitude et le rythme de la respiration.
- Mesurer la saturation pulsée en oxygène.
- Sur le plan neurologique : apprécier l'état de conscience, l'absence d'agitation.
- Réaliser un ECG pour poser le diagnostic, mais aussi pour dépister des troubles du rythme et de la conduction.
- Réaliser le bilan sanguin prescrit (ionogramme sanguin, bilan hépatique, amylase, coagulation, enzymes cardiaques : troponine, CPK, CPKMB).
- Appeler ou faire appeler le service de radiologie afin d'obtenir une radiographie du poumon au lit.
- Assurer la prise des premières constantes et la réalisation d'une feuille de surveillance : fréquence cardiaque, pression artérielle, coloration, sueurs, saturation (SPO_2), conscience, douleur.
- Appeler le médecin des urgences et/ou le cardiologue de garde pour avis et prescription de l'attitude thérapeutique, qui peut être soit une thrombolyse, soit une angioplastie.
- Le principe est de reperméabiliser les axes artériels coronaires bouchés, d'augmenter les apports et de diminuer la consommation d'oxygène du myocarde (ne pas laisser la tachycardie présente s'installer durablement).
- Mise en route des thérapeutiques prescrites (dérivés nitrés et/ou bêtabloquant), éventuellement fibrinolyse (Streptase par exemple).
- En cas de décision d'angioplastie, il convient d'expliquer le principe du geste thérapeutique au patient.
- Assurer la prise en charge de la douleur et de l'anxiolyse.

Surveillance du patient

- Mesurer la pression artérielle : évaluer l'hypertension artérielle et son évolution.
- Mesurer la fréquence cardiaque : apprécier la tachycardie qui ici majore la douleur thoracique, dépister les extrasystoles qui peuvent survenir et qui représentent une menace vitale pour le patient.
- La principale complication est la tachycardie ventriculaire.
- Si cette dernière est bien tolérée, alors il faut administrer de la Cordarone : 300 mg sur 30 minutes IVSE puis 600 mg/24 h IVSE selon prescription.
- Si la tachycardie ventriculaire est mal tolérée, alors il faut réaliser un choc électrique externe.
- Mesurer la fréquence respiratoire et la saturation pulsée en oxygène afin d'évaluer le retentissement de l'hypoxémie et sa gravité (diminution de l'apport en oxygène au myocarde entraînant une souffrance potentielle).

ÉTIOLOGIE DE LA DOULEUR	PÉRICARDITE	INFARCTUS DU MYOCARDE	EMBOLIE PULMONAIRE	DISSECTION AORTIQUE
DÉFINITION	- Présence de liquide entre les deux feuillets péricardiques. - Contexte infectieux : épisode viral, infection ORL.	- Nécrose d'une zone plus ou moins étendue et systématisée du myocarde. C'est une complication de l'insuffisance coronarienne avec occlusion d'une artère coronaire mais peut aussi être inaugurale de la maladie.	- Thrombus dans une des branches de l'artère pulmonaire : effet *shunt* **Interrogatoire (fondamental +++) :** - ATCD de phlébite, d'EP (embolie pulmonaire), chirurgie récente, fracture de membre inférieur immobilisée, contraception orale, hypercholestérolémie, - tabagisme, - génétique : déficit en protéine C, S, AT III, - grossesse ou *post partum.*	- Déchirure de l'intima avec clivage entre les feuillets constituant la paroi de l'aorte. - Contexte d'efforts importants de poussée (Valsalva), traumatisme décélérant. **Étiologies spécifiques :** - HTA, pathologie vasculaire acquise, maladie de Marfan, iatrogène : exploration vasculaire invasive.
MANIFESTATION CLNIQUE	- Douleur thoracique modérée à importante, - dyspnée, - position antalgique : anté-flexion du torse (patient en position semi- assise spontanément), - auscultation cardiaque : frottement (cuir neuf), - fébricule 38 °C (le plus souvent) : contexte viral.	- Douleur précordiale constrictive, en étau, - irradiation dans les maxillaires et le membre supérieur gauche, prolongée et trinitro-résistante, - douleur atypique : brûlure épigastrique. **Signes d'accompagnement :** - sueurs, - pâleur, - nausées, vomissement, - lipothymie.	- Angoisse, lipothymie, douleur basi-thoracique d'apparition brutale et intense, parfois majorée à l'inspiration profonde, polypnée, - auscultation : diminution du murmure vésiculaire ou le plus souvent normale. - tachycardie, insuffisance ventriculaire droite : cf. péricardite, - recherche d'une phlébite du membre inférieur.	- Douleur thoracique sourde, intense, d'apparition brutale, - douleur migratrice vers les épaules et les lombes (suit le trajet de l'aorte), - asymétrie des pouls, - HTA, tachycardie, - syndrome abdominal aigu (ischémie mésentérique), - AVC (dissection carotidienne), - ischémie aiguë de membre. **Auscultation :** rechercher un souffle sur un trajet vasculaire, une insuffisance aortique, frottement péricardique.
EXAMENS À DEMANDER	**-ECG :** - Sous décalage espace P-R (1er signe), microvoltage (si épanchement important), - modification du ST et de l'onde T. - **Échographie cardiaque (ETT)** : visualise l'épanchement.	**- ECG :** sus-décalage du ST (onde de Pardee), - modification de l'onde T (ischémie), - onde Q de nécrose.	**- ECG :** S1Q3 (grande onde S en DI, onde Q profonde en DIII), BBD, peut être normal. **- GDS :** hypoxie-hypocapnie. **- Angioscanner, angiographie-scintigraphie pulmonaire, D-dimères.**	**- ECG :** aspécifique (IDM…) **- Angioscanner, ETO :** visualiser la paroi aortique et l'extension de la dissection.

ÉTIOLOGIE DE LA DOULEUR	PÉRICARDITE	INFARCTUS DU MYOCARDE	EMBOLIE PULMONAIRE	DISSECTION AORTIQUE

ÉLÉMENTS DE GRAVITÉ	- **Tamponnade :** compression aiguë du cœur liée à un épanchement péricardique,
	- tachycardie,
	- pouls paradoxal,
	- PA : normale ou collapsus cardio-vasculaire (CCV).
	- insuffisance cardiaque droite :
	  - turgescence des jugulaires
	  - reflux hépato-jugulaire.
	  - hépatomégalie douloureuse
	- auscultation cardiaque : BDC assourdis, parfois frottement péricardique
	- oppression thoracique
	- dyspnée à type de polypnée
		- Délai de prise en charge,
		- souffle cardiaque inaugural (rupture d'un cordage valvulaire),
		- trouble du rythme et/ou de la conduction,
		- Arrêt cardio-respiratoire (ACR)
		- Collapsus cardio-vasculaire (CCV)
			- Cœur droit aigu par obstruction à l'éjection cardiaque droite,
			- ACR.
				- Extension de la dissection vers une artère carotide, vers la valve aortique, vers les artères splanchniques.

TRAITEMENT	Surveillance PA, FC, SaO2, FR Position semi-assise O2 nasal : 4 à 6 l/mn Surveillance scope **Conduite à tenir si tamponnade :** Position semi-assise O2 au masque VVP : macromolécules Surveillance FC, TA, FR, SaO2, scope **Si mauvaise tolérance :** Poursuivre remplissage + Inotropes + PSE Si échec : Ponction péricardique 30 ml par 30 ml à répéter en fonction de la clinique	Arrêt de tout effort Position semi-assise O2 nasal VVP : NaCl 0,9 % ou Ringer si PA basse Aspirine : 250 mg IVL Héparine : bolus de 5000 UI IVL *risordan* : 1 à 2 mg/h PSE Antalgique : *nubain* : ½ à 1 ampoule IVL ou morphine ßbloquant : *trandate* IV **Si thrombolyse (douleur < 6 heures) :** Aspirine + héparine + *actilyse* ou *métalyse* Mettre une 2ème VVP NaCl 0,9 % Si détresse vitale : Intubation et ventilation mécanique Si ESV : *xylocaïne*	Position demi-assise O2 nasal VVP NaCl 0,9 % Héparine : bolus de 5000 UI IVL Surveillance standard Si collapsus : Macromolécules +/– inotropes + Si signes de gravité : pratiquer une Intubation et ventilation mécanique	O2 nasal et VVP (16 ou 14 Gauges) Analgésie : *fentanyl* IV Surveillance : PA, FC, FR, SaO2, Scope, conscience, coloration cutanée. *loxen* : 1 à 2 mg IVD, puis éventuellement 2 à 6 mg/h PSE. Si signes de gravité : IOT + Ventilation mécanique. **Nb :** mise en place du pantalon antichoc (non gonflé) si suspicion de dissection de l'aorte abdominale. **Importance de la chirurgie**

situation **clinique 2**

Grossesse extra-utérine

Mme B., âgée de 36 ans, a présenté brutalement, sur son lieu de travail, une douleur abdominale aiguë et est transportée aux Urgences par les pompiers.
À son arrivée, la patiente est consciente, mais angoissée. Les douleurs abdominales sont persistantes. Elle est pâle, la fréquence cardiaque à 120 pulsations par minute, le pouls est rapide et filant. La pression artérielle est de 90/60 mmHg. Elle ne présente pas d'allergie, ne prend ni traitement ni contraception. Elle explique à ce propos un retard de règles de neuf semaines d'aménorrhée.

Analyser cette situation et mettre en œuvre les actions de soins les plus adaptées au patient.

ANALYSE DE LA SITUATION

▪ Signe en faveur d'un choc hémorragique
- Pâleur, tachycardie à 120 pulsations par minute, pouls rapide et filant ;
- hypotension artérielle et différentielle pincée ;
- angoisse.

▪ Signes en faveur de la grossesse extra-utérine
- Femme de 36 ans en âge de procréer ;
- pas de prise de contraceptif ;
- douleur abdominale aiguë ;
- retard de règles.

“ Identification des problèmes ”

Le tableau présenté par cette jeune femme est en faveur d'un diagnostic de **grossesse extra-utérine (GEU)** associant des signes de choc hémorragique.
Tri 1. Prise en charge médicale immédiate en salle d'accueil des urgences vitales (SAUV) car le pronostic vital est engagé justifiant une technique de **réanimation immédiate : choc hémorragique en phase compensée dans un contexte chirurgical de grossesse extra-utérine.**

▪ Définition de la GEU
La GEU est l'implantation ectopique, à l'extérieur de l'utérus d'un ovule fécondé. En cas d'implantation dans une trompe utérine, il existe alors un risque de distension, puis de rupture de la trompe. Le saignement entraîne un hémopéritoine qui peut conduire au choc hémorragique.
Il s'agit donc bien de prendre en charge **une urgence chirurgicale (chirurgie d'hémostase)** où le pronostic vital est engagé.

DÉFINIR LE RÔLE INFIRMIER DANS LA PRISE EN CHARGE DE CETTE PATIENTE

▪ Préparation de la salle d'accueil d'urgence vitale
La salle de SAUV doit être prête à accueillir cette urgence vitale.
- Elément de monitorage : électrocardioscope, appareil à tension et oxymétrie de pouls.
- Matériel pour pose d'une voie veineuse de gros calibre (16 ou 14G), voire d'un cathéter central et artériel.
- Disposer de solutés de remplissage : macromolécules type Elohes© ou Plasmion©.
- Vérifier et disposer le chariot d'urgence avec notamment le matériel de ventilation et d'intubation.
- Prévoir des médicaments d'urgence : catécholamines.
- Prévoir le matériel pour assurer le réchauffement : le choc hémorragique crée une vasoconstriction périphérique. C'est pourquoi il faut prévoir l'utilisation d'une couverture chauffante à air pulsé type Bair hugger.
- Prévoir le matériel accélérateur et réchauffeur de solutés. Le remplissage vasculaire s'effectue par des solutés à température ambiante et pouvant être massif, il peut en conséquence entraîner une hypothermie.
- Préparer le bilan biologique (tubes et feuilles d'examen) : groupe rhésus, agglutinines irrégulières, numération formule sanguine, hémostase.

- Prévenir le bloc opératoire, l'anesthésiste et le chirurgien.
- Prévenir la banque du sang (commande de sang).

Accueil du patient

- Prendre les transmissions auprès des pompiers.
- Déléguer l'admission en urgence et l'inventaire au collègue infirmier et aide-soignante disponible et/ou cadre infirmier.
- Demander le numéro de téléphone de la personne à prévenir.
- Assurer une évaluation de l'état hémodynamique : pression artérielle, fréquence cardiaque,
- Évaluer le retentissement du choc sur les différents organes :
  - apprécier la coloration pour dépister une cyanose, l'apparition de sueurs signe d'hypoxie et d'hypercapnie.
  - Sur le plan ventilatoire : mesurer la fréquence respiratoire, l'amplitude et le rythme de la respiration. Mesurer la saturation pulsée en oxygène.
  - Sur le plan neurologique : apprécier l'état de conscience, l'absence d'agitation.
  - Rassurer la patiente.

Assurer la mise en condition

- Poser d'abord deux voies périphériques de bon calibre (la deuxième voie est d'abord dédiée au remplissage et à une éventuelle transfusion sanguine).
- Assurer le prélèvement des deux déterminations du groupe sanguin et de la recherche des agglutinines irrégulières, selon le protocole de l'EFS local.
- Prélever en urgence le bilan et contrôler les résultats de la Numération Formule Sanguine (NFS) préopératoire de même que les résultats de l'hémostase.
- Effectuer une surveillance de l'hémoglobinémie par micro-prélèvement (type Hémocue).
- S'assurer de la disponibilité d'un accélérateur réchauffeur de solutés.
- Au besoin prévoir le pantalon anti-gravité ou G-suit.
- Assurer le remplissage vasculaire avec des macromolécules ou des culots globulaires commandés en urgence pour maintenir une pression artérielle moyenne supérieure à 70mmHg.
- Assurer une oxygénothérapie : installer un masque à oxygène, voire un masque à haute concentration.
- Vérifier en permanence la prise des constantes hémodynamiques et respiratoires.
- Dépister et surveiller l'aggravation de l'hypovolémie et de l'hypoxie.
- Faire amener l'appareil d'échographie (échographie abdominale en urgence).
- Assurer la prise en charge de la douleur (après évaluation) et selon les prescriptions médicales.
- Coordonner les différents acteurs du bloc opératoire : appeler le chirurgien (gynécologie ou chirurgie générale) et l'anesthésiste (évaluation préopératoire de la patiente).
- Assurer rapidement le transfert au bloc opératoire.
- Vérifier que le dossier soit complet.
- Assurer des transferts avec douceur lors du déplacement.
- Poursuivre l'oxygénation et une surveillance hémodynamique (électrocardioscope de transport, ambu, bouteille d'oxygène présente pour le transfert au bloc opératoire).

Devenir de la patiente

- La prise en charge de cette patiente au bloc opératoire est une priorité pour permettre l'hémostase.
- La transfusion sanguine sera entreprise dès que possible, si nécessaire.

situation **clinique 3**

Prise en charge d'une détresse respiratoire

Le SMUR adresse au Service des urgences (la réanimation médicale étant saturée) M.T., un jeune homme toxicomane qui a été trouvé dans la rue en état de détresse respiratoire par overdose.
Ce patient est intubé et ventilé.

Analyser cette situation et mettre en œuvre les actions de soins les plus adaptées au patient.

ANALYSE DE LA SITUATION

« Identification des problèmes »

a/Détresse respiratoire d'origine centrale due à un blocage de la commande par un produit opiacé.
b/Toxicomane : risque de séropositivité et état d'agitation par syndrome de sevrage.
Tri 1. **Prise en charge médicale immédiate en salle d'accueil des urgences vitales** (SAUV) car le pronostic vital est engagé justifiant une technique de **réanimation immédiate : suppléance de la fonction ventilatoire par altération de la commande respiratoire centrale (action des morphiniques).**

▪ Préparation de la chambre
- Respirateur vérifié et réglé,
- aspiration trachéale fonctionnelle et testée,
- monitorage : électrocardioscope, appareil à tension et oxymétrie de pouls,
- matériel pour pose d'une voie veineuse et soluté de remplissage,
- nécessaire pour bilan sanguin et recherche de toxique,
- matériel de protection pour le personnel,
- sonde urinaire,
- sonde nasogastrique et aspiration gastrique,
- attaches,
- prévoir du *Narcan* et un pousse-seringue électrique (PSE).

▪ Accueil du patient
- Prendre les transmissions auprès de l'équipe du SMUR,
- déléguer l'admission en urgence et l'inventaire au collègue infirmier et aide-soignante disponible et/ou cadre infirmier,
- penser à contrôler dans les affaires la présence de médicaments, substances toxiques, cigarettes et briquet-allumettes,
- prendre des précautions lors des manipulations des affaires (présence d'aiguilles possible : patient toxicomane),
- vérifier la mise en condition,
- transfert dans les règles de sécurité : continuité du monitorage.

▪ Installation du patient
- Décubitus dorsal,
- branchement au respirateur et réglage des paramètres de ventilation (médecin),
- mise en place du monitorage,
- vérification de la voie veineuse (si nécessaire en poser une autre),
- prise des constantes hémodynamiques et respiratoires,
- fixation des mains et des pieds,
- évaluer le niveau de conscience,
- vérification de la position de la sonde d'intubation (repère à l'arcade dentaire, fixation, pression du ballonnet),
- auscultation pulmonaire à réaliser par le médecin,
- radiographie pulmonaire de contrôle,
- attaches pour contention (prescription médicale) car le réveil peut être agité.

▪ Surveillance du patient
- Générale : constantes hémodynamiques et respiratoires,
- retour à la conscience,

– vérification des pupilles. Reprise de la ventilation spontanée : au besoin amorcer le sevrage ventilatoire,
– application de la prescription de Narcan, antagoniste des morphiniques, si nécessaire.

C'est un antagoniste pur, spécifique et compétitif des morphiniques. Il agit en 30 à 120 secondes, durant 20 à 45 minutes. Il se présente sous forme d'ampoule dosée à 0,40 mg pour 1 mL.

Il est utilisé en cas de surdosage, d'intoxication aux morphiniques et pour faire une épreuve diagnostique dans certains comas toxiques.

Il faut faire une dilution à 0,04 mg/mL, soit une ampoule diluée dans 9 mL de sérum physiologique. On injecte 1 à 2 µg/kg toutes les minutes jusqu'à l'obtention d'une ventilation efficace (soit 2 à 4 mL pour un patient de 80 kg).

Devenir du patient

– Extubation,
– attention à l'agitation due au syndrome de sevrage.

Urgences psychiatriques 3

Épidémiologie des urgences psychiatriques

Les urgences psychiatriques représentent environ 10 % des urgences médico-chirurgicales dans les services d'accueil et d'urgence des hôpitaux généraux.

La spécificité par rapport à l'urgence médicale ou chirurgicale réside dans le fait que le diagnostic repose sur un syndrome. La prise en compte de l'entourage et de la situation est donc primordiale. Le tableau clinique et les symptômes peuvent varier en fonction du moment, des lieux et des interlocuteurs.

Les tentatives de suicide sont une des urgences psychiatriques les plus fréquentes : 80 % des tentatives de suicide passent par un service d'urgences, avec un taux de récidive de 37 % dans l'année qui suit la première tentative. La France est actuellement l'un des pays industrialisés les plus touchés par le suicide. Le nombre de suicides est évalué à douze mille par an, pour un nombre de tentatives estimées à cent vingt mille. C'est la première cause de mortalité chez les 24–35 ans notamment chez l'homme, et la deuxième cause de mortalité chez les 15–24 ans.

L'intoxication médicamenteuse volontaire représente 70 % des tentatives de suicide. D'autres modes tels que les phlébotomies, les plaies par armes à feu, les tentatives de défenestration sont les principales causes de prise en charge des tentatives de suicide. En milieu rural, la pendaison, la noyade et les armes à feu sont les modes de suicide les plus utilisés.

La tentative de suicide

La tentative de suicide (TS) peut se définir comme tout acte par lequel un individu met consciemment sa vie en jeu, soit de manière objective, soit de manière symbolique, mais n'aboutissant pas à la mort. Outre les tentatives de suicide, des comportements à risques sont souvent des tentatives de suicides inconscientes. On peut ainsi y assimiler les comportements qui exposent l'intégrité du patient tels que des prises d'alcool excessives et des prises de substances toxiques.

Les prises de médicaments hypnotiques et/ou d'anxiolytiques banalisés sont des conduites de fuite qui peuvent aboutir à des accidents qui s'apparentent à une tentative de suicide inconsciente. Les ingestions de produit caustiques, qu'elles soient volontaires ou non et qui induisent des lésions muqueuses majeures, entrent dans ces comportements suicidaires.

Le contexte de vulnérabilité favorise le suicide. Ce contexte doit être identifié par l'infirmière et dépend beaucoup de paramètres tels que le statut conjugal, social et professionnel (un climat délétère, voire de harcèlement dans le travail peut aggraver cette vulnérabilité). D'autres facteurs de vulnérabilité sont à repérer comme l'atteinte narcissique, les toxicomanies, le sida, la violence, et l'émigration.

Les troubles psychiatriques, les antécédents personnels et familiaux de suicide sont aussi à repérer. Les événements de vie comme les pertes parentales précoces, l'isolement social, le chômage, les difficultés financières et professionnelles, les événements de vie négatifs sont des contextes favorisants à mettre en évidence.

Prise en charge du patient suicidant

La prise en charge de la crise suicidaire devra être de nature pluridisciplinaire.

Prise en charge et rôle infirmier

C1 *Évaluer une situation clinique et établir un diagnostic dans le domaine infirmier*

C6 *Communiquer et conduire une relation dans un contexte de soins*

L'objectif thérapeutique est triple et consiste à arrêter le processus suicidaire, à éviter l'aggravation et/ou le passage à l'acte, et à éviter la récidive.

L'infirmière des urgences doit :

- Évaluer rapidement l'urgence d'une intervention, le niveau de souffrance et le degré d'intentionnalité. Les soins physiques pour les traumatismes majeurs sont dispensés en première intention. La souffrance psychique du patient doit être analysée à travers son état émotionnel, en particulier la présence d'un état de stress aigu.
- Assurer la prise en charge somatique : réaliser l'ensemble des soins d'urgence (cette prise en charge n'est pas détaillée ici puisqu'elle dépend du degré d'urgence et du mode de tentative de suicide). Cette prise en charge somatique reprend des principes simples et symptomatiques : traiter des troubles de conscience, un coma, une détresse respiratoire, une détresse cardiocirculatoire, un polytraumatisme (en cas de défenestration), une plaie.
- Assurer une surveillance infirmière régulière concernant le comportement et les paramètres cliniques usuels (conscience, paramètres ventilatoires et circulatoires).
- Faire évaluer le suicidant par le psychiatre afin de définir le mode de prise en charge le plus approprié. La présence de troubles psychiatriques nécessite l'instauration d'un traitement spécifique (antidépresseurs dans les dépressions, antipsychotiques dans les états psychotiques).
- Administrer le traitement symptomatique de la crise d'angoisse par l'administration sur prescription médicale de *Valium* 5-10 mg par exemple.
- Traiter l'état d'agitation sur prescription médicale (administration d'un antipsychotique sédatif : *Loxapac* 50 mg-100 mg, ou *Tercian* 50-100 mg.
- Assurer les soins de manière à la fois directive et empathique en laissant à la personne le temps de s'exprimer.
- Avoir une attitude de bienveillance, d'écoute, de dialogue.
- Instaurer un climat de confiance pour permettre au patient d'exprimer sa souffrance.
- Laisser le sujet pleurer ou exprimer son désespoir, son désarroi, ses frustrations ou sa colère.
- Distinguer les patients en crise psychique qui sont souvent en proie à une souffrance intense et ne peuvent réfléchir ou s'exprimer de façon posée.
- Éviter les jugements de valeur.
- Identifier et évaluer les facteurs de vulnérabilité et les facteurs précipitants qui ont conduit à la tentative de suicide.
- Identifier les soutiens dans l'entourage.
- Recenser les aides effectifs ou potentiels (famille, entourage).
- Relever leurs coordonnées et proposer de les contacter et de les informer.
- Évaluer la capacité du patient à coopérer.

Échelle d'évaluation du risque suicidaire

C1 *Évaluer une situation clinique et établir un diagnostic dans le domaine infirmier*

Il existe une échelle d'évaluation du risque suicidaire (selon Patterson W. *et al.*, *Evaluation of suicidal persons : The SAD PERSONS Scale. Psychosomatics*, 1983, 24, 4).

Cette échelle repose sur une note et évalue dix critères avec un score total compris entre 0 (risque de suicide faible) et 14 (risque de suicide important).

– 1. Sexe (H/F : RR = 3) (1 point si homme).

– 2. Âge (< 24 ans ou > 45 ans) (1 point).

– 3. Dépression, désespoir (2 points).

– 4. Passé psychiatrique ou TS antérieure (1 point).

– 5. Éthylisme, abus de substances (1 point).

– 6. Raisonnement détérioré (psychose, syndrome confusionnel) (2 points).

– 7. Statut marital (veuvage, divorce, séparation et vie isolée) (1 point).

– 8. Organisation du suicide (2 points).

– 9. Néant social (1 point).

– 10. Sévérité de l'intention (2 points).

L'echelle suivante illustre l'attitude thérapeutique à adopter en fonction du risque suicidaire.

ATTITUDE THÉRAPEUTIQUE EN FONCTION DU SCORE

De 0 à 3 points : renvoi au domicile avec proposition de suivi.

De 4 à 7 points : suivi assidu, l'hospitalisation peut être prise en considération.

De 8 à 11 points : l'hospitalisation est à envisager en fonction de la force de l'alliance thérapeutique.

De 12 à 14 points : hospitalisation recommandée.

L'état d'agitation

C1 *Évaluer une situation clinique et établir un diagnostic dans le domaine infirmier*

L'état d'agitation est une urgence psychiatrique également très fréquente mais elle n'est qu'un symptôme qui s'exprime par :

– une hyperactivité psychomotrice désordonnée,

– une logorrhée,

– une instabilité émotionnelle qui peut comporter des cris, des rires, des larmes, une agressivité.

Étiologies des agitations

Les états d'agitation aiguë ont des étiologies diverses qui se classent en trois grandes catégories d'origine : psychiatrique, toxique et organique.

tableau 3.1- Tableau des étiologies des états d'agitations.

Étiologies psychiatriques	Étiologies toxiques	Étiologies organiques
Manie (une excitation psychomotrice et une exaltation de l'humeur). **Agitation névrotique** : compréhensible en raison d'un contexte particulier (familial ou conjugal). **Agitation schizophrénique** : caractère imprévisible et surtout inadéquat qui s'accompagne de propos incohérents et discordants. **Attaque de panique** **Délire** (bouffée délirante aiguë, délire paranoïaque, paranoïde). **Hystérie** **Démence** **Psychopathie** (agitation clastique, alcool, rixes, tentative de suicide, dépression à l'emporte pièce).	**Alcool** : ivresse aiguë banale ou pathologique, delirium tremens. **Médicamenteuse** : sevrage aux benzodiazépines, barbituriques, les corticoïdes, antituberculeux, antidépresseurs, lithium. **Toxiques** : héroïne, LSD, amphétamines, intoxication au monoxyde de carbone (confusion, céphalées, vertiges).	**Causes endocriniennes** : hypoglycémie, hyperthyroïdie, hypo ou hypercorticisme. **Désordres métaboliques** : déshydratation, hypercalcémie, hypoxémies, hypercapnie. **Causes neurologiques** : accidents vasculaires cérébraux comme l'hémorragie méningée, les hématomes cérébraux. **Épilepsie** **Tumeur cérébrale** **Encéphalites**

infirmier

Acte

Conduite à tenir face à un état d'agitation aux urgences

L'ensemble de la prise en charge clinique et paraclinique est traitée au chapitre Recueillir et transcrire les paramètres cliniques et paracliniques (p. 115), et doit être réalisée comme pour un trouble somatique. Des actions spécifiques sont à mener :

- Éloigner l'entourage (surtout si l'agitation est relationnelle).
- Se présenter clairement dans sa fonction (infirmière des Urgences), se positionner en tant que soignant.
- Évaluer rapidement le caractère de dangerosité de la situation qui repose sur :
  - une opposition à toute relation de la part du patient,
  - contact impossible à établir,
  - une impulsivité ou une absence de contrôle de la part du patient,
  - une majoration des troubles du fait de l'intervention du personnel paramédical ou médical.
  - un passage à l'acte (violence physique ou verbale, crise d'agitation extrême).
  - l'existence d'une intoxication associée (alcool ou drogues) ou d'un délire avec ou sans hallucinations.
- Éloigner du patient toute source d'objet dangereux.
- Appeler les agents de sécurité ou les forces de l'ordre : assurer un nombre suffisant d'aides afin d'éviter une agression.
- Appeler le médecin.
- Appliquer si besoin une contention physique sur prescription médicale.
- Assurer un traitement médicamenteux si besoin (tranquillisants ou neuroleptique) qui est alors prescrit d'emblée (voie IM).
- Établir une relation sécurisante et dédramatisante.
- Assurer une écoute bienveillante mais non complice.
- Favoriser l'expression des problèmes générant l'angoisse du patient.
- Effectuer un examen soigneux afin d'éliminer une cause organique.
- Prévoir le bilan sanguin sur prescription médicale.
- Faire systématiquement une mesure de la glycémie capillaire.
- Orienter vers un service de psychiatrie en cas de :
  - bouffée délirante aiguë,
  - épisode maniaque,
  - épisode floride d'une schizophrénie,
  - paranoïa.
- Prévoir éventuellement une hospitalisation à la demande d'un tiers ou une hospitalisation d'office.

L'hospitalisation à la demande d'un tiers

L'hospitalisation à la demande d'un tiers (ou HDT) s'applique à un patient dont les troubles mentaux rendent impossible le consentement à des soins, pourtant nécessaires immédiatement, avec surveillance en milieu hospitalier.

L'hospitalisation sans consentement est régie par la loi n° 90-527 du 27 juin 1990 (modifiée par la loi Kouchner du 4 mars 2002 relative aux droits des malades). Cette loi rappelle que le consentement aux soins par le patient reste le principe indispensable à toute prise en charge thérapeutique. Le recours à l'hospitalisation sous contrainte doit donc rester une exception qui est fortement encadrée.

Un tiers peut signer la demande manuscrite d'admission : ce peut être un membre de la famille, un proche, ou une personne agissant dans l'intérêt du patient. **Les personnels soignants de l'établissement d'accueil, ainsi que ses personnels administratifs ne peuvent être admis comme tiers.** En revanche, l'assistante sociale de cet établissement peut être acceptée dans ce rôle.

Dans le cas d'un mineur, la procédure n'a pas de support légal : il appartient à la personne qui a l'autorité parentale de prendre la responsabilité de l'hospitalisation.

En pratique, la demande du tiers doit être entièrement manuscrite. Ce document doit comporter tous les renseignements concernant les noms, prénoms, profession, âge et domicile de la personne à hospitaliser et du demandeur; doivent être précisés les liens de parenté s'il en existe ou la nature des relations.

Elle doit être accompagnée de deux certificats établis par des médecins inscrits au conseil de l'Ordre, datant de moins de quinze jours. Le premier doit être rédigé par un médecin n'exerçant pas dans l'établissement hospitalier. Le second par un médecin qui peut exercer dans l'établissement.

Sont exclus du rôle de certificateur les médecins non thésés, ou non inscrits au conseil de l'Ordre, les médecins exerçant dans l'établissement d'accueil (pour le premier certificat), les médecins parents ou alliés au quatrième degré du tiers demandeur, du malade, ou des directeurs de l'établissement.

Ces certificats nécessitent un bon examen du malade, ne doivent pas être rédigés sous la pression des proches et engagent les responsabilités civile, pénale et disciplinaire de leurs auteurs.

Un certificat établi dans les vingt-quatre premières heures doit être réalisé par un psychiatre de l'établissement, ce nouveau certificat confirmant ou infirmant les précédents.

Lorsque les pièces sont réunies, le directeur de l'établissement les adresse au préfet et à la commission des Hospitalisations Psychiatriques. Dans les trois jours, le préfet informe le procureur de la République, le président du tribunal de grande instance du lieu d'hospitalisation ainsi que celui du lieu de domicile du patient.

À titre exceptionnel, en cas de «péril imminent pour la santé du malade», l'admission pourra être faite sur présentation d'un seul certificat pouvant même être produit par un psychiatre de l'établissement.

La durée de validité de ces deux certificats est de quinze jours.

En cas de péril imminent (art. L. 3212-3 du Code de la Santé Publique), le directeur de l'établissement hospitalier peut prononcer l'admission d'un malade au vu d'un seul certificat auquel s'adjoint la demande d'un tiers. Dans ce seul cas, le médecin certificateur peut exercer dans l'établissement d'accueil : le certificat doit alors mentionner de façon explicite le péril imminent.

Un certificat «immédiat» est rédigé dans les vingt-quatre heures par un psychiatre de l'établissement. Les certificats «de quinzaine» confirment la nécessité du maintien de l'hospitalisation. La sortie du malade est prononcée par le médecin constatant que les conditions de l'hospitalisation à la demande d'un tiers ne sont plus justifiées, ou en cas d'absence des certificats réglementaires.

Les sorties peuvent se faire :

- Sur avis médical : le psychiatre, au vu de l'amélioration clinique, « certifie que les conditions de l'HDT ne sont plus réunies ».
- À la demande d'un tiers : conjoint, ascendants, descendants majeurs, curateur, tuteur, toute personne autorisée par le Conseil de famille.
- À la demande de la commission des Hospitalisations Psychiatriques.
- Sur ordre du préfet en cas d'absence des certificats prévus.

La hiérarchie des actions dans l'urgence

4

La prise en charge des urgences demande de la rigueur et de l'organisation, un bon sens clinique et des capacités d'anticipation et de réactivité importantes. L'infirmière doit aussi savoir faire preuve de calme et de maîtrise de ses émotions.

Il convient de respecter des consignes qui constituent les principes fondamentaux de la prise en charge d'une urgence vitale. Cette approche peut être transposée dans tous les services où l'on prend en charge des urgences vitales tels que les services des urgences, les réanimations médicales et chirurgicales, les réanimations spécialisées, les salles de déchoquage, les salles de surveillance post-interventionnelle, voire les soins de surveillance continue.

Avant la prise en charge de l'urgence vitale

Être opérationnel

Quel que soit le lieu de réception de l'urgence (box de déchoquage, sas d'urgence, chambre de réanimation ou emplacement de salle de surveillance post-interventionnelle), l'infirmière doit s'assurer de la présence et de la fonctionnalité des dispositifs de prise en charge des urgences. On appelle ce lieu la salle d'accueil de l'urgence vitale. Il existe toujours un délai entre l'annonce de l'arrivée de l'urgence et son arrivée réelle. Ce délai permet de procéder aux ultimes contrôles, afin d'être opérationnel pour la prise en charge du patient. Ce délai permet également le nettoyage et la désinfection ainsi que le reconditionnement du box, si ce dernier a été occupé précédemment.

Une vérification de la check-list du matériel indispensable doit être réalisée au moins une fois par jour. Cette vérification est sous la responsabilité de l'IDE.

Le défibrillateur est accessible, vérifié et opérationnel. L'infirmière doit disposer du chariot d'urgence complet (voir *Chariot d'urgence*, p. 283) avec notamment l'ensemble du matériel d'intubation prêt et vérifié, le nécessaire pour poser une voie d'abord et des médicaments de réanimation.

Les médicaments d'urgence et d'anesthésie sont disponibles ainsi que les solutés de remplissage. L'*Ambu* doit être disponible, testé et prêt à l'emploi avec un masque pré-monté et connecté à une source d'oxygène. La source d'aspiration forte doit absolument être vérifiée, fonctionnelle et munie d'une sonde d'aspiration de gros calibre.

Le matériel de monitorage doit être complet (vérification des câbles et des accessoires) et les alarmes peuvent être préréglées avant l'arrivée du patient afin de gagner de précieuses minutes. Il s'agit des paramètres de base (cardioscope, pression artérielle non invasive, saturation pulsée, capnographe, éventuellement pression invasive).

Il est possible d'avoir besoin de poser une voie centrale et/ou un cathéter artériel (voir *Le monitorage*, p. 193). Dans cette perspective l'ensemble du matériel doit être facilement accessible et à disposition.

Le respirateur doit être testé selon les recommandations énoncées au chapitre *La ventilation*.

Le matériel permettant de réaliser des bilans ou des examens complémentaires peut être préparé au préalable en fonction de la nature de l'urgence annoncée. Les tubes nécessaires au bilan biologique ainsi que les documents administratifs peuvent être préparés. Les appareils d'ECG ou d'échographie peuvent être apportés à proximité de l'endroit d'accueil du patient.

Le matériel utile à des transfusions massives peut être préparé : il s'agit du réchauffeur-accélérateur de transfusion. Il convient de prévenir la banque du sang afin d'anticiper des besoins transfusionnels importants, et prévoir notamment la disponibilité en concentrés érythrocytaires du groupe O Rhésus négatif. L'appareil permettant l'analyse du taux d'hémoglobine et de la glycémie par méthode de micro-prélèvement doit être disponible et fonctionnel.

La planche de transfert doit être disponible pour permettre un passage du brancard au lit le plus ergonomique possible.

Cette étape est indispensable, la prise en charge d'une urgence ne s'improvise pas mais requiert cette rigueur systématique dont l'adage «qui veut la paix prépare la guerre» constitue un bon résumé.

C4 *Mettre en œuvre des actions à visées diagnostique et thérapeutique*

Alerter et mobiliser l'équipe pluridisciplinaire

Les patients transportés par un SMUR sont acceptés et admis après l'accord du médecin du service qui est informé par la régulation du SAMU de l'état du patient, du motif d'admission, du bilan initial à l'arrivée de l'équipe pré-hospitalière et de son évolution au cours de la prise en charge.

infirmier

Acte

Les informations à ce stade sont parfois partielles mais l'infirmière doit se renseigner sur les éléments suivants :
- le motif d'entrée;
- la présence d'assistance ventilatoire (le patient est-il intubé ?);
- l'âge (même approximatif);
- l'état clinique;
- les précautions particulières (patient porteur d'une infection connue nécessitant des mesures d'isolement particulières);
- les thérapeutiques en cours (comme des catécholamines à la seringue électrique ou une sédation).

L'infirmière qui reçoit l'information concernant l'accueil d'une urgence vitale doit absolument communiquer et alerter les différents protagonistes qui vont œuvrer à cette prise en charge. L'ensemble des collègues doit être informé.

L'infirmière qui va prendre en charge le patient est désignée. La répartition de la charge de travail est un élément essentiel à prendre en compte car l'accueil d'une urgence ne doit en aucun cas compromettre la sécurité et la qualité de la prise en charge des autres patients.

En fonction de la nature de la prise en charge, il faudra prévenir d'autres intervenants. Par exemple, il convient de prévenir l'équipe de radiologie mobile en cas de prise en charge d'un polytraumatisé grave et d'alerter les équipes chirurgicales en fonction des lésions décrites par la régulation du SAMU.

La communication est indispensable pour une prise en charge de qualité. L'identification par avance du rôle de chacun permet une efficience optimale. Enfin, ne pas oublier qu'un nombre trop important d'intervenants inutiles gêne la gestion de l'urgence et interfère au bon déroulement de celle-ci.

C9 *Organiser et coordonner des interventions soignantes*

À l'accueil de l'urgence vitale

Assurer l'accueil du patient

L'accueil proprement dit repose sur plusieurs principes simples. L'IDE doit assurer la continuité des soins, assurer la prise de transmissions, procéder à l'admission administrative du patient, veiller à son installation et à son monitorage du patient.

Les précautions habituelles et les mesures d'isolement doivent être prises : port d'une surblouse, de gants et d'un masque si nécessaire.

La prise en charge psychologique du patient commence dès cette étape, il convient de rassurer et d'expliquer l'ensemble du déroulement des actions qui vont être mises en place.

La famille ou les proches sont accueillis par une personne autre que celle en charge du patient. Ils sont installés en salle d'attente et sont vus dès que possible par le réanimateur et si possible l'IDE.

Assurer la prise de transmission

C6 *Communiquer et conduire une relation dans un contexte de soins*

Il est indispensable que la prise en charge du patient ne souffre d'aucune interruption. Les équipes pré-hospitalières effectuent leurs transmissions. Il est indispensable que l'IDE responsable du patient soit attentive et à l'écoute. Les transmissions orales de l'équipe pré-hospitalière complètent les informations retranscrites sur la feuille de transport pré-hospitalier.

Assurer l'admission administrative

C2 *Concevoir et conduire un projet de soins infirmiers*

Les démarches administratives doivent être déléguées. L'IDE qui prend en charge le patient ne peut s'en charger seule. Le plus souvent, c'est une admission dite en urgence.

Les patients n'ont pas toujours de papiers d'identité à leur arrivée. L'admission s'effectue grâce à l'identité recueillie par le SMUR. Il est important de vérifier l'identité du patient en le lui demandant si son état le permet.

Le numéro de téléphone de la personne à prévenir est un élément important à recueillir. Le nom et/ou le téléphone du médecin traitant est un élément précieux dans la prise en charge.

Dans le cadre d'une admission non documentée permettant une identification fiable du patient, il faut veiller à régulariser la procédure d'admission *a posteriori* et procéder éventuellement aux rectificatifs nécessaires sur le bordereau d'admission.

Les formalités d'admission peuvent être plus complexes, si l'identité du patient reste inconnue : ce dernier est alors admis sous X, l'établissement hospitalier contacte les services de police afin de procéder à la recherche de l'identité du patient.

En cas de prise en charge en urgence d'un mineur, il faut s'assurer que toutes les mesures utiles sont prises pour que les personnes exerçant l'autorité parentale soient prévenues.

Si elles ne peuvent pas être jointes et qu'une intervention chirurgicale urgente est nécessaire, celle-ci peut être réalisée. La décision d'opérer est signée et horodatée par le médecin qui pratique l'intervention et appose la mention « nécessité d'opérer en urgence ».

Le chef de service ou de pôle constate la nécessité de l'urgence et en informe le directeur de l'établissement ou son représentant qui contresigne la décision médicale et mentionne l'impossibilité avérée de joindre le représentant légal du mineur. L'administration informe, quant à elle, le procureur de la République.

L'inventaire du patient doit être réalisé de façon contradictoire par deux agents du service, les bijoux, chaînes et colliers sont ôtés et les objets de valeur sont remis au cadre de santé et déposés au coffre. Les lunettes, lentilles de contact, dentiers et appareils auditifs doivent apparaître sur l'inventaire du patient. La réalisation de l'inventaire n'est pas l'urgence et peut être différée ou déléguée.

Installer le patient

C2 *Concevoir et conduire un projet de soins infirmiers*

L'installation du patient nécessite un transfert du brancard de SMUR vers le brancard ou le lit du déchoquage. Pour procéder à la mobilisation du patient, il faut impérativement être en nombre suffisant. En cas de lésion traumatique du rachis, le transfert s'effectue en monobloc strict (alignement cou-tronc), le patient étant muni d'un collier cervical; ce dernier ne doit être enlevé qu'après réalisation du bilan radiologique.

Lors du transfert, il convient de conserver les éléments du monitorage mis en place par l'équipe du SMUR, puis une fois le patient installé sur son brancard, il faut rapidement prendre le relais sur le monitorage du service d'accueil.

Il faut, dans cette étape, assurer une continuité de l'oxygénothérapie et de la ventilation.

Si le patient est ventilé, il faut procéder au relais sur le ventilateur du service d'accueil. Le médecin effectue les réglages des paramètres de ventilation. Le capnographe doit être connecté pour permettre de vérifier la bonne ventilation. L'auscultation pulmonaire doit être effectuée rapidement pour dépister toute mobilisation accidentelle de la sonde d'intubation lors du transfert. L'IDE vérifie la qualité de la fixation de la sonde d'intubation et note le niveau du repère à l'arcade dentaire. Les pressions du ballonnet de la sonde d'intubation sont monitorées secondairement. Un contrôle radiologique pulmonaire de référence est demandé et est réalisé en même temps que le reste du bilan radiographique.

Les critères de sécurité doivent être respectés : les ridelles sont remontées, les contentions disponibles, si besoin.

Les voies d'abord sont identifiées, les fixations et les pansements sont contrôlés, le reflux de chaque perfusion est réalisé.

Le relais des thérapeutiques doit être entrepris rapidement.

Les alarmes du monitorage sont adaptées à l'état clinique du patient, en fonction des objectifs thérapeutiques.

Le déshabillage doit être complet et impose de découper les vêtements si la mobilisation du patient est contre-indiquée.

Les prothèses dentaires, les lentilles de contact et les lunettes doivent être ôtées et identifiées puis mises avec le vestiaire du patient.

C4 *Mettre en œuvre des actions à visées diagnostique et thérapeutique*

Analyser la gravité de la situation clinique et aider à la mise en condition

Afin d'établir les priorités, il est nécessaire d'évaluer rapidement si le pronostic vital est mis en jeu. Cette analyse repose sur l'évaluation :

- de la fonction respiratoire (voir *Détresse respiratoire*, p. 119);
- de la fonction cardiovasculaire (voir *Détresse cardiovasculaire*, p. 169);
- de la fonction neurologique (voir *Détresse neurologique*, p. 218).

L'analyse de l'état clinique du patient nécessite une bonne connaissance de ces trois fonctions.

La dégradation de l'une ou plusieurs de ces fonctions impose des gestes et des techniques spécifiques : c'est la phase de mise en condition.

Ainsi pour être schématique, cette mise en condition repose sur :

- la mise en route d'une réanimation cardio-pulmonaire spécialisée qui est débutée en cas d'inefficacité cardio-circulatoire;
- une intubation pour corriger une détresse respiratoire majeure;
- l'administration de colloïdes et de macromolécules, de produits sanguins, de catécholamines et la mise en place d'une voie d'abord centrale, d'un cathéter artériel dans la logique de la prise en charge d'une défaillance circulatoire;
- la pose d'un drain thoracique en cas de pneumo- ou hémothorax compressif.

Recueillir et transcrire les paramètres cliniques et paraclиniques orientant le diagnostic

C1 *Évaluer une situation clinique et établir un diagnostic dans le domaine infirmier*

C4 *Mettre en œuvre des actions à visées diagnostique et thérapeutique*

Le monitorage donne des informations qui doivent être croisées avec l'analyse clinique du patient. Les paramètres tels que la pression artérielle, le pouls, la fréquence respiratoire, la saturation sont notés et interprétés.

L'état cutané, la coloration de la peau et des muqueuses, la présence de sueur doivent être notés.

La température doit être mesurée.

L'état neurologique et notamment la conscience doivent être évalués au moyen de l'échelle de Glasgow (voir *Détresse neurologique*, p. 219).

L'interrogatoire, s'il est possible, est riche en informations concernant les antécédents médicaux et chirurgicaux, sur la prise de traitements. Il permet de connaître le mécanisme de survenue du motif d'admission. Il permet d'évaluer la douleur, de préciser sa nature, sa localisation, sa caractéristique.

Le bilan biologique initial

C1 *Évaluer une situation clinique et établir un diagnostic dans le domaine infirmier*

Il permet la réalisation du groupage sanguin et la recherche des agglutinines irrégulières, avec la réalisation des deux déterminations par deux personnes différentes à deux moments différents. Le reste du bilan se compose d'une numération formule sanguine (NFS) et des plaquettes, CRP, un bilan d'hémostase (TP, TCA, fibrinogène), d'un ionogramme sanguin, de la mesure de l'urée et la créatinine (qui explore la fonction rénale), avec éventuellement la calcémie, le magnésémie et la phosphorémie.

Il peut comporter des examens plus spécifiques tels qu'un bilan hépatique, des troponines (explorant une éventuelle souffrance myocardique), des gaz du sang artériel, la mesure des lactates (signant une souffrance cellulaire), une alcoolémie, la recherche de toxiques (comme des benzodiazépines) ou des sérologies virales particulières.

Le bilan radiologique et échographique

C4 *Mettre en œuvre des actions à visées diagnostique et thérapeutique*

La radiographie pulmonaire est systématique si le patient est intubé et ventilé. Elle est faite très souvent à titre systématique pour servir de radiographie de référence notamment dans un contexte traumatique ou infectieux.

L'ECG est aussi très souvent fait de façon systématique. Il permet d'avoir un tracé de référence et est pratiqué à visée diagnostique.

Les examens plus spécifiques sont pratiqués afin d'identifier des fractures, des luxations, des épanchements et des contusions viscérales.

Il s'agit d'échographies (abdominale, cardiaque ou rénale), qui permettent une orientation diagnostique en fonction du traumatisme évoqué. Ces échographies sont quasi systématiques dans le cadre de la prise en charge d'un polytraumatisé. Il peut également s'agir de radiographies localisées sur un membre en fonction des critères de l'examen clinique.

Enfin un scanner cérébral, de l'abdomen ou du thorax, ou encore une IRM peuvent être nécessaires pour mettre en évidence certaines lésions.

L'IDE doit appeler les différentes équipes mobiles de radiologie et coordonne l'intervention des différents acteurs.

En cas de réalisation d'examens hors de l'unité de prise en charge (notamment pour une IRM ou un scanner), l'IDE organise et prépare le transport intra-hospitalier.

C4 *Mettre en œuvre des actions à visées diagnostique et thérapeutique*

Réaliser les soins d'hygiène

Si le patient est mobilisable, les soins d'hygiène peuvent être entrepris. La toilette, si elle est possible, maintient la peau propre et sèche et permet l'inspection minutieuse de l'état cutané du patient (voir Cahier des sciences infirmières n° 18 « Soins de confort et de bien-être »). L'inspection cutanée permet d'évaluer l'état d'hydratation et d'anticiper les besoins de prévention d'escarres au niveau des points d'appui. Ces soins doivent être réalisés dans le respect de la dignité du patient. Le corps ne doit pas être exposé et la pudeur et l'intimité doivent être préservées. Le patient, même s'il est sous sédation et inconscient, doit toujours être considéré comme une personne. Le soignant doit être à l'écoute et prendre en compte les demandes du patient.

La mobilisation peut être rendue compliquée par les sondes et les drains, les pansements chirurgicaux et la douleur liée aux mouvements. Les risques d'ablation de ces dispositifs sont réels et les conséquences peuvent être dramatiques. L'infirmière doit veiller à la sécurisation de ces dispositifs lors des soins de nursing. La mobilisation est importante pour changer les points d'appui et éviter l'enraidissement, les rétractions musculaires. Elle constitue une aide à la meilleure récupération fonctionnelle. Il faut avoir à l'esprit qu'aucun matériel, même sophistiqué, ne suffit à prévenir l'escarre.

L'installation au lit doit tenir compte des bonnes positions articulaires afin d'éviter les risques de compressions nerveuses et d'étirements ostéo-articulaires. Les membres doivent être surélevés avec des coussins afin d'éviter les œdèmes et les stases. Les pieds doivent être positionnés avec une attelle anti-équin afin d'éviter les attitudes vicieuses en équin.

Les soins de bouche, les soins des yeux et les soins de cordon sont essentiels si le patient est intubé et ventilé. (La technique de ces soins est explicitée dans le chapitre *Ventilation*, p. 136).

C1 *Évaluer une situation clinique et établir un diagnostic dans le domaine infirmier*

L'entretien avec la famille

L'entretien avec la famille permet de rassurer celle-ci et de donner des informations concernant la surveillance, l'environnement du patient, le monitorage et les alarmes. Il permet de préciser les règles des visites et les modalités de rencontre avec l'équipe médicale et de répondre aux questions.

Il permet de donner le numéro de téléphone du service et d'assurer un accompagnement auprès du patient dès que possible.

C2 *Concevoir et conduire un projet de soins infirmiers*

C6 *Communiquer et conduire une relation dans un contexte de soins*

Réaliser le dossier patient

Le dossier du patient constitue un instrument de travail et de communication pour l'ensemble des intervenants prenant en charge le malade. Il est indispensable que sa tenue soit rigoureuse. Il regroupe l'ensemble des documents relatifs aux soins administrés.

C'est un outil de communication et d'information pour l'ensemble des équipes qui doivent y réaliser des transmissions soigneuses. C'est aussi un élément médico-légal où sont répertoriés les événements concernant le patient. C'est un outil qui peut être réclamé par le patient selon les dispositions de la loi Droits des malades du 4-03-2002 (art. L 1111-7 du CSP), Décret du 29-04-2002 (R 1111-1 à 9) et les recommandations de l'ANAES (JO n° 65 du 17-03-2004) qui rappellent que toute personne a accès à son dossier, soit directement soit indirectement par l'intermédiaire d'un médecin et ce dans un délai de huit jours. Pour les mineurs, les parents peuvent en faire la demande. Sa consultation peut se faire sur place et des copies payantes peuvent être réalisées.

C'est un outil permettant également de disposer d'un historique médicalisé et synthétique qui est une aide à la prise de décision. Il structure le recueil d'informations et permet d'expliquer les arguments qui ont conduit aux choix des thérapeutiques. Il est une aide à la planification et au suivi du patient. Enfin, il peut être exploité à des fins de recherche scientifique et épidémiologique.

La mise au point et la diffusion de logiciel-métier va permettre à terme l'informatisation et la conservation sur un support numérique de l'ensemble de ces données, tout en simplifiant leur exploitation à des fins de recherche.

Points-clés

Le dossier doit contenir au moins les éléments suivants :

- la lettre du **médecin traitant** et le motif d'admission ;
- la recherche des **antécédents** et des **facteurs de risque** ;
- les **conclusions** de l'examen initial ;
- les **soins** dispensés et les **prescriptions** aux urgences ;
- les **informations** relatives au séjour (état clinique du patient, recueil de données, bilans biologiques et paracliniques, imagerie et examens complémentaires avec les comptes-rendus) ainsi que la **démarche médicale** ;
- le **dossier d'anesthésie**, s'il y a lieu, avec les **comptes rendus opératoires** ;
- les **consentements éclairés** en cas de mise en place de procédures de recherche ou d'un traitement innovant ;
- le **dossier transfusionnel** complet y compris la fiche d'incident transfusionnel s'il y a lieu.
- l'**ensemble des prescriptions** médicales ;
- le **dossier infirmier** qui doit comporter l'ensemble des transmissions et des interventions infirmières ;
- le **compte-rendu d'hospitalisation** et les documents de sortie du patient (lettre, ordonnance de sortie, fiches de transmission et de liaison infirmière).

Réanimation et techniques de soins lors de soins critiques 5

Prise en charge d'une personne en situation d'urgence respiratoire

La fonction de l'appareil respiratoire est de permettre les échanges gazeux. Il permet **l'hématose** c'est-à-dire l'apport en oxygène (O_2), indispensable à l'activité cellulaire, et l'élimination du gaz carbonique (CO_2), produit par l'activité cellulaire.

Termes essentiels à connaître

L'oxygène est un élément indispensable à l'organisme, il intervient dans le métabolisme cellulaire et permet la production d'énergie par les mitochondries sous forme d'ATP. La fraction en oxygène de l'air ambiant est de l'ordre de 21 %.

Hypoxémie : l'hypoxémie est la diminution de la quantité d'oxygène transportée dans le sang artériel avec une diminution de la pression partielle en O_2 (PaO_2) < 60 mm Hg. La baisse de la PaO_2 retentit sur le métabolisme cellulaire en altérant les fonctions des systèmes cardiovasculaires, respiratoire et nerveux central mais aussi du foie et des reins (on le voit dans la mesure de la saturation).

Hypoxie : la quantité d'oxygène délivrée aux tissus est insuffisante par rapport aux besoins cellulaires.

Cyanose : la cyanose est une coloration bleutée des muqueuses et téguments en rapport avec une désaturation de l'hémoglobine en oxygène. La cyanose s'observe surtout au niveau des lèvres, des lobes des oreilles et des régions sous-unguéales. Elle apparaît quand la quantité d'hémoglobine réduite dépasse 5 g pour 100 mL de sang capillaire. Elle dépend donc d'une quantité absolue d'hémoglobine et non d'un pourcentage, ce qui explique la possibilité de son absence en cas d'anémie. Ce n'est pas un signe fiable pour apprécier la sévérité d'une hypoxie.

Définition

La défaillance respiratoire est la faillite des mécanismes assurant l'hématose avec une incapacité de l'appareil respiratoire à répondre aux besoins en oxygène de l'organisme.

L'hypoxémie est constante et s'associe ou non à un trouble de l'élimination du CO_2 indiquant une hypoventilation alvéolaire, en fonction de la cause initiale. L'hypoxémie entraîne une hypoxie tissulaire dont la principale conséquence est une souffrance cellulaire. En l'absence d'oxygène, les mitochondries s'arrêtent de produire de l'ATP et le métabolisme cellulaire passe en anaérobiose, ce qui engendre une souffrance multiviscérale et une production de lactate. Cette production de lactates est souvent accompagnée d'une acidose métabolique.

Le défaut d'élimination du CO_2 entraîne une hypercapnie (augmentation de la pression partielle en CO_2 dans le sang artériel) du fait de son accumulation dans l'organisme. Une acidose gazeuse apparaît si la survenue est rapide.

La gravité est liée au degré d'hypoxémie, et à la capacité de l'organisme à la compenser (l'hypercapnie est le témoin d'un épuisement respiratoire). Cette défaillance majeure peut conduire à l'arrêt cardio-respiratoire hypoxique.

Motif d'admission fréquent aux urgences, la dyspnée induite par la défaillance respiratoire aiguë impose une prise en charge où les démarches diagnostique et thérapeutique sont fortement intriquées.

Mécanismes physiopathologiques

Les causes d'une défaillance respiratoire sont multiples et varient en fonction du siège et de la nature de l'atteinte (Figure 5.1).

Le traitement et la prise en charge sont donc étroitement liés à la cause :

- au niveau des centres de la régulation de la ventilation, des mécanismes toxiques, traumatiques, infectieux (abcès, méningite) ou vasculaires peuvent être responsables de cette détresse ;
- au niveau des voies aériennes supérieures, la défaillance ventilatoire peut être liée à la présence d'un corps étranger, d'une tumeur, d'une infection (épiglottite, laryngite aiguë chez l'enfant), d'un œdème (œdème de Quincke dans le choc anaphylactique) ou d'une paralysie (des cordes vocales, par exemple) ;
- au niveau des bronches, des pathologies telles que l'asthme, les bronchites chroniques peuvent être mises en cause ;
- au niveau de la paroi thoracique, on peut retrouver une atteinte traumatique ou l'existence d'une cypho-scoliose (déformation de la colonne vertébrale). La plèvre, quant à elle, peut être le siège d'épaississement ou d'épanchements tels qu'une pleurésie, un pneumothorax, un hémothorax ;
- le diaphragme, muscle respiratoire majeur, peut être victime de traumatisme, de paralysie (lésion peropératoire du nerf récurrent, hémiplégie) ou de myasthénie ;
- le parenchyme pulmonaire peut être altéré lors d'une infection bactérienne ou virale. La membrane alvéolo-capillaire peut alors être lésée notamment lors de syndrome de détresse respiratoire aiguë (SDRA) ou bien lors d'œdème aigu du poumon (OAP) ;
- enfin au niveau de l'artère pulmonaire, on peut évoquer l'embolie pulmonaire comme cause de détresse respiratoire, ou une hypertension artérielle pulmonaire (HTAP) chronique (cœur pulmonaire chronique).

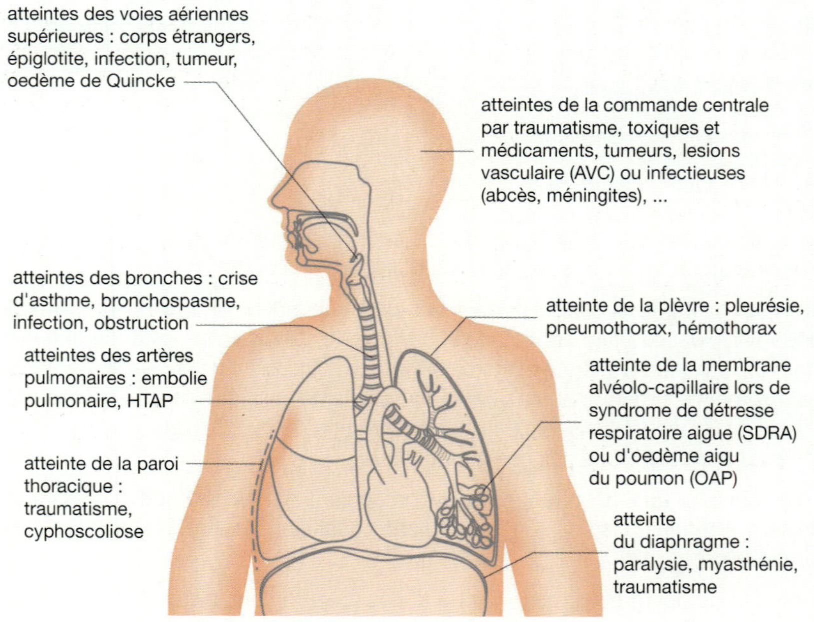

Fig. 5.1 *Schématisation des étiologies des détresses respiratoires.*

Examen clinique

SIGNES CLINIQUES

Le signe clinique principal de la détresse respiratoire est la dyspnée, que l'on peut caractériser par un rythme (fréquence, régularité) et une amplitude de ventilation.

Cette dyspnée peut être alors associée à une polypnée ou tachypnée (fréquence respiratoire > 30/min) ou une bradypnée (fréquence respiratoire < 10/min). L'amplitude respiratoire peut être superficielle (petit volume courant : polypnée superficielle) ou ample et profonde, anarchique et désordonnée. Notons que la tachypnée chez l'enfant s'accompagne fréquemment de battements des ailes du nez.

À cette dyspnée s'associent des signes de gravité tels que l'existence d'un tirage qui se manifeste par l'utilisation des muscles inspiratoires accessoires (contraction des muscles sterno-cléido-mastoïdiens et des scalènes, dépression sus-sternale et sus-claviculaire, dépression inspiratoire des espaces intercostaux). En cas d'obstruction haute, un bruit inspiratoire appelé **cornage** est caractéristique.

Le patient peut présenter une contraction expiratoire des muscles abdominaux ainsi qu'une respiration paradoxale (asynchronisme thoraco-abdominal : à l'inspiration, expansion thoracique et dépression abdominale).

Il faut distinguer les signes de lutte (tachypnée, tirage, utilisation des muscles abdominaux) des signes de fatigue ventilatoire : respiration superficielle ou paradoxale, pauses.

L'impossibilité de parler ainsi que l'existence d'un sifflement expiratoire sont des signes de gravité, présents par exemple dans le tableau de l'asthme aigu grave.

Cette dyspnée est souvent associée à une **cyanose** : coloration bleutée des téguments particulièrement visible aux extrémités (doigts, lèvres).

L'hypercapnie est quant à elle exprimée par la présence de sueurs importantes, d'une congestion faciale, de céphalées et d'hypertension artérielle.

Des **signes neurologiques** tels qu'une agitation, des troubles de la conscience, voire un coma confortent le critère d'extrême urgence de ce tableau clinique et témoignent d'une souffrance cérébrale provoquée par l'hypoxie et l'hypercapnie.

Des **signes hémodynamiques** tels qu'une tachycardie (fréquence cardiaque > 120/min), une bradycardie (fréquence cardiaque < 50/min) ou encore une hypotension artérielle associée à des signes de choc (marbrures des genoux) sont des signes péjoratifs. Par ailleurs, des poussées hypertensives peuvent soit signer une dyspnée secondaire à une atteinte cardiaque comme dans l'œdème aigu du poumon, soit être corolaires aux signes d'hypercapnie.

C1 *Évaluer une situation clinique et établir un diagnostic dans le domaine infirmier*

EXAMEN DU MALADE

L'interrogatoire du patient ou, en cas d'impossibilité, de la famille permet d'objectiver l'existence d'une douleur thoracique (signant potentiellement une embolie pulmonaire, un pneumothorax, une pleurésie) ou une douleur des mollets (orientant vers une maladie thrombo-embolique veineuse). On recherche également la présence d'une fièvre (cause infectieuse).

Le médecin, au cours de l'auscultation, identifie la présence d'un *wheezing* (sifflement inspiratoire haut situé : obstacle sur les voies aériennes supérieures) ou de sibilants (obstruction bronchique expiratoire le plus souvent diffuse, dans l'asthme et la BPCO), un souffle, des bruits du cœur irréguliers, des crépitants, des ronchi, une asymétrie.

C1 *Évaluer une situation clinique et établir un diagnostic dans le domaine infirmier*

Examens complémentaires

Les examens complémentaires permettent d'étayer le diagnostic médical. Souvent, il est nécessaire d'associer plusieurs examens :

- l'imagerie médicale est très contributive (radiographie, scanner, IRM, échographie pleurale),
- la mesure des gaz du sang artériel,
- la réalisation d'un électrocardiogramme,
- les prélèvements bactériologiques sont souvent nécessaires afin de pouvoir établir le diagnostic médical.

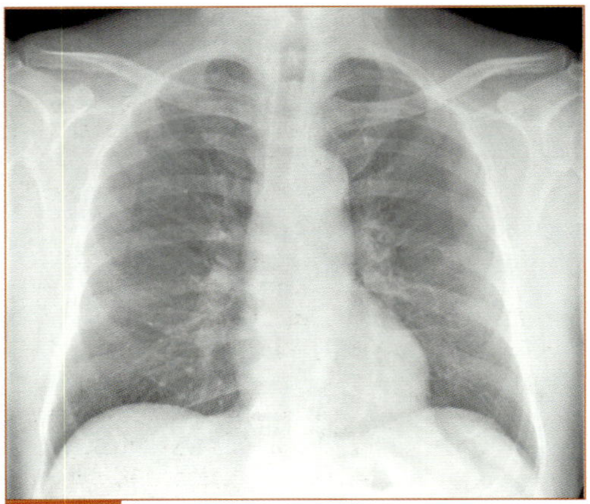

Fig. 5.2 *Radiographie pulmonaire normale.*

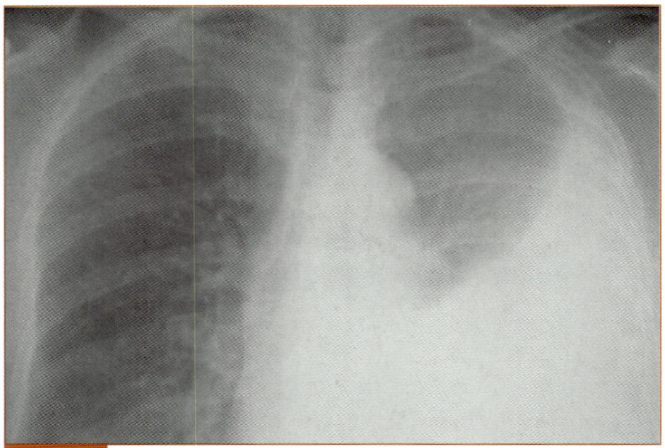

Fig. 5.3 *Radiographie d'un épanchement liquidien pleural gauche.*

RADIOGRAPHIE PULMONAIRE

Le cliché radiographique de face constitue un examen de routine. Il permet d'apprécier l'état des parois thoraciques (objectiver une fracture du gril costal) et du médiastin (silhouette cardiaque). L'analyse permet l'étude des plèvres (épanchement liquidien et/ou gazeux) ainsi que l'étude du parenchyme pulmonaire. Ainsi on peut facilement objectiver une atélectasie, une pneumopathie.

Il faut souligner que cet examen doit être répété car les signes radiologiques apparaissent souvent avec retard par rapport aux signes cliniques.

GAZOMÉTRIE ARTÉRIELLE

C'est un examen indispensable devant toute détresse respiratoire aiguë.

Le prélèvement d'un échantillon de sang artériel est réalisé en général par ponction d'une artère périphérique (le plus souvent radiale ou fémorale). Ce prélèvement permet d'authentifier la détresse respiratoire et d'en apprécier le retentissement sur l'hématose, notamment l'importance de l'hypoxémie et de la variation de la pression artérielle en CO_2, ainsi que l'analyse de l'équilibre acido-basique. Cet examen est réalisé dans un but diagnostique, pronostique ou thérapeutique.

Ce prélèvement doit être acheminé rapidement au laboratoire afin de ne pas en fausser le résultat. Il faut penser à noter sur la demande d'examen, la température centrale du patient, ainsi que la fraction inspirée en O_2, le mode ventilatoire et les paramètres de ventilation.

Tableau 5.1 Le valeurs normales des gaz du sang chez l'adulte.

pH	7,38 – 7,43
PaO_2	90 – 100 mm Hg
$PaCO_2$	38 – 42 mm Hg
CO_2 total	20 – 35 mmol/L
Bicarbonates (HCO_3) Excès de base (BE)	21 – 28 mmol/L –2 – 2
Saturation en O_2	95 – 100 %
Lactate	< 2 mmol/L

Acte infirmier

Gazométrie artérielle

Elle consiste en une ponction à visée diagnostique d'un échantillon de sang artériel.
C'est un acte médical qui peut être délégué (soin infirmier sur prescription médicale).
L'échantillon de sang prélevé est analysé et permet :
– d'évaluer la capacité de l'hémoglobine à se charger en oxygène (l'oxygénation du sang) au moyen de la mesure de la PaO_2 (pressions partielles d'oxygène) ;
– d'évaluer l'efficacité de la ventilation au moyen de la mesure de la $PaCO_2$ (pressions partielles de dioxyde de carbone) ;
– de mesurer le pH et le bicarbonate et d'évaluer ainsi l'action des systèmes tampons.

Cet examen est donc indiqué devant tout état respiratoire sévère, devant une suspicion de désordre métabolique majeur. Il peut aider à poser un diagnostic, à guider la thérapeutique et à en évaluer l'efficacité, mais il possède également une valeur pronostique.

La gazométrie artérielle doit être interprétée dans les plus brefs délais par le médecin et, si nécessaire, un traitement doit être initié.

Le site de ponction est le plus souvent localisé au niveau de l'artère radiale qui est superficielle, facilement accessible et relativement éloignée du réseau veineux.
Pour cette artère, il est conseillé de ne pas utiliser la main dominante. En cas de thrombose majeure du réseau artériel, il existe un risque de compromettre l'usage de la main. Il faut donc impérativement s'assurer de l'existence d'une suppléance vasculaire par l'artère cubitale. Ainsi, si l'artère radiale se thrombose, l'artère cubitale permet tout de même une vascularisation de la main. Pour évaluer l'existence de cette suppléance, on effectue le **test d'Allen**. Ce test clinique explore la perméabilité du réseau artériel de la main et des doigts (il est décrit au chapitre 5 *Le monitorage* dans la section *Mesure de la pression artérielle invasive*, p. 201).
L'artère fémorale peut être ponctionnée en cas d'échec ou de contre-indication, après accord du médecin.
La ponction de l'artère humérale n'est pas recommandée en raison du risque d'atteinte nerveuse.

Avant la réalisation de la ponction

Vérifier la prescription médicale (date et signature du médecin) et l'identité du patient.
S'assurer de l'absence de contre-indication (notamment de thrombose majeure du réseau artériel dans le cadre d'une ponction de l'artère radiale ou de l'existence de prothèse vasculaire iliofémorale dans le cadre d'une ponction fémorale). Les troubles graves de l'hémostase constituent également une contre-indication à la ponction artérielle.
Informer le patient de la nature de l'examen et de la douleur potentielle de ce soin. La nature urgente de l'examen ne permet pas toujours l'utilisation d'une crème anesthésiante type Emla, qui nécessite un temps de contact minimal de trente minutes pour être efficace.
La température, la fraction inspirée d'oxygène administrée au patient et le cas échéant les paramètres du respirateur, doivent être notés sur la demande d'examen (par exemple 21 % si le patient inhale simplement l'air ambiant).

Préparation du matériel

Il faut penser à vérifier la date de péremption et l'intégrité des emballages du matériel utilisé :
– un antiseptique iodé (sauf contre-indication ou allergie à l'iode) ;
– une monodose de savon antiseptique ;
– une seringue dite « sécurisée » de 3 mL, appelée le plus souvent « seringue à gaz du sang » : cette seringue est préhéparinée afin d'éviter la coagulation du sang et dispose d'un bouchon qui, une fois la ponction faite, se visse à la place de l'aiguille ayant servi à la ponction ;
– le choix de l'aiguille de ponction est fonction du site choisi : la ponction d'une artère radiale nécessite une aiguille moins importante que la ponction d'une artère fémorale ; en règle générale une aiguille pour intraveineuse est suffisante ;
– si ce type de matériel n'est pas disponible, on pourra préparer soi-même la seringue de 3 ml en y ajoutant sept unités internationales d'héparine. Dans ce cas, la ponction doit être parfaitement aseptique (désinfection du bouchon du flacon d'héparine avec un produit iodé). Une fois l'héparine ponctionnée, enlever l'aiguille, la remplacer par une aiguille stérile et purger l'ensemble du montage afin de chasser toute présence d'air ;
– des compresses stériles ;
– un container à aiguilles ;
– un plateau à usage unique ;
– un champ stérile ;
– une paire de gants stériles ;
– un pansement adhésif ;
– une protection pour le lit ;
– un haricot

En cas de ponction de l'artère radiale

Le patient est installé confortablement en position assise ou allongée et le poignet est maintenu en hyperextension (paume de la main tournée vers l'avant, poignet posé sur un coussin).
Le repérage de l'artère radiale se fait comme pour une prise de pouls.

Acte **infirmier**

En cas de ponction de l'artère fémorale

Le patient est allongé sur le dos, les jambes légèrement fléchies, et du côté qui sera ponctionné, le pied sera tourné vers l'extérieur. Le repérage de l'artère se fait par palpation au pli de l'aine.

La ponction artérielle proprement dite

– Se laver les mains (lavage simple).
– Désinfecter largement la zone de ponction avec un produit iodé (sauf contre-indication ou allergie).
– Installer stérilement le matériel de ponction sur le champ stérile.
– Procéder au lavage antiseptique des mains.
– Mettre les gants stériles et repérer la position de l'artère.
– Immobiliser l'artère entre deux doigts de la main ne servant pas à la ponction et maintenir fermement cette immobilisation.
– Introduire l'aiguille en position entre 40° et 45° par rapport à la surface de la peau.
– L'aiguille une fois introduite ne doit pas être changée d'axe et sera enfoncée doucement jusqu'à l'apparition d'un jet artériel dans la seringue. Sous l'effet de la pression artérielle, le corps de pompe se remplit seul, sans avoir besoin de tirer le piston.
– Une fois la seringue remplie, la retirer, appliquer immédiatement une compresse et comprimer pendant cinq à dix minutes pour éviter la formation d'un hématome. Dans le cas d'une ponction de l'artère fémorale, on appliquera un petit sac de sable, afin d'augmenter la compression.
– Éliminer les déchets.
– Se laver les mains (lavage simple).
– Si le patient est conscient, lui indiquer l'importance de signaler l'apparition de tous signes anormaux tels que douleur, hématome, sensation de paralysie…
– Acheminer rapidement la seringue étiquetée au nom du patient ainsi que la demande d'examen dûment remplie.
– Noter le soin dans le dossier et récupérer les résultats de l'examen dès que possible.

En cas de patient porteur d'un cathéter artériel périphérique

Il est possible alors de réaliser directement la ponction au niveau de ce cathéter : cette technique est explicitée au chapitre 5 *Le monitorage* dans la section *Mesure de la pression artérielle invasive*).

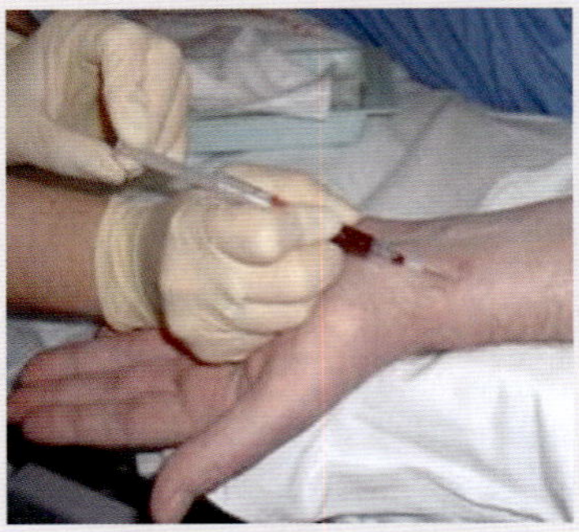

ÉLECTROCARDIOGRAMME

Il est systématiquement réalisé dans la prise en charge des détresses respiratoires. Il permet de diagnostiquer certains facteurs déclenchants d'une insuffisance ventriculaire gauche (une ischémie myocardique ou un trouble du rythme supraventriculaire). Il permet en outre de caractériser certaines dyspnées d'origine cardiaque.

BNP (BRAIN NATRIURETIC PEPTIDE – HORMONE POLYPEPTIDIQUE NATRIURÉTIQUE)

Le BNP est sécrété par les ventricules et les oreillettes sous l'effet d'une élévation de la pression et de l'étirement des cellules musculaires. Le BNP est produit chez l'homme majoritairement par les myocytes des ventricules cardiaques, relargué dans la circulation générale et se comporte comme une véritable hormone du stress cardiaque. Le BNP constitue une réponse physiologique, proportionnelle à la dilatation et donc l'insuffisance ventriculaire gauche.

Toutefois, le BNP n'est pas un marqueur spécifique de l'insuffisance cardiaque gauche car le ventricule droit soumis à une hyperpression et une dilatation aiguë (embolie pulmonaire, bronchite chronique) sécrète également ce marqueur.

Le taux de BNP permet de différencier une dyspnée d'origine cardiaque (OAP) des autres étiologies. Les valeurs discriminatoires retenues sont :

– BNP > 400 pg/mL : la dyspnée est d'origine cardiaque ;

– BNP < 100 pg/mL : la dyspnée n'est pas d'origine cardiaque ;

– BNP entre 100 et 400 pg/mL : le taux n'est pas discriminatoire.

PRÉLÈVEMENTS BACTÉRIOLOGIQUES

Ils vont permettre de mettre en évidence la présence d'une infection. Plusieurs examens sont envisageables. Les hémocultures sont prescrites dans le cadre d'une suspicion de septicémie ou d'un choc septique. Les prélèvements pulmonaires, soit par fibroaspiration avec la possibilité de réaliser un lavage broncho-alvéolaire, soit par aspiration endotrachéale quand le patient est intubé, sont contributifs dans la recherche d'un germe afin d'ajuster le traitement antibiotique.

Principes de prise en charge

INSTALLATION ET MONITORAGE

C4 Mettre en œuvre des actions à visée diagnostique et thérapeutique

La menace vitale que représente la détresse respiratoire doit conduire à une prise en charge optimisée qui comporte plusieurs phases conduites de façon simultanée.

Installation

Le patient doit être installé en position demi-assise. Il ne faut pas l'allonger car on risque de l'exposer à un arrêt cardio-respiratoire. **L'orthopnée** (difficulté à respirer en position couchée) est présente dans la plupart des détresses respiratoires, elle n'est pas spécifique de l'insuffisance cardiaque et doit donc toujours être respectée.

Analyse de la situation clinique et le recueil de données

Ils ont pour objectif l'orientation diagnostique médicale. Cette étape renvoie à la sémiologie et à la vision clinique précédemment traitée.

Prise des constantes vitales

Il s'agit de relever rapidement les constantes permettant d'évaluer les répercussions de la défaillance sur les grandes fonctions vitales : la fréquence respiratoire, la saturation en oxygène (SPO_2) à l'aide du saturomètre. La mesure de la pression artérielle et de la fréquence cardiaque permet d'évaluer le retentissement de la détresse respiratoire sur l'état hémodynamique. Conjointement, on réalise l'appréciation de l'état de conscience grâce à l'échelle de Glasgow (voir *Prise en charge de la défaillance neurologique*) mais en cherchant aussi une désorientation temporo-spatiale, et l'on relève une température et une glycémie capillaire.

TECHNIQUES

C4 Mettre en œuvre des actions à visée diagnostique et thérapeutique

Oxygénothérapie

C'est le premier geste à réaliser.

L'oxygène normobare s'administre grâce à une interface adaptée branchée sur un manodétendeur, à partir d'une prise murale ou d'une bouteille.

En ventilation spontanée, l'O_2 est administré en L/min grâce à une sonde nasale, des lunettes nasales, un masque facial ou un masque à haute concentration. Le masque nébulisateur permet en plus de l'oxygénothérapie, l'administration par nébulisation d'une thérapeutique (exemple de l'administration de β2 mimétiques pour traiter une crise d'asthme).

Si le patient ne présente pas de ventilation spontanée, l'oxygène sera alors administré à l'aide d'un ballon auto-remplisseur type *Ambu* de façon transitoire avant la mise en place d'une assistance ventilatoire mécanique après intubation orale ou nasotrachéale.

Tableau 5.2 Concordance débit – fraction inspirée suivant le type d'interface utilisée.

Interface	Débit d'oxygène (L/min)	Fraction inspirée d'oxygène estimée en (%)
Lunettes nasales	1	24
	2	28
	3	32
	4	36
	5	40
	6	44
Sonde nasale	4	40
	5	50
	6	60
Masque facial	5	40
	6-7	50
	7-8	60
Masque haute concentration	6	60
	7	70
	8	80
	9	90
	10	95

Efficacité de l'oxygénothérapie et oxymétrie de pouls

Le débit est à adapter à la saturation. L'objectif thérapeutique à atteindre est une saturation mesurée au saturomètre (SpO_2) supérieure à 95 %. L'efficacité thérapeutique consiste en la régression ou la disparition des signes cliniques.

La surveillance de l'efficacité de l'oxygénothérapie s'effectue de façon quasi systématique grâce à l'oxymétrie de pouls.

Interface d'administration de l'oxygène

Les lunettes nasales permettent la délivrance d'un débit d'O_2 de 0,5 à 6 L/min avec une fraction inspirée en oxygène (FiO_2) de 25 à 40 %. Elles sont très confortables pour le patient mais inefficaces en cas d'encombrement nasopharyngé.

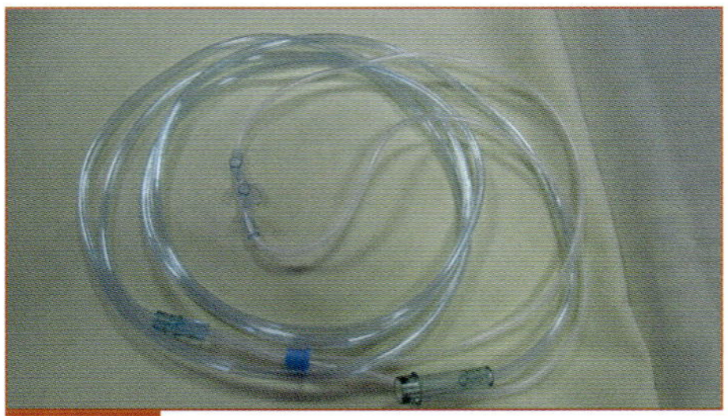

Fig. 5.4 *Les lunettes nasales.*

Le masque facial simple permet la délivrance d'un débit supérieur à 4 L/min avec une fraction inspirée en oxygène (FiO_2) de 30 à 60 %. Il est facile à mettre en place, l'inconvénient réside dans la FiO_2 qui est variable en fonction de l'étanchéité.

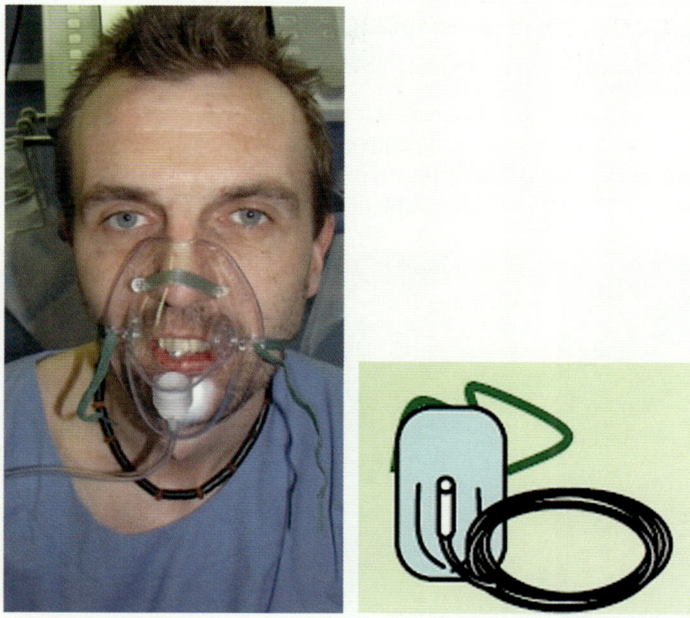

Fig. 5.5 *Le masque facial simple.*

Le masque à haute concentration permet la délivrance d'un débit d'O_2 supérieur à 12 L/min pour une fraction inspirée en oxygène (FiO_2) de 60 à 95 %. C'est l'interface idéale pour un patient présentant une détresse respiratoire aiguë.

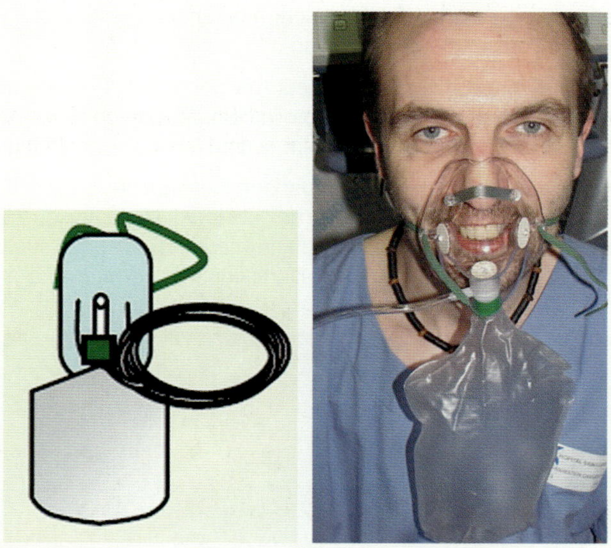

Fig. 5.6 *Le masque haute concentration.*

Le masque nébulisateur permet la délivrance d'un débit d'O_2 de 6 à 8 L/min pour une fraction inspirée en oxygène (FiO_2) de 40 %. Il permet l'administration de médicaments par aérosolthérapie (Attention, la nébulisation est inefficace si on installe un humificateur en amont).

La sonde nasopharyngée permet la délivrance d'un débit d'O_2 de 0,5 à 10 L/min avec une fraction inspirée en O_2 de 40 à 60 %. Elle nécessite l'utilisation d'un humidificateur au-delà de 3 à 6 L/min.

Ventilation au masque

Avant de débuter la ventilation au masque il est impératif **d'assurer la liberté des voies aériennes supérieures** par une subluxation de la mâchoire inférieure, avec ouverture de la bouche et une légère extension de la tête. Cette extension se réalise en plaçant une main sur le front et les doigts de l'autre main sous le menton : ainsi la langue n'obstrue pas l'arrière du pharynx.

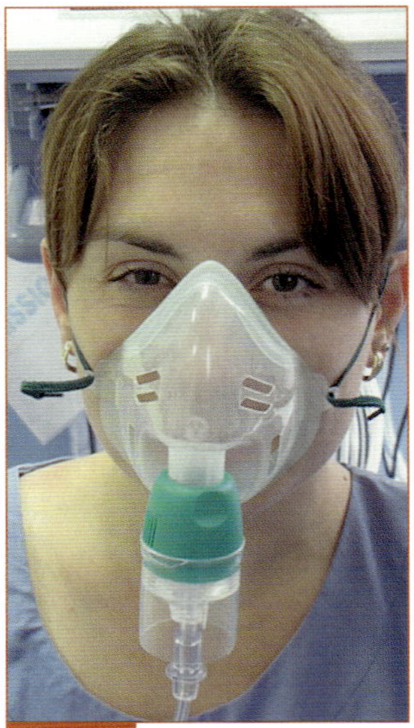

Fig. 5.7 *Le masque nébulisateur.*

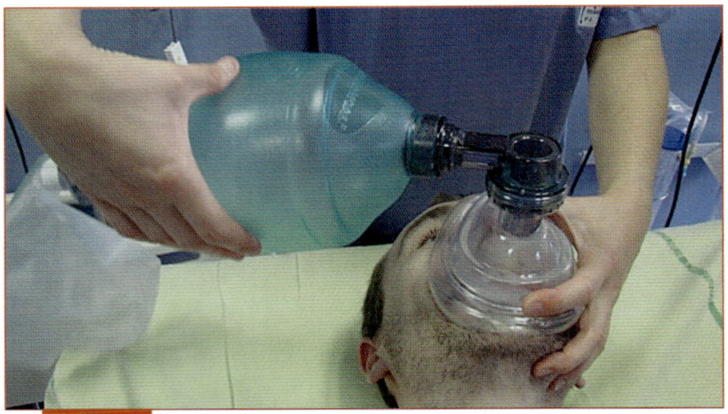

Fig. 5.8 *Position lors de la ventilation au masque.*

La ventilation au masque a pour objectif de suppléer à la fonction respiratoire devant une détresse respiratoire majeure ou une absence de ventilation.

Le matériel utilisé est un ballon souple ou insufflateur manuel disposant d'une valve unidirectionnelle dite de non réinhalation. L'inspiration est réalisée par la compression du ballon souple, l'expiration est passive et la valve permet l'évacuation de l'air expiré évitant ainsi la réinhalation du mélange gazeux.

Le masque doit être adapté à la morphologie du patient. Il est appliqué sur le visage en appuyant le pouce de la main non dominante contre l'arête du nez et l'index sur le masque au niveau du menton, les trois autres doigts soulèvent le menton et l'angle mandibulaire pour subluxer la mâchoire. La main dominante est utilisée pour comprimer le ballon souple et permettre la ventilation.

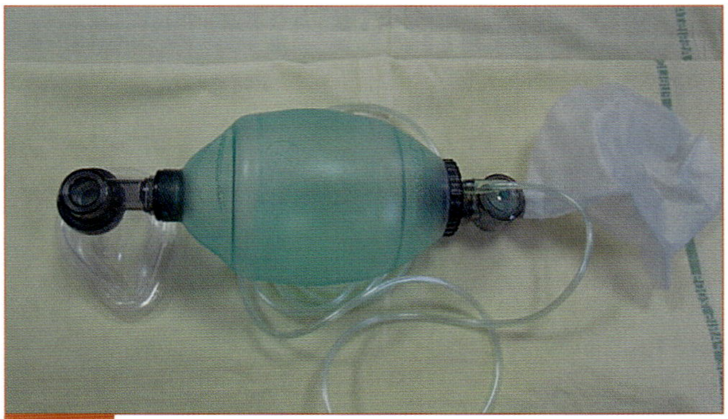

Fig. 5.9 *Photo d'un insufflateur manuel.*

C4 Mettre en œuvre des actions à visées diagnostique et thérapeutique

Intubation

Définition

L'intubation endo-trachéale consiste à introduire une sonde par la bouche ou le nez jusque dans la trachée. On utilise cette technique pour assurer la protection et le maintien de la liberté des voies aériennes supérieures, permettre la ventilation artificielle ou l'assistance respiratoire. Elle rend possible l'aspiration des sécrétions trachéobronchiques. L'intubation endotrachéale est indiquée chaque fois qu'il est nécessaire de suppléer ou de contrôler la fonction ventilatoire devenue insuffisante.

L'intubation est un geste pratiqué par un médecin anesthésiste-réanimateur ou une infirmière anesthésiste.

Principe et intérêt de l'intubation

La sonde d'intubation est une interface entre le respirateur et le patient qui permet de délivrer la ventilation.

Les indications de l'intubation sont :

- détresse respiratoire menaçant le pronostic vital ;
- défaillance hémodynamique (état de choc) ;
- arrêt cardiocirculatoire ;
- coma du fait du risque de troubles de déglutition et d'inhalation bronchique.

La sonde d'intubation est la seule interface qui rend relativement étanche les voies aériennes. À cette fin, elle est munie d'un ballonnet qui, une fois gonflé, permet de sécuriser les voies aériennes en les isolant de tout liquide gastrique, sécrétions pharyngées mais aussi de sang en cas de traumatisme de la face, d'épistaxis ou d'hémorragie digestive haute.

Matériel

Ce geste nécessite de respecter rigoureusement un certain nombre de prérequis.

- Il faut s'assurer au préalable de disposer d'une source d'aspiration vérifiée et fonctionnelle munie d'une sonde d'aspiration de gros calibre. Cette précaution est impérative car à tout moment, l'opérateur peut être contraint d'aspirer des sécrétions bronchiques ou éventuellement des régurgitations gastriques.
- Le ballon autoremplisseur à valve unidirectionnelle type *Ambu©* est branché à une source d'oxygène. Le fonctionnement des valves du ballon doit être testé. Le masque muni d'un pourtour souple assurant l'étanchéité est choisi en fonction de la morphologie du visage.
- Le respirateur, qui est prévu pour assister la ventilation une fois l'intubation réalisée, doit être prêt et fonctionnel (les procédures de vérification et de test sont réalisées au préalable).
- Le matériel servant au monitorage du patient doit être vérifié et fonctionnel (oxymétrie de pouls, électrocardioscope, pression artérielle non invasive au minimum et si possible monitorage de la fraction expirée en CO_2 ou capnographe).
- Le chariot d'urgence est prêt, contrôlé et à portée de main (voir *Chariot d'urgence*, p. 283).
- Il faut disposer d'une voie d'abord périphérique (cathéters de 18 ou 20 gauge) par laquelle on va réaliser l'injection des médicaments en intravasculaire. On doit s'assurer de la fiabilité de la perfusion par un reflux.

infirmier

Acte

Plateau d'intubation

Il doit être vérifié et comporte :
- un manche de laryngoscope muni de piles de rechange,
- deux lames courbes type Macintosh (taille 3 et 4) et une lame droite,
- une pince de Magill,
- des sondes d'intubation de différentes tailles,
- une seringue de 10 mL,
- un mandrin conformable,
- des canules de Guédel (taille 3 et 4),
- un spray *Ventoline*,
- un nébuliseur de *Xylocaïne* 5 % (anesthésie locale de glotte),
- un rouleau de sparadrap pour fixer la sonde d'intubation,
- un collyre et du sparadrap hypoallergique pour l'occlusion palpébrale,
- un filtre antibactérien muni d'un raccord annelé,
- un stéthoscope pour l'auscultation des champs pulmonaires après intubation,
- des gants à usage unique et une paire de lunettes de protection,
- un spray de lubrifiant (*Silisonde*).

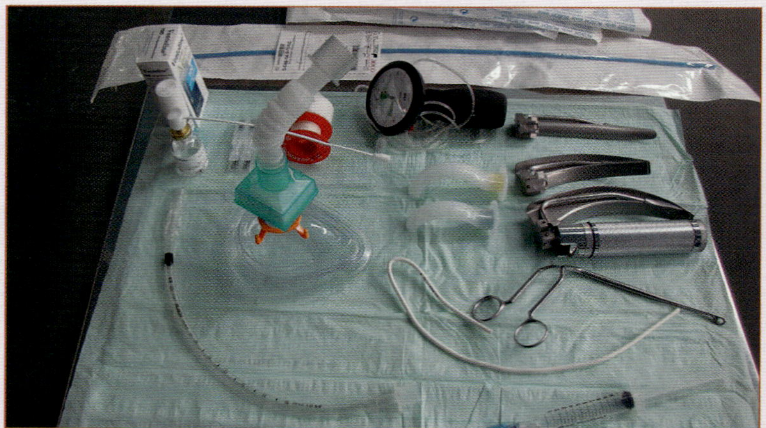

Fig. 5.10 *Le plateau d'intubation.*

Installation du patient

Le patient est classiquement installé en décubitus dorsal, tête en position intermédiaire ou légèrement surélevée et au plus près du bord du lit.

Il est impératif de décaler le lit du mur et d'ôter la tête du lit afin de permettre l'accès à l'opérateur. Il convient de vérifier le bon fonctionnement du lit et d'en ajuster la hauteur idéale pour l'opérateur. La notion d'ergonomie et d'installation conditionne grandement la réussite de l'intubation. Ainsi la mise en place d'un coussin sous la tête (coussin sous l'occiput), améliore grandement la visualisation de la glotte en laryngoscopie direct. Cette manœuvre n'est possible que si le rachis cervical ne présente aucun traumatisme.

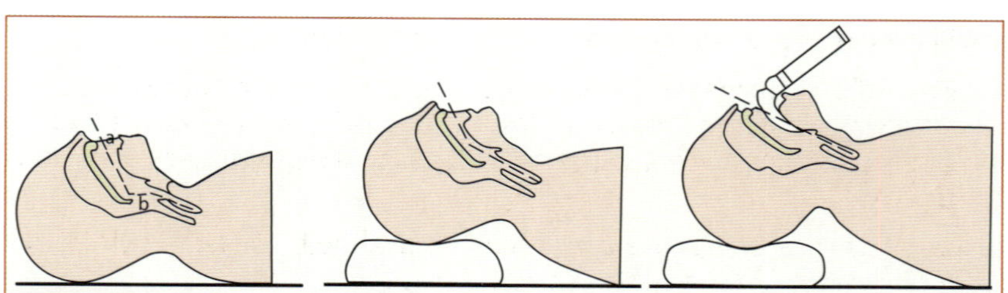

Fig. 5.11 *Intérêt de la position du coussin sous la tête.*

Pré-oxygénation

Chaque fois que cela est possible, il convient de pré-oxygéner le patient.

Cette pré-oxygénation a pour objectif de remplacer l'air contenu dans les poumons par de l'oxygène. Elle va créer ainsi une réserve en oxygène améliorant la tolérance de l'apnée induite par l'administration des médicaments de l'anesthésie qui vont faciliter l'intubation orotrachéale.

Cette pré-oxygénation impose une administration d'O_2 pur à un débit élevé (12 à 15 L/min) pendant suffisamment de temps (3 à 5 min) à l'aide du BAVU. Il est essentiel d'assurer une parfaite étanchéité notamment entre le masque et les voies aériennes supérieures du patient.

Intubation et médicaments d'anesthésie

C4 *Mettre en œuvre des actions à visées diagnostique et thérapeutique*

Une intubation en urgence expose à deux types de complications.

Les troubles hémodynamiques

La laryngoscopie est un acte très réflexogène avec une stimulation du système nerveux sympathique induisant une tachycardie et une hypertension artérielle, ou au contraire une hypertonie vagale (par la mise en jeu du système parasympathique) avec bradycardie voire arrêt cardiocirculatoire. La laryngoscopie est un geste qui nécessite donc une anesthésie profonde dont l'objectif est d'éviter les réactions hémodynamiques et respiratoires réflexes.

Le risque de régurgitation gastrique

L'autre problème est inhérent au contexte de l'urgence où le patient est considéré non à jeun. En cas de stress, de douleur et de traumatisme, le temps de la vidange gastrique est fortement retardé. Cette notion implique l'existence d'un risque potentiel de régurgitation d'un liquide gastrique acide avec inhalation bronchique (syndrome de Mendelson).

Afin de prévenir ces complications, on pratique une anesthésie avec induction en séquence rapide. Classiquement on utilise un hypnotique puissant d'action centrale ayant peu d'effet hémodynamique (hypnomidate – *Etomidate* ou bien kétamine – *Kétalar*) en association à un curare d'action rapide (succinylcholine – *Célocurine*) facilitant le passage de la sonde d'intubation au travers des cordes vocales.

Une deuxième personne réalise une pression cricoïdienne (ou manœuvre de Sellick) Cette manœuvre consiste à comprimer l'œsophage en l'écrasant contre le rachis cervical. Elle vise théoriquement à empêcher la régurgitation gastrique.

L'introduction de la sonde d'intubation s'effectue sous contrôle de la vue par laryngoscopie directe. La laryngoscopie permet la visualisation des cordes vocales. La lame refoule le massif lingual et progresse doucement jusqu'au sillon glosso-épiglottique. L'opérateur effectue alors une traction vers le haut et en avant afin de visualiser les cordes vocales. La sonde d'intubation est introduite au travers des cordes vocales. Le ballonnet est gonflé du volume d'air nécessaire pour assurer l'étanchéité.

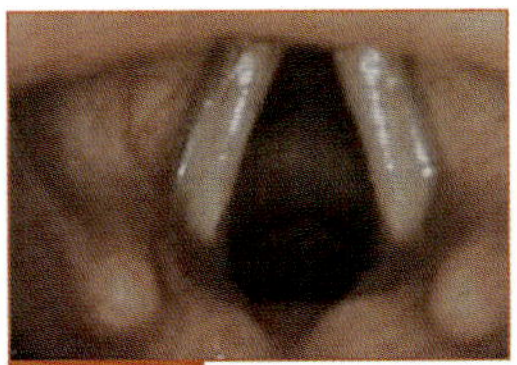

Fig. 5.12 *Laryngoscopie directe.*

La manœuvre de Sellick n'est relâchée qu'après avoir la certitude de la bonne position de la sonde d'intubation dans la trachée et le gonflement du ballonnet de la sonde d'intubation, garantissant ainsi la protection des voies aériennes de tout reflux gastrique.

La position de la sonde est objectivée par l'auscultation pulmonaire à la recherche d'un murmure vésiculaire dans les deux champs pulmonaires. Le thorax se soulève de façon symétrique. Il est recommandé de monitorer le CO_2 expiré à l'aide d'un capnographe qui permet de confirmer avec certitude l'intubation trachéale, en détectant du CO_2 dans l'air expiré.

C4 *Mettre en œuvre des actions à visées diagnostique et thérapeutique*

La sonde est fixée dans un premier temps à l'aide d'un sparadrap : en partant du maxillaire supérieur, on entoure la sonde d'intubation au ras des lèvres puis on fixe à nouveau le sparadrap sur le maxillaire supérieur opposé. Simultanément la sonde d'intubation est reliée au respirateur préalablement réglé par le médecin.

La radiographie pulmonaire sera demandée secondairement pour vérifier la position de la sonde d'intubation et disposer d'un cliché de référence.

Pression du ballonnet de la sonde d'intubation

Il est impératif de mesurer à l'aide d'un manomètre la pression de gonflement du ballonnet pour une pression inférieure à 25 cm d'eau.

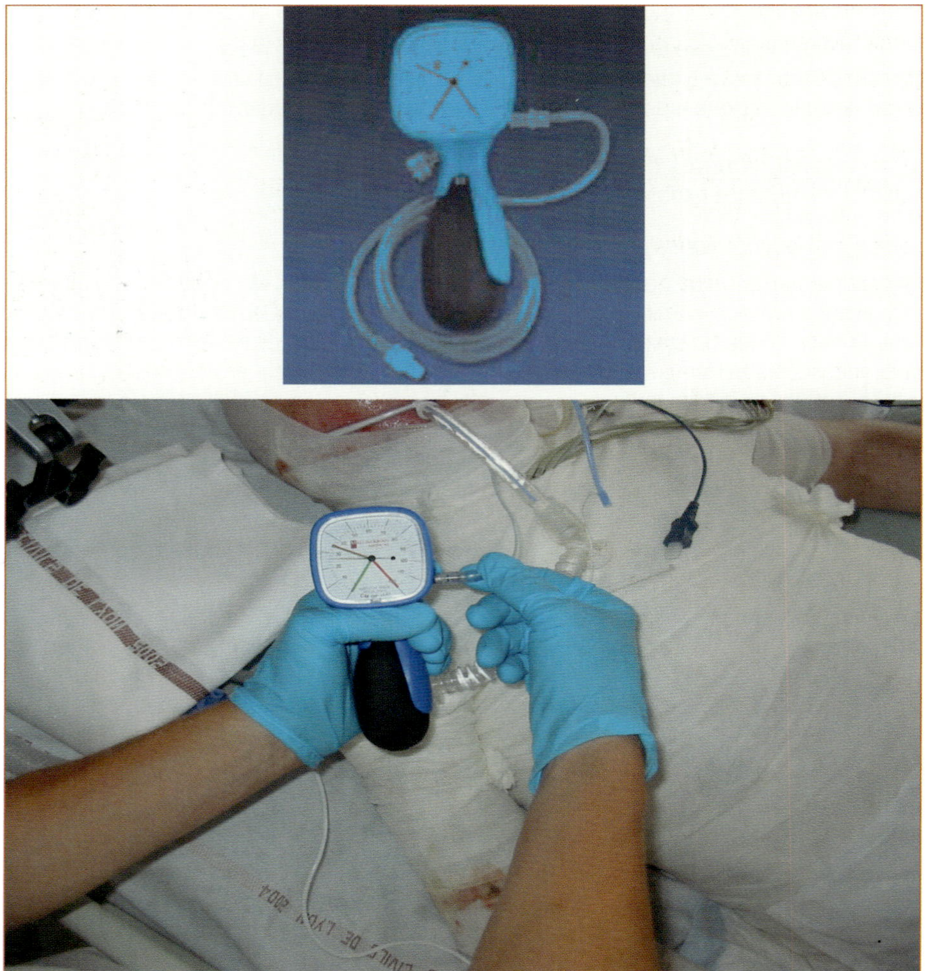

Fig. 5.13 *Photo d'un endotest ou manomètre de pression.*

Une pression excessive expose au risque de lésions trachéales par ischémie et nécrose de paroi dues à une irrigation insuffisante, alors qu'une pression trop faible expose au risque de pneumopathie par inhalation.

Complications possibles lors de la réalisation de l'intubation

L'intubation expose à des complications locales telles que des traumatismes dentaires, des lésions laryngées, une perforation œsophagienne, voire une rupture trachéale. Des complications générales sont aussi possibles telle qu'une intubation œsophagienne, une inhalation pulmonaire du contenu gastrique, des troubles hémodynamiques liés à la laryngoscopie et à l'anesthésie (bradycardie, collapsus, choc anaphylactique).

Position de la sonde

Il est indispensable de noter la position de la sonde au niveau de l'arcade dentaire (les sondes disposent de repères gradués). Ainsi, en cas de mobilisation accidentelle de la sonde, on sait immédiatement si la position a été modifiée. En effet, la mobilisation accidentelle expose le patient au risque d'intubation sélective responsable d'atélectasie ou au contraire à un positionnement du ballonnet au niveau des cordes vocales et troubles de l'étanchéité.

L'autre risque de cette mobilisation peut être dramatique : il s'agit de l'auto-extubation ou retrait involontaire de la sonde d'intubation. Cette extubation pouvant exposer *a minima* le patient à des lésions des cordes vocales avec œdème jusqu'à des conséquences beaucoup plus sévères telle qu'une hypoxémie pouvant conduire au décès.

La fixation initiale avec le sparadrap est souvent remplacée en réanimation par une fixation réalisée à l'aide de lacet ou de cordon.

Il convient de serrer modérément de façon à pouvoir insérer un doigt entre la joue et le cordonnet. Il est recommandé de protéger le dessus des oreilles avec une petite compresse propre (de même que la peau de la joue à l'endroit où sont les nœuds, si la peau est fragile).

Il faut impérativement à chaque soin de cordon noter sur la pancarte de surveillance le soin et le repère de l'arcade dentaire. Il faut signaler toute anomalie de l'état cutané, anomalie liée au cordonnet (oreilles, nez, lèvres, commissures labiales, joues, occiput).

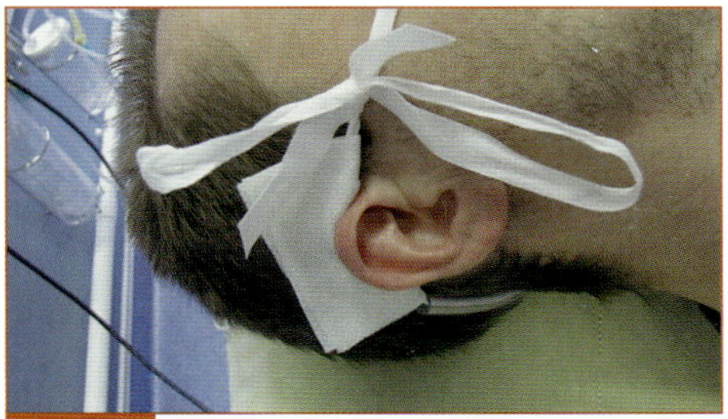

Fig. 5.14 *Fixation de la sonde d'intubation.*

Différents types d'intubation

Intubation nasotrachéale

La voie nasotrachéale est indiquée en cas d'échec de la voie orotrachéale, de trismus, d'ouverture de bouche insuffisante, d'intubation aveugle ou semi-aveugle. L'avantage de cette technique est d'obtenir une sonde très bien fixée, avec des risques de mobilisation réduits. Elle n'expose pas au risque de morsure de la sonde lorsque le patient se réveille, et facilite les soins de la cavité buccale.

Contre-indiquée en cas de traumatisme crânien grave et de traumatisme facial, la voie nasotrachéale expose au risque d'une fausse route, d'un trajet sous-muqueux, d'une fracture des cornets, d'une épistaxis.

Les règles de sécurité et le rôle infirmier dans la préparation du matériel sont identiques.

L'**intubation nasotrachéale** est contre-indiquée en cas de trouble majeur de l'hémostase et de suspicion de fracture de la base du crâne.

Intubation sous fibroscopie

Elle est actuellement considérée comme la technique de référence pour les intubations difficiles notamment prévues. Un apprentissage est nécessaire à sa bonne réalisation.

L'intubation perfibroscopique est la technique de référence chez les patients adultes présentant des signes prédictifs d'intubation difficile.

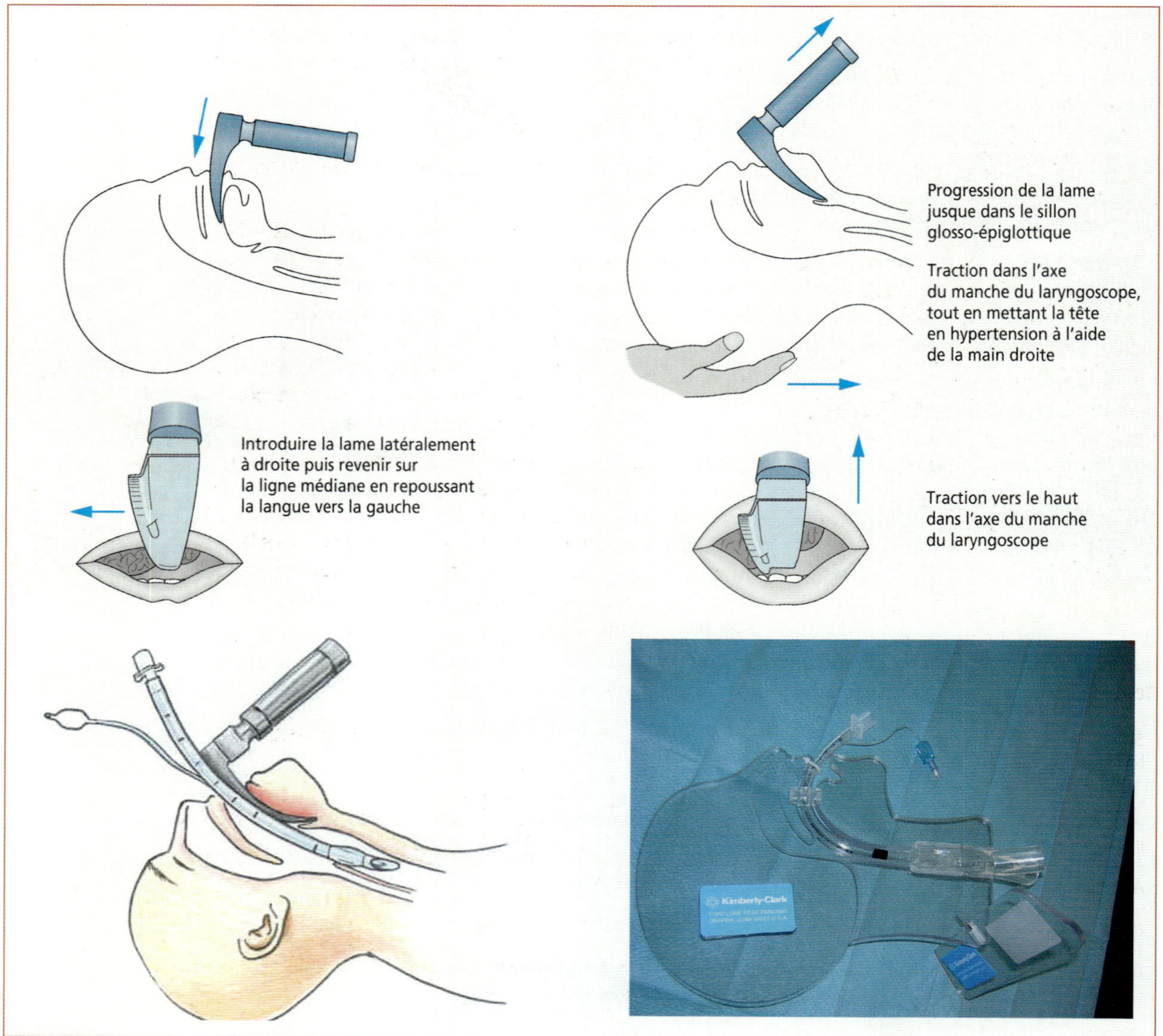

Fig. 5.15 *Trajet de la sonde d'intubation.*

Ces **signes prédictifs d'intubation difficiles** sont appréciés par l'anesthésiste réanimateur. L'existence de signes morphologiques tels qu'un cou court et large, une petite ouverture de bouche, un retrognatisme, une macroglossie, une anomalie de mobilité du rachis cervical, un mauvais état ou implantation dentaire, une obésité sont autant d'éléments pouvant compliquer l'intubation.

Les modalités recommandées dans cette situation sont l'anesthésie pharyngée locale précédant l'intubation ou l'anesthésie générale en respectant la ventilation spontanée. Le risque de désaturation artérielle en oxygène doit être pris en compte.

L'infirmière s'assure du respect des règles de sécurité comme défini dans le paragraphe Intubation. La différence réside dans la nécessité de disposer d'une seconde source d'aspiration forte qui sera connectée au fibroscope et permettra à l'opérateur d'aspirer les sécrétions.

Le schéma de la figure 4.16 montre l'introduction du fibroscope au travers d'un masque spécifique permettant l'apport en oxygène au patient. Le fibroscope est descendu par la voie nasale. Classiquement, on effectue au préalable une anesthésie locale de type *Xylocaïne* par aérosol, gel et spray, associée à un vasoconstricteur (naphazoline) afin de diminuer le risque d'épistaxis.

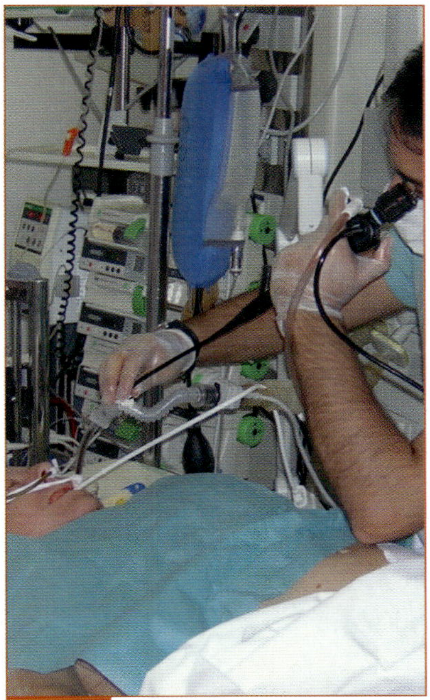

Fig. 5.16 *L'intubation sous fibroscopie.*

La sonde d'intubation de petit calibre est quant à elle lubrifiée et montée sur le fibroscope. L'opérateur cathétérise la trachée avec le fibroscope puis descend la sonde d'intubation au travers des cordes vocales. Le patient étant intubé, le fibroscope est retiré.

*Nouvelle approche de l'intubation : la **vidéo-laryngoscopie***

La vidéo-laryngoscopie (VL) est une méthode de visualisation du larynx relativement nouvelle qui permet la visualisation indirecte du larynx au moyen d'un écran haute définition, qu'il soit déporté ou intégré au laryngoscope. Il peut être comparé à un fibroscope (fibres optiques, visualisation indirecte), mais il n'en possède pas le caractère invasif. Il s'agit d'une évolution des laryngoscopes spéciaux à fibres optiques qui existaient déjà.

La laryngoscopie est réalisée dans les mêmes conditions, seule la visualisation change et passe d'un mode direct (l'opérateur travaille sous le contrôle de sa propre vision) à un mode indirect (l'opérateur regarde un écran). La lame étant plus recourbée afin de permettre la visualisation de la glotte, il est souvent indispensable de préformer la sonde sur un mandrin.

C1 *Évaluer une situation clinique et établir un diagnostic dans le domaine infirmier*

Tableau 5.3 Récapitulatif de l'analyse de la situation clinique

Signes respiratoires Mise en jeu des muscles respiratoires accessoires : – tirage intercostal, sus-sternal, sus-claviculaire ; – creusement des espaces intercostaux ; – respiration abdominale paradoxale avec creusement inspiratoire abdominal ; – battements des ailes du nez. Altération de la fréquence respiratoire : – polypnée ou tachypnée (fréquence respiratoire > 30/min) ; – bradypnée (fréquence respiratoire < 10/min) Altération de l'amplitude respiratoire : – superficielle : petit volume courant et polypnée ; – ample et profonde. Cyanose.	Désaturation (saturation pulsée en oxygène (SpO_2) < à 90 %). Impossibilité de parler. Présence d'expectoration. Présence de sifflements. Impossibilité de tousser. Sueurs. **Signes neurologiques** Agitation. Troubles de la conscience. Coma. **Signes hémodynamiques** Tachycardie (> 120/min). Bradycardie (< 50/min). Signes de choc.

Tableau 5.4 Récapitulatif des indications de l'intubation

OBJECTIF 1 : **maintien de la perméabilité des voies aériennes**	OBJECTIF 2 : **prévenir l'inhalation de liquide gastrique**	OBJECTIF 3 : **assurer une ventilation assistée**
Œdème de la glotte (œdème de Quincke, brûlures), laryngite sous-glottique œdémateuse, épiglottite, coma avec chute de la langue en arrière, obstruant la glotte.	Coma, score de Glasgow < 8, états de chocs.	**Détresses ventilatoires** : décompensation d'une insuffisance respiratoire chronique avec hypercapnie (troubles de conscience, hypertension, tachycardie, sueurs), crise d'asthme aiguë grave résistante à toutes les thérapeutiques, noyades, traumatisme thoracique compliqué, intoxication médicamenteuse (dépression d'origine centrale), intoxication au CO avec troubles de conscience, intoxication au cyanure. **Détresses circulatoires** : L'amélioration de la délivrance d'oxygène aux tissus implique le contrôle de la ventilation et la correction des désordres métaboliques secondaires. L'anoxie est responsable d'une acidose métabolique, qui peut être corrigée par la ventilation. Arrêt cardio-respiratoire, les états de chocs, le polytraumatisme.

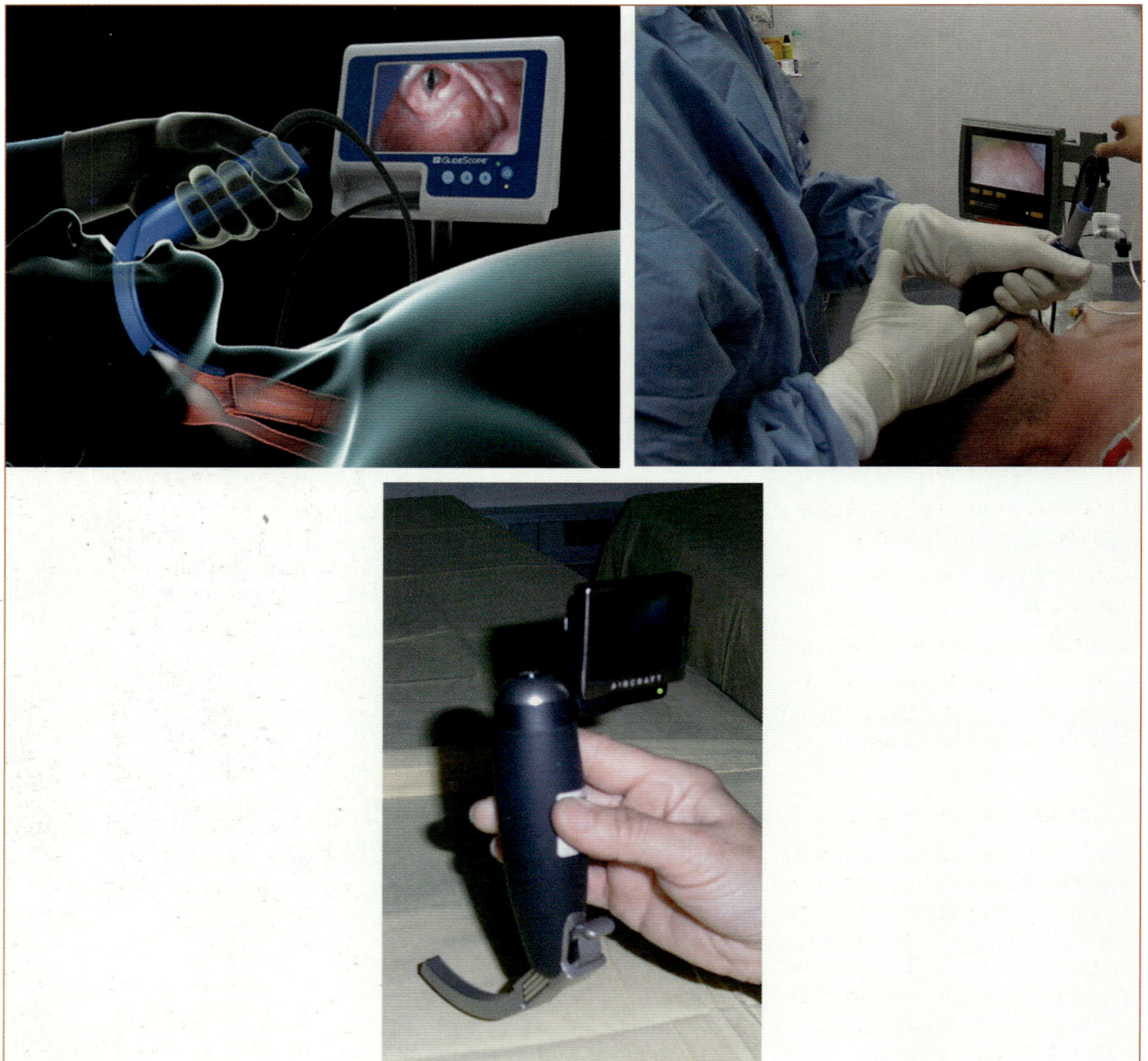

Fig. 5.17 *Deux exemples de vidéo-laryngoscope : le Glidescope © et le McGrath ©.*

C4 Mettre en œuvre des actions à visées diagnostique et thérapeutique

La ventilation artificielle

La ventilation artificielle (ou mécanique) est destinée à assister ou à suppléer partiellement ou totalement la respiration d'un patient présentant une ventilation inefficace ou absente. C'est la mobilisation des gaz par une succession d'insufflations et d'expirations.

Les objectifs de la **ventilation mécanique** sont simples : il s'agit d'assurer une oxygénation suffisante des tissus tout en éliminant le CO_2 (rôle d'épuration et de maintien d'un pH acceptable) mais aussi de diminuer le travail des muscles respiratoires. En effet toute pathologie pulmonaire altère la mécanique ventilatoire et augmente considérablement le travail ventilatoire du patient.

Schématiquement, on classe la ventilation en deux grandes catégories, à savoir :

– la ventilation invasive, après intubation ou trachéotomie,

– la ventilation non invasive.

Ventilation invasive (après intubation ou trachéotomie)

Elle s'envisage dans le cadre d'une atteinte aiguë (insuffisance respiratoire aiguë, état de choc, traumatisme crânien grave, coma, voire arrêt cardio-circulatoire) ou chronique décompensée nécessitant une ventilation continue, de longue durée, en réanimation.

Elle peut aussi être imposée par la réalisation d'un geste médical nécessitant le contrôle de la ventilation (intervention chirurgicale sous anesthésie générale, ce qui nécessite une ventilation continue, de courte durée, au bloc opératoire).

ÉLÉMENTS CONSTITUTIFS D'UN VENTILATEUR

Afin d'assurer la suppléance de la ventilation défaillante du patient, on utilise un ventilateur qui se compose de quatre éléments essentiels :

- une unité pneumatique : les gaz y sont mélangés et emmagasinés dans un soufflet;
- une interface électronique : pour régler et contrôler la ventilation;
- un écran de visualisation des réglages et des alarmes;
- le circuit patient (tuyau), qui véhicule les mélanges gazeux inspirés et expirés, et qui relie la machine à la sonde d'intubation (ou trachéotomie) du malade.

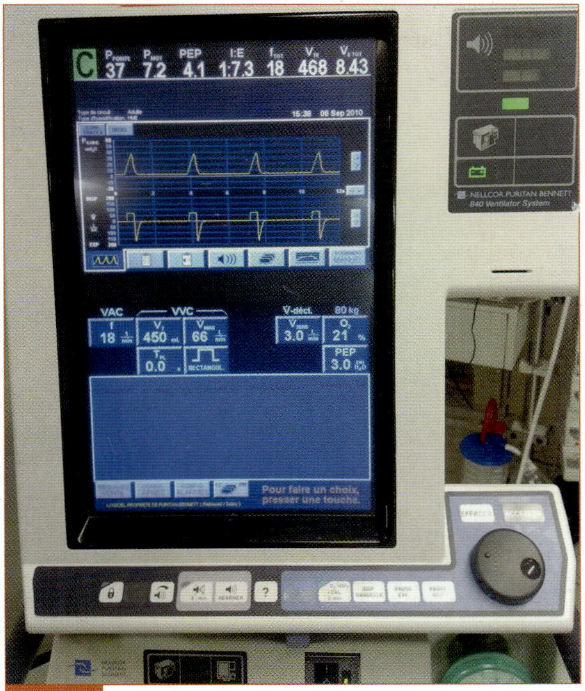

Fig. 5.18 *Le ventilateur.*

PARAMÈTRES DE BASE

La ventilation mécanique nécessite l'usage d'un ventilateur permettant la suppléance totale ou partielle du travail respiratoire du patient. Le ventilateur (ou respirateur) est un appareillage qui permet d'administrer un **volume minute** au patient (Vmin). Ce volume minute est un débit de gaz qui découle du produit de la **fréquence respiratoire** (FR ou le nombre de cycles respiratoires par minute) et du **volume courant** (Vt) que l'on règle, c'est-à-dire FR x Vt.

Volume minute = Fréquence respiratoire x Volume courant

Exemple : pour une fréquence respiratoire de 12 par minute et un volume courant de 500 mL, le volume délivré en une minute est de 500 x 12 = 6 litres par minute.

La fréquence respiratoire est déterminée par une succession de temps inspiratoires et expiratoires : c'est le cycle de la respiration. Le temps de chaque inspiration est classiquement de 25 à 30 % de la durée du cycle total. On définit ainsi le ratio du temps inspiratoire sur le temps expiratoire ou rapport I/E.

Le respirateur permet l'apport (I) d'un mélange d'air (E) et d'oxygène que l'on peut faire varier. Cette concentration en oxygène est appelée plus précisément **la fraction inspirée en oxygène (FiO_2)** qui est d'autant plus élevée que la qualité de l'hématose est faible. L'air ambiant a une FiO_2 de 21 %. Une FiO_2 réglée à 40 % (ou FiO_2 = 0,4) signifie que le mélange gazeux administré au patient contient 40 % d'oxygène. Une FiO_2 à 100 % (ou FiO_2 = 1) signifie que ce mélange ne contient que de l'oxygène.

On a ainsi défini les trois réglages de base d'un respirateur : la fréquence respiratoire (FR), le volume courant (Vt), qui déterminent le volume minute, et la concentration en oxygène (FiO_2).

La pression expiratoire positive (PEEP ou PEP) est un réglage facultatif que l'on peut associer à l'ensemble des modes ventilatoires disponibles sur le respirateur.

Cette PEP est introduite lorsque l'on souhaite maintenir une pression résiduelle positive dans les voies aériennes pendant l'expiration. L'objectif est de maintenir ouvertes les alvéoles qu'un processus physiopathologique a tendance à occlure (atélectasies, processus inflammatoire ou septique). L'alvéole est la zone fonctionnelle où s'effectuent les échanges gazeux. Chaque alvéole collabée prive l'organisme d'une zone d'échange et, par conséquent, aggrave l'hypoxie par la création d'un effet shunt. La PEP se règle classiquement entre 5 à 15 cm d'eau.

La PEP peut provoquer une diminution du débit cardiaque par la diminution du retour veineux induite par l'augmentation de la pression intrathoracique. Le réglage d'une PEP élevée peut être responsable d'une chute de la pression artérielle. Enfin une PEP mal adaptée peut majorer le risque de barotraumatisme.

Afin de déterminer le bon niveau pour chaque patient, une épreuve de *best-PEP* peut être réalisée. En l'absence de consensus, aucun protocole universel ne peut être décrit, mais le principe est d'augmenter graduellement la PEP de 2 en 2 cm d'eau et de mesurer les conséquences sur la délivrance d'oxygène (PaO_2, SaO_2 et débit cardiaque) et le recrutement pulmonaire (sur distension avec baisse de la compliance (ou élasticité) du poumon, et espace mort avec l'augmentation de la $PaCO_2$). Le réglage de la PEP, à l'échelon individuel, doit mettre en balance ses effets bénéfiques sur l'oxygénation et le recrutement alvéolaire et ses effets délétères sur l'hémodynamique et la distension pulmonaire. Afin de minimiser le risque de barotraumatismes, la pression plateau des voies aériennes en fin d'inspiration doit rester en dessous de 30 cm d'eau, et ne doit en aucun cas dépasser 35 cm d'eau.

Pour les autres manœuvres de recrutement, aucune donnée ne permet de privilégier une technique de réalisation particulière parmi les multiples modalités disponibles (PEP élevée, décubitus ventral, soupirs, insufflation soutenue).

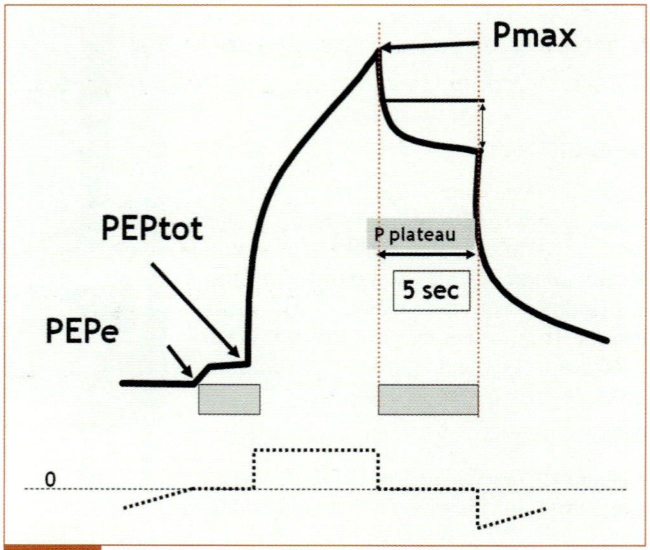

Fig. 5.19 *Pauses télé-exp puis télé-insp à débit constant d'insufflation.*

Le *trigger*, ou sensibilité de déclenchement, définit le niveau de débit ou de dépression nécessaire au déclenchement de l'insufflation. Il correspond à un niveau d'effort que le patient doit exercer pour déclencher un cycle respiratoire.

PRINCIPALES ALARMES DU RESPIRATEUR

Alarme de fréquence minimale

Elle permet de garantir une fréquence minimale de sécurité pour le patient. Ainsi si le patient en ventilation spontanée présente une apnée, l'alarme se déclenche et le respirateur prend le relais au rythme de la fréquence minimale réglée.

Alarmes de pression

Le fait d'administrer un volume dans les voies aériennes génère une pression que le respirateur va mesurer. Ces pressions sont d'autant plus élevées que le système respiratoire du patient présente des résistances au niveau bronchique ou un manque d'élasticité du poumon. En effet, le poumon possède une certaine capacité à se distendre et à se laisser ventiler. Cette propriété, appelée la compliance, diminue en fonction de l'âge et de l'existence de pathologies pulmonaires telles que la broncho-pneumopathie chronique obstructive.

Ainsi le ventilateur permet de surveiller la pression de crête ou pression maximale au cours de l'insufflation. La pression maximum ou Pmax est le reflet de la pression régnant dans les voies aériennes. Le respirateur permet de régler des seuils de pression maximum pour lesquels des alarmes sonores (et parfois visuelles) sont déclenchées. L'intérêt de cette alarme de pression maximum est d'éviter des pressions d'insufflation trop importantes et pour lesquelles le tissu pulmonaire subirait des lésions graves.

De même, une hausse de la pression maximale dans les voies aériennes doit alerter et faire évoquer plusieurs hypothèses :

- en premier lieu il faut penser aux causes liées au circuit comme par exemple la coudure des tuyaux. La sonde d'intubation peut également être la source de cette hausse de pression car elle peut être coudée ou déplacée ou mordue ;
- le patient peut être encombré, la sonde d'intubation est alors obstruée par un bouchon muqueux. Il peut être désadapté du ventilateur, déclenchant une toux avec une hausse des pressions ;
- des causes pulmonaires peuvent expliquer cette élévation des pressions comme l'apparition d'un pneumothorax, d'un bronchospasme, mais aussi d'une inhalation pulmonaire, d'une atélectasie ou d'un épanchement pleural ;
- une pathologie abdominale qui limite la course diaphragmatique peut aussi être en cause.

Il est recommandé de fixer l'alarme de pression maximum pour qu'elle ne dépasse pas 30 cm d'eau.

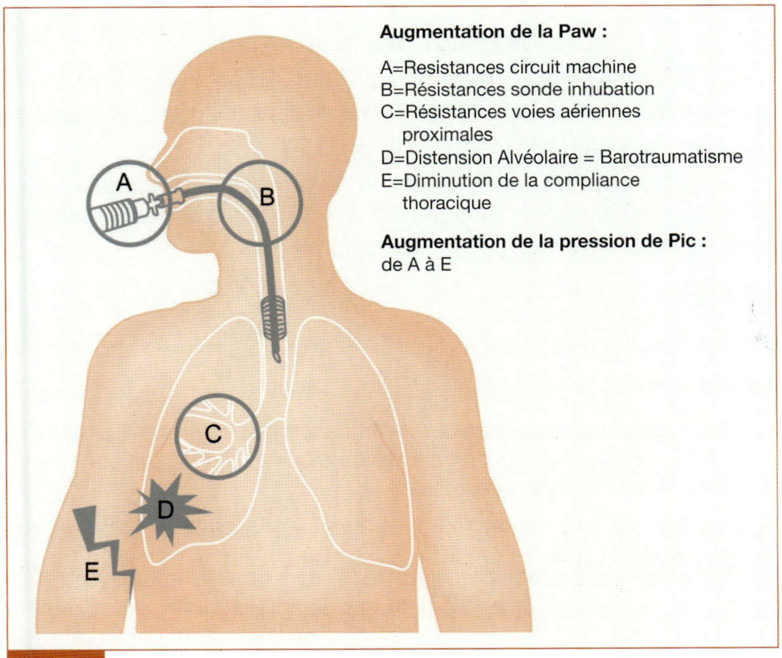

Fig. 5.20 *Schéma récapitulatif des causes d'une hausse de pression.*

L'alarme de pression minimale définit une pression en dessous de laquelle l'alarme sonore (et visuelle) sera déclenchée. L'intérêt de cette alarme est entre autres de mettre en évidence une chute brutale des pressions dans les voies aériennes liées à une déconnexion, des fuites sur le circuit ou un débranchement, voire une extubation. Elle est fixée à 5 cm d'eau.

Alarme de volume

L'alarme de volume-minute minimum permet de déterminer le volume-minute en dessous duquel l'alarme va se déclencher. Cette alarme informe sur une ventilation-minute basse et donc exposant le patient à une hypoventilation avec une hypercapnie et une hypoxie.

Elle témoigne potentiellement d'une fuite au niveau du respirateur ou d'une extubation. Elle reflète l'existence d'une apnée ou une bradypnée du patient en ventilation spontanée.

Situation intégrative

Conduite à tenir en cas de dysfonctionnement majeur du respirateur

- Garder son calme.
- Rassurer le patient s'il est conscient.
- Appeler de l'aide et faire alerter le médecin.
- Désadapter la sonde d'intubation du respirateur.
- Reprendre le patient en ventilation manuelle à l'aide de l'insufflateur connecté à une source d'oxygène.
- Assurer une ventilation avec une fréquence adaptée (12 à 15 par minute) et avec des volumes courants adaptés.
- Les critères d'efficacité sont l'obtention de mouvements thoraciques (gonflement à chaque insufflation puis retour à la position initiale) et l'amélioration de la coloration des téguments et de la saturation mesurée (SpO_2).
- Faire changer de respirateur.
- Rebrancher le patient au nouveau respirateur après réglage effectué par le médecin.
- Évaluer l'adaptation du patient au nouveau respirateur (coloration des téguments, régression de la cyanose, saturation mesurée).
- Effectuer des transmissions sur le dossier concernant cet événement indésirable.
- Réaliser une déclaration de matériovigilance en informant le service biomédical.

C1 *Évaluer une situation clinique et établir un diagnostic dans le domaine infirmier*

LES MODALITES DE FONCTIONNEMENT DES RESPIRATEURS

Le respirateur peut fonctionner en délivrant un débit constant qui va générer une pression variable dans les voies aériennes : on parle alors de générateur de débit. Ce débit est obtenu en réglant une fréquence et un volume courant et génère un volume minute.

La plupart des respirateurs permettent de régler une pression d'insufflation qui va générer un débit (c'est-à-dire un volume courant) dont l'importance va varier en fonction des résistances bronchiques et de la compliance pulmonaire.

Actuellement la plupart des respirateurs permettent de travailler soit en débit soit en pression en fonction des objectifs thérapeutiques fixés.

Modes de ventilation

Schématiquement on distingue deux grands modes de ventilation en fonction de l'autonomie du patient. Soit le patient ne respire pas et l'on parle d'un mode en ventilation contrôlé, soit le patient respire et l'on parle d'un mode de ventilation assisté.

Mode de ventilation contrôlée

C'est un mode destiné aux patients sans capacité respiratoire dont les efforts ventilatoires sont réellement insuffisants. Ce mode ventilatoire ne tient pas compte des efforts inspiratoires du patient, ce qui impose fréquemment une sédation adaptée (et parfois même une curarisation) pour une synchronisation parfaite.

Ventilation contrôlée dite à volume contrôlé (VC)

On choisit d'imposer un volume au patient, on parle alors de ventilation à volume contrôlé : le respirateur délivre un volume courant précis à une fréquence précise pendant une durée donnée. Ce mode de ventilation n'autorise aucunement une ventilation spontanée du patient.

L'avantage de ce mode ventilatoire est la délivrance d'un volume courant constant. Cependant, l'altération des propriétés élastiques du poumon et la réduction de son volume réellement aéré induisent une forte élévation des pressions pour un faible volume insufflé. La surdistension des alvéoles induite par la ventilation peut provoquer des lésions alvéolaires que l'on appelle le barotraumatisme. Le pneumothorax en est un exemple typique. Le barotraumatisme est favorisé à la fois par la pathologie pulmonaire sous-jacente et par l'utilisation de pressions excessives délivrées par le ventilateur.

Il convient de régler un volume courant (ou Vt) de 6 à 8 mL/kg (poids idéal) à condition d'avoir une pression plateau < 30 cm d'eau.

Le poids idéal est calculé selon la taille.

- Poids idéal (homme) = 50.0 + 0.91 x (Taille en cm – 152)
- Poids idéal (femme) = 45.5 + 0.91 x (Taille en cm – 152)

Ventilation contrôlée dite à pression contrôlée

Dans ce mode, le respirateur génère une pression cible relativement basse dépendant d'un débit qui varie en fonction de la résistance et de la compliance.

La pression d'inspiration, la fréquence respiratoire et le temps inspiratoire sont préréglés et vont déterminer le volume courant que le patient recevra.

Ce mode de ventilation expose moins aux risques de barotraumatisme puisque la pression est fixée. L'inconvénient réside dans le fait que le volume courant est affecté par les modifications de résistance et de compliance. Le volume courant est d'autant plus bas que les résistances bronchiques du patient sont importantes et la compliance basse. Il existe un risque d'hypoventilation, détectée par l'alarme de volume bas.

Il convient de régler la pression inspiratoire nécessaire pour obtenir un volume courant de 6 à 8 mL/kg et à condition d'avoir une pression plateau < 30 cm d'eau.

Mode de Ventilation Assistée Contrôlée (VAC)

Ce mode autorise une prise en charge partielle du travail respiratoire. Il respecte la ventilation spontanée, c'est-à-dire que le patient peut déclencher des cycles respiratoires spontanés. De plus, il facilite le travail inspiratoire du patient en permettant le maintien d'un niveau de pression constant pendant toute la durée de l'inspiration (dans le cas de figure où le patient déclenche lui-même un cycle respiratoire). Cette facilitation du travail inspiratoire est qualifiée d'aide inspiratoire (AI). Cette aide, ou assistance, est un paramètre que l'on règle et dont la valeur est exprimée en cm d'eau.

Ce mode permet une meilleure synchronisation au respirateur et donc une moindre sédation.

Ce type de ventilation permet au patient de déclencher l'insufflation d'un volume courant réglé par le médecin et de respirer avec une fréquence qui est la sienne. Cependant, par sécurité, une fréquence minimale d'insufflation est réglée et permet de délivrer des volumes contrôlés par la machine si la fréquence du patient est insuffisante. Ce mode est également disponible en pression. Dans ce cas, le médecin règle la pression délivrée par le ventilateur et la fréquence minimale du ventilateur.

Pour synchroniser la ventilation dans les modes ventilation assistée contrôlée (VAC) ou aide inspiratoire (AI), il est nécessaire de permettre au patient de déclencher le ventilateur (*Trigger*) : le déclenchement par *Trigger* doit être mis en route en réglant sur une sensibilité moyenne (exemple : 2 L/min ou – 1 cm d'eau).

Ventilation Assistée Contrôlée Intermittente (VACI)

La ventilation assistée contrôlée intermittente délivre des cycles ventilatoires déclenchés par un effort ventilatoire du patient survenant dans la fenêtre de déclenchement. Si à la fin de la fenêtre de déclenchement le patient n'a pas fait d'appel inspiratoire, le ventilateur délivrera une insufflation (cycle contrôlé). Ce mode ventilatoire permet le sevrage du patient par une réduction progressive de la fréquence des cycles assistés ou contrôlés. Dans ce mode ventilatoire, il est important que le travail ventilatoire soit minimal afin de favoriser le processus de sevrage.

Ventilation Spontanée avec Aide Inspiratoire (VSAI)

C'est un mode de choix pour le sevrage ventilatoire. Ce mode respecte totalement la ventilation spontanée du patient tout en garantissant des paramètres de ventilation minimale. On associe à la ventilation spontanée une aide permettant de faciliter le travail respiratoire. Cette aide peut être progressivement diminuée en fonction du degré de récupération de la fonction ventilatoire, l'objectif étant la totale récupération de l'autonomie ventilatoire permettant l'extubation du patient.

L'alarme de fréquence respiratoire minimale permet de détecter des pauses respiratoires et des apnées. Le respirateur prend le relais en cas de fréquence respiratoire inférieure à la fréquence minimale préréglée (cette alarme permet de garantir une ventilation alvéolaire minimale).

Ventilation en pression positive biphasique (BIPAP)

La ventilation en pression positive biphasique (BIPAP : *Bilevel Positive Airway Pressure*) est aussi un mode de sevrage ventilatoire. Il est l'association d'une ventilation spontanée (VS) et d'une pression expiratoire positive (PEP) avec variation de la pression positive. La pression est alternée, elle est à deux niveaux de pression (biphasique).

- Le patient a la possibilité de ventiler spontanément, y compris pendant la durée du cycle machine.
- En l'absence d'une ventilation spontanée du patient, les réglages du respirateur correspondent à une ventilation en pression contrôlée classique.

La variation de pression et les cycles spontanés s'il y en a (efforts inspiratoires et débuts d'expirations) sont synchronisés grâce à des *triggers* inspiratoires et expiratoires.

Ventilation spontanée à pression positive (VS-PEP et CPAP)

La ventilation spontanée en pression positive (VS-PEP et CPAP) est l'association d'une ventilation spontanée (VS) et d'une pression expiratoire positive continue (PEP), y compris pendant l'inspiration. Puisque le patient contrôle complètement sa ventilation, on ne peut pas contrôler la fréquence, la durée du temps inspiratoire, ni les volumes courants. Il faut donc les surveiller.

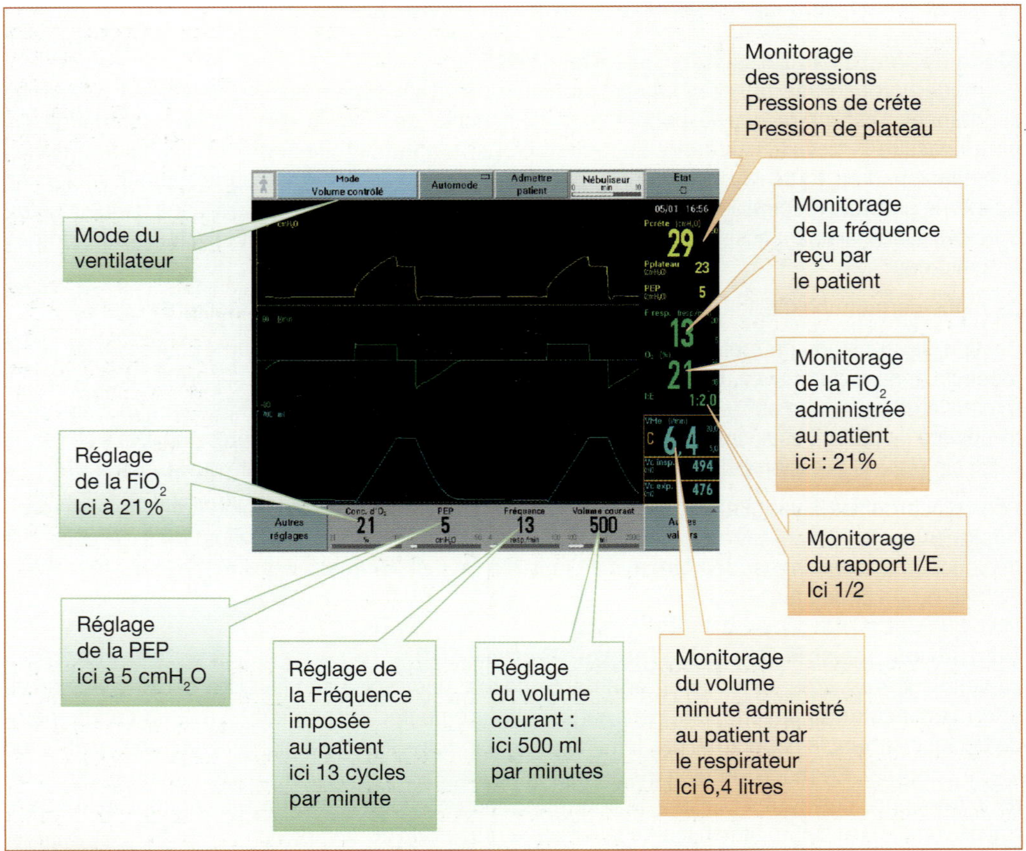

Fig. 5.21 *Exemple des paramètres réglables sur un respirateur.*

PROCÉDURE DE VÉRIFICATION DU VENTILATEUR

C4 *Mettre en œuvre des actions à visées diagnostique et thérapeutique*

Avant la prise en charge du patient en réanimation, le respirateur doit impérativement être vérifié. Cette vérification peut être formalisée par une check-list permettant d'attester du bon fonctionnement du matériel lors de la prise en charge du patient. Chaque respirateur dispose de procédures spécifiques d'entretien, de maintenance et de vérification qui sont élaborées par les constructeurs et qui doivent être impérativement respectées. Cette vérification est réalisée également après nettoyage, désinfection et montage du circuit respirateur mais également au retour de maintenance ou de réparation.

La notion fondamentale en réanimation est qu'un respirateur doit toujours être disponible : nettoyé, désinfecté et fonctionnel. Le service peut se doter de procédures simplifiées qui reprennent les éléments suivants.

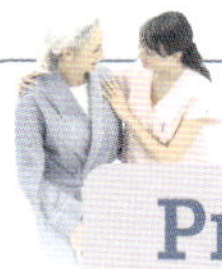

infirmière

Surveillance

Procédure de vérification du ventilateur

Élements prérequis

L'infirmière doit :
- Vérifier le fonctionnement du matériel d'aspiration qui doit être opérationnel au moment de l'accueil du patient.
- Vérifier de la présence d'un ballon autoremplisseur à valve unidirectionnelle permettant de pallier à une défaillance mécanique du respirateur. Cet insufflateur manuel doit être fonctionnel et donc disposer d'un masque, d'un filtre mais également d'un raccord à une source d'oxygène.
- Vérifier la présence d'une bouteille d'oxygène de secours rapidement accessible (en cas de rupture de la source d'oxygène mural).

Test de l'alimentation

L'infirmière doit :
- Vérifier le branchement de l'alimentation du respirateur sur la prise ondulée (relais sur le groupe électrogène en cas de coupure électrique).
- Vérifier le branchement des fluides médicaux (air/O_2).
- Mettre le respirateur sous tension.
- Vérifier que les voyants « Secteur » et « Batterie » s'allument.
- Tester le passage sur batterie après débranchement du secteur.

Montage du circuit patient

L'infirmière doit :
- Contrôler l'intégrité des tuyaux (ou circuit du ventilateur) du respirateur et du montage des pièges à eau (si le circuit en dispose).
- Si les tuyaux ne sont pas à usage unique : s'assurer qu'ils ont été stérilisés.
- Contrôler si nécessaire la bonne position et la fonctionnalité du système « réchauffeur humidificateur ».
- Disposer un filtre antibactérien à usage unique.

Contrôle des réglages

Les paramètres ventilatoires doivent être préréglés afin de procéder aux tests de fonctionnement du respirateur. L'objectif est ici double. Il s'agit d'avoir un respirateur préréglé et fonctionnel avec des paramètres standard mais aussi de s'assurer de la cohérence entre les paramètres que l'on règle et les paramètres affichés par le ventilateur.

Note importante : le réglage final au moment du branchement du patient au respirateur incombe strictement au médecin anesthésiste et/ou réanimateur qui doit s'assurer des paramètres de ventilation du patient. Les réglages de base effectués par l'IDE permettent la vérification du fonctionnement.

Réglages de base

L'infirmière doit :
- Régler le mode ventilatoire pour le test en mode volume contrôlé.
- Régler la FiO_2 à 40 % (fraction inspirée en O_2).
- Régler le volume courant (Vt) : pour le test 500 mL (sinon 6 à 8 mL/kg).
- Régler la fréquence respiratoire (FR) : pour le test 12 cycles par minute. (Rappel le Vt x FR = Ventilation minute du patient, soit ici 6 litres/minute)
- Régler le rapport I/E à 1/2.
- Régler la pression expiratoire positive à 0 ou 2.

Réglages des alarmes

L'infirmière doit :
- Régler les alarmes de pression haute : la pression maximale ne doit pas dépasser 30 cm d'eau.
- Régler l'alarme de pression basse à 5 cm d'eau.
- Régler l'alarme de volume minute minimal.
- Régler l'alarme du volume minute maximal.

Test de fonctionnement du respirateur

C4 *Mettre en œuvre des actions à visées diagnostique et thérapeutique*

Après avoir procédé aux différents réglages, on débute le test de fonctionnement du respirateur. Pour ce faire, il convient de disposer d'un ballon-test que l'on branche au niveau du raccord en Y, sur le circuit du respirateur. Ce ballon va jouer le rôle de « poumon virtuel » et simuler la présence d'un patient à l'extrémité des tuyaux du respirateur. Il va se gonfler à chaque insufflation du respirateur et se dégonfler en phase expiratoire. La présence de ce ballon permet de tester l'étanchéité du circuit, de vérifier la fonctionnalité des alarmes de pression et de volume et d'effectuer les réglages nécessaires. Il permet de s'assurer du monitorage de la spirométrie (c'est-à-dire des volumes réellement administrés au patient).

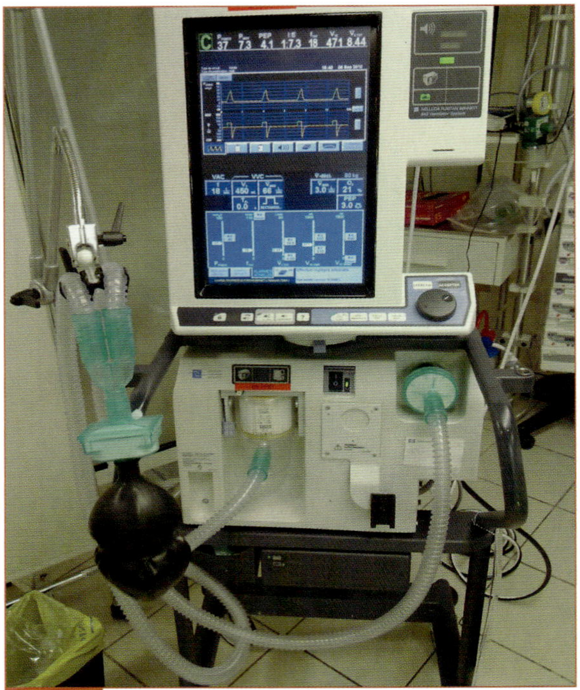

Fig. 5.22 *Test du respirateur sur ballon test : les paramètres s'affichent sur la console du respirateur.*

infirmière

Surveillance

L'infirmière doit :
– S'assurer de la concordance entre le volume préréglé et le volume réellement délivré par le respirateur (on parle alors de stabilité des volumes).
– S'assurer de la stabilité du volume courant délivré.
– S'assurer de la stabilité du volume minute délivré.
– S'assurer du fonctionnement de l'alarme de pression minimale : il convient de désadapter le ballon test pendant la phase de test du respirateur. Le respirateur détecte alors une chute de pression dans le circuit du respirateur. Ce test permet de vérifier la fonctionnalité des alarmes en cas de fuite ou de déconnexion du patient du respirateur. Remarque importante : alors que le volume minute mesuré chute aussi, l'alarme de spirométrie (volume courant minimum) doit également retentir. La plupart des respirateurs affichent alors le diagnostic d'apnée.
– S'assurer du fonctionnement de l'alarme de surpression : pour ce faire il convient d'exercer une pression importante avec les mains sur le ballon test alors qu'il se gonfle en phase d'insufflation. Il s'agit de limiter la capacité du ballon à se gonfler correctement. Cette manœuvre génère une pression importante dans les tuyaux (supérieure aux 30 cm d'eau préréglés). De ce fait l'alarme de surpression (pression maximum) doit se déclencher, ce qui atteste de son fonctionnement. Cette alarme doit être impérativement fonctionnelle car elle permet de détecter des situations pathologiques qui peuvent être délétères pour le patient comme un bouchon muqueux, un bronchospasme, une désynchronisation du ventilateur.

L'ensemble des tests étant validés, le respirateur est déclaré fonctionnel et utilisable.

Le patient peut être branché au ventilateur sous réserve de réglages ultimes effectués par le médecin-réanimateur. L'ensemble des paramètres initiaux réglés seront reportés sur la feuille de surveillance. Ils serviront de référence permettant l'appréciation de l'évolution de l'état ventilatoire du patient.

Monitorage spécifique de la ventilation : le capnographe

Un des moyens permettant un réglage optimal de la ventilation est l'utilisation d'un capnographe. Ce monitorage permet une mesure non invasive du CO_2 expiré. Cette analyse est rendue possible grâce à un capteur placé sur les tuyaux du circuit ou à une connexion du moniteur sur le filtre antibactérien. Certains appareils nécessitent un étalonnage avant utilisation.

Le CO_2 expiré dépend du métabolisme cellulaire et du transport par le sang mais aussi de la qualité de l'élimination par le poumon. Toute modification de la quantité de CO_2 expiré rend compte d'un trouble métabolique (lié à la production de CO_2), un trouble de la circulation (lié au transport du CO_2) ou un trouble de la ventilation (lié à l'élimination du CO_2). La valeur normale du CO_2 expiré, ou pression partielle $PETCO_2$, est de 40 mm Hg.

La $PETCO_2$ permet de vérifier rapidement le positionnement trachéal de la sonde d'intubation mais aussi d'adapter le réglage du ventilateur dans l'objectif d'une normoventilation. Elle permet également la détection d'une obstruction et dans ce cas-là, l'aspect de la courbe est modifié. Elle permet finalement la détection d'un débranchement du circuit (absence de courbe) ou la détection d'une embolie gazeuse.

Capnographe et vérification de l'intubation

La présence de CO_2 expiré après l'intubation confirme la bonne position de la sonde d'intubation en endotrachéal. On dit qu'il faut obtenir six cycles respiratoires à la capnographie pour attester de la bonne position de la sonde endotrachéale. Ce critère seul ne suffit pas et ne doit pas remplacer l'auscultation des champs pulmonaires après l'intubation. Inversement l'absence ou la très faible quantité de CO_2 dans les gaz expirés après l'intubation signe une intubation œsophagienne ou un problème de connexion de la ligne du capnographe à la sonde d'intubation.

Capnographe, arrêt cardio-circulatoire et embolie gazeuse

Si le CO_2 expiré qui était jusqu'alors normal devient tout à coup nul, il faut suspecter un défaut d'élimination (apnée, débranchement) ou alors un défaut de perfusion pulmonaire lié à un arrêt cardio-respiratoire.

En cas d'arrêt cardio-circulatoire, le CO_2 expiré sera de nouveau éliminé lors de la réanimation cardio-pulmonaire (massage cardiaque assurant la perfusion des alvéoles donc l'élimination du CO_2). Par conséquent, le capnographe est un monitorage indirect de la qualité du massage cardiaque. Des études ont montré également sa valeur pronostique en terme de survie.

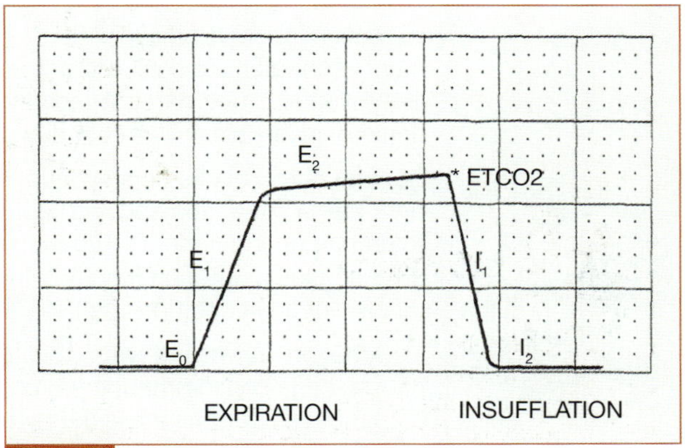

Fig. 5.23 Courbe normale.

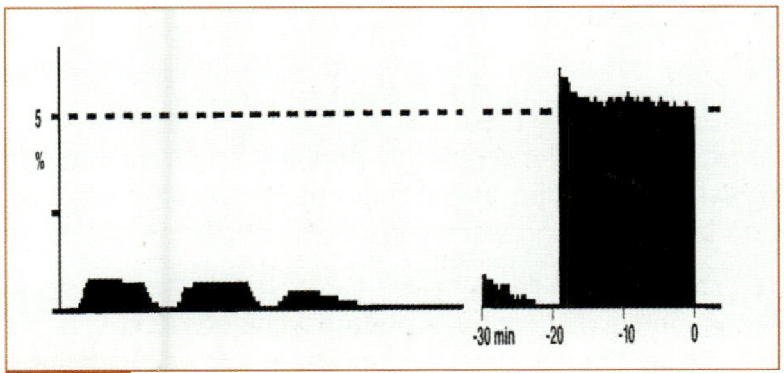

Fig. 5.24 Intubation œsophagienne.

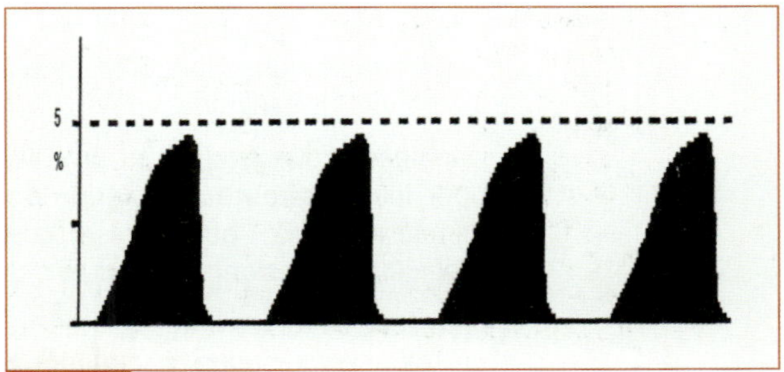

Fig. 5.25 Obstruction des voies aériennes.

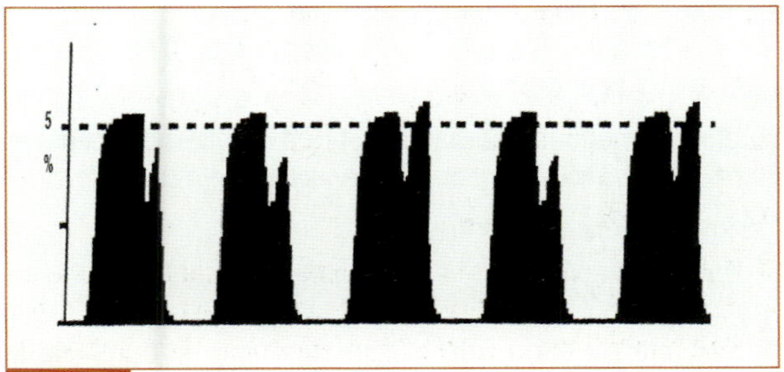

Fig. 5.26 Reprise d'une ventilation (sédation insuffisante).

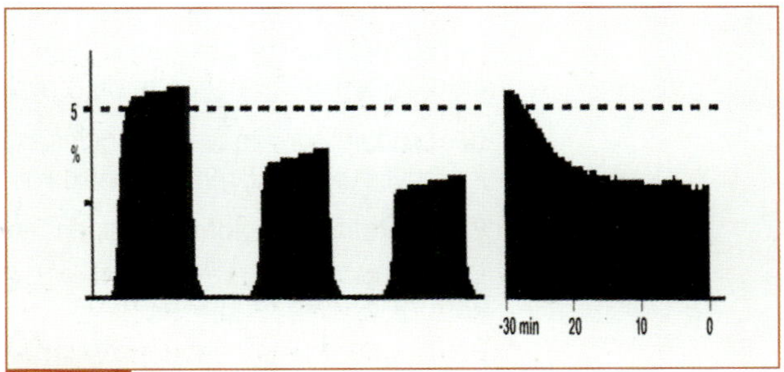

Fig. 5.27 Chute exponentielle : ACR/Embolie.

D'autre part, la capnographie permet de détecter l'embolie pulmonaire qui se traduit par une chute brutale du débit sanguin pulmonaire et donc une diminution de l'élimination du CO_2.

Surveillance infirmière

Capnographe et paramètres ventilatoires

La capnographie est un moyen non invasif permettant l'ajustement des paramètres ventilatoires afin de prévenir toute hypercapnie ou hypocapnie.
L'hypercapnie (PET CO_2 > 45 mm Hg) est due à une hypoventilation : il faut donc augmenter la ventilation minute pour la corriger.
L'hypocapnie (PET CO_2 < 30 mm Hg) est le plus souvent en rapport avec une hyperventilation artificielle. Il convient de réduire la ventilation minute.
Enfin le capnographe peut être utilisé en ventilation spontanée. Dans ce cas, il s'adapte au masque facial *via* une interface spécifique. Il permet alors de détecter une hypercapnie et une apnée.

VENTILATION ET SÉDATION

Les différents traitements de réanimation ainsi que les soins postopératoires peuvent être douloureux et angoissants pour le patient : une **sédation** est alors pratiquée par l'administration de médicaments équivalents à ceux de l'anesthésie générale (benzodiazépines, barbituriques, morphiniques). Ils provoquent une narcose (sommeil profond médicamenteux) et une analgésie (abolition de la douleur) réversibles à l'arrêt et que l'on peut maintenir aussi longtemps que nécessaire.

Comme nous l'avons déjà évoqué, le patient est initialement anesthésié au moment de l'intubation. Par la suite, une sédation peut être poursuivie et entretenue dans l'objectif d'améliorer la tolérance de la sonde d'intubation et la ventilation contrôlée. Dans ce cas précis, le patient ne dispose plus d'autonomie ventilatoire et la suppléance est donc totale. Elle permet l'adaptation du patient aux conditions de la ventilation mécanique.

La sédation permet d'éviter tout stress et de protéger contre un hyper-métabolisme et une hausse de la consommation en oxygène. La ventilation mécanique est initiée le plus souvent en réanimation pour palier à la dette en oxygène, source de multiples défaillances de l'organisme. La sédation joue donc un rôle de protection en limitant toute consommation inutile en oxygène qui pourrait majorer la souffrance cellulaire.

L'analgésie du patient assure son confort lors des soins. Elle limite les phénomènes de stimulations sympathiques lors des gestes invasifs que constituent les aspirations trachéales itératives, les ponctions sanguines multiples, les réfections de pansements quotidiens en réanimation.

L'analgésie joue également un rôle de protection cérébrale pour les patients en neurochirurgie pour lesquels toute stimulation douloureuse peut induire une hausse de la pression intracrânienne majeure. Cette hausse de pression intracrânienne va majorer l'hypoperfusion cérébrale préexistante et donc engendrer des lésions cérébrales potentiellement irréversibles.

Enfin, elle limite les phénomènes de mémorisation et de désordres neuropsychiques décrits après un séjour prolongé en réanimation tels que des insomnies, des cauchemars et des hallucinations.

Produits utilisés en réanimation

Le recours aux médicaments hypnotiques est fréquent. Il s'agit le plus souvent de benzodiazépines (midazolam, flunitrazepam) ou d'hypnotiques tels que le propofol.

Ces produits sont souvent associés à des morphinomimétiques puissants assurant l'analgésie (morphine, fentanyl, sufentanil, rémifentanil) ; voir chapitre 7, *Les médicaments utilisés en situation d'urgence*.

Ces produits sont administrés en perfusion intraveineuse continue.

Évaluation de la sédation

L'évaluation de la sédation est impérative car une sédation trop lourde augmente la durée de la ventilation mécanique mais aussi la morbidité et le coût du séjour en réanimation.

À l'inverse une sédation trop légère expose le patient à des états d'agitation importants qui vont induire des risques d'extubation accidentelle ou d'ablation de cathéters centraux et périphériques, de drains et de sondes. La sédation insuffisante augmente le stress et la consommation en oxygène majorant les complications et la morbidité des patients de réanimation.

La sédation doit donc être en permanence évaluée et adaptée à l'évolution de la pathologie. L'objectif étant de permettre une diminution progressive en fonction de l'amélioration de l'état clinique afin d'obtenir un réveil calme et sans douleurs.

L'évaluation de ce point de vue est donc essentielle. Elle doit prendre en compte l'ensemble des paramètres tels que l'adaptation au ventilateur, le confort, la douleur, l'anxiété, l'agitation. Les outils d'évaluation doivent être simples, utilisables par plusieurs catégories de personnel soignant. Ils doivent être reproductibles et permettent une traçabilité de l'évaluation.

Plusieurs modes d'évaluation de la sédation ont été proposés. L'utilisation de score et d'échelle de sédation est possible en réanimation. L'échelle la plus utilisée est l'échelle de Ramsay. Elle permet d'évaluer la réponse aux stimulations verbales et nociceptives. Cette échelle est facilement reproductible et simple d'utilisation.

Mais elle est peu précise et ne permet pas une bonne quantification de l'état d'agitation. Elle est alors remplacée par l'échelle d'agitation et de sédation (SAS). Enfin, elle ne prend pas en compte la réaction du patient au respirateur. L'adaptation au respirateur est pourtant un élément essentiel puisque constitutif de l'objectif thérapeutique.

infirmière

Surveillance

Tableau 5.5 Échelle de sédation de Ramsay

1	Malade anxieux, agité
2	Malade coopérant, orienté et calme
3	Malade répondant aux ordres
4	Malade endormi mais avec une réponse nette à la stimulation de la glabelle ou à un bruit intense
5	Malade endormi répondant faiblement aux stimulations ci-dessus
6	Pas de réponse aux stimulations nociceptives

infirmière

Surveillance

Tableau 5.6 Échelle d'agitation et de sédation (SAS)

Aspects	Exemples	Score
Agitation dangereuse	Tentatives d'auto-execution, ablation cathéter, sort du lit	7
Très agité	Nécessite de contention, mord la sonde d'IT	6
Agité	Anxieux, essaye de s'asseoir, se calme à la parole	5
Calme et coopérant	Réveillable facilement, obéit aux ordres	4
Sédaté	Difficilement réveillable, répond aux ordres simples	3
Très sédaté	Réveillable aux stim physiques, ne communique pas	2
Non réveillable	Pas de réponse à la douleur	1

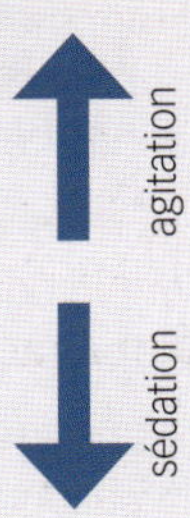

UN MONITORAGE SPÉCIFIQUE : L'INDEX BI-SPECTRAL (BIS)©

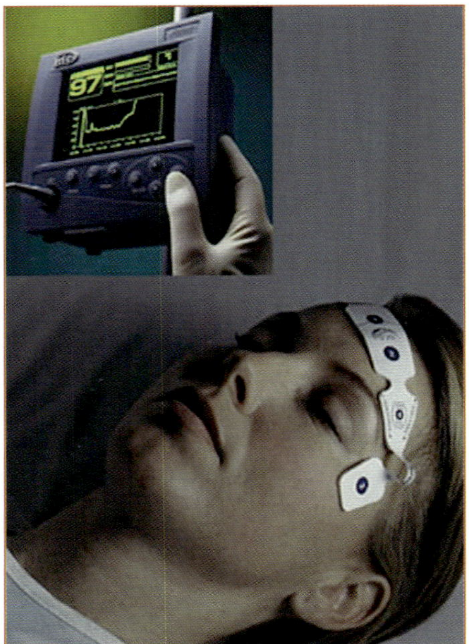

Fig. 5.28 *L'index bi-spectral.*

L'index bi-spectral (BIS)© est une méthode non invasive permettant l'acquisition en temps réel de l'activité électrique cérébrale par un capteur frontal. L'électroencéphalogramme est converti en une valeur d'index bi-spectral. Sa valeur pour un sujet conscient et non prémédiqué varie entre 91 et 100. Mais la variation de cet index peut varier entre 0 (pas d'activité cérébrale) et 100 (état d'éveil).

Les valeurs de l'index bi-spectral diminuent avec l'augmentation des concentrations de la majorité des hypnotiques tels que le propofol (*Diprivan*), le thiopental (*Penthotal*), le midazolam (*Hypnovel*), habituellement utilisés pour induire une amnésie et la perte de connaissance. Les relations établies entre l'index bi-spectral, les scores de sédation et les concentrations plasmatiques pour la majorité des hypnotiques confirment son intérêt pour monitorer la composante hypnotique de l'anesthésie. Classiquement, on définit un état d'anesthésie pour une valeur de BIS inférieure à 60 (le risque de mémorisation est faible à cette valeur). Alors que pour une valeur de BIS inférieure à 40, on peut parler de surdosage en hypnotique.

Ce monitorage présente quelques limites :

– le BIS n'est pas un moniteur d'analgésie et les études ont montré que les morphiniques n'ont pas d'effet direct sur l'index bi-spectral.

– l'activité musculaire perturbe le signal.

– de nombreux dispositifs tels que le *Bair-hugger*, un pacemaker, peuvent générer des artefacts qui interfèrent avec le signal.

COMPLICATIONS LIÉES À LA VENTILATION LONGUE DURÉE

Complications infectieuses liées à la canulation des voies aériennes supérieures

C4 *Mettre en œuvre des actions à visée diagnostique et thérapeutique*

Les mécanismes physiopathologiques des pneumonies acquises sous ventilation sont étroitement liés à la conjonction de plusieurs facteurs.

Les voies aériennes supérieures jouent un rôle de filtre contre les particules et bactéries. Le fait de procéder à la canulation des voies aériennes supérieures provoque l'arrêt du tapis muccocilaire et donc empêche ce mécanisme de défense essentiel à l'organisme. Le filtre naturel que représentent les voies aériennes supérieures joue également un rôle d'humidification et de réchauffement des gaz inhalés. Ce mécanisme disparaît en cas de canulation endotrachéale ce qui favorise la présence de sécrétions épaisses. Ces sécrétions engendrent un risque d'obstruction des voies aériennes supérieures par des bouchons muqueux et favorisent les broncho-pneumopathies.

De plus les gaz administrés par les ventilateurs sont froids et secs, et augmentent les risques d'altération des poumons (micro-atélectasie). La présence de filtres antibactériens placés entre le ventilateur et le patient (à l'extrémité distale de la sonde) permet de corriger ces risques en humidifiant et filtrant les gaz insufflés. On peut également avoir recours à des systèmes de réchauffeur humidificateur des gaz administrés par le ventilateur.

La colonisation buccale et le développement des plaques dentaires sont des facteurs qui favorisent la colonisation bactérienne pulmonaire. Les soins de bouche pluriquotidiens en réanimation sont donc essentiels à la prévention de ces infections pulmonaires.

Des micro-reflux gastriques passifs majorent également les risques de pneumopathie. Le monitorage du ballonnet de la sonde d'intubation permet de prévenir les inhalations en optimisant la protection des voies aériennes supérieures. Le ballonnet sous-gonflé expose aux risques d'inhalation du liquide gastrique. La position demi-assise (moitié supérieure du corps à 30°) fait partie des mesures préventives de micro-inhalations. La position de la sonde gastrique en aspiration diminue potentiellement le risque d'inhalation passive en assurant une vidange gastrique.

Les sinusites, otites et mastoïdites augmentent aussi la survenue des pneumopathies lors de la ventilation de longue durée. Le drainage de sinus si besoin doit être pratiqué par un chirurgien ORL en cas de sinusite avérée. Le drain sera laissé en place pour permettre des lavages réguliers.

Un biofilm bactérien va se développer sur la sonde d'intubation elle-même pouvant favoriser à terme une pneumopathie. Des aspirations trachéales répétées et non motivées peuvent mobiliser ces germes et les disséminer dans les poumons.

Les pneumopathies peuvent également être surinfectées par des germes manuportés lors des soins, notamment des aspirations endotrachéales.

infirmier

Acte

Soins infirmiers et prévention des complications infectieuses liées à la ventilation mécanique

Afin de prévenir l'apparition d'une pneumopathie, il convient de respecter les recommandations de lutte contre l'infection nosocomiale. Ces mesures reposent sur les mesures standard d'hygiène hospitalière telles que :
- le lavage des mains,
- le respect des mesures d'isolement,
- l'utilisation de matériel à usage unique,
- le respect des règles d'entretien du matériel de ventilation,
- le changement régulier des filtres et des tuyaux du respirateur.

La mise en place de systèmes d'humidification et de réchauffement de l'air administré peut être réalisée sur prescription médicale à la place des filtres classiques. L'objectif est d'apporter une qualité d'humidification nécessaire pour la prévention des micro-atélectasies et des risques d'obstruction de la sonde d'intubation.

Les instructions d'installation, de maintenance et d'entretien de ce type de système doivent être scrupuleusement respectées. Une bonne connaissance du matériel est donc nécessaire sous peine d'engendrer des complications graves pour le patient.

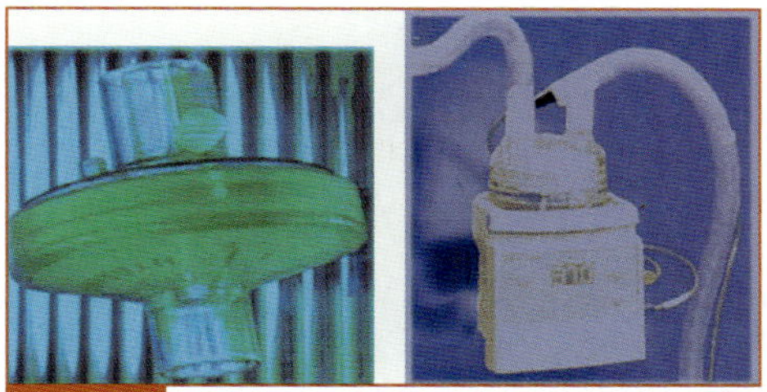

Fig. 5.29 *Filtres humidificateurs réchauffeurs.*

Les soins d'hygiène au patient sont également très importants. Ainsi les soins des voies aériennes et digestives sont un élément favorable à la prévention de ces infections. Les soins de bouche doivent être répétés de façon pluriquotidienne. Ils visent à assurer l'hygiène bucco-dentaire en garantissant le bien-être du patient mais aussi à préserver l'hydratation de la muqueuse buccale y compris des lèvres et de la langue et surtout à prévenir l'apparition de plaques bactériennes et des maladies bucco-dentaires qui favorisent les infections nosocomiales.

infirmier

Acte

Soins de bouche

- Informer le patient du soin.
- Observer et noter l'état de la cavité buccale.
- S'assurer du bon gonflage du ballonnet de la sonde d'intubation ou de la sonde de trachéotomie pour éviter les micro-inhalations (responsables des pneumopathies).
- Aspirer dans le nez et dans l'arrière-gorge.
- Nettoyer successivement les gencives, la face interne des joues, le palais, la langue en changeant chaque fois de bâtonnet.
(Les produits utilisables figurent dans le tableau 5.7, p. 150)
- Brosser les dents afin d'enlever la plaque dentaire.
- Aspirer la cavité buccale en fin de soin pour éviter les micro-inhalations.
- Si les lèvres sont sèches, les enduire de vaseline.
- Revérifier le gonflage du ballonnet de la sonde d'intubation/trachéotomie à la pression optimale (40 cm d'eau au manomètre).
- Noter le soin dans le dossier du patient.

Tableau 5.7 Liste des produits utilisables sur prescription médicale

Produits	Propriétés	Indications	Contre-indications	Utilisation	Précautions
Givalex **Solution pour bain de bouche**	Anti-infectieux pour traitement oral/local Contient de l'alcool	Traitement local d'appoint des infections buccales ou soins post-opératoires de la cavité buccale	Allergie : - aux salicylés ou apparentés - à l'héxétidine	Dilution 2 cuill. à café dans un demi-verre d'eau tiède	Ne pas utiliser si plaies car douloureux
Bétadine **10 % pour bain de bouche (Polyvidone iodée)**	Anti-infectieux iodé à 10 %	Traitement local d'appoint des infections buccales ou soins post-opératoires de la cavité buccale	Intolérance à l'iode ou utilisation simultanée de dérivés mercuriels	Dilution 1 à 2 cuill. à café dans un verre d'eau tiède	Pas d'utilisation systématique et prolongée (risque de passage d'iode par la muqueuse très vascularisée), avec potentielle dysthyroïdie et déséquilibre de la flore normale (mycose).
Fungizone **10 % Suspension buvable 40 mL (Amphotéricine B)**	Antimycosique	Candidoses buccales	Hypersensibilité à l'un des composants	3 à 4 fois par jour	Agiter avant utilisation
Bicarbonate de sodium **à 1,4 %**	Base	Équilibre de la flore buccale acide en cas de candidose	Aucune a priori	Pur, en mélange avec Fungizone 40 mL	
Eau oxygénée à 10 volumes	Hémostatique, léger antiseptique, nettoyant par action moussante	Petites hémorragies capillaires	Avec les dérivés mercuriels En milieu alcalin	Diluée à 50 %	Ne pas avaler, ne pas utiliser sous un pansement occlusif, ne pas mettre dans les yeux

Les fixations de la sonde d'intubation doivent être changées quotidiennement pour éviter les escarres liées aux cordons de fixation mais aussi pour garantir la propreté et l'efficacité du maintien.

L'installation du patient en position demi-assise joue un rôle dans la prévention des inhalations passives qui elles-mêmes sont sources de pneumopathie.

La vérification de la pression du ballonnet de la sonde d'intubation ou de la canule de trachéotomie prévient le risque d'escarres et d'ulcération de la trachée et le risque d'inhalation bronchique.

La vérification de la bonne position de la sonde gastrique limite les reflux de liquide gastrique dans les poumons.

Le respect des règles concernant l'aspiration trachéale (décrites ci-dessous) associé à une kinésithérapie active et à la mise en position assise assurent un drainage efficace des sécrétions bronchiques.

Une fixation stable de la sonde d'intubation prévient les malpositions : une sonde trop haute avec le ballonnet entre les cordes vocales entraîne un risque d'extubation accidentelle mais aussi un manque d'étanchéité et un œdème ou des lésions des cordes vocales ; une sonde trop basse expose au risque d'intubation sélective avec l'obstruction d'une bronche souche (droite notamment) entraînant une atélectasie avec hypoxémie et détresse respiratoire. En limitant l'irritation mécanique répétée, cette fixation prévient aussi en partie les œdèmes des voies aériennes supérieures, cause d'échec d'une extubation programmée.

LES LÉSIONS DU PARENCHYME INDUITES PAR LA VENTILATION

Les lésions induites par la ventilation sont de deux ordres :

– Les **barotraumatismes** qui se définissent par une surdistension alvéolaire sont liés à des pressions d'insufflation excessives et peuvent causer des lésions alvéolaires majeures. Les barotraumatismes ont des causes mécaniques liées à un réglage inapproprié du respirateur, et des causes directement liées à la pathologie pulmonaire du malade.

– Le **volotraumatisme** qui se définit par une surdistension des alvéoles pulmonaires générée par des volumes d'insufflation démesurés par rapport à la capacité pulmonaire totale du patient.

Ces atteintes vont se traduire microscopiquement par des lésions alvéolaires diffuses ou localisées, et macroscopiquement par la survenue de pneumothorax, de pneumopéritoine ou de pneumopéricarde voire d'emphysème sous-cutané.

Soins infirmiers et prévention des baro/volotraumatismes

La prévention de ces lésions repose sur la synchronisation du patient au ventilateur, le réglage adapté des volumes et la surveillance des paramètres ventilatoires.

L'IDE joue un rôle fondamental dans le recueil et l'analyse de ces données. Rappelons que la mesure de la pression de plateau en fin d'inspiration reflète la pression alvéolaire maximale : la valeur de cette pression ne doit pas dépasser 30 cm d'eau.

Toute hypoxémie avec élévation inexpliquée des pressions dans les voies aériennes, voire des troubles du rythme cardiaque doit faire évoquer ce type de complication.

Complications liées à la modification des pressions

Le collapsus de reventilation est une complication immédiate liée à la ventilation mécanique dont la cause est la diminution du retour veineux. Cette diminution du retour veineux est liée à la correction rapide de l'hypercapnie qui va entraîner une vasodilatation systémique et, par conséquent, créer une situation d'hypovolémie relative engendrant une diminution du retour veineux du cœur droit et du débit cardiaque et ainsi une chute de la pression artérielle.

SURVEILLANCE DU PATIENT SOUS VENTILATION ARTIFICIELLE

L'ensemble de la surveillance infirmière d'un patient sous ventilation artificielle a pour objectif principal la prévention des complications en s'appuyant sur les concepts physiopathologiques précédemment énoncés. Il s'agit de formaliser ici la démarche clinique de l'IDE lors de la prise en charge d'un patient sous ventilation artificielle.

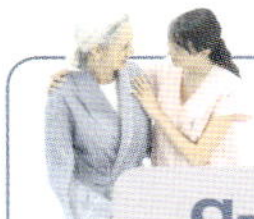

Surveillance infirmière

Surveillance des paramètres du ventilateur

Objectif : assurer la sécurité d'un patient sous ventilation artificielle et la gestion des risques induits par celle-ci.

L'IDE à la prise de poste doit :

– Contrôler et noter sur la feuille de surveillance les paramètres du ventilateur et s'assurer de leur concordance avec la prescription médicale :
- mode de ventilation,
- volume courant,
- fréquence respiratoire,
- FiO_2,
- pression expiratoire positive (PEP).

– Contrôler les seuils des alarmes :
- alarmes des pressions maximum et minimum (prévention des risques de barotraumatisme/volotraumatisme et de débranchement) ;
- alarme des volumes et de spirométrie (prévention d'hypoventilation) ;
- alarme de fréquence minimale imposée (prévention du risque d'apnée) ;
- alarme minimale du saturomètre réglée à 93 % (prévention des hypoxémies), à adapter selon la gravité de la pathologie pulmonaire ;
- alarme supérieure du capnomètre compris entre 35 et 40 mm Hg (prévention des épisodes d'hypocapnie ou d'hypercapnie), à adapter selon la gravité de la pathologie pulmonaire.

– Contrôler la présence de l'insufflateur manuel, fonctionnel et connecté à la source d'O_2.

– Contrôler la fonctionnalité de l'aspiration forte (régulateur de pression fonctionnel, dépression efficace, sondes d'aspiration de différentes tailles)

Surveillance

infirmière

Contrôle de la sonde d'intubation (ou de la canule de trachéotomie)

Objectif : assurer la conformité de la position de la sonde d'intubation.
L'IDE doit :

– Prévenir le risque d'extubation accidentelle :
• vérifier la fixation et la position de la sonde d'intubation (repère au niveau de l'arcade dentaire);
• vérifier les pressions de gonflage du ballonnet de la sonde à l'aide du manomètre (pression idéale 25 cm d'eau);
• vérifier l'adaptation de la sédation du patient en fonction des objectifs fixés pour le patient (maintien de la narcose ou amorçage de l'extubation);
• obtenir la coopération du patient en cas de réveil (expliquer l'importance de la sonde d'intubation et les phases du sevrage ventilatoire avant l'extubation).

Note : l'ensemble de ces contrôles doit être répété à chaque fois que le patient est mobilisé ou est changé de position, l'objectif étant la prévention de l'extubation accidentelle.

– Prévenir l'intubation sélective :
• contrôler la position de la sonde au niveau de l'arcade dentaire;
• noter le repère de l'arcade dentaire sur la feuille de surveillance;
• s'assurer de l'auscultation pulmonaire symétrique;
• contrôler la conformité de la morphologie de la courbe du capnographe : pas de modification d'aspect de la courbe, présence d'un plateau… (voir *Capnographe*, p. 145).

– Montrer au médecin la radiographie pulmonaire du jour.

– Alerter le médecin au moindre doute concernant la position de la sonde d'intubation.

– Prévenir les risques de nécrose ou de fuite liés au ballonnet de la sonde en vérifiant la pression de gonflage du ballonnet (pression idéale 25 cm d'eau).

Acte

infirmier

Assurer la perméabilité des voies aériennes

Objectif : garantir la ventilation, assurer l'hématose et permettre des échanges gazeux de qualité.
L'IDE doit :

– Assurer l'humidification des voies aériennes supérieures :
• filtres hydrophobes changés quotidiennement (heure du changement noté sur la feuille de surveillance et sur le filtre);
• dispositifs de réchauffement et d'humidification vérifiés, fonctionnels et propres.

– Assurer la liberté des voies aériennes supérieures :
• assurer la position du patient, demi-assise si possible ou tête maintenue dans l'axe (afin d'éviter des coudures de la sonde);
• éviter toute morsure de la sonde d'intubation par le patient grâce à une canule de Guédel (cette canule n'est pas systématique car elle peut engendrer des lésions buccales à long terme)

– Assurer des aspirations orotrachéales efficaces :
• réaliser une aspiration orotrachéale à la demande (voir *Aspiration trachéale*, p. 157);
• noter la quantité et l'aspect des sécrétions orotrachéales;
• alerter le médecin devant toute modification d'aspect, de qualité ou de quantité des sécrétions (notamment devant une apparition d'une hémoptysie, de sécrétions mousseuses et rosées, ou au contraire très épaisses).

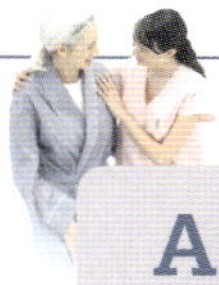

infirmière

Assurer la surveillance clinique du patient intubé

Objectif : dépister les complications possibles, s'assurer de l'efficacité thérapeutique et de la tolérance de la ventilation artificielle.

L'IDE doit :

Assurer la surveillance clinique et para-clinique de la fonction ventilatoire :

– évaluer l'adaptation du patient au respirateur :
- patient calme,
- absence de signes de lutte et de dyspnée,
- absence de balancement thoraco-abdominal,
- absence d'asymétrie thoracique,
- absence de pression d'insufflation importante pouvant signer une désadaptation, une obstruction, un bronchospasme ou une atteinte pulmonaire,
- fréquence respiratoire adaptée et en rapport avec les réglages ;

– évaluer l'efficacité de la ventilation mécanique :
- évaluer la coloration des lèvres et des téguments,
- objectiver l'absence de cyanose,
- objectiver l'absence de sueurs (signe d'hypercapnie),
- obtenir une saturation mesurée en oxygène supérieure à 95 % ou en rapport avec la pathologie du patient,
- obtenir une normocapnie objectivée par le capnographe ($ETCO_2$ entre 36 et 40 mm Hg) ou des gaz du sang ;

– dépister la survenue d'un pneumothorax (lié au barotraumatisme) :

– dépister des signes de détresse respiratoire (voir *Détresse respiratoire*, p. 121) associés à une hausse des pressions d'insufflation et une asymétrie thoracique.

Assurer la surveillance clinique et para-clinique de la fonction neurologique :

– évaluer l'état de conscience :
- ouverture spontanée des yeux,
- réponse aux ordres simples
- évaluer le niveau de sédation :
- évaluer par l'échelle de Ramsay en fonction des objectifs fixés par l'équipe médicale,
- noter le seuil de l'index bi-spectral s'il est utilisé,
- adapter la sédation en fonction de l'évaluation et sur prescription médicale

Assurer la surveillance clinique et para-clinique de la fonction cardio-circulatoire :

– dépister les complications hémodynamiques telles que :
- l'hypertension artérielle et la tachychardie pouvant signer une hypercapnie induite par une inadaptation ventilatoire mais aussi retrouvée lors des stimulations générées par l'aspiration trachéo-bronchique ou les efforts de toux (stimulation sympathique),
- une bradycardie et des troubles du rythme sont possibles lors des aspirations notamment par hypoxie liée au dérecrutement (voir *Aspiration trachéale*, p. 157),
- une hypotension peut survenir lors de la mise initiale sous ventilation mécanique (collapsus de reventilation) mais aussi lors de la mise en place d'une PEP.

infirmiers

Acte

Assurer la prévention des pneumopathies induites par la ventilation mécanique

Objectif : diminuer la survenue de complications infectieuses.
L'IDE doit :
– Assurer une hygiène rigoureuse de l'environnement de la chambre de réanimation :
• utiliser des circuits de ventilation propres et décontaminés si le matériel est réutilisable ;
• privilégier l'utilisation de matériel à usage unique ;
• avoir une hygiène des mains rigoureuse (prévention des infections manuportées incriminées dans les infections broncho-pulmonaires) ;
• utiliser largement une solution hydro-alcoolique pour le lavage des mains ;
• disposer de gants et de bavette ainsi que de tablier pour effectuer les soins courants. Se protéger aussi des projections par des lunettes ;
• disposer d'une signalisation spécifique en cas d'isolement ou de contamination du patient ;
• prévoir une gestion du linge et des déchets spécifique en cas d'isolement ;
– Assurer des soins d'hygiène des voies aériennes supérieures :
• soins de bouche et brossage dentaire pour prévenir la plaque dentaire (qui favorise les infections pulmonaires) ;
• assurer des soins de sinus si besoin.
– Prévenir de la stase des sécrétions bronchiques :
• assurer des aspirations oro-trachéales atraumatiques et adaptées (voir *Aspiration trachéale,* p. 157) ;
• assurer une kinésithérapie précoce ;
• envisager des changements de position permettant le drainage des zones pulmonaires déclives (sur prescription médicale).
• assurer le réchauffement des gaz inhalés permettant la fluidification et donc le drainage des sécrétions ;
• garantir une analgésie efficace pour prévenir l'inhibition de la toux liée à la douleur.
– Assurer des prélèvements bactériologiques en cas d'infection bronchopulmonaire :
• effectuer des prélèvements pulmonaires protégés (sur prescription médicale) afin de documenter l'infection pulmonaire ;
• effectuer des hémocultures en cas de fièvre supérieure à 38,5 °C ou d'hypothermie inférieure à 36 °C (risque d'infection à bactéries bacille gram négatif).
– Prévenir l'apparition de micro-inhalations de liquide gastrique dans les bronches :
• mettre la sonde gastrique en aspiration (prévention des micro-inhalations) en dehors d'une reprise d'une alimentation entérale ;
• vérifier le gonflage du ballonnet de la sonde d'intubation (prévention des micro-inhalations passives) ;
• mettre le patient si possible demi-assis.

infirmière

Surveillance

Évaluer l'efficacité thérapeutique de la ventilation mécanique

Objectif : contrôler l'efficacité thérapeutique et effectuer des réajustements si nécessaire.
L'IDE doit :
– Vérifier la régression des signes de détresse respiratoire et des signes de gravité en phase initiale tels que disparition de la cyanose et des marbrures, normalisation de la fréquence respiratoire, régression des signes de dyspnée et d'hypercapnie et amélioration de la saturation (SpO_2)
– La diminution progressive de la FiO_2 est un signe en faveur de l'amélioration
– Contrôler les examens complémentaires :
• vérifier la normalisation progressive des gaz du sang qui objective l'amélioration de l'hématose,
• vérifier la disparition de l'hypercapnie,
• vérifier la correction de l'acidose,
• vérifier l'amélioration de la radiographie pulmonaire.

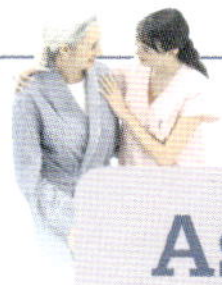

Acte **infirmière**

Assurer des transmissions efficaces

Objectif : effectuer une traçabilité des soins et objectiver l'évolution dans un processus dynamique.

L'IDE doit :

– Reporter tous les éléments des surveillances clinique et para-clinique sur la feuille de surveillance quotidienne.

– Noter toute modification de paramètre de la ventilation et son incidence sur le patient.

– Noter l'ensemble des soins, leur efficacité thérapeutique et leurs répercussions.

C1 *Évaluer une situation clinique et établir un diagnostic dans le domaine infirmier*

C4 *Mettre en œuvre des actions à visées diagnostique et thérapeutique*

En cas d'auto-extubation, voici un algorithme précisant la conduite à tenir :

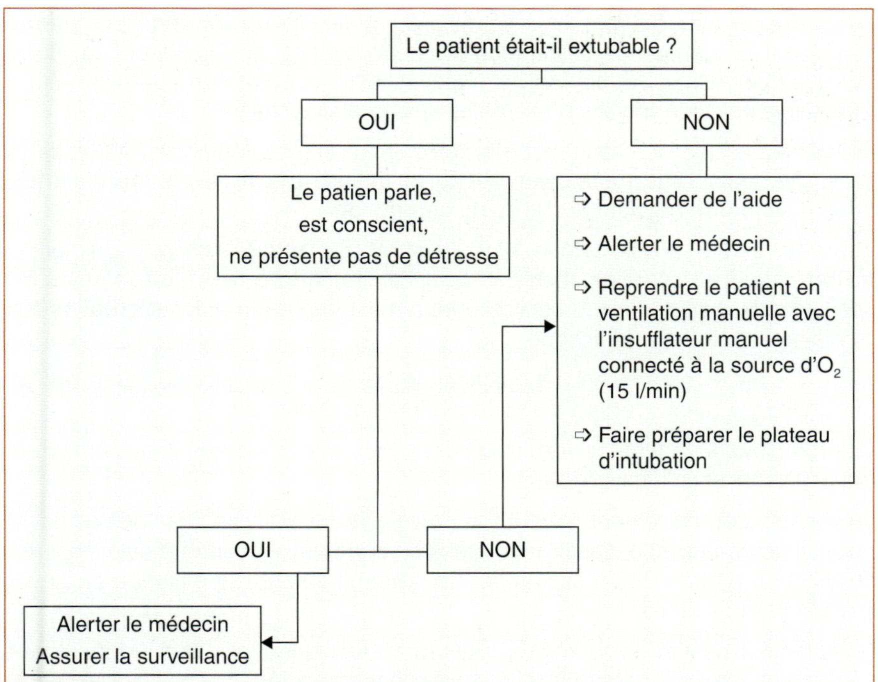

Fig. 5.31 *Algorithme en cas d'auto-extubation.*

Aspiration oro-pharyngée et endotrachéale

DÉFINITION

L'aspiration trachéo-bronchique a pour objectif de diminuer l'encombrement des voies respiratoires d'un patient intubé ou trachéotomisé. Ces aspirations sont essentielles pour maintenir la perméabilité des voies aériennes d'un patient sous ventilation mécanique mais également pour les patients trachéotomisés y compris en ventilation spontanée.

On parle d'aspiration oropharyngée lorsqu'il s'agit d'aspirer des sécrétions stagnant dans le nez et/ ou dans le pharynx et d'aspiration endotrachéale lorsque l'on aspire des sécrétions stagnant dans la trachée par la canule endotrachéale (soit une sonde d'intubation, soit une canule de trachéotomie).

INDICATIONS DE L'ASPIRATION BRONCHIQUE

L'aspiration bronchique est préconisée en cas d'hypersécrétion bronchique, d'obstruction des voies aériennes, de sécrétions dans les dispositifs de ventilation.

Elle sera réalisée également en cas de toux, ou si le patient est désadapté du respirateur, s'il s'agite ou désature.

ASPIRATION ENDOTRACHÉALE ET SIGNES D'ENCOMBREMENT BRONCHIQUE

Les sécrétions bronchiques du patient nécessitent d'être aspirées régulièrement. Il est important de bien connaître les signes de l'encombrement bronchique permettant d'effectuer les aspirations bronchiques « à la demande ». Ces signes sont essentiellement des sécrétions audibles, visibles dans la sonde d'intubation ou les tuyaux, une hausse de pression ou la désynchronisation du patient au ventilateur. La désaturation (baisse de la SpO_2 mesurée à l'oxymètre pulsé) est un signe tardif et peu discriminant.

La durée totale d'une aspiration ne doit pas dépasser **30 secondes**.

Les patients hypoxiques devront être ventilés au préalable en oxygène pur **pendant 1 à 2 minutes** avant la pratique de l'aspiration trachéale. La FiO_2 du respirateur est donc fixée à **100 %** avant la manipulation et poursuivie quelques instants après cette dernière. Cet enrichissement préalable en O_2 permet de prévenir les désaturations sévères.

Le niveau de dépression de l'aspiration doit être limité afin de réduire le risque de collapsus alvéolaire et de diminuer le traumatisme de la muqueuse trachéale. De fait il est nécessaire d'utiliser un manomètre régulant le niveau de dépression.

L'instillation de sérum physiologique n'est pas recommandée systématiquement car elle engendre un risque de contamination par déplacement de bactéries présentes sur la paroi interne de la sonde d'intubation. Si l'encombrement est important et les sécrétions épaisses, il faut revoir la qualité de l'humidification.

L'aspiration trachéale réalisée en débranchant le patient du respirateur peut entraîner une hypoxémie, une hypercapnie et une baisse du volume pulmonaire.

Cette aspiration, dite à système ouvert, engendre donc une désadaptation du patient au ventilateur et donc une absence d'oxygénation.

Pour prévenir ce « dérecrutement », on utilise un adaptateur étanche que l'on positionne à l'extrémité trachéale de la sonde d'aspiration. Dans ce système, seul un opercule s'ouvre permettant l'introduction de la sonde d'aspiration. Ce système garantit le maintien de la ventilation mais peut générer des fuites.

On peut également utiliser un système d'aspiration trachéale clos. C'est un système à usage unique, entièrement fermé, permettant de réaliser des aspirations trachéales sans déconnecter les patients du respirateur. Il possède une gaine de protection permettant à une sonde d'aspiration d'entrer et de sortir de la trachée pour effectuer les aspirations trachéales. Ce système est laissé en place pendant 24 heures, il est particulièrement recommandé en cas d'infections aéroportées (mycobactéries, virus...)

C4 *Mettre en œuvre des actions à visée diagnostique et thérapeutique*

COMPLICATIONS POSSIBLES DE L'ASPIRATION TRACHÉALE

Comme évoqué précédemment, l'aspiration trachéale n'est pas dénuée de risques. L'hypoxémie et la désaturation associées au dérecrutement peuvent induire une bradycardie, des troubles du rythme, voire un arrêt cardiaque réflexe.

Acte infirmier

Aspiration trachéale

- Vérifier le montage (perméabilité) et l'efficacité du système d'aspiration (niveau de dépression de 300 cm d'eau).
- Expliquer le geste au patient et le rassurer.
- Assurer une oxygénation au préalable (FiO_2 à 100 %).
- Procéder à la désinfection des mains par friction avec une solution hydro-alcoolique sur des mains non souillées macroscopiquement ou par un lavage avec un savon antiseptique.
- Mettre un masque de soins à visière ou lunettes.
- Inhiber l'alarme du respirateur.
- Enfiler les gants, procéder selon une technique aseptique.
- Préparer un paquet de deux compresses stériles.
- Ouvrir les emballages : sonde à jupette et compresses.
- Adapter la sonde d'aspiration emballée au stop-vide.
- Retirer l'emballage.
- Manipuler la sonde (lubrification si besoin) sans contact direct.
- Ouvrir le raccord de Mount avec la compresse imbibée d'antiseptique.
- Introduire la sonde à travers la jupe sans aspirer dans le raccord de Mount (on risque de provoquer des micro-ulcérations).
- Remonter la sonde en aspirant en effectuant des rotations douces (pas plus de 10 secondes).
- Fermer le raccord de Mount avec une compresse imbibée d'antiseptique.
- Désadapter la sonde du stop-vide.
- Éliminer sonde et compresses dans le sac de déchets à risque infectieux.
- Rincer le système d'aspiration.
- Adapter le stop-vide sur le système de décontamination ou au flacon d'eau stérile.
- Aspirer jusqu'à évacuation des sécrétions présentes dans le tuyau.
- Laisser le stop-vide en place sur le système de décontamination.
- Éliminer gants et masque dans le sac de déchets à risque infectieux.
- Réactiver l'alarme du respirateur et s'assurer de la remise à la FiO_2 initiale.
- Désinfection des mains par friction avec une solution hydro-alcoolique sur des mains non souillées macroscopiquement ou par un lavage avec un savon antiseptique.
- Noter le soin : quantité des sécrétions, aspects (hémorragiques, purulentes, séreuses) et la couleur des sécrétions.
- Noter les événements particuliers et réactions du patient pendant l'aspiration (exemple : une hausse importante de la tension artérielle, une désaturation…)
- Alerter le médecin réanimateur devant toute désaturation persistante.

L'aspiration peut induire une hypertension artérielle et une augmentation de la pression intracrânienne liée à la stimulation sympathique et à la toux réflexe provoquée.

Cette hausse de pression intracrânienne est délétère pour les patients de neurochirurgie dont la souffrance cérébrale est déjà importante (voir *Coma et troubles de la conscience,* p. 222). Chez ces patients, la sédation et l'analgésie doivent être adaptées pour inhiber le réflexe sympathique et prévenir cette stimulation brutale.

Enfin, l'aspiration peut exposer à un bronchospasme, aux traumatismes de la muqueuse trachéo-bronchique, à des douleurs, à un pneumothorax.

L'aspiration endotrachéale est une effraction des voies respiratoires. Comme tout geste invasif, elle représente un risque potentiel d'infection nosocomiale. Le risque réside dans la colonisation de l'appareil respiratoire par des agents pathogènes de l'environnement.

Il existe des facteurs favorisants tels que la stase bucco-pharyngée du patient, les mains du soignant (transmission manuportée de la flore du patient ou de celle d'un autre patient) ainsi que les nombreux dispositifs médicaux en place (sonde gastrique, sonde d'intubation, drains de sinus).

Tableau 5.8 Surveillance des sécrétions lors de l'aspiration.

Aspect des sécrétions	Causes possibles
Purulentes, vertes	Infection broncho-pulmonaire
Rose saumoné, mousseuses	Œdème aigu du poumon
Hémorragiques, hémoptysie	Lésion trachéale
Sécrétions épaisses obstruant la sonde	Défaut d'humidification

Sevrage ventilatoire

Il peut être rendu difficile en cas d'insuffisance respiratoire chronique ou d'insuffisance cardiaque.

La procédure de sevrage de la ventilation mécanique doit être envisagée en trois temps. Cette démarche est capitale et les différents temps doivent être compris et maîtrisés par l'infirmière.

Le premier temps consiste à rechercher les conditions générales et respiratoires qui permettent d'envisager une épreuve de ventilation spontanée.

Le patient doit donc, pour cette étape, avoir retrouvé son autonomie respiratoire.

La mise en ventilation spontanée s'envisage quand :

- Le patient est conscient, bien orienté, coopérant, répondant aux ordres simples et pouvant bouger les membres. Cette notion est à moduler dans le cadre du sevrage en réanimation neurochirurgicale. Ce contexte est particulier. Le patient peut présenter différentes lésions, son orientation et sa coopération peuvent être impossibles ou encore que la motricité des membres altérée.
- Le patient a retrouvé une reprise de ventilation spontanée, ainsi qu'une compétence glottique (c'est-à-dire un réflexe de déglutition permettant de ne pas faire de fausse route ou d'inhaler en cas de vomissement) et qu'il a une toux efficace.
- Cette épreuve de ventilation spontanée s'envisage seulement en l'absence de complication évidente (exemple : saignement actif dans les drains de Redon). Le patient doit présenter une stabilité hémodynamique et doit être idéalement sevré des catécholamines. La FiO_2 doit être de 50 % ou moins et la pression positive en fin d'expiration ne doit pas dépasser 5 cm d'eau. Si ces conditions sont réunies alors l'épreuve de ventilation spontanée peut être débutée.

Le deuxième temps consiste en la réalisation de l'épreuve de ventilation spontanée (VS) proprement dite. Cette mise du patient en VS est indispensable pour objectiver la reprise de l'autonomie ventilatoire du patient.

Avant tout, il convient de prévenir le patient, l'informer et le rassurer.

L'épreuve de sevrage nécessite sa collaboration et l'infirmière doit l'encourager. L'installation est très importante et doit favoriser la mécanique ventilatoire. Le confort du patient doit être préservé et les efforts doivent être les moins importants possibles. C'est pourquoi la position demi-assise est la plus ergonomique pour la mécanique ventilatoire.

Les voies aériennes supérieures doivent être libres de tout obstacle. L'infirmière réalise une aspiration trachéale préalable permettant de garantir la liberté des voies aériennes supérieures.

La réalisation de l'épreuve de ventilation spontanée s'envisage de différentes manières suivant les équipes : soit la ventilation spontanée est réalisée directement « sur tube en T », soit la ventilation spontanée est associée à un niveau modéré d'aide inspiratoire fixée sur le ventilateur. Si elle est réalisée en direct sur la pièce en T, il convient de s'assurer de la présence d'un dispositif d'humidification des voies aériennes.

La durée de l'épreuve de ventilation spontanée est variable mais ne dépasse pas les 120 minutes maximum (elle est au minimum 30 minutes).

La tolérance de l'épreuve de ventilation spontanée repose sur les critères cliniques :

- absence de signe de détresse ventilatoire : fréquence respiratoire normale, absence de tachypnée et de dyspnée ;
- absence de recrutement des muscles respiratoires accessoires ;
- absence de cyanose et de sueurs, SpO_2 supérieure à 95 % ou en rapport avec la SpO_2 initiale du patient ;
- absence de répercussion hémodynamique évaluée par la mesure de la pression artérielle et de la fréquence cardiaque ;
- absence de troubles de la vigilance.

Les examens complémentaires comme la gazométrie ou la radiographie pulmonaire ne sont pas systématiques mais sont contributifs à la décision d'extubation.

L'épreuve de sevrage ventilatoire est variable en durée, elle peut nécessiter d'être répétée de quelques heures à quelques jours en fonction de la pathologie du patient.

Attention, cette épreuve teste la qualité des muscles respiratoires et de la commande respiratoire mais ne permet pas de détecter une possible obstruction des voies aériennes supérieures.

Le troisième temps est celui de l'extubation proprement dite. Elle survient si l'épreuve de ventilation spontanée est concluante.

EXTUBATION

C1 *Évaluer une situation clinique et établir un diagnostic dans le domaine infirmier*

Elle consiste en l'ablation du matériel servant d'interface entre le respirateur et le patient palliant la défaillance du système respiratoire. Il s'agit, le plus souvent, d'une sonde endotrachéale (voir *Intubation,* p. 129).

L'extubation, comme nous l'avons abordée précédemment, n'est envisagée que si apparaissent une ventilation spontanée efficace, des réflexes de protection des voies aériennes et une reprise de conscience.

Elle s'effectue obligatoirement en présence d'un médecin au lit du patient afin de garantir une totale sécurité du soin.

Surveillance infirmière

Avant l'extubation

Avant l'extubation

L'IDE doit s'assurer :
– du retour de la conscience
– de l'ouverture des yeux
– de la réponse aux ordres simples
– de la reprise de la ventilation spontanée avec :

- un volume courant (VT) normalisé (diminué si sédaté)
- une fréquence respiratoire (FR) normale

En cas de patient sédaté

Si le patient était sédaté avec des morphinomimétiques, le but n'est pas d'administrer des antagonistes des opioïdes, la surveillance se porte sur les signes cliniques de surdosage.

L'IDE doit alors s'assurer de :
– la régression du myosis
– l'absence de pause ventilatoire avec un volume augmenté et une fréquence respiratoire diminuée (FR inférieure à 7 par minute), signe d'une imprégnation morphinique incompatible avec la ventilation spontanée.

En cas de patient curarisé

Si le patient était sous curare en plus de la sédation, la seule méthode fiable pour s'assurer d'une décurarisation complète consiste à monitorer la curarisation à l'adducteur du pouce à l'aide d'un curamètre.

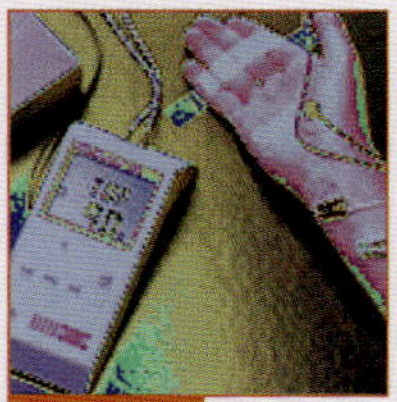

Fig. 5.32.

Le principe de cet appareil est de mesurer la récupération de la force musculaire du patient. Les électrodes sont positionnées à l'adducteur du pouce.

On administre 4 faibles stimulations électriques rapprochées (on dit «train de quatre») induisant des réponses musculaires avec contraction de l'adducteur du pouce. L'absence de réponse, c'est-à-dire de contraction après quatre stimulations, indique que le patient est curarisé. L'idéal en cas de réponse musculaire est de comparer la force de contraction de la dernière réponse par rapport à la première.

Cet élément de comparaison mesuré par le curamètre est appelé le rapport T4/T1. On analyse donc ce rapport avec pour objectif :
– un train de quatre avec 4 réponses sur 4
– une décurarisation pour T4/T1 supérieure à 90 %
– autres signes :

- maintien du lever de tête supérieur à 5 secondes;
- récupération du réflexe de toux;
- récupération du réflexe de déglutition;
- la fréquence respiratoire (FR) ne doit pas être élevée (< 25-30 cycles/min);
- le volume courant (VT) ne doit pas être faible (> 5 mL/kg).

infirmiers

Acte et surveillance

La séquence d'extubation

Elle se réalise avec le médecin.
Au préalable : matériel de ré-intubation présent, aspiration trachéale vérifiée et efficace, à portée de main
– Vérifier la présence du chariot d'urgence (complet et disponible)
– Installer le patient en position demi-assise
– Passer la FiO_2 à 100 %
– Assurer une aspiration oropharyngée efficace
– Assurer si besoin une aspiration trachéale
– Dégonfler le ballonnet
– Procéder à l'extubation
– Assurer immédiatement une oxygénothérapie (masque, lunettes)
– Réévaluer la ventilation spontanée : avec notamment la fréquence respiratoire, la saturation en oxygène, l'apparition des signes de détresse respiratoire (tirage, cyanose, respiration paradoxale…)

C4 Mettre en œuvre des actions à visées diagnostique et thérapeutique

COMPLICATIONS DE POST-EXTUBATION

Les troubles de la déglutition sont fréquents en post-extubation immédiate. Pour ce faire, il faut impérativement assurer une position de la tête facilitant la déglutition (demi-assis avec coussin pour éviter une hyper-extension du cou). Bien entendu, la reprise de l'alimentation per os n'est envisagée qu'à distance du trouble de déglutition. On procède à des tests avec de l'eau gélifiée pour évaluer la compétence glottique du patient.

L'obstruction des voies aériennes supérieures peut survenir immédiatement ou de manière différée. Elle est en général liée à la constitution plus ou moins rapide d'un **œdème** au niveau des muqueuses pharyngo-laryngées. On retrouve alors tous les signes de la détresse respiratoire haute (tachypnée, bruit inspiratoire, mobilisation des muscles respiratoires accessoires, difficulté à expectorer, aphonie, dysphagie ou déglutition impossible). Une bonne installation du patient, l'humification des gaz inspirés, l'administration intraveineuse et/ou en aérosol de corticoïdes (pour leurs propriétés anti-inflammatoires), l'administration d'aérosols d'adrénaline (vasoconstricteur destiné à faire régresser l'œdème) peuvent aider à passer le cap. Il n'est cependant pas exceptionnel de devoir réintuber le patient. La ventilation non invasive est rarement utile.

Un enrouement transitoire peut apparaître. Il pourra céder spontanément ou après rééducation orthophonique.

L'encombrement secondaire est toujours possible. Il se définit comme la stagnation dans les voies aériennes, de mucus bronchique en quantité et/ou en qualité normale(s) ou pathologique(s), entraînant une diminution de la perméabilité bronchique. Il est lié à un défaut d'expectoration pouvant induire une broncho-pneumopathie. L'inhibition de la toux est parfois liée à la douleur.

La kinésithérapie joue un rôle fondamental dans la prévention des complications post-extubation. Elle consiste en la réalisation de manœuvres manuelles de désencombrement. Elle constitue une aide efficace à la toux et optimise les aspirations.

La fatigue de la mécanique ventilatoire du patient peut se traduire par un épuisement conduisant de nouveau à la défaillance respiratoire. Cette situation est souvent liée à la dénutrition, à des situations métaboliques et des conditions mécaniques rendant la respiration du patient difficile.

La respiration du patient peut être assistée par l'utilisation de la ventilation non invasive (ou VNI).

C1 Évaluer une situation clinique et établir un diagnostic dans le domaine infirmier

Ventilation non invasive (VNI)

La ventilation non invasive permet de délivrer une assistance ventilatoire sans utiliser une interface invasive telle qu'une sonde d'intubation ou une canule de trachéotomie. Elle utilise un masque facial qui peut présenter des caractéristiques variables qui seront décrites plus bas. Elle peut être réalisée en relais d'une ventilation invasive, ou pour l'éviter (exemple de la décompensation d'une BPCO), elle consiste alors en une ventilation intermittente, en réanimation ou en service de pneumologie.

La VNI a pour objectif d'éviter ou de retarder l'intubation et ses complications propres. Elle permet en outre de reposer les muscles respiratoires. Elle diminue la tachypnée et la dyspnée en améliorant l'hématose. Les avantages de la VNI sont principalement la diminution des complications liées à la ventilation invasive, en particulier liées à la sonde d'intubation. La VNI permet de diminuer les complications infectieuses, principalement les pneumopathies et sinusites nosocomiales. La VNI évite les traumatismes laryngés et trachéaux associés à l'intubation endotrachéale. En outre, elle permet de réduire la durée de séjour hospitalier et les risques d'infections nosocomiales. Par conséquent, la VNI permet de réduire la mortalité ainsi que les coûts.

Le principe de la VNI réside dans le maintien au cours du cycle respiratoire d'une pression positive et constante dans les voies aériennes du patient.

Cette pression positive permet d'augmenter la capacité résiduelle fonctionnelle (CRF), d'augmenter la capacité vitale (CV), d'augmenter la compliance pulmonaire, de diminuer le shunt et de diminuer le travail respiratoire.

La tolérance de la VNI dépend beaucoup du choix de l'interface qui est un critère déterminant dans la réussite de cette thérapeutique. La ventilation en pression positive peut se faire à l'aide d'un masque facial qui couvre uniquement la bouche et le nez, un masque nasal, un masque facial intégral (*Full Face Dräger*) ou même à l'aide d'un casque type scaphandre en PVC.

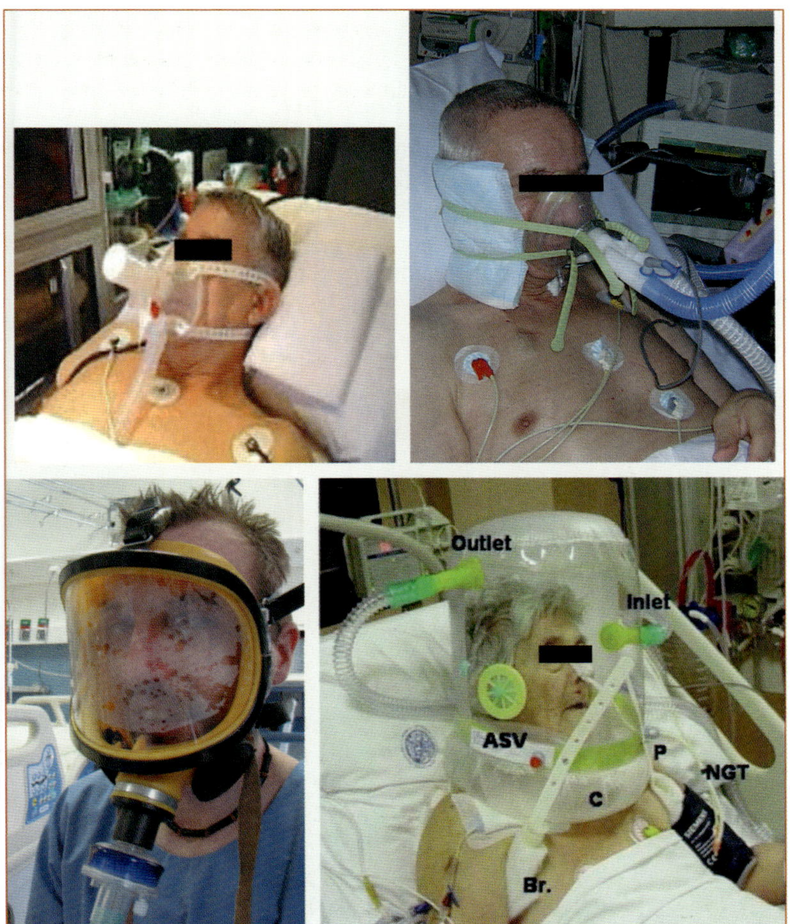

Fig. 5.33

■ MODALITÉS D'ADMINISTRATION

La VNI peut être mise en œuvre sous deux formes, soit par l'intermédiaire d'un respirateur de réanimation disposant de cette fonction, soit par un système dit à débit libre que l'on branche en direct sur l'oxygène (système Venturi type *Boussignac*). Il s'agit alors d'un module externe et/ou d'une valve tarée qui permet l'administration de la pression positive dans les voies aériennes.

Ventilation au masque facial

Elle peut être un relais de la ventilation invasive et en post-extubation, chez des patients restés ventilés longtemps qui présentent des atélectasies.

La VNI s'envisage aussi pour éviter l'intubation et la ventilation des insuffisants respiratoires chroniques (sauf en cas d'épuisement où l'intubation devient urgente).

Techniquement, le masque facial est relié au ventilateur de réanimation disposant d'un mode de ventilation spontanée avec aide.

Il convient de régler une aide inspiratoire de 8 à 15 cm d'eau facilitant le travail respiratoire. On peut y adjoindre une pression de fin d'expiration positive (PEP) qui empêche les alvéoles de se collaber permettant ainsi d'éviter l'apparition ou l'aggravation d'atélectasie.

On règle également la fraction inspirée en oxygène (FiO_2) en fonction de la saturation (SpO_2).

Enfin, la durée de la séance de VNI est toujours adaptée à la tolérance du patient (exemple de protocole : 15 à 30 min en réanimation chirurgicale pour un patient en post-extubation, 30 min à 3 heures, voire en continu en réa médicale chez un patient BPCO présentant une décompensation aiguë ou en OAP).

CPAP par système Venturi ou par valve de Boussignac

Ce système léger est plus facile à mettre en œuvre car il ne nécessite pas l'usage d'un ventilateur de réanimation. Le système se branche sur l'oxygène mural, permet de contrôler la FiO_2 en assurant un débit de gaz suffisant pour maintenir une pression positive continue dans les voies aériennes.

Très utilisée en pré-hospitalier notamment dans les œdèmes aigus du poumon, la CPAP est l'indication de choix chez la personne âgée, aux urgences, dans le cas d'insuffisance respiratoire hypoxémiante.

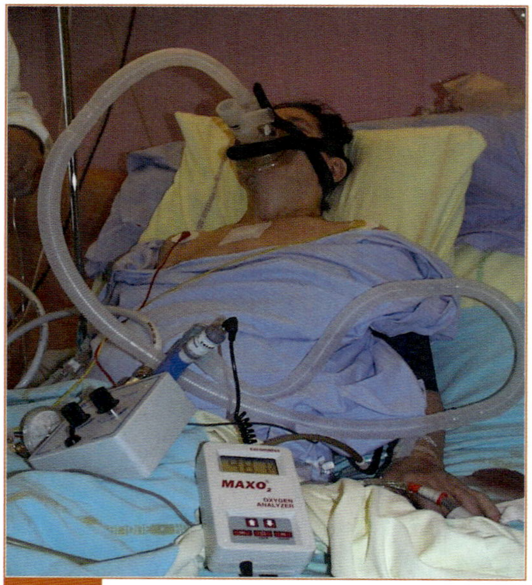

Fig. 5.34 *Photos illustrant l'utilisation du système Venturi.*

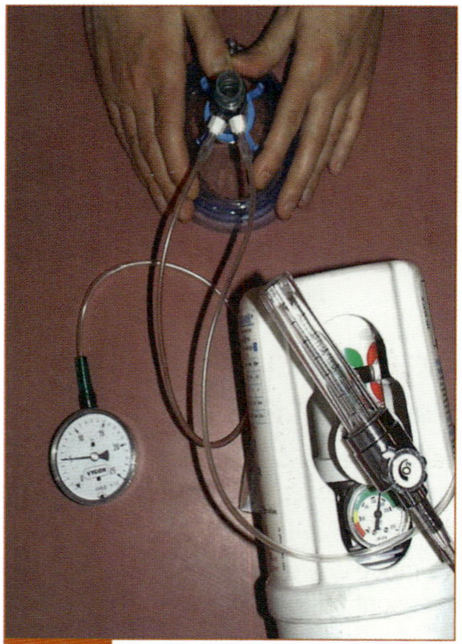

Fig. 5.35 *Photo illustrant la valve de Boussignac.*

CONTRE-INDICATIONS DE LA VNI

Les contre-indications à la VNI sont nombreuses. La VNI requiert une connaissance du matériel spécifique, ce qui la contre-indique en cas d'inexpertise ou de manque de formation spécifique des personnels intervenant auprès du patient. L'environnement de prise en charge doit être adapté afin de pouvoir assurer la surveillance du patient.

La VNI est contre-indiquée pour tout patient non coopérant, agité ou opposant à la technique.

Elle n'est pas réalisée juste avant l'intubation à l'exception d'une VNI dite en pré-oxygénation. Ici, son intérêt est d'assurer un recrutement alvéolaire maximal permettant la meilleure tolérance possible à l'apnée (induite par l'usage de médicaments d'anesthésie) pendant l'intubation orotrachéale.

Elle est contre-indiquée en cas d'épuisement respiratoire, en cas d'état de choc, de troubles du rythme ventriculaire graves. Elle est proscrite immédiatement après un arrêt cardio-respiratoire, en cas de pneumothorax non drainé, de plaie thoracique soufflante ou d'obstruction des voies aériennes supérieures.

Évidemment, tout vomissement incoercible et hémorragie digestive haute la contre-indiquent formellement.

Enfin, elle est également interdite en cas de traumatisme crânio-facial grave et de tétraplégie traumatique aiguë à la phase initiale.

Elle doit être utilisée avec une extrême prudence en cas de chirurgie récente des voies digestives et aériennes hautes.

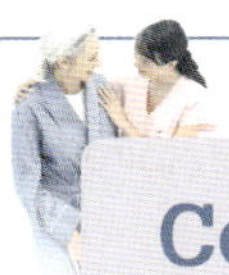

infirmier

Acte

Conduite pratique de la ventilation non invasive

- Expliquer la technique de façon succincte au patient.
- Installer confortablement le patient : demi-assis.
- Assurer une aspiration si possible permettant de désencombrer le patient avant la mise en route de la VNI.
- Assurer une mise en route progressive avec une PEP faible.
- Appliquer le masque avec maintien manuel.
- Ajuster les réglages : régler l'aide et augmenter la PEP en fonction de la tolérance.
- Fixer le masque avec un harnais en respectant le confort du patient.
- Contrôler les fuites.
- Si possible préférer un respirateur compensant les fuites qui assure plus de confort.
- Évaluer l'efficacité en appréciant les critères cliniques : la fréquence respiratoire, la coloration, l'absence de cyanose.

C4 *Mettre en œuvre des actions à visée diagnostique et thérapeutique*

ÉLÉMENTS DE SURVEILLANCE INFIRMIÈRE LORS DE LA MISE EN ŒUVRE DE LA VNI

Surveillance du système

Les éléments de surveillance du système sont l'absence de fuites, l'apparition d'une distension gastrique, les points de compression (nez) qui peuvent entraîner des nécroses (notamment du nez et des lésions du pavillon de l'oreille liés à la malposition des sangles).

En mode assisté, le monitorage du volume courant expiré, la détection des fuites et des asynchronies sont impératifs.

Surveillance de l'efficacité thérapeutique

L'efficacité thérapeutique de la séance de VNI doit être appréciée en évaluant des critères cliniques et para-cliniques tels que la coloration, la fréquence respiratoire, la régression des signes de dyspnée et l'amélioration de la saturation (SpO_2) par la saturomètre.

Au niveau des examens complémentaires, les gaz du sang et la radiographie pulmonaire sont des examens qui permettent également d'objectiver l'amélioration de l'état du patient.

Surveillance de la tolérance

La tolérance de la VNI doit être appréciée ainsi que la durée de la séance. La mesure répétée de la fréquence respiratoire, de la pression artérielle, de la fréquence cardiaque et de l'oxymétrie de pouls est essentielle.

C4 *Mettre en œuvre des actions à visée diagnostique et thérapeutique*

Tous ces éléments doivent figurer dans les transmissions écrites et être reportés sur la pancarte de surveillance quotidienne.

Tableau 5.9 Effets indésirables de la VNI.

Origine de la complication	Complications	Mesures préventives et curatives
Interface	Érythème, ulcération cutanée Allergies cutanées Réinhalation du CO_2 expiré Nécrose des narines ou de la columelle (canules nasales)	Protéction cutanée Serrage adapté du hamais Changement d'interface Changement d'interface Réduction de l'espace mort Application d'une PEP Changement d'interface ou intubation
Débit ou Pressions	Sécheresse des voies aériennes supérieures Distension gastro-intestinale Otalgies, douleurs naso-sinusiennes Distension pulmonaire Pneumothorax	Humidification Réduction des pressions, Sonde gastrique Réduction des pressions Optimisation des réglages Drainage thoracique, Arrêt de la VNI
L'ensemble	Fuites, complications conjonctivales	Changement d'interface Optimisation des réglages

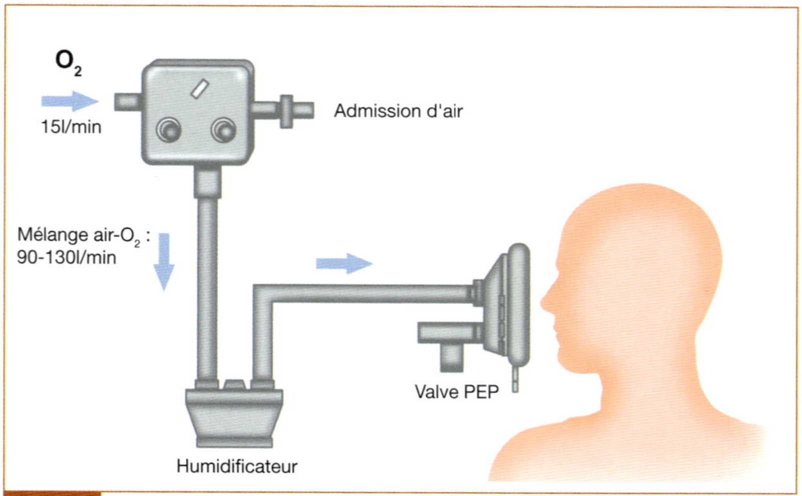

Fig. 5.36 *Exemples d'interfaces permettant de réaliser une VNI.*

Critères d'évaluation de la VNI tels que définis par les sociétés savantes dans le cadre d'évaluation des pratiques professionnelles

Selon :

- l'Organisme agréé de réanimation de langue française ;
- la Société de réanimation de langue française ;
- le Collège français des anesthésistes-réanimateurs ;
- la Société française d'anesthésie et de réanimation.

CRITÈRES PORTANT SUR LA STRUCTURE

1. L'équipe médicale dispose de protocoles de mise en œuvre de la VNI dans les situations d'insuffisance respiratoire aiguë rencontrées, écrits, validés et adaptés à la pathologie et à la gravité des patients pris en charge.

2. L'équipe dispose des moyens nécessaires à la mise en œuvre de la VNI :

- un choix suffisant d'interfaces (différents modèles et tailles) ;
- des dispositifs de VNI (ventilateurs, circuit de VS-PEP) permettant de délivrer un mode de ventilation adapté à la population prise en charge ;
- un monitorage paraclinique adapté à la surveillance des patients sous VNI.

3. Les équipes médicales et paramédicales sont formées (formation théorique et pratique) à la technique.

CRITÈRES À RECHERCHER DANS LES DOSSIERS DES PATIENTS

1. L'indication de la VNI est reportée dans le dossier médical.

2. En fonction des particularités liées au terrain et à la pathologie du patient, le rapport bénéfices/risques de la VNI est discuté et renseigné dans le dossier médical.

3. Les conditions de mise en œuvre (interface, réglages ventilatoires, périodicité des séances) sont conformes au protocole du service et sont mentionnées dans la prescription médicale.

4. Les traitements spécifiques à la pathologie sous-jacente sont appliqués parallèlement et sans délai.

5. Les paramètres d'une surveillance clinique et paraclinique (Vte, FR) rapprochée pendant les premières heures figurent sur la prescription médicale et sont reportés sur le dossier de surveillance infirmière.

6. L'oxymétrie de pouls est monitorée en continu et la SpO_2 est régulièrement relevée.

7. Une gazométrie artérielle est disponible au plus tard dans les 1 à 2 heures suivant le début de la VNI.

8. Les raisons de l'échec de la VNI sont reportées dans l'observation médicale.

9. Les complications et les effets indésirables liés à la VNI sont reportés dans le dossier médical et font l'objet d'une stratégie de prévention.

Le SDRA ou Syndrome de Détresse Respiratoire Aiguë

On parle de SDRA ou syndrome de détresse respiratoire aiguë caractérisé par :

- une inflammation aiguë du poumon diffuse ;
- une hypoxémie artérielle associée à une insuffisance ventilatoire consécutive à une maladie sous-jacente pulmonaire ou extra-pulmonaire.

Il existe simultanément des lésions de l'épithélium alvéolaire et de l'endothélium capillaire.

LES SIGNES CLINIQUES DU SDRA

La clinique montre une insuffisance respiratoire qui est :

- aiguë ;
- avec une hypoxémie avec rapport $PaO_2/FiO_2 < 200$ mmHg en FiO_2 100 %.

Accompagnée d'infiltrats radiologiques diffus et bilatéraux (aspect dit de « poumon blanc ») qui sont non cardiogéniques (évident ou PCP < 18 si doute).

C1 *Évaluer une situation clinique et établir un diagnostic dans le domaine infirmier*

C'est une complication grave mettant en jeu le pronostic vital. Le SDRA est une agression entraînant la mise en jeu des systèmes de défense (la réponse inflammatoire) qui vont dépasser leur but au niveau pulmonaire et continuer à évoluer pour leur propre compte même si l'agression causale a disparu.

ÉTIOLOGIE DU SDRA

Le SDRA peut avoir des causes primitives touchant directement les poumons telles qu'une inhalation de liquide gastrique, des causes infectieuses (bactériennes, virales (CMV) ou traumatiques (contusions pulmonaires), voire toxiques (inhalation de fumées, ingestion d'insecticides organophosphorés). Il peut être secondaire à des causes extra-pulmonaires telles qu'un choc septique d'origine non pulmonaire, d'un polytraumatisme, mais il peut aussi apparaître au décours d'une transfusion sanguine massive, d'une pancréatite aiguë, de vascularite, d'une brûlure grave, d'une embolie graisseuse ou amniotique.

Le SDRA entraîne une maladie alvéolaire avec la coexistence d'alvéoles comblées non ventilées, d'alvéoles mal ventilées et d'alvéoles normales. Il entraîne aussi une anomalie capillaire avec un trouble de la perméabilité. Ces deux anomalies ont pour conséquences :

- une baisse de la compliance pulmonaire ;
- une augmentation pathologique des pressions d'insufflation pour maintenir les volumes pulmonaires.

Une fermeture des bronchioles terminales (augmentation des résistances des voies aériennes par des médiateurs bronchoconstricteurs et l'œdème bronchique).

Ceci entraine une altération des échanges gazeux avec une hypoxémie majeure, des anomalies complexes du rapport ventilation/perfusion, un shunt vrai intra-pulmonaire, une hypertension artérielle pulmonaire pouvant conduire à la défaillance cardiaque droite.

PRISE EN CHARGE DU SDRA

C'est le traitement de la cause associée au traitement symptomatique, on met en place la suppléance de la défaillance ventilatoire avec pour principe de base un apport en O_2 et une ventilation contrôlée en pression positive. Cette thérapeutique n'est pas si simple car la ventilation mécanique expose au baro-volotraumatisme (avec risque de pneumothorax) ce qui peut entretenir les lésions pulmonaires ou *ventilator-induced lung injury* (VILI). La ventilation en pression positive peut entraîner par elle-même une sécrétion de cytokines et favoriser une inflammation pulmonaire et éventuellement généralisée.

Le principe de base est la recherche de l'amélioration PaO_2 avec si possible un contrôle dans certaines limites de la $PaCO_2$ (l'hypercapnie entraîne une vasoconstriction, une hypertension, une tachycardie, des sueurs, et sur le cerveau entraine une augmentation du débit sanguin cérébral et de la pression intracrânienne).

OBJECTIF THÉRAPEUTIQUE D'UN SDRA

- Limiter la pression de plateau à 30 cm H_2O qui doit être surveillée en continu afin de prévenir les baro-tramatismes.
- Régler le Volume courant (Vt) entre 5 et 10 ml/kg (poids idéal).
- Lutter contre la désynchronisation qui augmente inutilement le nombre de cycles inspiratoires et majore le risque de VILI (*ventilator-induced lung injury*).
- Lutter contre les efforts musculaires, qui consomment de l'oxygène et produisent des lactates
- Assurer une sédation adaptée au patient pour diminuer la consommation en O_2 et permettre l'adaptation au ventilateur.
- Utiliser une FIO_2 minimale pour un objectif thérapeutique d'une SaO_2 supérieure à 88 %.
- Assurer la diminution de l'œdème pulmonaire avec comme principe le drainage des épanchements pleuraux gazeux et/ou liquidiens ou par l'utilisation de diurétiques et le recours à l'hémofiltration notamment en cas de bilan hydrique positif.
- Modifier le rapport ventilation/perfusion grâce à l'administration de NO inhalé, d'almitrine intraveineux (*Vectarion*) ou à des positionnements en décubitus ventral alterné. En effet, la mise en décubitus ventral peut être nécessaire pour améliorer les échanges gazeux.

C1 *Évaluer une situation clinique et établir un diagnostic dans le domaine infirmier*

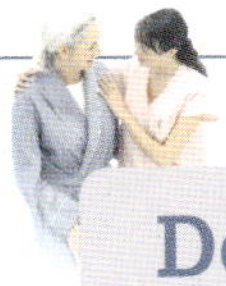

infirmiers

Acte et surveillance

Décubitus ventral (DV)

Indication du DV

Certaines équipes pratiquent la mise en DV et l'indiquent chez des patients en syndrome de détresse respiratoire aiguë (SDRA) pour améliorer l'oxygénation au cours de la ventilation mécanique.

Mode d'action du DV

Le décubitus ventral est une technique simple et efficace pour traiter les hypoxémies sévères de patients atteints de syndrome de détresse respiratoire aiguë.
Les principaux mécanismes d'action du DV sont :
- une diminution de l'hétérogénéité du rapport ventilation/perfusion ;
- une amélioration de la ventilation des régions dorsales les mieux perfusées (recrutement) et une meilleure vascularisation des régions antérieures qui sont les mieux ventilées ;
- un meilleur drainage des sécrétions bronchiques ;
- une augmentation de la capacité résiduelle fonctionnelle ;
- une amélioration de la compliance thoracique ;
- une redistribution de l'œdème alvéolo-interstitiel facilitant sa résorption avec des effets additifs des autres mesures thérapeutiques (manœuvres de recrutement alvéolaire, PEP, NO…).

Le décubitus ventral ne nécessite que très peu d'équipement spécifique (hormis la prévention de compressions) mais des moyens humains importants et une équipe soignante entraînée et motivée.

Contre-indications

Elles sont : l'existence de lésions rachidiennes non stabilisées, d'une chirurgie trachéale récente, l'existence d'une hypertension intracrânienne non contrôlée, de fractures osseuses non immobilisée dont la face, de la présence de fixateurs externes du bassin, de l'existence d'une ischémie intestinale.

Complications du DV

Le DV est une thérapeutique à part entière dont les complications peuvent être redoutables : la plus classique est l'arrachage d'un dispositif de soins qui peut

aller de la perfusion à la sonde gastrique voire des cathéters artériels, centraux, des drains et plus grave encore de la sonde d'intubation endotrachéale.
Il peut survenir une instabilité hémodynamique (avec ou sans aggravation de l'hypoxémie) qui, si elle se prolonge, indique le retournement en décubitus dorsal.
L'autre point important est que la mise en DV rend impossible l'accès rapide aux voies aériennes supérieures.
Le DV se complique souvent d'œdèmes de la face notamment palpébraux et périorbitaires (assez impressionnants notamment pour les familles).
Les lésions cutanées de compression existent surtout au niveau des points d'appuis tels qu'au niveau des genoux, du thorax, du front et du menton.

Déroulement de la mise en DV

– S'assurer de la présence du matériel d'urgence à proximité
– S'assurer de la présence de l'insufflateur manuel fonctionnel ainsi que de l'aspiration forte.
– Préparer le matériel pour la mise en position en DV et l'avoir à porté de mains.
– S'assurer de la disponibilité des membres de l'équipe afin d'être en nombre suffisant en fonction de la morphologie et du poids du patient. En règle générale, il convient d'être au minimum trois à quatre personnes.
– S'assurer de la présence médicale : le retournement du patient ne s'effectue jamais sans la présence physique du médecin dans la chambre.
– Désigner un *Head-leader*, c'est-à-dire une personne qui donne les ordres pour la manœuvre. Cette personne peut être le médecin ou l'infirmière en charge du patient. L'ensemble de l'équipe obéit à l'instruction dictée par le *Head-leader*.
– Vérifier que l'ensemble des dispositifs, tuyaux de respirateur, tubulures de perfusion et des seringues électriques, cathéters, drains et sondes disposent d'assez de jeu et de longueur pour permettre le retournement. Tout dispositif non indispensable doit être enlevé temporairement. (Ainsi la sonde gastrique peut être déconnectée de l'aspiration et clampée temporairement pour être reconnectée une fois la mise en DV réalisée).
– Agencer le respirateur et le dispositif lourd au plus près du patient.
– Vérifier l'état de charge des batteries des appareils notamment des seringues électriques sur lesquels sont disposées les catécholamines.
– S'assurer de la stabilité hémodynamique du patient.
– S'assurer de la sédation du patient.
– S'assurer des fixations des dispositifs médicaux et notamment de la sonde d'intubation, des drains, des cathéters.
– S'assurer de l'état des pansements qui doivent être occlusifs.
– Attendre les instructions du *Head-leader* pour débuter la manutention.
– Assurer une translation du patient afin de le rapprocher le plus possible au bord du lit
– Assurer la mise en décubitus latéral (la face antérieure du patient tournée vers le lit)
– Vérifier la bonne disposition de l'ensemble des dispositifs médicaux, sondes et drains
– Disposer le monitorage dans le dos du patient
– Préparer un drap propre
– Procéder au retournement complet.
– S'assurer de la mise en position de la tête qui est mise sur le côté afin de maintenir un accès à la sonde d'intubation. Vérifier la fixation de la sonde d'intubation.
– Positionner les bras légèrement écartés le long du corps avec les paumes des mains vers le plafond ou bras repliés vers l'avant.
– Contrôler l'absence de plicature de l'oreille et lutter contre l'œdème facial en positionnant la tête en léger proclive à 30°.
– Vérifier l'ensemble des points d'appui et assurer leurs protections. Chez l'homme contrôler la position des organes génitaux externes.
– Vérifier l'absence de compressions notamment de la compression des vaisseaux iléo-fémoraux qui provoquerait une diminution du retour veineux.
– S'assurer de la liberté de l'abdomen en plaçant des appuis sur le haut du thorax au niveau des épaules et sous le bassin. Faire très attention à la position des seins chez la femme.
– Glisser un coussin sous les tibias afin de lutter contre l'équinisme des pieds
– Afin de minimiser l'œdème facial et les régurgitations, le patient est positionné en proclive à 30°. Interrompre au besoin la nutrition entérale.
– Évaluer le retentissement hémodynamique et respiratoire (fréquence cardiaque, pression artérielle, saturation en oxygène, pression d'insufflation).
– Noter le soin.
– Assurer les transmissions.

C4 *Mettre en œuvre des actions à visée diagnostique et thérapeutique*

infirmiers

NO ou monoxyde d'azote

Le monoxyde d'azote ou NO est un gaz qui peut être utilisé en réanimation pour son action vasculaire pulmonaire exclusive. Ce gaz est, par exemple, produit au niveau de l'endothélium et ne présente qu'une minime action sur la pression artérielle ou sur la circulation systémique. Le NO est indiqué dans le traitement de l'hypertension artérielle pulmonaire (HTAP) mais peut être testé dans le traitement des hypoxémies réfractaires liées au syndrome de détresse respiratoire de l'adulte (SDRA).
C'est un vasodilatateur pulmonaire agissant préférentiellement dans les territoires ventilés, et qui est donc utilisé pour améliorer la perfusion de territoires pulmonaires bien ventilés. L'objectif thérapeutique est de diminuer le shunt intrapulmonaire, c'est-à-dire une zone bien ventilée mais mal irriguée, qui a pour conséquence de diminuer la capacité d'hématose de l'organisme. On espère ainsi diminuer l'hypoxémie.
Administré par voie inhalée, le NO diffuse dans les alvéoles ventilées. Sa durée d'action est très brève. Il possède donc un effet vasodilatateur important et permet d'améliorer l'oxygénation en favorisant la perfusion des territoires les mieux ventilés.

C4 *Mettre en œuvre des actions à visée diagnostique et thérapeutique*

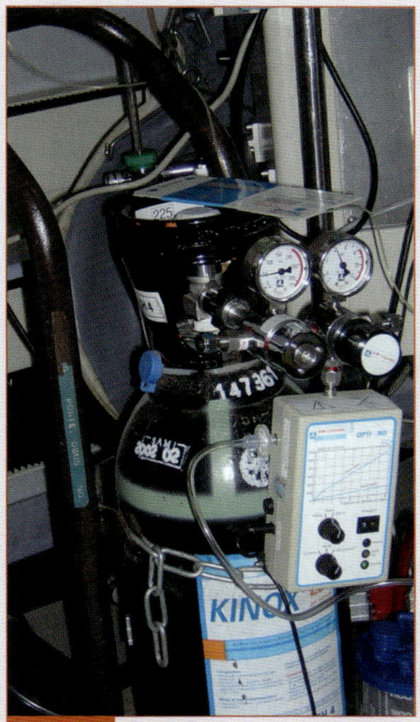

Fig. 5.37 *Photo d'un kit d'administration du NO.*

La défaillance circulatoire

Rappels

RESPIRATION CELLULAIRE

Pour bien comprendre les principaux désordres rencontrés en réanimation, il est impératif de bien comprendre la respiration cellulaire.

Le rôle majeur du système circulatoire est d'apporter l'oxygène aux tissus et de permettre l'élimination du gaz carbonique, produit de l'activité cellulaire. Il est complémentaire au système respiratoire dont la défaillance a été étudiée dans le chapitre précédent.

Les cellules de l'organisme ont besoin d'O_2 pour produire de l'énergie, stockée dans l'ATP (adénosine triphosphate), à partir de la dégradation de glucides et de lipides. L'ATP est indispensable au fonctionnement de l'organisme.

La transformation de glucides et lipides en énergie nécessite de l'oxygène par la phosphorylation oxydative : on parle alors de **respiration aérobie**. Cette transformation s'effectue dans la cellule au niveau de la mitochondrie considérée comme une véritable centrale de production d'énergie.

C'est au niveau cellulaire, et particulièrement de la mitochondrie, que l'on parle d'extraction de l'oxygène. L'approvisionnement des cellules en oxygène est donc sous la dépendance du système circulatoire.

En présence d'oxygène, la cellule grâce aux mitochondries est capable de produire 38 molécules d'ATP à partir d'une molécule de glucose. À l'inverse, en l'absence d'oxygène, la mitochondrie s'arrête de fonctionner et ce bilan énergétique s'effondre : la cellule ne produit plus que 2 molécules d'ATP par la glycolyse. La carence en oxygène fait passer la cellule en métabolisme **anaérobie** et entraîne une production de lactate. L'accumulation de lactates dans l'organisme entraîne une acidose lactique ou acidose métabolique.

Ce constat physiologique permet de formuler le concept d'une nécessaire adéquation entre les besoins et les apports cellulaires en O_2. La carence énergétique va induire une souffrance cellulaire qui peut entraîner une défaillance multi-viscérale.

Pour comprendre les mécanismes du choc, il faut bien comprendre les étapes qui permettent l'oxygénation tissulaire. L'apport extérieur d'O_2 est assuré par la **ventilation**. L'air inhalé au niveau des poumons arrive dans les alvéoles, lieu de la **diffusion** et des échanges gazeux permettant d'assurer l'hématose (voir *Défaillance ventilatoire*). À cette étape, l'O_2 passe dans la circulation qui permet le **transport** vers les tissus pour être utilisé par les cellules au cours de la **respiration** cellulaire.

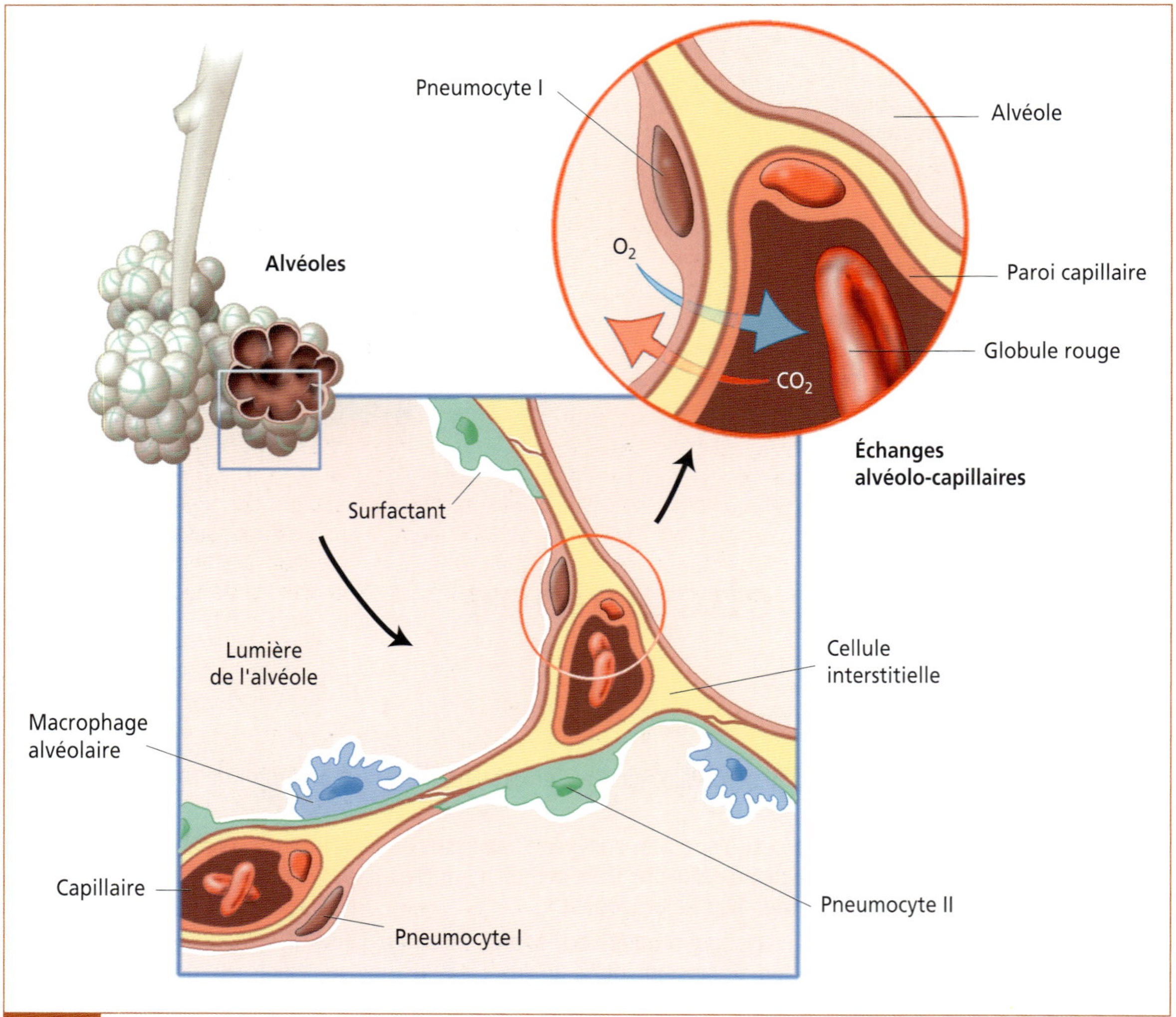

Fig. 5.38 *Structure des alvéoles.*

SYSTEME CARDIO-CIRCULATOIRE

Le transport de l'oxygène vers les cellules est assuré grâce au système cardio-respiratoire qui comprend trois éléments fondamentaux qui sont :

Le cœur

Véritable « moteur », la pompe cardiaque assure l'éjection d'un volume de sang et rend possible l'oxygénation tissulaire. La pompe cardiaque assure donc un certain débit cardiaque (Qc), c'est-à-dire le volume de sang éjecté par le ventricule en une minute. Le débit cardiaque est sous la dépendance de trois mécanismes majeurs que sont

- la quantité de sang arrivant par le système veineux au cœur droit (appelée pré-charge),
- la force développée par le muscle cardiaque lors de sa contraction (appelée inotropisme),
- l'ensemble des forces s'opposant à l'éjection dans le système artériel (appelé post-charge, associant de façon complexe la viscosité du sang, l'état de souplesse des gros vaisseaux comme l'aorte appelée compliance aortique et les résistances à l'écoulement sanguin au niveau des artérioles).

Les vaisseaux

Ils constituent de véritables « routes » permettant l'acheminement de l'O_2 vers les tissus. Les vaisseaux se composent d'un système artériel dit résistif à haute pression, de faible capacité (environ 4 % du volume sanguin), d'un lacis capillaire développé dans tous les tissus (vol), qui se draine dans le système veineux dit capacitif à basse pression (vol).

Le système artériel se déploie en se ramifiant en artérioles qui possèdent une importante vasomotricité amortissant plus ou moins la variation cyclique de pression générée par l'éjection du sang par le cœur. C'est donc la réduction du diamètre des artères qui explique la résistance à l'écoulement que l'on appelle résistance vasculaire systémique (RVS) et qui correspond en partie à ce que l'on appelle la post-charge. Ainsi, toute variation du diamètre des artères peut entraîner une variation de débit cardiaque. Si le diamètre des artères diminue (vasoconstriction artérielle), les résistances à l'éjection augmentent et le débit cardiaque peut être diminué. Si, au contraire, le diamètre des artères augmente (vasodilatation), le débit cardiaque peut augmenter car les résistances à l'écoulement sont moindres.

Le système veineux est un système dit capacitif, il ramène le sang veineux au cœur droit. Ce retour veineux au cœur droit, également appelé pré-charge, dépend en grande partie du tonus veineux mais aussi de la pression régnant dans les cavités cardiaques droites. Cette pression dépend en partie de la contraction du cœur. En effet, la qualité de la contraction cardiaque conditionne la qualité de la vidange des cavités cardiaques et donc de leur remplissage. Ce retour veineux dépend évidemment aussi du volume sanguin circulant efficace. Ainsi, en cas de vasodilatation trop intense du système veineux, il s'installe une hypovolémie relative et le retour veineux au cœur droit chute, entraînant une diminution du débit cardiaque.

Les hématies

Elles jouent véritablement le rôle de transporteur de l'O_2 dans les cellules grâce à l'hémoglobine qui présente une affinité remarquable à fixer l'O_2. La quantité normale chez l'homme est de 14 à 16 g/dL et de 12 à 14 g/dL chez la femme. Le rapport entre l'hémoglobine transportant de l'oxygène et l'hémoglobine totale définit la saturation artérielle en oxygène mesurée par le saturomètre.

Physiologie

Le débit cardiaque (Qc) est le volume de sang éjecté par le ventricule en une minute. Ce qui équivaut à dire que le débit cardiaque est le volume d'éjection systolique (VES) que multiplie la fréquence cardiaque.

La formule du débit cardiaque est **Qc = VES x FC**

L'index cardiaque (IC) se définit comme le débit cardiaque rapporté à la surface corporelle. Au repos, l'index cardiaque est de 2,5 à 4 litres par minute et par m^2 de surface corporelle.

Le volume d'éjection systolique (VES) est la quantité de sang éjecté par le ventricule lors d'une contraction. Il peut pareillement être indexé à la surface corporelle.

La pression artérielle (PA) – le mot tension ne devrait pas être utilisé – est la pression qui règne dans les artères pendant la circulation sanguine. Elle entraîne une traction sur la paroi des vaisseaux appelée tension artérielle (TA). La PA dépend en grande partie du débit cardiaque (Qc), c'est-à-dire comme nous l'avons défini au-dessus, de la fréquence cardiaque et du volume d'éjection systolique.

PA = Qc x RVS avec Qc qui est le débit cardiaque et RVS qui sont les résistances périphériques (artérielles)

Valeurs normales :

– Pression systolique : 110 à 140 mm Hg

– Pression diastolique : 70 à 90 mm Hg

– Pression moyenne : 75 à 80 mm Hg

Résumé des altérations engendrant un état de choc

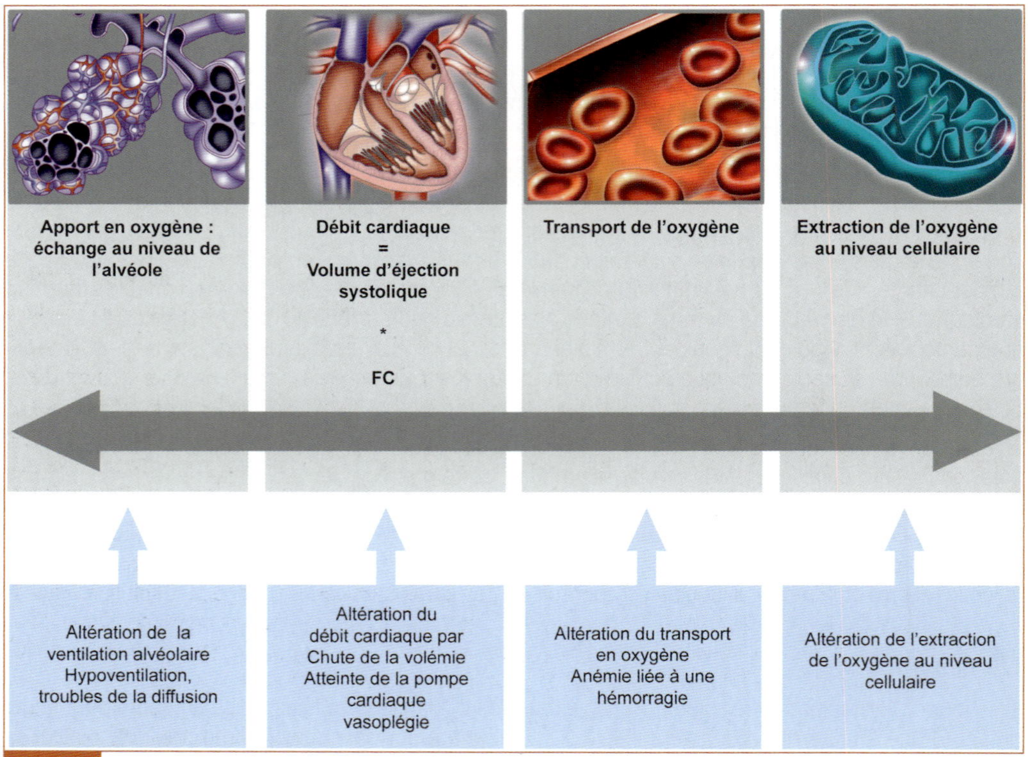

Fig. 5.39 *Les altérations du système cardiovasculaire pouvant provoquer un état de choc.*

États de choc

DÉFINITIONS

On définit le choc comme une altération de la perfusion tissulaire entraînant une inadéquation entre les apports et les besoins en oxygène de l'organisme. Cette inadéquation est liée à une insuffisance circulatoire résultant de la défaillance de l'une ou plusieurs composantes du système circulatoire.

L'insuffisance circulatoire se définit comme la survenue brutale et persistante d'une hypotension artérielle définie par une pression artérielle systolique inférieure à 90 mm Hg ou par une baisse d'au moins 30 % de la PA chez un hypertendu connu. À cette baisse de pression systolique s'associent des signes d'altération de la perfusion des organes.

MÉCANISMES PHYSIOPATHOLOGIQUES

L'insuffisance circulatoire entraîne une insuffisance de perfusion ayant pour conséquence une anoxie cellulaire. L'origine de la défaillance circulatoire est multiple et rend compte de la classification des états de choc.

Ainsi on distingue :

- le choc hypovolémique par baisse brutale du volume sanguin circulant ;
- le choc distributif, comme le choc anaphylactique, lié à une réaction immuno-allergique, ou le choc septique lié à un processus infectieux ;
- le choc cardiogénique lié directement à l'atteinte de la pompe cardiaque ;
- le choc obstructif par obstacle sur une des voies d'éjection comme certaines atteintes de valves cardiaques, l'embolie pulmonaire massive, une péricardite constrictive.

Chacun de ces chocs possède des caractéristiques et des mécanismes physiopathologiques particuliers qui méritent d'être détaillés.

Cependant, la dette en oxygène existe dans tous les cas et est responsable de mécanismes d'adaptation expliquant l'ensemble des signes cliniques communs aux états de choc et à la défaillance multiviscérale.

SIGNES CLINIQUES COMMUNS DES ÉTATS DE CHOC

L'hypoperfusion systémique avec une hypoxie globale précède en général l'hypotension qui peut être absente. Elle montre à elle seule un tableau clinique commun aux différents états de choc qu'il faut connaître et que l'on peut systématiser organe par organe.

Au niveau cérébral, l'hypoxie et l'hypoperfusion cérébrale vont entraîner une confusion, une agitation, une désorientation, une obnubilation, des convulsions (liées à l'hypoperfusion du cerveau) ou bien des vertiges voire une altération de la conscience et un coma. Ces troubles de la conscience sont d'excellents signes d'appel qu'il faut bien connaître. Devant un patient de réanimation qui présente une agitation brutale et inexpliquée, il faut impérativement alerter le médecin réanimateur.

Au niveau respiratoire, on observe une hyperventilation, une polypnée superficielle, une tachypnée car l'organisme tente de compenser la dette en oxygène provoquée par l'hypoperfusion périphérique. Des signes de détresse respiratoire peuvent être présents avec notamment un tirage, une cyanose des lèvres et des extrémités (liés à l'hypoxie) et des signes d'épuisement respiratoire. L'hypoxémie peut être liée à la baisse du débit sanguin passant par les poumons.

Au niveau cutané, on observe souvent des marbrures (liées à la vasoconstriction périphérique), une pâleur (liée à la vasoconstriction mais aussi présente au cours des chocs hémorragiques), une froideur des extrémités et des genoux ou des sueurs froides (les sueurs sont entraînées par les catécholamines sécrétées pour répondre au stress). La température cutanée est fortement abaissée ce qui explique que ces sueurs sont froides. Elles peuvent être aussi en rapport avec l'hypercapnie en fonction de l'existence d'une détresse respiratoire associée. Une augmentation du temps de recoloration supérieure à 3 secondes peut être observée au niveau des ongles et des lobes de l'oreille et témoigne de l'hypoperfusion.

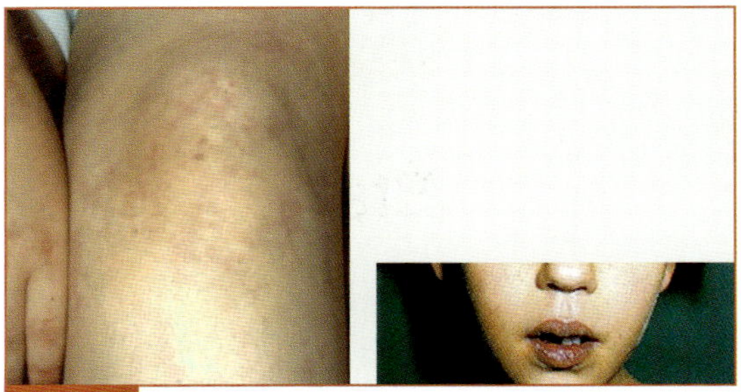

Fig. 5.40 *Exemple de signes cutanés : Marbrure et cyanose.*

Au niveau rénal, on observe une oligurie ou une oligo-anurie (diurèse inférieure à 20 mL par heure) liée à une hypoperfusion rénale entraînant un effondrement de la filtration glomérulaire. Cette oligo-anurie n'est objectivable qu'après la pose d'une sonde urinaire à demeure.

Au niveau hémodynamique, on observe une tachycardie liée à la mise en route de mécanismes de compensation et de la stimulation sympathique : le pouls est dit rapide et filant. Il n'est pas toujours facilement perceptible et les gros troncs tels que l'artère fémorale ou la carotide sont palpés dans ce cas de figure. On décrit l'existence fréquente d'un pouls paradoxal avec réduction inspiratoire de l'amplitude du pic systolique.

La pression artérielle peut être conservée au début car des mécanismes physiologiques compensateurs sont mis en jeu comme l'élévation des résistances périphériques permettant le maintien d'un certain niveau de pression aux dépens de la perfusion tissulaire. La pression artérielle ne s'abaisse que secondairement, avec une différentielle pincée ou élargie.

C1 *Évaluer une situation clinique et établir un diagnostic dans le domaine infirmier*

Au niveau du tube digestif, l'hypoperfusion peut induire une ischémie ayant pour conséquence la fragilisation de la muqueuse gastrique avec un risque d'ulcère de stress et d'hémorragie digestive. L'ischémie prolongée peut induire des nécroses tissulaires importantes conduisant à l'infarctus mésentérique.

Choc hypovolémique

Le choc hypovolémique, pour lequel la défaillance circulatoire est liée à une baisse brutale et importante de la masse sanguine circulante constituée de sang, de plasma et d'eau. Elle peut être consécutive à :

- une perte importante d'un volume sanguin lors d'une hémorragie (extériorisée ou interne), on parle dans ce cas de choc hémorragique ;
- une baisse du volume sanguin circulant par un phénomène de déshydratation aiguë (coup de chaleur, diarrhée aiguë notamment chez l'enfant, constitution d'un troisième secteur lors de l'occlusion intestinale) ;
- une baisse du volume sanguin par plasmorragie liée à une perméabilité capillaire anormale (c'est le choc que l'on rencontre chez le brûlé grave ou le choc anaphylactique).

On considère que pour un sujet normal, une chute du volume sanguin circulant de l'ordre de 40 % est nécessaire pour que des signes cliniques soient observables. Ces signes seront d'autant plus expressifs et intenses que la chute de la masse sanguine a été brutale et importante.

Tableau 5.10 Choc hypovolémique.

Étiologie	Choc hémorragique		Fuite plasmatique ou hydrique	
Mécanisme en cause	***Hémorragie externe*** : plaies artérielles plaies veineuses épistaxis abondantes hémoptysies hémorragies digestives métrorragies hématome important	***Hémorragie interne*** au niveau : **intra-thoracique :** hémothorax, tamponnade, dissection aortique **intra-péritonéale :** rupture de rate ou de foie, grossesse extra-utérine **rétro-péritonéale :** pancréatite hémorragique, rupture d'anévrisme de l'aorte abdominale, traumatisme rénal **digestives :** ulcère gastrique ou duodénal **fractures osseuses multiples :** fracture du col du fémur (un litre de sang) fracture du bassin, de vertèbres	***Déshydratations aiguës*** : **par pertes rénales** : (insuffisance surrénalienne, polyurie osmotique, syndrome de levée d'obstacle, diabète insipide) **par pertes extrarénales :** (diarrhées, vomissements) **par création d'un 3e secteur** d'origine cutanée ou digestive	***Pertes plasmatiques*** : brûlures étendues, anaphylaxie, syndrome néphrotique
Signes associés au tableau clinique du choc et permettant le diagnostic différentiel	***Hémorragie visible et évidente***	***Interrogatoire*** : rechercher des antécédents (hypertension artérielle, éthylisme) notion d'ulcère gastrique, de grossesse notion de traitements (prise d'anticoagulants ou d'antiagrégants plaquettaires) recherche de traumatisme, de chute	***Signes de déshydratation*** : pli cutané, hypotonie des globes oculaires, soif, sécheresse des muqueuses, perte de poids, hémoconcentration	***Signe évident de brûlure*** : appréciation de la surface atteinte (règle de Wallace) et de la profondeur anaphylaxie : œdème diffus et rougeur

MANIFESTATIONS CLINIQUES DU CHOC HYPOVOLÉMIQUE

C1 *Évaluer une situation clinique et établir un diagnostic dans le domaine infirmier*

Le tableau 5.10 reprend l'ensemble des signes spécifiques qui orientent sur le mécanisme de survenue du choc hypovolémique et donc sur l'étiologie.

La cause du choc hypovolémique doit toujours être rapidement diagnostiquée car son traitement repose essentiellement sur le traitement de la cause. Les causes, si elles sont évidentes lors du choc hémorragique extériorisé ou des plasmarragies liées à des brûlures, peuvent être plus complexes à mettre en évidence lors d'hémorragies internes. Pour ces dernières, un examen clinique minutieux ainsi qu'un interrogatoire permettent une orientation diagnostique rapide.

Ainsi, la recherche d'antécédents spécifiques tels que l'existence d'une pathologie ulcéreuse ou d'éthylisme permet d'évoquer une hémorragie digestive. Chez la femme en âge de procréer, on recherche toujours la grossesse extra-utérine, cause de choc hémorragique évoluant à bas bruit. Les prises de médicaments tels que l'aspirine et les anticoagulants seront recherchés pour éliminer les complications liées au surdosage ou aux effets indésirables de ces traitements. Enfin lors de fractures fermées multiples, les pertes sanguines peuvent être conséquentes notamment dans les fractures du col du fémur, du rachis et du bassin. On cherchera ainsi à préciser les mécanismes traumatiques, les décélérations pouvant provoquer des atteintes viscérales avec des hématomes, voire des ruptures d'organes richement vascularisés.

En l'absence de signes d'hémorragie interne, il faut toujours rechercher des signes de déshydratation telles que la persistance du pli cutané, une hypotonie des globes oculaires, une sensation de soif, des muqueuses sèches, une perte de poids. Ces signes sont confortés par une hémoconcentration qui témoigne de la déshydratation. À ces signes spécifiques, se conjuguent évidemment l'ensemble des signes cliniques du choc témoignant de l'hypoperfusion tissulaire et de la souffrance des organes tel qu'évoqué au début de ce chapitre.

Pour rappel, les signes suivants peuvent être retrouvés :

- une pâleur cutanée et une pâleur des conjonctives en cas d'hémorragie ;
- des extrémités froides ;
- des troubles de la conscience, une agitation, voire un coma ;
- au niveau ventilatoire, le patient présente une tachypnée ou une dyspnée en rapport avec la dette en oxygène ;
- au niveau cardiovasculaire, le patient présente une tachycardie avec une hypotension artérielle qui est fonction de la capacité d'adaptation physiologique de l'organisme.

À la phase initiale du choc hypovolémique, des mécanismes physiologiques adaptatifs vont tenter de maintenir une pression artérielle. On parle alors de choc en phase compensée.

Mécanismes d'adaptation efficaces : le choc compensé

L'organisme réagit en mettant en jeu une puissante réaction sympathique liée à l'activation des récepteurs sensibles à la volémie centrale (volorécepteurs) et à la pression systémique (barorécepteurs) et dont l'objectif est une augmentation des résistances systémiques par vasoconstriction artériolaire et veineuse. Ce mécanisme permet alors une redistribution du débit cardiaque vers des territoires essentiels et autorégulés comme le sont le cœur et le cerveau aux dépens des territoires cutané et splanchnique. Cette réaction sympathique lutte contre la diminution brutale du retour veineux vers le cœur et cherche à compenser la baisse du débit cardiaque et la chute du volume d'éjection systolique.

Plus tardivement, la réponse hormonale par l'activation du système rénine-angiotensine ainsi que la sécrétion d'arginine vasopressine vient renforcer la réponse sympathique en augmentant la réabsorption hydrosodée au niveau rénal (favoriser la réabsorption de l'eau et la concentration des urines). L'objectif est de lutter contre l'hypovolémie et de préserver ainsi un retour veineux au cœur droit suffisant.

L'activation du système sympathique se traduit par une tachycardie et une vasoconstriction, mais aussi par une augmentation du retour veineux et du débit cardiaque. L'organisme vise ainsi le maintien de la pression artérielle et de la perfusion des organes dits nobles.

La chute de la pression artérielle dans cette phase de choc compensé est moindre et ne constitue pas forcément un bon reflet de la gravité du choc.

Ces mécanismes adaptatifs sont altérés dans certaines circonstances et ne peuvent être que partiellement efficaces. C'est le cas de patients traités par des antihypertenseurs comme des bêtabloquants pour lesquels la réponse sympathique sera amoindrie. C'est le cas des patients insuffisants cardiaques pour lesquels la capacité d'adaptation à une situation de choc est faible.

Mécanismes d'adaptation dépassés : choc décompensé

Quand les mécanismes de compensation ne sont plus efficaces, on parle de choc décompensé. Les effets délétères de l'hypoxie tissulaire apparaissent avec la mise en route d'un métabolisme anaérobie décrit au début de ce chapitre. L'organisme doit faire face à une dette majeure en oxygène et à une acidose métabolique. Des troubles de la coagulation apparaissent avec constitution de thrombus (liés à une activation des facteurs de la coagulation) et des micro-hémorragies qui se traduisent par des pétéchies et des hématomes. Cette perturbation est aussi appelée coagulation intravasculaire disséminée (CIVD). Les thromboses créées altèrent encore davantage la perfusion et en conséquence la défaillance des tissus et des organes qui en sont le siège. S'installe alors un véritable cercle vicieux avec altération du fonctionnement des organes aboutissant à la mort, si aucun traitement n'est initié.

Choc irréversible

Le choc est dit irréversible quand le pronostic vital est compromis et que la défaillance multiviscérale est majeure. Le patient décède quelle que soit la thérapeutique instituée.

PRINCIPE DE PRISE EN CHARGE DU CHOC HÉMORRAGIQUE

Le choc hémorragique, comme tous les chocs, se définit comme une inadéquation entre les apports et les besoins en oxygène de l'organisme. Cette inadéquation est liée à une insuffisance circulatoire expliquée par l'hémorragie.

Cette hémorragie entraîne une spoliation d'une partie du volume sanguin circulant qui va altérer la perfusion tissulaire. À cette spoliation volémique, se surajoute une anémie majeure consécutive à la perte massive de globules rouges dont le rôle est le transport en oxygène aux cellules. Le choc hémorragique est donc une hypoperfusion tissulaire hypovolémique associée à une chute des transporteurs en oxygène. L'hypovolémie et l'anémie aiguë participent conjointement à l'hypoxie tissulaire.

Le bilan biologique doit être rapidement réalisé. Il permet d'évaluer la gravité du choc hémorragique, d'en guider la conduite thérapeutique, d'identifier les répercussions sur l'organisme et peut avoir une valeur pronostique.

La numération formule sanguine (NFS) peut initialement être peu altérée, mais dès l'institution d'une réanimation volémique, une hémodilution s'installe. Secondairement, la NFS va permettre d'objectiver la gravité de l'anémie et d'orienter la conduite thérapeutique notamment concernant la transfusion sanguine. L'hémostase objective un trouble potentiel de la coagulation (une chute du taux de prothrombine, par exemple), et guide sa correction.

Les gaz du sang vont permettre de mesurer le retentissement respiratoire ainsi que le degré de l'acidose, signe de souffrance tissulaire.

Le passage en métabolisme anaérobie entraîne une acidose lactique, véritable signe de gravité du choc. À l'état normal, la lactatémie est inférieure à 2 mmol/L, alors qu'en cas d'hypoperfusion tissulaire transitoire, elle peut s'élever à des valeurs comprises entre 2 et 10 mmol/L. La lactatémie est un signe prédictif de décès pour des valeurs de lactatémie supérieures à 10 mmol/L de manière prolongée.

Valeurs normales de la numération formule sanguine (NFS)

Les globules rouges
4 à 5 millions/mm³ de sang
Hématocrite : 40 à 45 % du volume occupé par les globules rouges dans le sang
Hémoglobine : 14 à 16 g/100 mL de sang

Les globules blancs
4 000 à 8 000/mm³ de sang

Formule des blancs
Les polynucléaires neutrophiles : 60 à 70 % du chiffre des globules blancs
Les polynucléaires éosinophiles : 2 à 4 % du chiffre des globules blancs
Les polynucléaires basophiles : 0,5 à 1 % du chiffre des globules blancs
Les lymphocytes : 20 à 25 % du chiffre des globules blancs
Les monocytes : 3 à 8 % du chiffre des globules blancs

Les plaquettes
250 000 à 400 000/mm³ de sang

La prise en charge du choc hémorragique cherche à rétablir un apport en O_2 adapté aux besoins tissulaires. Pour ce faire, il faut avant tout contrôler l'hémorragie, compenser les pertes sanguines et assurer une oxygénation et une ventilation satisfaisante.

C4 *Mettre en œuvre des actions à visées diagnostique et thérapeutique*

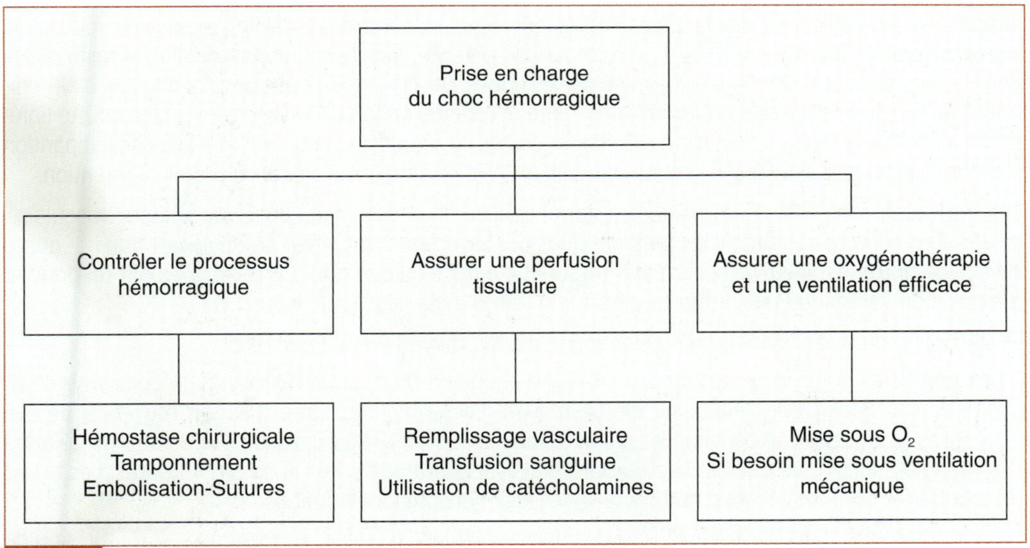

Fig. 5.41 *Schématisation de la prise en charge du choc hémorragique.*

Contrôle de l'hémorragie

La maîtrise de l'hémorragie impose le plus souvent une hémostase chirurgicale au bloc opératoire, une suture des plaies, la mise en place d'un tamponnement ou la réalisation d'une endoscopie, voire d'une embolisation artérielle. En milieu extrahospitalier, la mise en place d'un garrot compressif ou de points de compression est indispensable en attendant les secours. Cette compression est maintenue jusqu'à l'arrivée en milieu hospitalier et permet de limiter les pertes sanguines liées au processus hémorragique.

C4 *Mettre en œuvre des actions à visées diagnostique et thérapeutique*

Compensation des pertes sanguines et remplissage vasculaire

La compensation des pertes sanguines doit être immédiate et à la hauteur des pertes estimées. L'objectif est avant tout de rétablir la volémie efficace afin de limiter l'hypoperfusion tissulaire périphérique (à l'origine d'une défaillance multiviscérale) et de prévenir le désamorçage de la pompe cardiaque qui aurait pour conséquence un arrêt cardio-circulatoire par défaut brutal de retour veineux. Le maintien d'une pression artérielle à un niveau compatible avec la perfusion efficace des organes autorégulés les plus fragiles (cerveau, myocarde) doit être la règle. Par conséquent, le niveau de pression acceptable est de 60-65 mm Hg pour la pression artérielle moyenne et de 80 à 90 mm Hg pour la pression artérielle systolique.

La conduite pratique du remplissage vasculaire utilise indifféremment des cristalloïdes ou des colloïdes jusqu'à la régression des signes de l'hypotension. En pratique, c'est le degré de tolérance à l'hypovolémie qui va conduire la démarche thérapeutique.

Une voie d'abord périphérique courte doit être rapidement posée avec un calibre minimum de 14 gauge ou 16 gauge permettant un débit important (proportionnel au calibre du cathéter). Une deuxième voie périphérique est rapidement mise en place.

Le choix du produit de remplissage est fait en fonction du contexte et de la tolérance de l'hémorragie. Il faut tenir compte des propriétés du produit mais aussi de ces effets indésirables. L'efficacité des solutés est définie par deux critères que sont l'expansion volémique et la durée d'action directement liée à la demi-vie plasmatique des solutés. Plus la capacité d'expansion volémique d'un soluté est importante, moins grand sera, le volume à perfuser nécessaire pour remplacer le volume sanguin perdu. À l'inverse, pour une expansion volémique faible, il faut une grande quantité de soluté pour remplacer le volume sanguin perdu.

Pour conduire ce remplissage, on dispose de cristalloïdes, de colloïdes de gélatines et d'hydroxyéthylamidons.

Les cristalloïdes tels que le Ringer-lactate, le chlorure de sodium 9 ‰, ont un pouvoir d'expansion volémique faible et une durée d'expansion courte. Ce sont des molécules de très petite taille qui ont un espace de diffusion étendu à l'ensemble du secteur extra-cellulaire (c'est-à-dire qu'ils passent du secteur vasculaire au secteur interstitiel facilement). Ce qui explique leur faible pouvoir d'expansion volémique. On considère que seulement 25 % du soluté perfusé persiste dans le secteur vasculaire, le reste passe dans le secteur interstitiel et/ou est éliminé par les urines. Les cristalloïdes permettent donc de maintenir une volémie mais oblige une perfusion importante et répétée du fait de leur durée d'action courte (inférieure à une heure). Cet inconvénient est majeur, en cas de remplissage massif, car il favorise l'apparition d'œdème lié au passage vers le secteur interstitiel. C'est néanmoins le soluté de première intention.

Les colloïdes sont des macromolécules dont l'espace de diffusion est limité au secteur vasculaire. Ils agissent comme des protéines plasmatiques qui assurent le maintien d'une répartition adéquate de liquide entre le milieu vasculaire et interstitiel. Ce qui explique que ces molécules ont un pouvoir d'expansion volémique plus important et une durée d'expansion prolongée.

On distingue dans les colloïdes les gélatines et les hydroxyéthylamidons (HEA) :

- **Les gélatines** sont des polypeptides d'origine animale obtenus par hydrolyse de collagène d'origine bovine (*Plasmion*, *Gélofusine* et *Plasmagel*). Elles ont une durée d'action moyenne de 3 à 4 heures et leur pouvoir de remplissage avoisine les 80 %. C'est-à-dire que pour un litre de gélatine perfusé, 0,8 litre reste dans le secteur vasculaire pendant une période de 3 à 4 heures. Les effets secondaires sont importants, notamment des réactions anaphylactoïdes.
- **Les hydroxyéthylamidons (HEA)** sont des polysaccharides d'origine végétale (extrait du maïs ou de pomme de terre) particulièrement intéressants pour leur durée d'action longue de 4 à 18 heures (*Voluven*, *Elohès*, *Hestéril*). Le pouvoir d'expansion volémique est de 100 à 140 % par rapport au volume perfusé. C'est-à-dire que pour un pouvoir d'expansion volémique de 100 %, le volume plasmatique reconstitué est équivalent au volume perfusé. Ils peuvent induire comme effets secondaires des perturbations de l'hémostase, ce qui impose une limitation en terme de volume perfusé et la surveillance régulière de l'hémostase par une mesure du TCA. Cependant, ces chiffres sont théoriques et surestiment parfois l'efficacité clinique réelle.

L'**albumine** : dans le cadre des hypoprotidémies, les indications de l'albumine sont limitées aux pertes massives et prolongées associées à un défaut de synthèse.

Dans le cadre du remplissage vasculaire, il n'y a pas d'argument clinique privilégiant l'albumine par rapport aux autres solutés (cristalloïdes, colloïdes de synthèse).

Dans les autres cas, l'albumine peut être utilisée en cas de contre-indication ou d'échec aux autres alternatives thérapeutiques.

Indications thérapeutiques : Albumine à 4 %, solution injectable.

Remplissage vasculaire chez l'adulte et l'enfant, nécessitant l'utilisation d'une solution colloïdale et lorsque les colloïdes artificiels sont contre-indiqués ou ont été utilisés à leur posologie maximale, notamment dans les situations suivantes :

- chez les brûlés graves,
- au cours des échanges plasmatiques,
- chez la femme enceinte,
- dans le syndrome de Lyell.

Au cours d'un remplissage vasculaire chez la femme enceinte en situation de pré-éclampsie, en présence d'une fuite protéique importante, démontrée par une hypoprotidémie.

Albumine à 20 %, solution injectable.

Remplissage vasculaire en présence d'un syndrome oedémateux majeur chez l'adulte et l'enfant, associé à une hypoalbuminémie profonde, notamment dans les situations suivantes :

- chez les patients de réanimation, en dehors de la phase initiale de remplissage,
- au cours de la réaction du greffon contre l'hôte,
- Dans la cirrhose de l'adulte et de l'enfant dans les situations suivantes :
- ascite tendue ou volumineuse, traitée par paracentèse de volume important,
- infection spontanée du liquide d'ascite,
- en péri-opératoire de transplantation hépatique.

Au cours d'un remplissage vasculaire chez la femme enceinte en situation de pré-éclampsie.

En présence d'une fuite protéique importante, démontrée par une hypoprotidémie.

Prévention de l'ictère nucléaire du nouveau-né en cas d'hyperbilirubinémie menaçante.

Tableau 5.11 Les différents solutés de remplissage

SOLUTÉS	Expansion volémique en % du volume perfusé	Durée d'action	Avantages	Inconvénients
Cristalloïdes (serum salé 0,9 %, Ringer)	25 %	< 1 heure	Faible coût Pas d'allergie Peu toxique Pas d'effet sur l'hémostase	Volume perfusé nécessaire très important induisant un risque d'œdème tissulaire
Gélatines (Plasmion, Plasmagel)	80 à 100 %	3 à 4 heures	Peu d'effet sur l'hémostase	Molécule allergisante Efficacité moins grande que les HEA
HEA Elohes, Voluven, Hestéril	100 à 140 %	4 à 18 heures	Véritable expansion volémique Durée d'action longue	Allergie possible Volume limité 33 mL/kg Perturbation de l'hémostase

Modalités d'utilisation des solutés de remplissage

Les effets secondaires varient en fonction des produits utilisés. Il faut retenir que tous les solutés de remplissage exposent le patient au double risque d'œdème de surcharge mais aussi d'hémodilution. Les œdèmes de surcharge sont d'autant plus importants que le patient présente une insuffisance cardiaque car la fonction myocardique est altérée. Le débit est adapté en fonction de la cause et de l'importance de l'hypovolémie et de la fonction myocardique. L'hémodilution peut majorer à terme l'hypoxie tissulaire.

C4 *Mettre en œuvre des actions à visée diagnostique et thérapeutique*

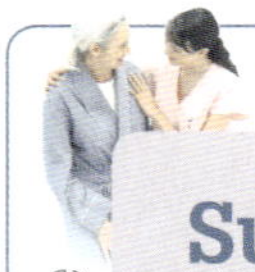

infirmière

Surveillance

Surveillance de l'administration des solutés de remplissage

Le remplissage vasculaire se réalise sur prescription médicale.
Avant de démarrer un remplissage vasculaire, l'infirmière doit :

– S'assurer de la fiabilité de la voie d'abord, de la qualité du débit du cathéter périphérique court ainsi que de sa perméabilité (vérification du reflux présent). La mise en œuvre de l'expansion volémique nécessite au minimum la pose de deux voies veineuses périphériques fiables, d'un calibre au moins égal à 16 gauge.
– Contrôler et adapter le débit de la perfusion en fonction de la cause et de l'importance de l'hypovolémie et de la fonction myocardique. En cas d'altération de la fonction cardiaque, un test de remplissage est préconisé qui consiste, par exemple, en l'administration de 200 mL de colloïdes sur 10 minutes.
– Faire les prélèvements sanguins prescrits à la pose de la voie veineuse avec de principe la réalisation d'un groupage sanguin et la recherche d'agglutinines irrégulières afin de permettre des commandes de produits sanguins.
– Réaliser le prélèvement d'une hémostase initiale, car cette dernière peut être faussée par certains produits de remplissage soit par hémodilution ou effets indésirables des solutés. Le reste du bilan peut être prélevé à cette occasion.
– Assurer, si possible, le réchauffement des solutés transfusés sous peine d'exposer le patient à une hypothermie. Assurer le monitorage de la température.
– Assurer une surveillance hémodynamique par la mesure de la pression artérielle et de la fréquence cardiaque. Éventuellement un monitorage invasif ou non invasif permet d'apprécier la volémie (voir *Monitorage hémodynamique,* p. 193). Cette surveillance est dite dynamique car ces paramètres évoluent dans le temps.
– S'assurer de l'efficacité du traitement en rapport avec les objectifs thérapeutiques fixés par l'équipe médicale. Il faut savoir que ces objectifs sont de préserver une pression artérielle suffisante garantissant une perfusion tissulaire adaptée et permettant secondairement (ou simultanément) la réalisation d'un geste d'hémostase chirurgicale. Ainsi, le maintien d'une pression artérielle moyenne (PAM) supérieure à 50 mm Hg ou d'une pression artérielle systolique (PAS) d'environ 80 à 90 mm Hg est recherché. Les traumatisés crâniens ou les patients chez qui il existe une hypertension intracrânienne importante font exception à cette règle. Il faut, en l'absence de monitorage spécifique, maintenir pour ces patients une perfusion artérielle moyenne impérativement à des valeurs de 90 mm Hg afin de garantir la perfusion cérébrale.
– S'assurer de la régression des signes cliniques du choc : normalisation de la fréquence cardiaque, régularisation de la pression artérielle, régression des signes cutanés et des signes respiratoires.
– Réaliser un bilan entrée-sortie et vérifier la reprise d'une diurèse horaire qui doit être au moins égale à 50 mL par heure (ou 0,5 mL/kg) et qui témoigne d'une reprise d'une perfusion rénale adéquate pour la production d'urine.
– Comptabiliser les apports afin d'éviter les œdèmes de surcharge et les effets indésirables (en fonction des produits utilisés). Une évaluation de la tolérance clinique doit être réalisée.
– Dépister les effets indésirables notamment les manifestations allergiques (signes de réaction anaphylactique : voir *Choc anaphylactique,* p. 184) mais aussi les signes d'œdèmes de surcharge (expectoration mousseuse saumonée, apparition de râles crépitants, cyanose, désaturation, polypnée et dyspnée).
– Assurer une mesure de l'hémoglobine de façon régulière par la réalisation de microprélèvements capillaires permettant la mesure de la concentration d'hémoglobine (hémoglobinométrie – type *Hémocue*). Une numération formule sanguine permet d'évaluer l'importance de l'hémorragie et de la dilution induite par le remplissage vasculaire. Elle permet d'orienter la prescription de culot globulaire.
– Assurer le prélèvement d'un bilan d'hémostase et d'une numération plaquettaire afin de dépister les effets secondaires sur l'hémostase et indiquer éventuellement une prescription de plasma frais congelé, de fibrinogène et de plaquettes.

C4 *Mettre en œuvre des actions à visées diagnostique et thérapeutique*

infirmier

Acte

Réalisation d'un *hemocue*

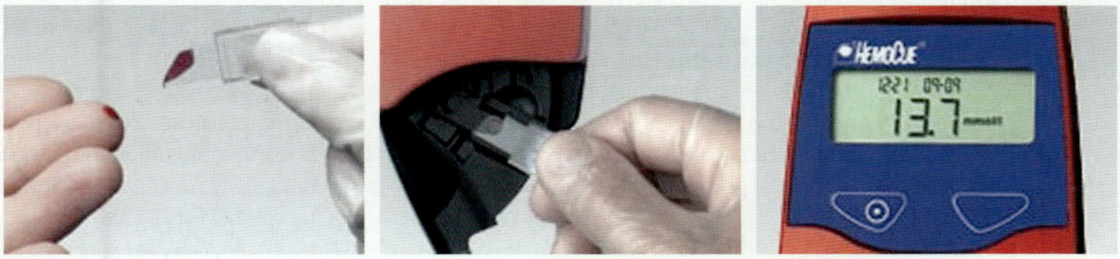

Appliquer la microcuvette sur une goutte de sang. La quantité nécessaire est aspirée automatiquement dans la microcuvette par capillarité (du sang capillaire, veineux ou artériel peut être utilisé).

Après avoir enlevé minutieusement toute trace de sang sur la surface de la microcuvette, la mettre sur son support et l'insérer ensuite dans le photomètre.

Le résultat s'affiche automatiquement en 45 à 60 secondes.

Fig. 5.42 *Réalisation d'un hemocue.*

Transfusion sanguine dans le choc hémorragique

La transfusion sanguine doit être très rapidement instituée en fonction de la tolérance du patient et de la masse sanguine perdue. Cette estimation est souvent peu évidente à réaliser.

Les produits utilisés sont des produits sanguins labiles dont la durée de vie et l'activité sont limitées dans le temps. Ces produits sanguins ne sont pas des produits de remplissage mais des produits de substitution. Il s'agit :

- de concentrés érythrocytaires dont l'objectif est l'apport d'hémoglobine afin d'améliorer le transporteur d'O_2. C'est une suspension de globules rouges (érythrocytes) obtenue à partir de sang total après soustraction du plasma. Ils sont prescrits en cas de choc hémorragique ou dans le cadre d'une anémie mal supportée (Hb inférieure à 7 g/dL, voire inférieure à 10 g/dL en cas de souffrance myocardique aiguë ou chez le patient insuffisant cardiaque).
- de concentrés plaquettaires qui améliorent l'hémostase primaire. Il s'agit d'une suspension de plaquettes à partir d'une unité adulte de sang humain total. Ils sont prescrits en cas de thrombopénie avec un taux de plaquettes inférieur à 50 000/mm^3.
- de plasma frais congelé (PFC) dont l'objectif est l'apport de facteurs de la coagulation. L'hémorragie aiguë entraîne un déficit global des facteurs de la coagulation par perte directe. Il peut y avoir aussi une coagulopathie de consommation avec un grave effondrement de tous les facteurs de coagulation.

Prescription

La prescription de Produits Sanguins Labiles (PSL) est une prescription nominative identifiée, datée, signée par le médecin lui-même, sur laquelle doit figurer l'identification complète du patient ainsi que l'identification de l'établissement de soins et du service. Cette prescription est qualitative et quantitative et comporte des informations relatives à la transfusion mais aussi des éléments cliniques et biologiques.

La carte de groupage sanguin permet la distribution de PSL si elle comporte :

- le nom de naissance, nom marital, prénoms, sexe, date de naissance du patient ;
- deux déterminations réalisées à partir de deux prélèvements différents ;

– l'identification du laboratoire ;
– aucune mention manuscrite ;
– la signature du biologiste.

En absence de document de groupage appartenant au patient, un document provisoire (valable 48 heures) peut être édité sous certaines conditions en vue d'une transfusion immédiate. Ce document doit être détruit dès réception de la carte de groupage définitive.

Transport des produits sanguins

La circulaire du 15 décembre 2003 rappelle les bonnes pratiques de transport des PSL. Les PSL sont délivrés par l'Établissement français du sang dans des sacs à température adéquate pour leur conservation. Il s'agit de sacs ou de valises isothermes à 4 °C pour les culots globulaires ou de sacs à température ambiante pour les PFC et les concentrés plaquettaires.

Conservation des produits sanguins

Pour les concentrés de globules rouges, la transfusion doit être réalisée dans les 6 heures après réception s'ils sont conservés à 4 °C et dans les 2 heures s'ils sont restés à température ambiante.

Pour les PFC la transfusion doit être immédiate car ils viennent d'être décongelés, afin de garder la plus grande efficacité. Ils ne doivent jamais être mis au réfrigérateur.

Pour les plaquettes, la transfusion est impérativement immédiate.

Acte infirmier

À la réception des produits sanguins
– Le contrôle à la réception des produits sanguins est obligatoire. Les produits sanguins labiles (PSL) doivent être remis en mains propres à l'IDE qui vérifie les conditions de transport, l'état des PSL, mais aussi l'intégrité et la température des poches, la date de péremption.
– L'IDE s'assure que les produits lui sont bien destinés en vérifiant la concordance entre l'ordonnance, les PSL délivrés et la fiche de traçabilité ainsi que les documents de groupe sanguin du patient à transfuser.
– Enfin, l'IDE doit s'assurer du respect des règles de conservation des PSL.

Avant la transfusion
– L'IDE s'assure que le patient est informé (si l'état de conscience le permet).
– L'IDE effectue au lit du patient le contrôle ultime pré-transfusionnel qui est un acte médical délégué à une infirmière diplômée. Cet acte engage la responsabilité de cette dernière et du médecin prescripteur. **C'est le dernier verrou permettant d'éviter la survenue d'accident d'incompatibilité ABO.** Ce contrôle ultime comporte deux phases :

– le contrôle ultime de concordance entre l'identifiant du patient, l'identifiant du produit et des documents afférents à la délivrance.
– le contrôle ultime de compatibilité ABO du patient et du produit pour les Concentrés de Globules Rouges (CGR) également appelé test de Beth Vincent.
Pour assurer la sécurité du patient, il est indispensable que l'ensemble des contrôles soit effectué au lit du patient (respect de l'unité de lieu). Les vérifications de concordance d'identité du receveur et des produits sont faites auprès du patient et les culots globulaires sont testés à son lit. Les tests doivent être exécutés en même temps (respect de l'unité de temps) et par la personne qui teste et qui administre la transfusion (respect de l'unité de personne).

Mise en place de la transfusion

L'IDE doit :
– Prendre les constantes du patient (température, pouls, pression artérielle) avant la transfusion et les retranscrire sur la feuille de surveillance.
– Connecter la tubulure à sang (tubulure spécifique muni d'un filtre) et veiller à immerger complètement le filtre.
– Choisir une voie exclusive pour la transfusion (calibre suffisant – idéalement cathéter 16 gauge ou 14 gauge).

La durée de la transfusion est fixée par le médecin.
Le débit est lent au départ puis plus rapide si le PSL est bien toléré (sauf en cas d'urgence).

infirmière

Surveillance

Surveillance

L'IDE reste présente durant les 15 premières minutes de la transfusion et doit surveiller toutes les 10 à 15 min :
- le pouls ;
- la pression artérielle ;
- la fréquence respiratoire ;
- si le patient est conscient : l'apparition de douleurs lombaires ;
- l'apparition de frissons, fièvre ;
- l'apparition d'une agitation, d'une angoisse.

Le patient est informé des différents signes d'alerte pouvant l'amener à appeler le personnel soignant.

C4 *Mettre en œuvre des actions à visée diagnostique et thérapeutique*

Rappel : le test de Beth Vincent

Le principe du test de Beth Vincent est **d'identifier** l'antigène présent à la surface des globules rouges. On met ainsi en contact les globules rouges du patient avec des anticorps dirigés contre des antigènes A et contre des antigènes B. S'il y a agglutination, cela signifie que les globules rouges possèdent l'antigène correspondant.

Le tableau 5.12 résume l'ensemble des réactions possibles et indique le groupe sanguin identifié.

Tableau 5.12 Les groupes sanguins

Anti B	Anti A	Anti AB	Détermination
○	●	●	Groupe A Le patient possède les antigènes A
●	○	●	Groupe B
●	●	●	Groupe AB
○	○	○	Groupe O

○ *Non Agglutination* ● *Agglutination*

■ OXYGÉNOTHÉRAPIE

L'oxygénothérapie, en cas d'hypovolémie et/ou d'anémie, doit être systématique et mise dès l'accueil du patient. La ventilation peut être spontanée et l'oxygénothérapie est assurée par des lunettes ou un masque, voire un masque à haute concentration. Une ventilation artificielle peut être nécessaire en cas d'hémorragie majeure engendrant une hypoxie sévère ou une altération de la conscience. Elle peut être justifiée par le geste chirurgical visant à maîtriser l'hémorragie.

C4 *Mettre en œuvre des actions à visée diagnostique et thérapeutique*

■ NOTION SUR LE COLLAPSUS DE REVENTILATION

En cas de ventilation mécanique (en pression positive), le patient est exposé à un risque de désamorçage par diminution accentuée du retour veineux, liée à l'augmentation des pressions intrathoraciques. L'hypercapnie éventuellement associée (hypoventilation liée aux troubles de la conscience) entraîne une vasoconstriction systémique que la ventilation corrige rapidement. La levée de cette vasoconstriction entraîne ce que l'on appelle un collapsus de reventilation (voir *Ventilation*).

C4 Mettre en œuvre des actions à visée diagnostique et thérapeutique

Les catécholamines ne sont pas initialement mises en jeu dans un état de choc hypovolémique ou hémorragique. L'adrénaline peut être associée au remplissage transitoirement afin de surmonter la défaillance cardiovasculaire induite. La noradrénaline peut être préférée pour ces effets essentiellement vasoconstricteurs et sa moindre tachycardie induite.

Le choc anaphylactique

Le choc anaphylactique est une altération de la perfusion tissulaire consécutive à une réaction immuno-allergique. Cette réaction se produit après une première phase dite **de sensibilisation**. Cette période de sensibilisation correspond à la formation d'anticorps (en particulier des IgE) par les cellules immunocompétentes mémoires après qu'un agent allergisant soit entré en contact de l'organisme. Lors d'un nouveau contact avec l'allergène, il y a réaction antigène-anticorps (formation de complexes immuns) avec mise en jeu d'une réponse immunitaire importante responsable de la libération des médiateurs de l'anaphylaxie. Le choc anaphylactique est lié à la dégranulation des mastocytes et des polynucléaires basophiles entraînant la libération de médiateurs préformés dont le principal est l'**histamine**. Des médiateurs formés *de novo* lors de la réaction anaphylactique sont surtout ceux dérivés de l'acide arachidonique (prostaglandines et leucotriènes) et le *Platelet Activating Factor* (PAF).

L'histaminolibération entraîne une stimulation des récepteurs H1 et H2 de l'histamine.

La stimulation des récepteurs à l'histamine H1 provoque une vasodilatation cutanée avec œdème et prurit, une vasoconstriction coronaire, une bronchoconstriction avec œdème muqueux.

La stimulation des récepteurs H2 entraîne une hypersécrétion gastrique, une vasodilatation coronaire, des effets inotrope, bathmotrope, chronotrope négatifs, et une diminution du seuil d'excitabilité ventriculaire.

Les **leucotriènes**, elles aussi incriminées, sont d'origine membranaire. Elles sont responsables d'une contraction des muscles bronchiques et intestinaux et de l'augmentation de la perméabilité vasculaire. Leur action est retardée mais plus puissante que celle de l'histamine.

Les agents les plus incriminés sont les produits de l'anesthésie (les curares essentiellement), les produits de contrastes iodés, les antibiotiques, les antalgiques (type AINS), certaines substances comme le latex et enfin les piqûres d'hyménoptères (abeilles, guêpes, araignées) qui peuvent se révéler redoutables car survenant le plus souvent loin d'une zone médicalisée.

SIGNES CLINIQUES DU CHOC ANAPHYLACTIQUE

C'est un accident grave, souvent imprévisible, de début brutal, réversible s'il est correctement et rapidement traité. Il est souvent dû à un médicament (70 % des cas).

Il associe des manifestations cardiovasculaires, broncho-pulmonaires, cutanées et digestives.

Manifestations cutanéo-muqueuses

Les signes cutanéo-muqueux sont très spécifiques du choc anaphylactique. Ce sont les premiers à apparaître, mais ils peuvent être retardés.

Le plus redouté est l'œdème muqueux ou **œdème de Quincke** qui est une infiltration hypodermique (atteinte du tissu sous-cutané) dont l'expression clinique est une tuméfaction non érythémateuse, peu prurigineuse. L'œdème est ressenti comme étant douloureux (cause de la tension sous-cutanée) et s'accompagne d'une sensation de chaleur. Le critère de gravité est sa localisation au niveau des voies aériennes supérieures notamment laryngée ou pharyngée. On observe fréquemment cette atteinte au niveau palpébral et sur le pourtour des lèvres. L'apparition d'une dysphonie et d'une hypersalivation par troubles de la déglutition sont des signes de gravité. Le risque majeur est l'asphyxie quand l'œdème siège au niveau laryngé.

Les œdèmes dans le choc anaphylactique, quand ils sont importants, induisent en quelques minutes une perte de 20 à 40 % du volume plasmatique, ce qui explique l'hypovolémie et donc le collapsus.

Les autres signes cutanés sont à type de prurit palmo-plantaire et d'éruption urticarienne maculo-papuleuse généralisée accompagnée d'érythème intense.

Manifestations digestives

Les manifestations digestives sont plus fréquentes lors de l'allergie alimentaire. Elles engendrent des nausées et des vomissements. Elles s'accompagnent de douleurs abdominales et parfois de diarrhées qui peuvent être profuses et/ou sanglantes en rapport avec des lésions aiguës œdémateuses du tube digestif.

L'ensemble de ces manifestations peut simuler une urgence chirurgicale.

Manifestations pulmonaires

Les manifestations pulmonaires sont présentes dans 1/3 des cas et sont des facteurs de gravité. Elles peuvent s'exprimer simplement par une rhinorrhée, une toux sèche et des éternuements. Elles peuvent plus fréquemment s'exprimer par une polypnée en rapport avec l'hypoxie et l'hypovolémie liées au choc.

Plus graves sont les signes d'hyper-réactivité bronchique tels que le «wheezing», un bronchospasme accompagné d'une hypersécrétion. Enfin, déjà évoqué, l'œdème laryngé est redouté. La dyspnée s'accompagne d'une cyanose, et de l'ensemble des signes de détresse respiratoire aiguë pouvant conduire à l'arrêt cardio-respiratoire.

Manifestations cardiovasculaires

La réaction immuno-allergique engendre une vasoplégie (c'est-à-dire une vasodilatation généralisée). Cette vasoplégie provoque une hypovolémie relative qui se traduit par une baisse du retour veineux. Le choc anaphylactique crée donc une spoliation du volume circulant par un mécanisme de vasodilatation.

Cette hypovolémie relative est associée à une hypovolémie dite «vraie» liée à une fuite d'une partie du volume sanguin par extravasation capillaire sous l'action de l'histamine. Ces deux étiologies conjuguées vont entraîner un défaut de retour veineux au cœur droit et par conséquent un risque de désamorçage de la pompe cardiaque.

On assiste donc à un effondrement brutal de la pression artérielle avec une différentielle pincée, le plus souvent accompagnée d'une tachycardie avec un pouls rapide et filant. Parfois, une bradycardie ou d'autres troubles du rythme divers peuvent remplacer cette tachycardie sinusale.

Au maximum, le patient passe rapidement en arrêt cardio-respiratoire dû au désamorçage mais aussi à une anoxie coronaire et aux troubles du rythme.

■ PRINCIPE DE PRISE EN CHARGE DU CHOC ANAPHYLACTIQUE

> **C1** *Évaluer une situation clinique et établir un diagnostic dans le domaine infirmier*

La prise en charge du choc anaphylactique est une urgence vitale dont la rapidité de prise en charge conditionne le pronostic.

Face à l'apparition des signes de choc anaphylactique, il convient d'arrêter tout médicament.

La voie d'abord périphérique si elle n'est pas présente, doit être rapidement posée pour permettre l'administration des thérapeutiques et d'effectuer un remplissage vasculaire rapide par cristalloïdes en première intention puis par hydroxyéthylamidons.

Le contrôle des voies aériennes et l'oxygénation doivent être rapides d'autant plus que le patient présente un début d'œdème de Quincke. L'intubation peut être rendue indispensable face au risque de détresse respiratoire inhérent aux manifestations pulmonaires (bronchospasme).

Le traitement du choc anaphylactique est basé sur l'**adrénaline** qui possède des effets α+ provoquant une vasoconstriction périphérique et permettant de lutter contre la vasodilatation et la perméabilité capillaire. Les effets β1 de l'adrénaline jouent sur l'inotropisme et renforcent la force de contraction du muscle cardiaque. Ce faisant, ils luttent contre la baisse du débit cardiaque. L'adrénaline possède des effets β2 qui favorisent la broncho-dilatation et luttent contre la bronchoconstriction.

L'administration de l'adrénaline doit impérativement respecter la dilution de 1 mg dans 10 mL, en bolus de 0,1 à 0,2 mg (100 à 200 µg) en fonction des manifestations cliniques et de la pression artérielle. Ces injections sont répétées jusqu'à restauration d'une pression artérielle. En l'absence de possibilité de perfusion par un cathéter périphérique court, l'adrénaline doit être administrée en sous-cutané mais les posologies sont alors augmentées et l'on administre 0,2 à 0,4 mg.

En fonction de la réponse à l'adrénaline et de l'évolution du choc anaphylactique, l'adrénaline peut être entretenue en perfusion continue à la seringue électrique.

En cas de broncho-spasme persistant, on peut avoir recours au **salbutamol** par voie intraveineuse.

Secondairement, des **corticoïdes** peuvent être administrés pour diminuer l'œdème. Ils n'agissent pas immédiatement et doivent être administrés précocement pour que leurs bénéfices soient rapides. On peut avoir recours à l'hémisuccinate d'hydrocortisone (500 mg en bolus initial dit « de charge » puis une administration à raison de 100 mg toutes les 3 heures) ou la méthylprednisolone (*Solumédrol*, 500 mg en dose de charge puis 100 mg toutes les 6 heures).

Les anti-histaminiques n'ont ici aucune indication car l'histamine a déjà été libérée.

L'évolution est le plus souvent favorable en quelques minutes si le traitement est bien conduit. Mais la rechute est fréquente durant les 24-48 premières heures, ce qui impose une surveillance en réanimation, afin de dépister la survenue de complications ou de rechute potentielle. Les complications majeures sont liées au choc prolongé et à l'anoxie entraînant un coma, une insuffisance cardiaque ou rénale qui peuvent conduire au décès dans 6 % des cas.

Le bilan biologique permet de confirmer l'allergie et de mettre en évidence l'agent responsable. Ce bilan est immédiat, il doit être fait dans les 30 à 60 minutes (envoi dans le laboratoire local dans les 2 heures ou stockage au réfrigérateur à 4 °C pendant 12 heures maximum). On prélève 2 tubes de sang (sec et EDTA) sur lesquels seront recherchées :

– histamine et tryptase ;

– IgE spécifiques (venins, latex, médicaments).

C4 *Mettre en œuvre des actions à visée diagnostique et thérapeutique*

Cela permet de différencier les réactions anaphylactiques des réactions anaphylactoïdes et présente parfois un intérêt médico-légal.

À distance (4 à 6 semaines), une consultation d'allergologie permet l'identification de l'agent responsable, l'information et l'éducation du patient.

Choc septique

Le choc septique est une insuffisance de perfusion tissulaire en relation avec une réaction inflammatoire consécutive à une infection initiée par un agent pathogène (le plus souvent une bactérie, mais aussi une levure, un parasite ou un virus).

Cette infection peut être localisée, s'il s'agit alors de foyers suppurants tels qu'on les rencontre dans les abcès, les cellulites, les péritonites ou dans les pneumopathies. Elle peut être systémique, c'est-à-dire correspondre à un passage d'un germe normalement présent ou non (par exemple, dans les voies aériennes supérieures, ou le tube digestif) dans la circulation.

De nombreux **facteurs favorisants** existent et sont liés au terrain du patient (âge extrême, malnutrition, immunodéprimé, cancéreux, asplénique, grossesse, maladie chronique hépatique, cardiaque, rénale, diabète, éthylisme, brûlé, polytraumatisé) ou sont directement liés à un traitement (patient sous antibiotiques, environnement hospitalier, irradiation, traitement immunosuppresseur, circonstances post-opératoires)

On distingue le sepsis du sepsis sévère et du choc septique dont les différences sont essentiellement des critères cliniques.

Le sepsis est une réponse inflammatoire liée à une infection, associée à au moins deux critères suivants :

- une température supérieure à 38 °C ou inférieure à 36 °C ;
- une fréquence cardiaque supérieure à 90 pulsations par minute ;
- une fréquence respiratoire supérieure à 20 cycles par minute ou une $PaCO_2$ inférieure à 32 mm Hg ;
- des leucocytes supérieurs à 12 000/mm^3 ou inférieurs à 4 000/mm^3, ou plus de 10 % des leucocytes immatures.

Le sepsis sévère reprend l'ensemble des signes du sepsis associés aux signes suivants :

- une dysfonction d'organes avec une atteinte :
  - du système respiratoire
  - de la fonction rénale évaluée par la créatinine
  - de la fonction hépatique évaluée par la bilirubine
  - de la fonction hématologique évaluée par la numération plaquettaire
  - du système nerveux évalué par le score de Glasgow
- des signes d'hypoperfusion tissulaire avec :
  - une acidose lactique
  - une oligurie
  - une altération de la conscience
- des signes d'hypotension avec une pression artérielle inférieure à 90 mm Hg, réversible par du remplissage.

Le choc septique s'exprime au niveau hémodynamique par une pression artérielle systolique inférieure à 90 mm Hg ou une baisse de plus de 40 mm Hg en l'absence d'une autre cause de choc, ou nécessitant l'utilisation d'agents vasopresseurs pour maintenir une pression satisfaisante malgré un remplissage vasculaire adapté.

C1 *Évaluer une situation clinique et établir un diagnostic dans le domaine infirmier*

MÉCANISME PHYSIOPATHOLOGIQUE SPÉCIFIQUE DU CHOC SEPTIQUE

L'infection initiale va provoquer une réaction du système immunitaire expliquant les désordres physiopathologiques observés. Cette réponse vise, d'une part à contrôler localement l'infection et à détruire les germes et, d'autre part à informer le reste de l'organisme de la présence d'une infection.

Le système immunitaire peut être ou ne pas être déjà déprimé par une pathologie préexistante, un traitement, une prédisposition génétique. Cette incapacité du système immunitaire à contrôler un inoculum de germes entraîne une **prolifération microbienne** considérable qui va engendrer une réponse inflammatoire mettant en jeu une cascade de médiateurs de l'inflammation comme les cytokines. Cette réponse immuno-inflammatoire de l'hôte à l'agent causal entraîne des perturbations complexes, multiples et sévères.

La mise en jeu de certains facteurs induit un trouble de la perméabilité capillaire. Cette perméabilité provoque une exsudation liquidienne du compartiment vasculaire vers l'interstitium. La fuite de liquide vers l'interstitium engendre une possible séquestration liquidienne splanchnique et dans le tissu sous-cutané mais également l'apparition potentielle d'œdème pulmonaire lésionnel. Ces œdèmes vont altérer la qualité des échanges gazeux et donc aggraver la dette en oxygène des tissus. La conséquence directe de cette exsudation est l'hypovolémie. Cette dernière est d'autant plus importante que certaines substances vont venir perturber la vasomotricité. C'est ainsi que les prostaglandines ainsi que des enzymes de la paroi endothéliale comme le monoxyde d'azote (NO) vont créer une vasodilatation majorant la baisse du retour veineux. Certaines substances telles que les cytokines ayant un effet inotrope négatif vont avoir un rôle direct sur la contractilité myocardique rendant compte de l'altération de l'éjection ventriculaire. Enfin, d'autres substances vont avoir une action indirecte sur la vasodilatation en limitant la réponse aux catécholamines (et donc aggravant la vasodilatation).

Au dysfonctionnement endothélial qui favorise l'adhésion des cellules sanguines circulantes, il faut ajouter un dysfonctionnement de la coagulation lié à une activation plaquettaire, à une diminution de certains facteurs de la coagulation, tels que la protéine C et à un certain degré une insuffisance hépatocellulaire. La cascade de la coagulation est activée, ce qui a pour conséquence une micro-agrégation et la création de thrombus. Ces anomalies de la micro-circulation vont majorer localement les ischémies tissulaires. D'autre part, le système de la fibrinolyse est altéré, ce qui provoque une chute de la fibrinolyse et par conséquent des hémorragies. Ce trouble majeur rend compte de la Coagulation Intra-vasculaire Disséminée (CIVD) majorant l'altération de la perfusion tissulaire et l'atteinte d'organes.

PRINCIPE DE PRISE EN CHARGE DU CHOC SEPTIQUE

Il réside en premier lieu dans le traitement étiologique et donc dans l'identification de la porte d'entrée. Ainsi, les prélèvements bactériologiques sont indispensables pour documenter la nature du germe et orienter l'antibiothérapie. Un geste chirurgical peut, par la mise à plat d'un abcès ou d'un foyer septique ou par drainage, établir le diagnostic par les prélèvements bactériologiques et atténuer la réponse inflammatoire de l'organisme.

C4 *Mettre en œuvre des actions à visée diagnostique et thérapeutique*

Antibiothérapie dans le choc septique

L'antibiothérapie lors du choc septique est orientée grâce à :

- l'identification de la porte d'entrée;
- le caractère nosocomial ou communautaire de l'infection;
- la connaissance de la sensibilité des germes responsables;
- le terrain du patient (exemples : immunodépression ou sujet présentant une flore anormale).

S'il existe une incertitude dans le diagnostic, il convient d'utiliser une molécule dite à large spectre.

L'antibiothérapie consiste en une bi-thérapie pour :

- élargir le spectre;
- obtenir une synergie de bactéricidie;
- éviter l'émergence de mutants résistants.

La voie d'administration est :

- intraveineuse;
- à forte posologie.

La fréquence est déterminée par la demi-vie de l'antibiotique.

TRAITEMENTS

Traitement symptomatique de la défaillance circulatoire

Il est impératif afin de lutter contre l'hypoxie tissulaire et ses conséquences. La restauration de la volémie doit être entreprise par un remplissage vasculaire. Celui-ci doit être aussi optimisé par un monitorage hémodynamique. Un large consensus recommande l'utilisation des cristalloïdes en première intention. L'usage des colloïdes dont l'avantage pourrait résider dans un moindre passage dans l'interstitium et donc dans une limitation de l'œdème induit est limité par l'hyperméabilité capillaire. La quantité optimale de soluté de remplissage à utiliser est difficile à estimer.

La mesure des pressions de remplissage cardiaque permet d'orienter la thérapeutique à laquelle on fixe des objectifs en terme de Pression Veineuse Centrale (PVC) entre 8 et 14 mm Hg et en terme de Pression de l'Artère Pulmonaire d'Occlusion (PAPo) entre 14 et 18 mm Hg (voir *Monitorage*).

Face à la persistance d'une hypotension, on recourt classiquement à l'utilisation de **catécholamines** (adrénaline, dobutamine) en pousse-seringue électrique, administrées impérativement sur un cathéter central. Le choix de la catécholamine se pose en première intention sur la noradrénaline qui permet de lutter par ses effets α contre la vasoplégie et permet de restaurer un retour veineux. En fonction de l'importance de la défaillance cardiaque, on peut associer une catécholamine inotrope positive telle que la dobutamine qui permet de venir renforcer la contraction du myocarde (voir *Les catécholamines*).

Le monitorage hémodynamique invasif peut devenir indispensable, en cas d'hypoxie profonde associée et de mauvaise réponse à ces thérapeutiques. La pose d'une Swan-Ganz peut ainsi être contributive à l'adaptation des catécholamines (voir *Monitorage hémodynamique*).

C4 *Mettre en œuvre des actions à visée diagnostique et thérapeutique*

Protéine C activée humaine recombinante ou Drotrécogine alfa (Xigris)

Nous avons décrit dans la partie physiopathologique les troubles de la coagulation avec apparition de micro-thrombi locaux responsables d'hypoperfusion tissulaire affectant l'extraction tissulaire. La protéine C est un des modulateurs naturels de la coagulation et lutte contre une activation locale de la coagulation. La protéine C activée est indiquée chez les patients présentant un choc septique avec au moins deux défaillances d'organe. Pour réduire la mortalité, l'administration de cette molécule doit être débutée dans les 24 heures suivant la survenue d'une défaillance d'organe. La posologie recommandée est de 24 µg/kg/h en perfusion intraveineuse continue pendant une durée totale de 96 heures.

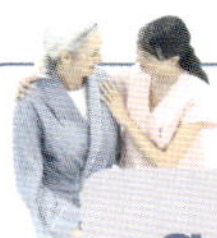

infirmière

Surveillance

Surveillance IDE d'un patient sous Xigris

L'administration de *Xigris* augmente le risque hémorragique.
La surveillance clinique de survenue d'hémorragies (épistaxis, gingivorragie, hématurie, saignement des points de ponction) est de rigueur. Tout geste comportant un risque hémorragique intrinsèque doit conduire à l'arrêt de la perfusion au moins deux heures avant.
La surveillance de l'hémostase est impérative avec mesure du TCA, du TP et la numération plaquettaire.
En cas d'anomalie de l'hémostase non contrôlée ou en voie d'aggravation, augmentant significativement le risque hémorragique, le bénéfice de poursuivre la perfusion doit être évalué au regard du risque potentiel accru d'hémorragie pour ce patient.

C4 *Mettre en œuvre des actions à visée diagnostique et thérapeutique*

Administration de corticoïdes et test au Synacthène

L'évaluation de la fonction surrénalienne des patients présentant un choc septique peut permettre de réduire la mortalité. Cette évaluation consiste en un test de stimulation par le tétracosactide ou ACTH (*Synacthène*, ampoule à 0,25 mg dans 1 mL) que l'on administre afin d'évaluer l'existence d'une insuffisance surrénalienne consécutive au choc septique. On réalise une cortisolémie avant et 30 à 60 minutes après son administration. Elle s'élève normalement après stimulation par *Synacthène*. Si la cortisolémie n'augmente pas suffisamment (c'est-à-dire moins de 9 µg/dL une heure après l'injection de 250 mg d'ACTH) alors le patient est en insuffisance surrénalienne. En administrant de l'hydrocortisone, on peut réduire la mortalité mais aussi réaliser le sevrage plus rapide en catécholamines. Il existe également une synergie entre les corticoïdes et les amines vasoconstrictrices. Les corticoïdes peuvent potentialiser les effets hémodynamiques des catécholamines.

C4 *Mettre en œuvre des actions à visée diagnostique et thérapeutique*

Traitement de l'anémie

La correction de l'anémie, si elle existe, permet d'améliorer l'apport en oxygène aux tissus par ailleurs déjà anoxiques. Le but est d'atteindre un hématocrite autour de 30 %.

La consommation en oxygène peut être diminuée fortement grâce à la mise en place d'une sédation et le travail respiratoire peut être soulagé par la mise en place d'une ventilation mécanique. Cette ventilation permet également l'enrichissement de la fraction inspirée en oxygène.

C4 *Mettre en œuvre des actions à visée diagnostique et thérapeutique*

Traitement des atteintes multi-viscérales

C4 *Mettre en œuvre des actions à visée diagnostique et thérapeutique*

L'ensemble des atteintes multi-viscérales doit être pris en charge. Ainsi en cas d'atteinte pulmonaire, le réglage d'une pression expiratoire positive permet de lutter contre la fermeture de certaines alvéoles et augmente donc les échanges et l'hématose. Le traitement symptomatique de l'insuffisance rénale consiste en une épuration extrarénale, aux modalités diverses. Cette dernière permet de contrôler les désordres métaboliques comme l'acidose et l'hyperkaliémie.

Choc cardiogénique

Le choc cardiogénique est une défaillance circulatoire due à une défaillance directe de la pompe cardiaque entraînant la chute du débit cardiaque.

MÉCANISME PHYSIOPATHOLOGIQUE DU CHOC CARDIOGÉNIQUE

L'atteinte primitive de la pompe cardiaque peut être de deux ordres :

- Il peut s'agir d'une **atteinte du muscle cardiaque** engendrée par un infarctus du myocarde ou une contusion. Cette atteinte peut être liée à une myocardite aiguë ou une cardiomyopathie dilatée non obstructive. L'atteinte du myocarde peut être secondaire à une chirurgie cardiaque. Des perturbations toxiques induites par les tricycliques mais aussi des troubles de la thyroïde peuvent occasionner des altérations aiguës du myocarde.
- **Les atteintes non myocardiques** sont, elles, liées à des atteintes valvulaires (consécutives ou non à un infarctus), des insuffisances aortiques ou mitrales par rupture de pilier.

Le choc cardiogénique peut être obstructif, consécutif alors à une tamponnade, une embolie pulmonaire ou une cardiomyopathie obstructive. Il peut aussi être déclenché par des troubles du rythme et de la conduction.

C1 *Évaluer une situation clinique et établir un diagnostic dans le domaine infirmier*

En réanimation polyvalente, l'étiologie la plus fréquente est l'infarctus du myocarde (70 %) et les troubles du rythme et/ou de la conduction (20 %).

D'un point de vue hémodynamique, le choc cardiogénique associe une hypotension artérielle (pression artérielle systolique inférieure à 90 mm Hg) et un index cardiaque abaissé (inférieur à 2,2 litres/minute/m^2), avec une pression artérielle pulmonaire d'occlusion supérieure à 18 mm Hg, si c'est le cœur gauche qui est principalement touché.

PRISE EN CHARGE DU CHOC CARDIOGÉNIQUE

Le traitement du choc cardiogénique est étiologique. Ainsi, l'**angioplastie** à la phase aiguë d'un infarctus du myocarde permet de reperméabiliser les coronaires et de limiter les lésions irréversibles occasionnées au myocarde. Le **pontage aortocoronaire** en urgence peut être envisagé. Dans le cadre d'une embolie pulmonaire, la fibrinolyse doit être précoce. La tamponnade doit, elle, être rapidement drainée. Dans le cadre d'un choc cardiogénique par insuffisance valvulaire, le **remplacement valvulaire** doit être rapidement envisagé. Les troubles du rythme notamment les arythmies complètes par fibrillation auriculaire (AC/FA) doivent être traitées tout comme les troubles de la conduction. Les bradycardies majeures telles que les blocs auriculo-ventriculaires doivent être **appareillés** dès que cela est possible ou bénéficier d'un entraînement électro-systolique interne (sonde endocavitaire) ou externe (électrodes pariétales).

Outre le traitement étiologique, il convient de corriger l'hypoxémie par l'administration d'oxygène par masque à haute concentration mais la ventilation artificielle peut être nécessaire en fonction de la gravité de la détresse. La ventilation mécanique améliore le fonctionnement de la pompe cardiaque car elle permet l'augmentation de l'oxygénation ainsi que la baisse du retour veineux et la baisse post-charge du fait de la pression intrathoracique.

La VNI avec PEEP doit être proposée le plus tôt possible chez les patients en OAP grave avec une insuffisance cardiaque hypertensive. Une PEEP de 5 à 7,5 cm d'eau est utilisée au départ puis adaptée à la réponse clinique jusqu'à 10 cm d'eau.

Les désordres hydro-électrolytiques (kaliémie, calcémie, magnésémie) et acidobasiques doivent être rapidement corrigés.

Le remplissage vasculaire ne doit pas être négligé mais nécessite un ajustement du remplissage notamment dans les étiologies obstructives. Toute hypovolémie est très mal supportée par le patient insuffisant cardiaque. Il convient faute de monitorage par cathétérisme droit de procéder à un test prudent de remplissage (100 à 200 mL de macromolécules) si l'on souhaite corriger l'hypovolémie.

L'usage des agents inotropes (adrénaline et dobutamine) permet d'augmenter le débit cardiaque. Ils sont indiqués en présence de signes de bas débit cardiaque : hypotension avec hypoperfusion (marbrures, extrémités froides et cyanosées, oligoanurie, acidose, insuffisance hépatique).

Bien que ces médicaments améliorent l'hémodynamique et l'état clinique du patient, leur utilisation est potentiellement nocive pour le myocarde dans la mesure où ils sont tachycardisants et qu'ils augmentent la consommation en oxygène du myocarde et peuvent provoquer des troubles du rythme.

Parallèlement, les vasodilatateurs permettent de diminuer la post-charge mais ils ne doivent pas être utilisés si la pression artérielle est encore basse. Les diurétiques sont utilisés dans l'objectif de corriger une éventuelle hypervolémie (OAP de surcharge).

C4 *Mettre en œuvre des actions à visée diagnostique et thérapeutique*

L'assistance circulatoire peut être proposée lorsque les thérapeutiques médicamenteuses échouent.

LA CONTRE-PULSION PAR BALLONNET INTRA-AORTIQUE

La contre-pulsion intra-aortique est un dispositif mécanique intra-aortique d'assistance ventriculaire provisoire. Ce dispositif est muni d'un ballon d'une contenance de 40 mL positionné dans l'aorte descendante (en aval de l'émergence de la sous-clavière gauche), par voie artérielle fémorale après abord chirurgical per-cutané. Ce ballon est en connexion avec une pompe externe qui elle-même est synchronisée sur l'ECG et la pression artérielle du patient.

Le ballon est gonflé brutalement en diastole et dégonflé en systole. Le temps diastolique est précisément le temps où les artères coronaires sont alimentées en sang riche en oxygène. Le ballon améliore donc la perfusion coronaire mais aussi cérébrale. Quand il se dégonfle, il permet une chute de la post-charge (diminution de la colonne de sang dans l'aorte) qui entraîne ainsi une hausse du débit cardiaque.

Les risques de complications de la contre-pulsion par ballonnet intra-aortique sont l'ischémie des membres inférieurs avec possible syndrome des loges pouvant conduire au maximum à une amputation. Il peut y avoir une malposition du ballonnet avec obstruction de l'artère sous-clavière gauche. La dissection iliaque ou aortique est rarement décrite mais possible. Enfin, la rupture du ballon peut conduire à une embolie gazeuse puisque le ballon est gonflé par de l'hélium.

Surveillance **infirmière**

Surveillance infirmière du ballon de contre-pulsion

L'IDE en charge du patient sous contre-pulsion doit :

– Expliquer au patient, s'il est conscient, qu'il ne doit pas plier la jambe gauche (contention de la jambe prescrite en cas de confusion).
– S'assurer de l'absence de saignement au niveau du point de ponction fémoral.
– Vérifier l'occlusion du pansement du cathéter (pansement occlus, propre et sec).
– Vérifier la présence des pouls périphériques (tibial postérieur, pédieux et radial gauche : ce contrôle est facilité par l'usage d'un mini-doppler pour repérer les pouls).
– Évaluer la couleur et la chaleur locale des membres inférieurs.
– S'assurer de l'intégrité du circuit (pas de reflux de sang, pas de plicature).
– S'assurer de la présence du pouls radial gauche et du pouls radial droit qui doivent être identiques : toute différence doit faire évoquer une dissection aortique et faire appeler le médecin.
– S'assurer de l'absence de douleurs abdominales qui peuvent être révélatrices d'une dissection aortique traumatique.
– Évaluer l'état hémodynamique avec mesure des pressions artérielles systolique, diastolique et pression diastolique augmentée (qui est le reflet de pression pendant l'inflation du ballon en diastole) sans oublier la fréquence cardiaque (et éventuellement faire un point hémodynamique si le patient dispose d'un cathéter de Swan-Ganz).
– Évaluer la survenue de troubles du rythme : régler l'électrocardioscope afin qu'il détecte les arythmies.
– Effectuer sur prescription les bilans sanguins avec notamment l'hémostase (le TCA doit être entre 2 à 3 fois le témoin).
– Sur prescription médicale, une radiographie de thorax quotidienne sera réalisée pour vérifier la présence du ballon.

C4 *Mettre en œuvre des actions à visée diagnostique et thérapeutique*

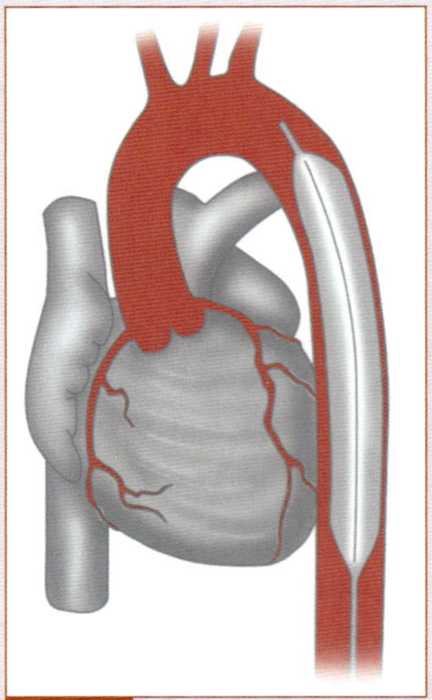

Fig. 5.43 *Le ballonnet pendant la diastole.*

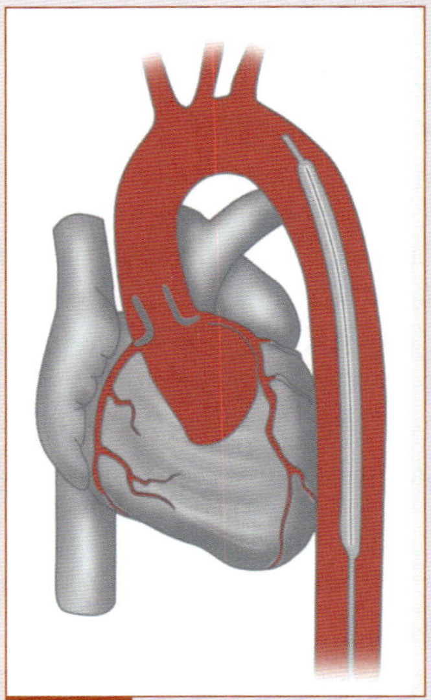

Fig. 5.44 *Le ballonnet pendant la systole.*

Le cœur artificiel externe sous différentes formes (assistance uni- ou bi-ventriculaire) et finalement la greffe cardiaque sont les derniers recours thérapeutiques utilisables face à la défaillance cardiaque majeure.

Tableau 5.13 Tableau récapitulatif de l'analyse de la situation clinique de l'état de choc

Au niveau cérébral	confusion, agitation, désorientation, obnubilation, convulsions, altération de la conscience, coma
Au niveau hémodynamique	tachycardie : le pouls est dit rapide et filant la pression artérielle peut être conservée au début la pression artérielle est basse secondairement avec une différentielle pincée ou élargie.
Au niveau respiratoire	polypnée superficielle, tachypnée signes de détresse respiratoire avec un tirage, cyanose des lèvres et des extrémités signes d'épuisement respiratoire
Au niveau cutané	marbrures, pâleur froideur des extrémités et des genoux sueurs froides augmentation du temps de recoloration au niveau des ongles et des lobes de l'oreille
Au niveau rénal	oligurie ou oligo-anurie (diurèse inférieure à 20 mL par heure)
Au niveau du tube digestif	ischémie avec douleurs abdominales risque d'ulcère de stress et d'hémorragie digestive nécroses tissulaires conduisant à l'infarctus mésentérique

C1 *Évaluer une situation clinique et établir un diagnostic dans le domaine infirmier*

Le monitorage et les techniques spécifiques de réanimation

La réanimation permet de prendre en charge des patients présentant ou susceptibles de présenter **plusieurs défaillances** aiguës d'organe, qu'elles soient circulatoires, rénales ou respiratoires, **mettant en jeu leur pronostic vital**. La mise en œuvre prolongée de méthodes de suppléance telles que la ventilation artificielle, le support hémodynamique ou l'épuration extrarénale impose une surveillance étroite aussi bien clinique que paraclinique qui permettent d'avoir une vision globale du patient. Les progrès technologiques ont permis une approche très fine et multiparamétrique de la surveillance d'un patient en réanimation. Le travail infirmier de ce point de vue a beaucoup évolué avec ces avancées technologiques. Ce chapitre se propose de décrire l'ensemble de cette technologie et tentera d'être prospectif en abordant les différentes techniques, des plus classiques aux plus innovantes que l'on peut rencontrer en réanimation.

Généralités sur le monitorage

OBJECTIFS GÉNÉRAUX DU MONITORAGE

Pour bien comprendre le monitorage, il faut en appréhender les objectifs qui sont multiples. Le monitorage est un complément de l'analyse clinique du patient.

C'est d'abord un **moyen d'évaluation** précis de multiples paramètres comme la température, la fréquence cardiaque, la pression artérielle, l'analyse du rythme cardiaque et de son tracé, la mesure de la saturation en oxygène. Cette liste n'est pas exhaustive et, dans ce chapitre, nous aborderons l'ensemble des paramètres potentiellement mesurables. Cette évaluation est dynamique et continue, sans être figée à un moment précis, ce qui permet d'avoir une vision très précise de l'évolution du patient.

C'est un **outil diagnostique**, puisqu'il permet des mesures fines de certains paramètres grâce auxquelles est établi un diagnostic précis. C'est le cas, par exemple, du monitorage hémodynamique des pressions intracardiaques par cathétérisme droit (cathéter de Swan-Ganz) qui va orienter sur la nature du choc.

Cet outil diagnostique va alors devenir un **guide thérapeutique** puisque l'on peut précisément évaluer de manière continue l'efficacité de certaines thérapeutiques mises en œuvre. C'est donc un outil extrêmement efficace **d'évaluation thérapeutique**.

C'est aussi **un moyen de dépistage des complications** : en effet, de nombreuses complications peuvent survenir en réanimation. Elles peuvent être redoutables et conduire au décès. La mortalité de ce point de vue a nettement diminué avec la technologie et le monitorage des patients de réanimation. Le dépistage des complications est rendu possible par le réglage de seuils d'alarme qui détectent la moindre anomalie d'un paramètre mesuré. Les alarmes sont donc des éléments qu'il faut impérativement savoir gérer et intégrer dans sa pratique de soignant en réanimation. Cependant, il faut préciser que certaines fonctions de détection très simples de monitorage sont à l'origine d'un nombre important de fausses alarmes. Ainsi, des événements sans conséquence clinique, comme de simples mouvements du patient peuvent être à l'origine d'une alarme sonore, ce qui engendre une forme de pollution sonore qui peut être source d'une baisse de la vigilance du personnel travaillant en réanimation. Cette baisse de vigilance s'accompagne très souvent d'un allongement du temps de réaction face à une alarme réelle de danger pour le patient. Il faut absolument prendre en compte ce paramètre.

Les moniteurs intègrent tous des mémorisations des paramètres et des événements. Cette mémorisation est intéressante dans la mesure où elle permet l'édition de tendances, c'est-à-dire une vision d'un ou plusieurs paramètres de façon graphique ou numérique sur une période donnée. Cette mémoire possède le même avantage que la fameuse boîte noire présente dans les avions puisqu'elle renseigne sur les paramètres et est utile pour l'analyse rétrospective de l'évolution de l'état du patient.

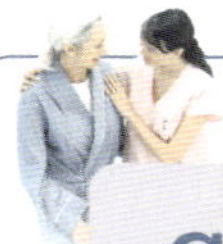

infirmiers

Acte et surveillance

Gestion des alarmes

L'infirmière doit :

- Sélectionner les paramètres utiles à mesurer (les paramètres inutiles doivent être désactivés pour ne pas créer d'alarmes inutiles).
- Régler les limites des alarmes en fonction des valeurs normales mais avec une adaptation à l'état du patient (de sorte que l'alarme sonne pour des événements discriminants et significatifs).
- Connaître les valeurs normales des différents paramètres pour pouvoir les interpréter.
- Réagir à la moindre variation, alerter l'équipe médicale.

Comprendre les indicateurs sonores et visuels des alarmes

Les alarmes sonores et visuelles sur un moniteur multiparamétrique sont dites différentiées et sont graduées en fonction du degré de l'urgence ainsi :

- **une alarme rouge** indique une alarme vitale appelée alarme clinique de priorité absolue. C'est le cas, par exemple, d'une asystolie cardiaque ;
- **une alarme jaune** signale une alarme clinique de priorité inférieure (par exemple, une alarme de limite inférieure de pression sanguine) ;
- **les alarmes techniques** indiquent que le moniteur ne peut pas mesurer ni détecter les situations d'alarme de façon fiable. Ces alarmes sont accompagnées d'un message.

Les situations d'alarme technique entraînant une interruption du recueil de données valides et de la détection des alarmes (par exemple, « défaut contact ») sont indiquées par un signal sonore. Les alarmes techniques non accompagnées de ce signal sonore indiquent que les données risquent d'être non valides.

Les indicateurs sonores des alarmes ont une intensité plus ou moins forte avec une fréquence rapprochée en fonction du degré d'urgence. En cas de mise en danger du patient, l'alarme sonnera de manière rapide.

C4 *Mettre en œuvre des actions à visées diagnostique et thérapeutique*

MONITORAGE DE BASE : LE MONITEUR MULTIPARAMÉTRIQUE

C'est un appareil permettant le recueil et le monitorage de plusieurs paramètres vitaux. Les plus simples sont la fréquence cardiaque, le tracé électrocardiographique, la surveillance de la saturation pulsée en oxygène, la pression artérielle, la température. Les plus complexes sont la mesure des pressions des cavités cardiaques ou des variables intégrant plusieurs paramètres.

Pour conclure ces généralités, le monitorage ne peut pas se contenter d'être une succession de chiffres, de valeurs et de diagrammes ou de courbes mais il doit être un outil de compréhension et d'interprétation de la situation clinique du patient (voir figure 5.53, p. 209).

Monitorage non invasif

MONITORAGE ÉLECTROCARDIOSCOPIQUE

Le tracé électrique cardiaque est la représentation du potentiel électrique qui commande l'activité musculaire du myocarde. Le tracé électrique est une représentation continue que l'on peut observer directement sur l'écran et que l'on appelle aussi le scope.

C'est un élément de surveillance fondamental des patients que ce soit aux urgences, en réanimation mais aussi au bloc opératoire et en salle de surveillance post-interventionnelle.

Pour ce faire, on dispose des électrodes sur le thorax du patient, elles-mêmes reliées à un moniteur multiparamétrique par l'intermédiaire d'un câble qui se connecte sur le module d'acquisition spécifique (ECG). Il trace sur un écran et/ou imprime sur une bande de papier millimétré la courbe électrocardiographique.

Objectif du monitorage électrocardioscopique

Le monitorage électrocardioscopique a pour objectif la mesure de la fréquence cardiaque en continu mais aussi l'appréciation de la forme de l'électrocardiogramme ainsi enregistré. Ce monitorage permet la détection de l'apparition d'un désordre cardiaque, qu'il soit sous forme de trouble du rythme, de conduction ou d'ischémie myocardique.

La mesure de la fréquence cardiaque est un moyen rapide de dépister les anomalies hémodynamiques aiguës. Ainsi, une tachycardie peut signaler une hypovolémie et une diminution du retour veineux au cœur droit. Elle peut être liée à un épisode de réveil et de désadaptation si le patient est sédaté et ventilé ou à un épisode douloureux.

Un peu de vocabulaire

Le monitorage électrocardioscopique permet la surveillance de la fréquence cardiaque et du tracé ECG.

La fréquence cardiaque exprime le nombre de stimulations électriques en une minute.

La fréquence cardiaque varie en fonction de l'âge du patient et est comprise :

- entre 50 et 100 battements/minute chez l'adulte et chez l'enfant de plus de 12 ans;
- entre 80 et 120 battements/minute pour les enfants de 5 à 12 ans;
- entre 90 et 140 battements/minute pour les enfants de 2 à 5 ans;
- entre 110 à 160 battements/minute pour les enfants de moins d'un an.

On parle de bradycardie pour une fréquence cardiaque inférieure à ces valeurs seuils, et de tachycardie pour une fréquence cardiaque située au-dessus de ces valeurs seuils.

Le réglage des alarmes

Elles doivent être réglées en fonction du patient, de sa valeur de base, de son âge, de ses antécédents, de ses traitements.

Acte infirmier

Comment placer les électrodes

Les électrodes doivent être placées au niveau des parties osseuses, afin d'être le plus loin possible des muscles : des trémulations et des mouvements musculaires entraînent des interférences au niveau du tracé ECG.
On peut effectuer la surveillance électrocardioscopique à l'aide de 3 ou 5 électrodes.

▪ ÉLECTROCARDIOSCOPE

Les moniteurs modernes permettent de visualiser plusieurs dérivations simultanément, ce qui permet une analyse ECG plus fine.
Classiquement les 3 électrodes sont positionnées ainsi :
– électrode rouge, sous la clavicule droite ;
– électrode jaune, sous la clavicule gauche ;
– électrode verte = V5, au niveau de la ligne axillaire antérieure, sous le mamelon.

▪ ÉLECTROCARDIOGRAMME

Sujet en décubitus dorsal. Assurer le contact électrode peau (rasage éventuel du torse). Position des électrodes :
• Bras gauche : électrode jaune.
• Jambe gauche : électrode verte (« le soleil sur la prairie » : jaune sur vert).
• Bras droit : électrode rouge.
• Jambe droite : électrode noire (« le rouge et le noir » ou « le feu sur la braise »).
• Précordiales :
– V1 : 4e espace intercostal D, le long du bord droit du sternum ;
– V2 : 4e espace intercostal G le long du bord G du sternum ;
– V3 : entre V2 et V4 ;
– V4 : 5e espace intercostal G : ligne médioclaviculaire ;
– V5 : 5e espace intercostal G : ligne axillaire antérieure ;
– V6 : 5e espace intercostal G : ligne axillaire moyenne.
• Selon la prescription, dérivations droites (V3R, V4R) et V7, V8, V9.
V7 : 5e espace intercostal G : ligne axillaire postérieure ;
V8 : 5e espace intercostal G : sous la pointe de l'omoplate ;
V9 : 5e espace intercostal G : à mi-distance entre V8 et les épineuses postérieures ;
V3R : symétrique de V3 par rapport à la ligne médiane ;
V4R : symétrique de V4 par rapport à la ligne médiane.
Mettre le filtre.
Vitesse de déroulement : 25 mm/s.
Enregistrer le tracé après avoir vérifié l'étalonnage 10 mm = 1 mV.

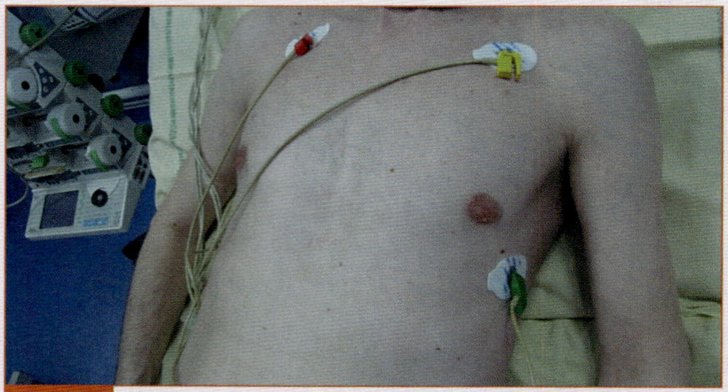

Fig. 5.45 *Mise en place des 3 électrodes pour surveillance électrocardioscopique.*

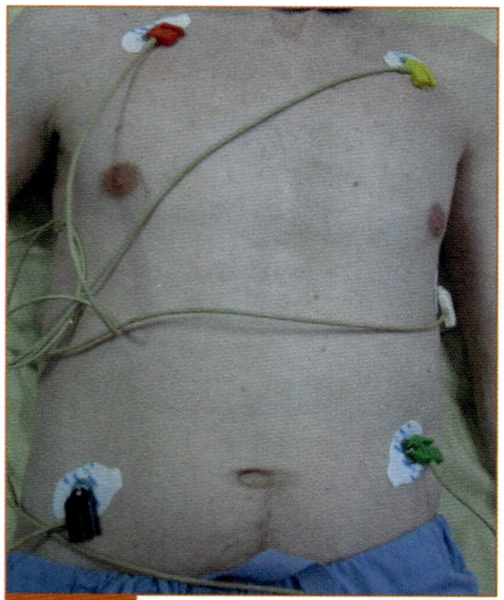

Fig. 5.46 *Mise en place des 5 électrodes électrocardioscopique.*

En fonction de la dérivation sélectionnée au niveau du moniteur, l'enregistrement de l'activité électrique est différent. Ainsi, la dérivation I (ou DI) permet le monitorage de l'ischémie (modifications du segment ST ou de l'onde T) dans le territoire myocardique antérieur. La dérivation II (ou DII) permet le monitorage du territoire postéro-inférieur et des troubles du rythme et de la conduction : c'est la dérivation la plus couramment surveillée.

Une surveillance à trois électrodes offre une détection limitée de la survenue d'ischémie myocardique. Le monitorage à 5 électrodes est plus complet et permet de monitorer simultanément les 6 dérivations standard de l'ECG conventionnel (DI, DII, DIII, AVR, AVF, AVL) et une précordiale V5.

Les électrodes se positionnent ainsi :
– électrode rouge, sous la clavicule droite ;
– électrode jaune, sous la clavicule gauche ;

- électrode blanche = V5, au niveau de la ligne axillaire antérieure (sous le mamelon);
- électrode noire, sur la jambe droite;
- électrode verte, sur la jambe gauche.

L'affichage sur le moniteur de dérivations DII et V5 permet une détection de 98 % des ischémies. Il convient donc d'afficher ces dérivations sur un scope qui le permet.

Le monitorage du segment ST

Les modifications électriques induites par l'ischémie entraînent une modification de l'électrocardiogramme et notamment du segment ST. Toute modification de cette partie du tracé permet donc d'objectiver une souffrance du myocarde. Ainsi, un sus- ou un sous-décalage témoigne d'une souffrance myocardique.

Les scopes les plus perfectionnés permettent le monitorage du segment ST. Le principe réside dans l'analyse du tracé du segment ST et de sa variation dans le temps.

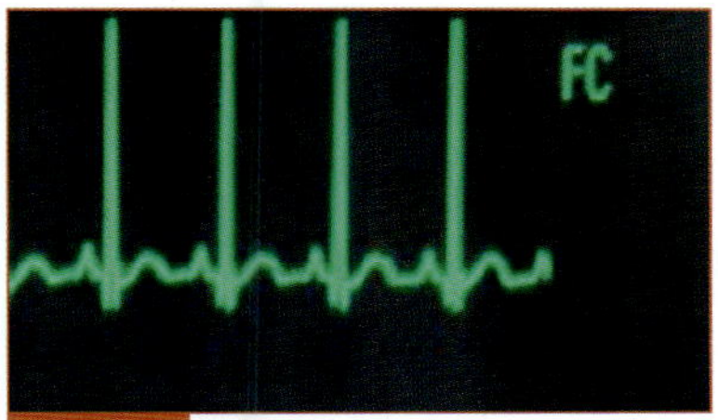

Fig. 5.48 *Visualisation du tracé électrique cardiaque sur l'écran.*

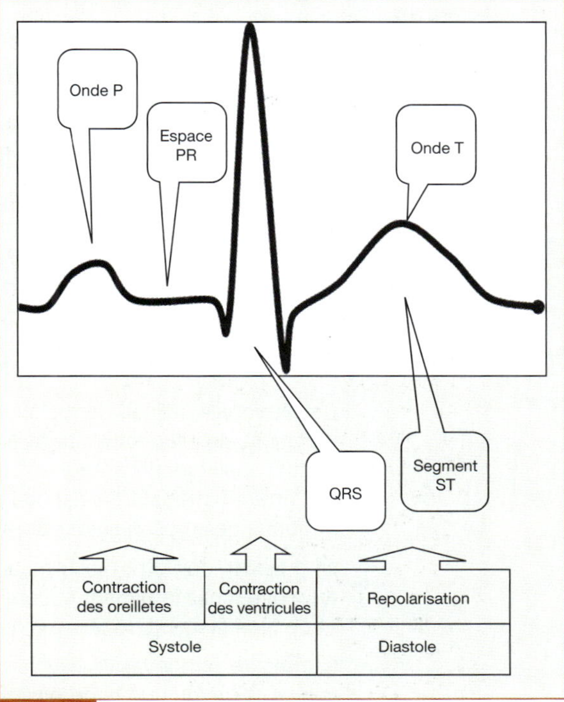

Fig. 5.47 *Interprétation du tracé électrique cardiaque.*

infirmière

Surveillance

Rôle infirmier dans la mise en place et la surveillance électrocardioscopique

- Positionner les électrodes sur des repères osseux (3 ou 5 électrodes).
- Vérifier la bonne adhérence des électrodes, au besoin dégraisser la peau et repositionner les électrodes.
- Choisir une dérivation (ou plusieurs en fonction du type de scope) en préférant DII et V5.
- Régler les alarmes de fréquences cardiaques hautes et basses en fonction du patient.
- Vérifier la qualité d'acquisition de l'ECG (absence d'artefacts et de parasites).
- Vérifier la forme de la courbe (onde P suivie d'un QRS et d'un segment ST).
- Vérifier la présence d'un chiffre indiquant la fréquence cardiaque (FC).
- Vérifier l'activation des détections de troubles du rythme si le moniteur dispose de ce mode.
- Vérifier l'activation de l'analyse du segment ST si le moniteur dispose de cette fonction.
- Vérifier le réglage de l'alarme du segment ST.

C4 *Mettre en œuvre des actions à visées diagnostique et thérapeutique*

Remarque : En cas de doute sur un tracé, toujours croiser l'analyse des données du monitorage et de la clinique du patient. Ainsi, en l'absence de tracé ou d'une alarme d'asystolie, il faut vérifier la conscience du patient (réponse aux ordres simples), et sa respiration et prendre immédiatement le

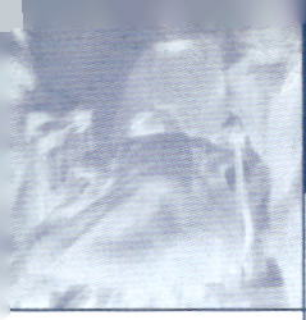

pouls au niveau carotidien ou fémoral. La mesure de la saturation pulsée en oxygène ou SpO_2 permet également le monitorage de la fréquence cardiaque par le tracé de pléthysmographie et permet donc également un rétrocontrôle pour dépister un défaut matériel ou un artefact.

MESURE DE LA FRÉQUENCE RESPIRATOIRE (DITE MESURE PAR IMPÉDANCE)

Le principe réside sur les variations du volume thoracique entre les phases d'inspiration et d'expiration. La mesure de l'activité respiratoire est réalisée entre deux électrodes disposées sur la cage thoracique. L'impédance est mesurée et intégrée puis transformée en une courbe respiratoire. On peut donc mesurer facilement la fréquence respiratoire sur un électrocardioscope. La courbe renseigne sur la régularité du rythme respiratoire.

Ce paramètre nécessite des électrodes correctement placées car il est source de nombreuses valeurs artefactées. La clinique associée à la mesure de la saturation permet d'apprécier la fiabilité de la mesure. La fréquence respiratoire normale doit être chez l'adulte comprise entre 12 et 16 cycles par minute.

PRESSION ARTÉRIELLE NON INVASIVE

Ces appareils utilisent la technique d'oscillométrie. Le brassard possède un capteur qui détecte les variations de pression induites par les pulsations artérielles au moment où il se dégonfle. Il convient donc d'appliquer le capteur du brassard (qui est matérialisé par une flèche sur le brassard) en regard de l'artère humérale. S'il est mal placé, le capteur ne capte pas précisément les pulsations artérielles et donne des mesures aberrantes ou erronées.

La pression doit être mesurée aux membres supérieurs, mais peut être prise également au niveau du mollet chez le patient couché sous la condition expresse d'utiliser un brassard de taille adaptée et de bien placer le repère indiquant le capteur sur l'artère.

La mesure non invasive de+ la pression artérielle est relativement fiable. Cependant des circonstances telles qu'une hypotension, des troubles du rythme ou une bradycardie importante rendent cette mesure difficile, voire impossible.

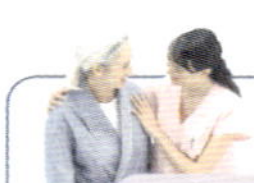

infirmière

Surveillance

Rôle infirmier dans la mise en place de la mesure de la pression artérielle non invasive

- Choisir un brassard adapté à la taille du bras du patient.
- Placer le repère du capteur sur l'artère humérale.
- Régler l'intervalle de temps entre chaque mesure en fonction de l'objectif.
- Régler les limites d'alarme des pressions systolique, diastolique et moyenne en fonction de l'âge, des antécédents, des objectifs tensionnels et des traitements pris.

C4 *Mettre en œuvre des actions à visée diagnostique et thérapeutique*

SATURATION PULSÉE EN OXYGÈNE (SPO_2)

Principe de la mesure

C'est un appareil qui permet à l'aide d'un capteur fixé au doigt, sur l'oreille, sur le nez ou sur le front, de mesurer la saturation de l'hémoglobine en O_2 au niveau périphérique. L'oxymètre de pouls est un moyen non invasif et facile à mettre en œuvre pour surveiller en continu l'oxygénation d'un patient. C'est un élément de sécurité indispensable qui permet la détection des situations d'hypoxie. Cette mesure permet d'évaluer l'efficacité du traitement pour un patient sous oxygénothérapie ou sous ventilation artificielle. L'IDE doit connaître le principe de la mesure et savoir dépister les situations de mesure plus complexes. L'analyse clinique du patient doit toujours être croisée au résultat de la mesure de la SpO_2.

Le principe de la mesure repose sur l'analyse de la variation d'absorption lumineuse infrarouge des tissus et du sang veineux et artériel entre deux diodes : l'une est dite diode émettrice, l'autre réceptrice. La diode émettrice envoie une information lumineuse et la diode réceptrice analyse la variation de la quantité de lumière. Le signal est intégré grâce à des algorithmes de calculs permettant d'éliminer les bruits parasites. La valeur de la SpO_2 est calculée à partir des quantités de lumière transmises aux photorécepteurs de la diode réceptrice par soustraction de la lumière absorbée par les tissus et le sang veineux.

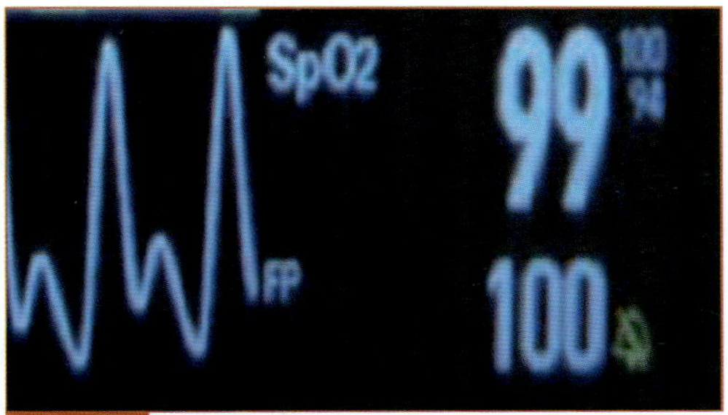

Fig. 5.49 *Tracé de la SpO_2.*

L'appareil effectue la mesure des pulsations cardiaques ce qui permet par ailleurs de vérifier le pouls mesuré par le scope.

La fiabilité de la mesure de la SpO_2 repose sur l'aspect de la courbe pléthysmographique. En effet, si cette courbe n'est pas présente, si elle est parasitée ou amortie, le chiffre de la SpO_2 indiqué n'est pas fiable et doit être mis en doute.

infirmière

Surveillance

Identifier les situations de mesures non fiables ou erronées de la SpO_2

- Dépister une vasoconstriction périphérique liée soit à une hypothermie soit à un état de choc sévère rendant la mesure quasi impossible à prendre.
- Reconnaître un état d'agitation, des convulsions, des tremblements ou des frissons rendant la mesure difficile.
- Savoir que les anomalies de l'hémoglobine (carboxyhémoglobine, méthémoglobine) donnent des valeurs de SpO_2 surestimées par rapport à la valeur de saturation artérielle en oxygène.
- Identifier la présence de vernis qui peut induire des valeurs erronées.
- Évaluer la qualité du signal grâce à la courbe de pléthysmographie : si cette dernière est parasitée ou non présente, alors l'IDE ne peut pas confirmer la fiabilité de la mesure de la SpO_2.
- Dépister les fausses mesures liées à des interférences lumineuses.

C1 *Évaluer une situation clinique et établir un diagnostic dans le domaine infirmier*

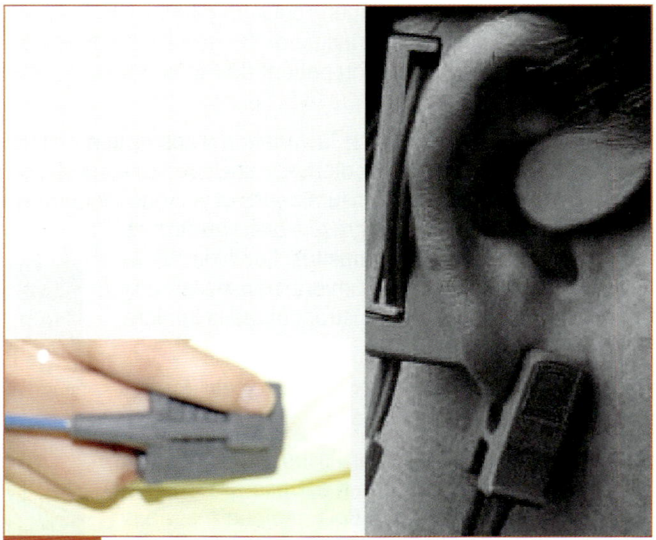

Fig. 5.50 *Capteurs de la SpO_2.*

■ MONITORAGE DE LA TEMPÉRATURE

Ce monitorage simple permet d'identifier les variations thermiques de l'organisme.

La valeur normale de la température centrale est comprise entre 36,6 °C et 37,4 °C.

La mesure continue de la température est intéressante car c'est un moyen de dépistage fiable des variations thermiques. Plusieurs méthodes de mesure continue existent et sont de fiabilité équivalente. On retient les plus usitées telles que la sonde œsophagienne et la sonde rectale. Il existe également des sondes thermiques implantées dans des sondes urinaires qui peuvent permettre un monitorage continu de la température. Enfin, certains cathéters centraux (type Swan-Ganz) permettent le monitorage continu de la température.

La température tympanique est une mesure discontinue de la température centrale. Les thermomètres cutanés mesurent une température de surface qui n'est absolument pas le reflet de la température centrale ; par contre il peut être intéressant dans certaines conditions de confronter la température centrale et cutanée (ischémie de membre, hypo- ou hyperthermie centrale).

Les variations de température se rencontrent fréquemment en réanimation et aux urgences dans le cadre de processus infectieux. Ces variations sont le plus souvent une hyperthermie et doivent faire évoquer la présence d'une infection.

L'hypothermie dans le contexte de la réanimation peut révéler l'existence d'une infection à bactérie Gram négatif. Dans ces deux cas de figure, il faut absolument alerter le médecin et procéder au prélèvement des hémocultures (température supérieure à 38,5 °C ou inférieure à 36 °C).

L'hypothermie dans un contexte postopératoire est fréquente. Elle doit être appréciée et le monitorage de la température en continu peut être nécessaire jusqu'au réchauffement du patient. Cette hypothermie postopératoire s'explique par l'environnement froid du bloc opératoire, l'étendue des incisions opératoires et la perte de chaleur par échange thermique avec l'environnement. Les médicaments d'anesthésie sont de puissants vasodilatateurs et créent une redistribution de la chaleur centrale vers les tissus périphériques, en favorisant ainsi la perte de chaleur. Ces médicaments suppriment également la possibilité de régulation thermique de l'organisme en supprimant, par exemple, les frissons.

C1 *Évaluer une situation clinique et établir un diagnostic dans le domaine infirmier*

L'hypothermie grave se rencontre également lors d'accidents de montagne, de noyades, lors de la prise en charge d'un brûlé grave ou d'un polytraumatisé dans un contexte environnemental froid (hiver, sans domicile fixe et intoxications médicamenteuses) Dans tous ces cas particuliers, le monitorage de la température centrale s'impose.

Dans le cadre d'une hypothermie sévère (en dessous de 28 °C), les risques de troubles myocardiques majeurs tels qu'une bradycardie, une asystolie, une fibrillation ventriculaire sont très élevés.

Monitorage invasif

MESURE DE LA PRESSION ARTÉRIELLE INVASIVE

La mesure de la pression artérielle invasive est rendue possible grâce à l'introduction et la mise en place d'un cathéter dans une artère. La mesure de la pression artérielle s'effectue grâce à un capteur également appelé « tête de pression » qui est composé d'une chambre de mesure reliée au cathéter artériel par une tubulure et des robinets à trois voies. L'ensemble capteur-cathéter est rempli de soluté physiologique et perfusé à débit constant grâce à une poche de contre-pression pour prévenir la thrombose du cathéter. Le capteur transforme les variations de pression en variations de potentiel électrique.

Indications

Une pression artérielle invasive est indiquée lorsque la mesure de la pression artérielle non invasive est soit peu ou pas fiable, soit impossible (voir *La pression artérielle non invasive*, p. 198). Elle permet également d'assurer un monitorage continu de la pression artérielle et d'en apprécier sa variabilité. Elle permet d'évaluer l'efficacité d'un traitement (catécholamines par exemple) et d'assurer la surveillance des patients instables sur le plan hémodynamique (voir *État de choc*, p. 172). Enfin, le cathéter permet des prélèvements biologiques répétés que l'on appelle aussi prélèvements artériels.

Les sites de prélèvement

Les cathéters artériels peuvent être insérés dans différents sites. Les plus utilisés sont :

- **l'artère radiale** qui est superficielle et facilement accessible. Pour cette artère, il est conseillé de ne pas utiliser la main dominante. En cas de thrombose majeure du réseau artériel, il existe un risque de compromettre l'usage de la main. Il faut donc impérativement toujours s'assurer de l'existence d'une suppléance vasculaire par l'artère cubitale. Ainsi, si l'artère radiale se thrombose, l'artère cubitale permet tout de même une vascularisation de la main. Pour évaluer l'existence de cette suppléance, on effectue le test d'Allen. Ce test clinique explore la perméabilité du réseau artériel de la main et des doigts. Pour ce faire, on réalise une compression des artères radiale et cubitale au niveau du poignet et simultanément on demande au patient d'effectuer des mouvements d'ouverture et de fermeture de la main jusqu'à ce qu'elle devienne exsangue et blanche. On lève alors la compression de l'artère cubitale et si la suppléance est de bonne qualité, alors l'ensemble de la main se recolore rapidement (moins de dix secondes). Dans le cas contraire, il faut suspecter l'existence d'une atteinte vasculaire (variation anatomique, athérosclérose) et procéder au test sur l'autre main, ou choisir un autre site de ponction ;
- **l'artère fémorale** qui est le site le plus utilisé dans l'urgence car il est d'accès facile. Il faut s'assurer que le patient n'est pas porteur d'une prothèse vasculaire iléo-fémorale ;
- **l'artère pédieuse** qui est une artère plus distale et pas toujours facilement cathéterisable. Sa ponction est contre-indiquée en cas d'artérite des membres inférieurs et de diabète.

L'artère humérale n'est pas un site recommandé en raison de l'absence de réseau de suppléance (artère terminale). De plus au niveau axillaire, il existe un risque de lésions nerveuses en l'absence d'une pose par échoguidage. Ce sont des sites de recours pour de courte durée.

Surveillance infirmière

Rôle infirmier lors de la mise en place d'un cathéter artériel

Prévenir le patient et lui expliquer le soin.
Mettre un patch d'*Emla* (hors contexte d'urgence).
RASSEMBLER LE MATÉRIEL :

Matériel pour l'asepsie

- une brosse bétadinée pour le lavage chirurgical des mains de l'opérateur,
- une paire de gants stériles adaptés à la taille de l'opérateur,
- un chapeau pour le médecin qui réalise la pose et pour l'IDE,
- un masque pour le médecin qui réalise la pose et pour l'IDE,
- un antiseptique type *Bétadine* alcoolique,
- des compresses stériles,
- un champ troué.

Matériel pour la ponction, la fixation et le pansement

- un cathéter type en téflon ou en polyuréthane, de 18 gauge pour les artères fémorale et axillaire et d'un diamètre maximum de 20 gauge pour les autres artères, courts (entre 3 et 5 cm) pour les artères de petit diamètre (radiale, pédieuse),
- un nécessaire pour anesthésie locorégionale si le patient est conscient (aiguille sous-cutanée et flacon de *Xylocaïne* à 1 %),
- un fil à peau avec un porte-aiguille
- un bistouri (ou lame) n° 11
- une boîte à aiguilles,
- un pansement occlusif transparent type *Opsite*.

Matériel pour l'installation

- un petit billot et de l'*Élastoplaste* pour maintenir la main en hyper-extension non forcée dans le cas de la pose d'une artère radiale.

En cas de ponction de l'artère fémorale, la cuisse est positionnée en abduction à 30° et en rotation externe.

Matériel pour la mesure de la pression artérielle et la purge

Le système permet un débit continu de 2 mL/heure avec une possibilité de réaliser des purges manuelles discontinues à la demande au moyen d'une languette.

- un sérum salé isotonique,
- le circuit et la tête de pression munie d'une purge manuelle,
- le support de tête de pression,
- le câble de connexion de la tête de pression à l'électrocardioscope.

Préparer le circuit de mesure de la pression artérielle.

- manipuler avec asepsie rigoureuse le circuit et la tête de pression,
- assurer une purge parfaite et soigneuse du circuit et de la tête de pression (absence de bulles),
- laisser l'extrémité du prolongateur de la tête de pression dans son emballage stérile,
- mettre en place une poche de contre-pression gonflée à environ 300 mm Hg (le fait de positionner la poche de contre-pression après la purge manuelle génère moins de micro-bulles),
- assurer la mise en place du câble,
- installer la tête de pression sur le support de tête de pression du côté de la pose de l'artère et revérifier l'absence de bulles au niveau du capteur,
- connecter la tête de pression au câble lui-même connecté au moniteur (électrocardioscope).

Préparer le site de ponction :

- tondre si besoin la zone de ponction,
- badigeonner le site de ponction à l'aide de compresses stériles imbibées d'antiseptique.

C4 *Mettre en œuvre des actions à visées diagnostique et thérapeutique*

La pose de cathéter artériel

Le médecin anesthésiste, après s'être lavé chirurgicalement les mains, repère l'artère et procède à l'anesthésie locale.

La technique de pose est dite technique de Seldinger. Il s'agit d'effectuer une ponction de l'artère. À partir de l'obtention d'un retour franc et pulsatile de sang artériel (rouge vif), le mandrin métallique est poussé dans la lumière de l'artère. Le médecin procède alors à l'ablation de l'aiguille ayant servi à la ponction et insère le cathéter le long du mandrin métallique. Il ne doit jamais lâcher le mandrin. Une fois le cathéter en place, le mandrin métallique est enlevé.

L'IDE donne le prolongateur du circuit de façon stérile (sans toucher l'extrémité du prolongateur). Le médecin connecte alors la tubulure au cathéter (effectuer une ultime purge afin d'éliminer les microbulles).

Le médecin fixe alors le cathéter avec le fil à peau et nettoie la zone de ponction puis positionne le pansement occlusif.

infirmier

Acte

Rôle de l'IDE dans la calibration

Objectif : réaliser la mise à zéro qui est à ce stade impérative afin d'avoir un capteur parfaitement étalonné permettant d'obtenir des mesures fiables et précises. Pour ce faire l'IDE doit :

– Positionner le robinet de la tête de pression au niveau de l'intersection de la ligne axillaire moyenne et du 4e espace intercostal. C'est-à-dire que le support de la tête de pression doit être placé à la hauteur de l'oreillette droite. C'est ce que l'on appelle faire le **zéro de référence**.

– Sélectionner la courbe d'artère sur le scope afin que celle-ci s'affiche sur le scope.

– Mettre en contact la tête de pression avec l'air par l'intermédiaire du robinet situé sur la tête de pression **afin d'effectuer le zéro électrique avec la pression atmosphérique** en appuyant sur la touche «zéro-artère». Une fois le zéro affiché, fermer le bouchon et repositionner le robinet pour mettre la tête de pression en contact avec le circuit-patient.

– Régler les alarmes de pression en fonction des données recueillies, du traitement du patient et des objectifs thérapeutiques.

– Sélectionner l'échelle d'affichage de la courbe en fonction de la valeur de la pression artérielle.

Ces calibrations sont recommandées à chaque changement de position du patient, à chaque déconnexion du patient au scope et au moins une fois à la prise de poste de l'IDE.

C4 *Mettre en œuvre des actions à visées diagnostique et thérapeutique*

infirmier

Acte

Rôle de l'IDE après la pose du cathéter artériel

– Identifier clairement la ligne artérielle et les robinets afin de ne pas autoriser une quelconque injection : toute injection médicamenteuse est formellement proscrite.

– Noter la date du jour de pose sur le pansement de cathéter.

– Veiller à réinstaller confortablement le patient.

– Évacuer les matériels à usage unique souillés dans le sac poubelle.

– Jeter le bistouri jetable et les aiguilles dans la boîte à aiguilles.

– Noter le soin sur la pancarte.

– Noter sur la feuille de surveillance la date de la pose, le site de pose, le type de cathéter utilisé et le numéro de lot du matériel utilisé (traçabilité).

– Faire le pansement du cathéter artériel toutes les 48 heures ou 72 heures selon le protocole du service.

– Refaire systématiquement le pansement de cathéter si ce dernier est non occlusif ou souillé.

– Procéder au changement régulier des poches de purge.

En l'absence de signes locaux d'infection ou de complications, il n'y a pas d'argument pour le changement systématique des cathéters artériels.

Remarque : le premier pansement peut comporter la mise en place d'une compresse stérile sur le point de ponction car ce dernier peut être hémorragique dans les premières heures. Il est préférable de privilégier des pansements transparents type *Opsite* pour bien visualiser le cathéter.

C4 *Mettre en œuvre des actions à visées diagnostique et thérapeutique*

Interprétation de la pression artérielle invasive

Pour interpréter les mesures de pression artérielle invasive, il faut connaître les valeurs normales chez l'adulte qui sont comprises entre :

– 110 et 140 mm Hg pour la pression artérielle systolique (PAS) ;

– 70 et 90 mm Hg pour la pression artérielle diastolique (PAD) ;

– 60 et 80 mm Hg pour la pression artérielle moyenne (PAM).

Remarque : la pression artérielle moyenne dépend de la systolique et de la diastolique selon la formule suivante :

$$PAM = PAD + (PAS - PAD) \times 3$$

La pression artérielle est dite pincée lorsque la différentielle (ou pression pulsée) est faible entre la pression artérielle systolique et la pression artérielle diastolique.

Fiabilité de la courbe de pression artérielle

La courbe de la pression artérielle doit toujours être affichée sur l'écran du scope. La morphologie de la courbe est une onde avec une montée de pression systolique qui décroît pour donner naissance à une seconde courbe d'amplitude réduite dite onde dicrote.

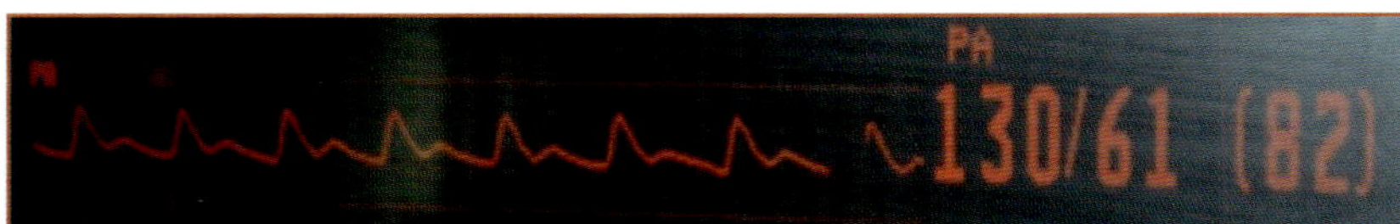

Fig. 5.51 *Courbe de la pression artérielle.*

Cette courbe peut s'amortir et s'aplanir. La pression artérielle mesurée n'est plus fiable surtout en cas de présence de bulles d'air, d'existence d'une compression vasculaire (exemple, un garrot), mais aussi en cas de déconnexion partielle ou d'erreur de manipulation des robinets et lorsque la tubulure est coudée ou obstruée par un thrombus (défaut du système de purge). Il faut se méfier de l'utilisation de la fonction « échelle automatique » qui permet d'afficher une « belle » courbe artificiellement zoomée même en cas d'amortissement.

Complications possibles lors de la pose d'un cathéter artériel

Les complications possibles lors de la pose d'un cathéter artériel sont :

- l'échec de ponction, le plus souvent en lien avec l'état clinique du patient ou de sa morphologie.
- la thrombose artérielle, rare, qui a des conséquences sur la vascularisation du membre. La prévention des ischémies du membre supérieur peut être réalisée en effectuant le test d'Allen précédemment décrit. Il convient de toujours effectuer la surveillance de la coloration et de la chaleur du membre qui subit les cathétérismes. Le spasme artériel est lié à la stimulation de l'artère. Dans ce cas de figure, il convient de changer de site ou bien d'attendre la levée du spasme qui peut céder spontanément en quelques minutes.
- les infections qui sont peu fréquentes (4 à 25 %). La surveillance du point de ponction doit être effectuée comme pour tout cathéter. On recherche la présence d'écoulements et de sérosités. Le changement de site du cathéter et de la ligne artérielle est obligatoire en cas d'infection locale évidente ou confirmée par la bactériologie et en cas de complication ischémique locale. Le cathéter retiré est envoyé en bactériologie pour être mis en culture.
- l'embolie cruorique ou gazeuse ainsi que la constitution d'une fistule artério-veineuse qui sont possibles bien que rares.
- les hématomes au point de ponction qui sont fréquents et sont liés au traumatisme direct. Ils sont d'autant plus problématiques que le patient présente des troubles de la coagulation. En outre, les hématomes favorisent la survenue d'une thrombose artérielle.
- l'ablation accidentelle du cathéter qui est toujours possible surtout lorsque le patient est agité et mal sédaté.

Les injections accidentelles sont toujours possibles et doivent être prévenues par une identification rigoureuse des lignes et des robinets.

Surveillance

infirmière

Prévention des complications liées au cathéter artériel

L'infirmière doit :

– S'assurer de la qualité de la fixation : au moindre doute sur un fil, demander au médecin de refixer le cathéter.
– S'assurer de la qualité du pansement qui doit être propre, sec et occlusif.
– S'assurer de la perméabilité de la ligne (purge et reflux possible).
– Vérifier l'absence de signes d'inflammation ou d'infection, objectivés soit par des signes locaux soit par des signes généraux.
– Vérifier la qualité de la vascularisation du membre (chaleur et couleur).
– Vérifier l'absence d'hématome.

C4 *Mettre en œuvre des actions à visée diagnostique et thérapeutique*

Ablation du cathéter artériel

L'ablation du cathéter artériel est réalisée sur prescription médicale, quand la surveillance de la pression en continu n'est plus nécessaire ou en cas d'infection du cathéter artériel. Ce geste doit être toujours réalisé dans des conditions d'asepsie rigoureuse.

Acte

infirmier

Rôle de l'IDE lors de l'ablation du cathéter artériel

En général, cette ablation peut se réaliser seul, si le cathéter ne nécessite pas de mise en culture. En revanche, si la mise en culture bactériologique est nécessaire, il faut prévoir d'être à deux car il est malaisé de réaliser la mise en culture et d'assurer un point de compression efficace en même temps.

– Prévoir le matériel pour l'ablation :
  - des compresses stériles et un antiseptique ;
  - des compresses sèches ;
  - un bistouri (ou lame) stérile pour ôter les sutures.
– Procéder à l'ablation des sutures (en général, deux points ont été effectués).
– Procéder à l'ablation du cathéter artériel.
– Vérifier l'intégrité du cathéter.
– Prévoir, si besoin, la mise en culture de l'extrémité du cathéter (se munir à ce titre d'un tube stérile pour la mise en culture, d'un bistouri pour couper l'extrémité du cathéter stérilement dans le tube, de compresses stériles, de la feuille de demande d'examen bactériologique identifiée au nom du patient sur laquelle il faut préciser la nature et les posologies de l'antibiothérapie, s'il y a lieu).
– Assurer une compression manuelle pendant 5 à 10 minutes, voire plus en cas de troubles de l'hémostase et de cathétérisme de l'artère fémorale.
– Prévoir un pansement compressif, éventuellement réalisé avec de l'*Élastoplaste*. Ce pansement est maintenu quelques heures. Ne pas réaliser de circulaire autour du poignet.
– Assurer la surveillance du point de compression : le point de compression ne doit pas être hémorragique.

C4 *Mettre en œuvre des actions à visées diagnostique et thérapeutique*

Prélèvements sur cathéter artériel

L'avantage offert par la présence d'un dispositif de pression artérielle invasif est la possibilité de réaliser des prélèvements itératifs sans ponctions répétées. Ainsi, la pression artérielle invasive trouve toute sa place pour des patients pour lesquels un bilan quotidien, voire pluriquotidien est nécessaire.

Les prélèvements sanguins peuvent être réalisés directement sur le robinet à trois voies prévu à cet usage.

Acte infirmier

Rôle de l'infirmière lors du prélèvement sanguin sur le cathéter artériel

– Prévoir le matériel pour le prélèvement :

- des compresses stériles et un antiseptique ;
- un corps de prélèvement type *Vacutainer* muni d'un adaptateur spécifique ;
- une seringue de 10 mL pour la purge ;
- une boîte à aiguilles ;
- les tubes étiquetés au nom du patient pour le prélèvement en fonction du bilan sanguin prescrit par le médecin ;
- les feuilles d'examen correspondant aux tubes prélevés et correctement identifiées et dûment remplies ;
- les sachets d'examen correspondant aux différentes demandes.

– Réaliser le prélèvement de la purge :

- Prendre des compresses stériles avec un antiseptique.
- Prélever à l'aide de la seringue sur le robinet à trois voies 10 mL de sang. Ce volume permet de purger la tubulure qui contient du sérum physiologique qui pourrait fausser les examens. Cette seringue de purge est jetée immédiatement.
- Positionner le corps du *Vacutainer* muni de son adaptateur sur le robinet à trois voies.
- Remplir les tubes à l'aide du *Vacutainer* et de son adaptateur. La seringue de gaz du sang se connecte directement sur le robinet à trois voies sans aspirer (la pression artérielle est suffisante pour remplir la seringue de gaz du sang sans avoir à manier le piston).

– En fin de prélèvement :

- Purger la ligne de pression ainsi que le robinet à trois voies en actionnant le mécanisme de purge jusqu'à élimination totale de la présence de sang dans le circuit.
- Mettre un bouchon propre sur le site de prélèvement.
- Revérifier l'aspect de la courbe et de la pression, au besoin procéder à une calibration telle que décrite précédemment.
- Éliminer l'adaptateur du *Vacutainer*.
- Évacuer les déchets (compresses).

C4 *Mettre en œuvre des actions à visée diagnostique et thérapeutique*

L'infirmière s'assure du bon acheminement des examens aux différents laboratoires ainsi que de la récupération des résultats afin de pouvoir les présenter à l'équipe médicale dans les meilleurs délais.

VOIES VEINEUSES CENTRALES – MESURE DE LA PRESSION VEINEUSE CENTRALE

Indications à la pose d'un cathéter central

La pose d'une voie veineuse centrale est un acte médical invasif qui consiste à aborder le réseau veineux profond au moyen d'un cathéter muni d'une ou de plusieurs lumières. Par ailleurs, l'infirmière joue un rôle essentiel lors de la pose de ce dispositif mais plus encore dans sa surveillance et dans son entretien.

Ce cathéter permet l'administration en continu des solutions hyperosmolaires ou des médicaments veino-toxiques tels que les catécholamines, certains antibiotiques ou encore certains électrolytes tels que le chlorure de potassium. Il permet ainsi la préservation du capital veineux périphérique.

Les cathéters centraux permettent une alimentation parentérale mais facilitent aussi la perfusion sur différentes voies, de produits incompatibles et pour lesquels il existe un risque de précipitation. En outre, la voie centrale permet un remplissage vasculaire si cela s'avère nécessaire.

Elle est une alternative classique quand le cathétérisme d'une voie veineuse périphérique est impossible ou difficile, notamment chez certains patients au capital veineux pauvre et chez les obèses. Cette situation se rencontre également dans le contexte de l'urgence et des détresses cardio-respiratoires majeures, les états de choc, les brûlures ou les lésions cutanées étendues.

Elle permet enfin la mesure de la Pression Veineuse Centrale (ou PVC). La PVC représente la pression qui règne à l'intérieur de l'oreillette droite et des gros troncs veineux intra-thoraciques. Cette valeur en elle-même est un reflet imparfait de la pression de remplissage et donc du retour veineux au cœur et peut donner une indication sur la volémie du patient. Elle est intéressante aussi dans sa variation lors de traitements, comme lors d'un remplissage vasculaire.

La valeur de la pression veineuse centrale en position couchée est comprise entre 3 et 8 cm d'eau.

Pose d'un cathéter central

Le site d'insertion du cathéter est fonction de l'état du patient, de l'existence de traumatisme, des contre-indications liées au patient. Les voies jugulaire et fémorale sont préconisées de première intention en réanimation. La pose échoguidée est actuellement recommandée et limite considérablement le risque de lésions neurovasculaires.

Les voies d'abord

La voie jugulaire présente peu de risques de pneumothorax mais l'opérateur peut léser la carotide et entraîner un hématome important dont la compression reste néanmoins possible. Cette voie n'est pas indiquée pour les malades traumatisés crâniens et les patients de neurochirurgie qui présentent une hypertension intracrânienne, ainsi pour les malades présentant une sténose de la carotide et pour lesquels la compression des jugulaires peut compromettre la circulation cérébrale. Enfin, cette voie n'est pas la plus simple dans sa gestion car elle est située à proximité de la bouche et peut être exposée à des sécrétions oro-pharyngées. La voie jugulaire expose également à des lésions nerveuses (notamment du plexus brachial).

La voie fémorale est une méthode fiable et simple d'accès. Elle présente peu de risques si ce n'est un risque de ponction de l'artère fémorale avec possibilité d'hématome. Elle est cependant contre-indiquée en cas de thrombose profonde. Sa localisation expose aux risques de souillure par les urines ou les selles.

La voie sous-clavière présente un risque plus élevé de pneumothorax et d'hémorragie avec une difficulté à comprimer le site de ponction. Elle possède l'avantage de ne pas gêner le patient et surtout est moins soumise à des risques de contamination comme les autres sites d'insertion. Cette voie est contre-indiquée en cas de pneumothorax controlatéral et en cas de perturbation de l'hémostase.

La pose

L'infirmière intervient à toutes les étapes depuis la décision de la mise en place du cathéter jusqu'à la décision de son retrait. Son rôle est essentiel dans la gestion du cathéter et de son entretien.

Les caractéristiques du cathéter utilisé sont variables en fonction des sites de pose, du nombre de voies souhaitées (cathéter simple lumière ou multi-lumières) et de l'objectif thérapeutique recherché. Ainsi, le cathéter central est différent selon qu'il s'agit d'un cathéter permettant uniquement la perfusion, ou autorisant la réalisation de mesures hémodynamiques complexes (exemple, cathéter de Swan-Ganz) ou encore permettant la réalisation d'une hémodialyse. Pour autant, le principe général de pose est superposable et n'est décrit que dans cette partie.

Deux notions sont fondamentales dans la réalisation de ce soin. La première est l'asepsie qui doit être du niveau d'un geste chirurgical, même s'il est pratiqué dans un contexte hors bloc opératoire. L'autre notion réside dans la capacité d'anticipation de complications possibles liées à l'insertion du cathéter telles que des troubles du rythme ou des complications hémorragiques.

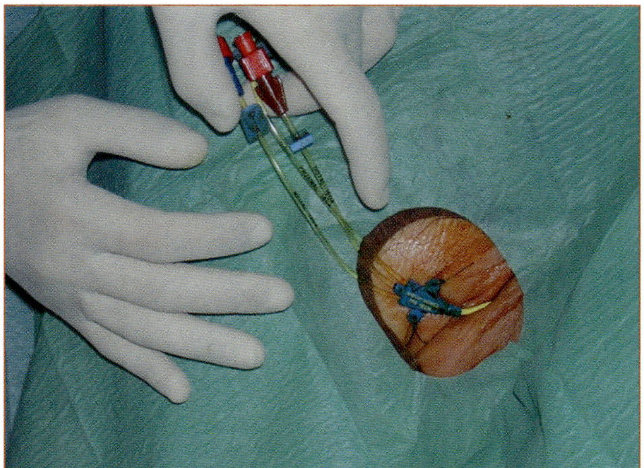

Fig. 5.52 *Exemple de pose d'un cathéter en jugulaire interne.*

infirmier

Acte

Gérer l'organisation, l'ergonomie et la sécurité de la pose du cathéter central

– Informer le patient s'il est conscient, lui expliquer et le rassurer.
– Organiser l'environnement et l'espace afin de faciliter l'accès à la zone de pose. Ainsi il est nécessaire de positionner l'écran de scope pour qu'il soit visible par l'opérateur durant le geste et l'aide. Il faut veiller à l'ergonomie et au confort de travail en positionnant le lit à la bonne hauteur et si besoin en dégageant la tête du lit, avec une accessibilité facile de l'échographe. Enfin l'élimination des déchets (emballages des dispositifs stériles) impose un positionnement optimal des sacs poubelles.
– Disposer à proximité le chariot d'urgence.
– Vérifier le réglage des alarmes du scope avant la pose.
– Préparer et rassembler le matériel.
– Limiter les allées et venues et les intervenants pour limiter les risques de fautes d'asepsie.
– Désinfecter la table utilisée pour servir la pose du cathéter ainsi que l'environnement.

Préparer le matériel pour l'habillage chirurgical de l'operateur et pour l'infirmière

– 2 masques chirurgicaux.
– 2 charlottes.
– 1 brosse bétadinée.
– 1 paire de gants stériles (ou au besoin 2 paires pour patient à risque de contamination HIV-HBV-HCV).
– 1 casaque stérile.

Installer le patient en fonction du site de pose

– La voie fémorale nécessite une rotation externe et une abduction de la cuisse (éventuellement un billot sous la fesse).
– L'abord de la voie jugulaire peut être facilité par la position déclive, la tête tournée du côté opposé au site de ponction.
– L'abord de la voie sous-clavière peut être facilité par la mise du bras du patient le long du corps.
– Prévoir une alèse ou une protection absorbante sous la tête (pour ne pas souiller le lit).

Assurer la préparation cutanée du patient juste avant la pose du cathéter

– Tondre la zone de pose si besoin en cas de pilosité importante.
– Assurer une prédésinfection cutanée avec un premier badigeonnage de la peau avec des compresses stériles et un antiseptique, faire un premier rinçage avec de l'eau stérile. Sécher avec des compresses stériles, puis de nouveau appliquer l'antiseptique largement en partant de la zone d'insertion vers l'extérieur.
– Matériel nécessaire :

- tondeuse,
- compresses stériles,
- antiseptique,
- pipette d'eau stérile.

Assurer l'habillage chirurgical de l'opérateur

– Veiller au lavage chirurgical des mains de l'opérateur.
– Servir les gants stériles à l'opérateur après que ce dernier se soit séché les mains à l'aide d'un sèche-mains inclus dans la casaque.
– Aider à l'habillage chirurgical sans toucher la partie antérieure de la casaque.

Préparer la table de pose

– Servir un champ de table stérile que le médecin installe sur une table permettant de déposer stérilement le matériel (cela peut être l'adaptable repas du patient par exemple).
– Déposer sur le champ de table **de façon stérile** l'ensemble du matériel utile à la pose :

- 2 paquets de 5 compresses sèches,
- 2 paquets de 5 compresses sur lesquelles on dépose un antiseptique afin d'assurer la désinfection cutanée avant la pose,
- 1 paquet de 5 compresses sur lesquelles on dépose du sérum,
- le cathéter central (ne l'ouvrir qu'après validation du médecin du choix du dispositif),
- autant de robinets à trois voies que de lumières disponibles sur le cathéter,
- des rampes stériles, des tubulures et des prolongateurs (à moduler en fonction du nombre de voies et des besoins),
- un scalpel n° 11 pour l'abord cutané,
- une seringue de 10 mL et une aiguille intra-musculaire longue pour permettre le repérage de la voie d'abord,
- du sérum physiologique.

– Servir un grand champ troué collant que le médecin place sur le site de pose.
– Si besoin, prévoir le matériel pour une anesthésie locale (aiguille sous-cutanée, une pompeuse, une seringue, *Xylocaïne* 1 % non adrénalinée)
– Prévoir du gel échographique stérile ainsi qu'un étui stérile pour la sonde d'échographie

Purger les lignes de perfusions

Récupérer la partie percuteur des tubulures afin de pouvoir les raccorder aux poches de cristalloïdes (sérum physiologique) qui vont permettre au médecin de purger stérilement les lignes de perfusions, les rampes et les robinets.

Acte et surveillance infirmiers

La pose proprement dite

Le médecin procède à une ultime désinfection et à la mise en place du champ troué, au repérage échographique puis à la pose du cathéter selon la méthode de Seldinger (méthode décrite lors de la pose du cathéter artériel).
– Contrôler les variations de l'électrocardioscope pendant la pose (risque de troubles du rythme) et appréciation de l'hémodynamique.
– Évaluer l'état clinique du patient (fréquence respiratoire, coloration, faciès).
– Évaluer la douleur lors de la pose.

▪ En fin de pose

Une fois la pose réalisée, le médecin connecte stérilement les différentes voies aux tubulures.
L'infirmière s'assure de la purge soigneuse de la ligne de perfusion et des différentes voies du cathéter.

▪ Préparer et servir le nécessaire pour la fixation

– Déposer stérilement le matériel sur le champ de table :

- un fil à suture muni d'une aiguille courbe ;
- un porte-aiguille stérile ;
- un pansement type *Mépore* ;
- 2 pansements occlusifs et transparents type *Tegaderm*.

– S'assurer de la désinfection ultime et du rinçage du site ponctionné.
– S'assurer de l'absence de sang (purge soigneuse) et de la propreté de la zone de pose.
– S'assurer de la fixation du cathéter (sutures et *Tegaderm*) et du pansement occlusif.
– S'assurer de la perméabilité du cathéter et de l'absence de coudure.

▪ Évacuer les déchets

– Prévoir une boîte à aiguilles pour éliminer les objets coupants et piquants.
– Nettoyer la table qui a servi au champ de table.

▪ Effectuer la réinstallation du patient

– Repositionner le patient.
– Veiller au confort de l'installation, redonner la sonnette.
– Repositionner les ridelles, la tête de lit si besoin.

▪ Vérifier la bonne position du cathéter

– Appeler l'équipe mobile de radiologie pour objectiver par une radiographie pulmonaire la bonne position du cathéter, dans le cadre d'une pose par voie veineuse cave supérieure.
– Récupérer la radiographie de contrôle et la soumettre au médecin.

▪ Effectuer la traçabilité du soin

– Noter sur la feuille de surveillance le type de cathéter central, le nombre de voies et le diamètre des voies.
– Identifier les perfusions, leur nature, leur débit et l'heure de pose. (Il convient pour une gestion rationnelle du volume de perfusion d'utiliser des pompes iso-volumétriques permettant une perfusion précise des quantités prescrites. À défaut, on peut utiliser des régulateurs manuels de débit qui sont moins précis).
– Noter le repère de pose du cathéter.
– Identifier le site de pose et le numéro de lot du cathéter sur la feuille de surveillance.
– Noter le soin dans les transmissions.
– Noter la date et l'heure de la radiographie de contrôle.

C4 *Mettre en œuvre des actions à visées diagnostique et thérapeutique*

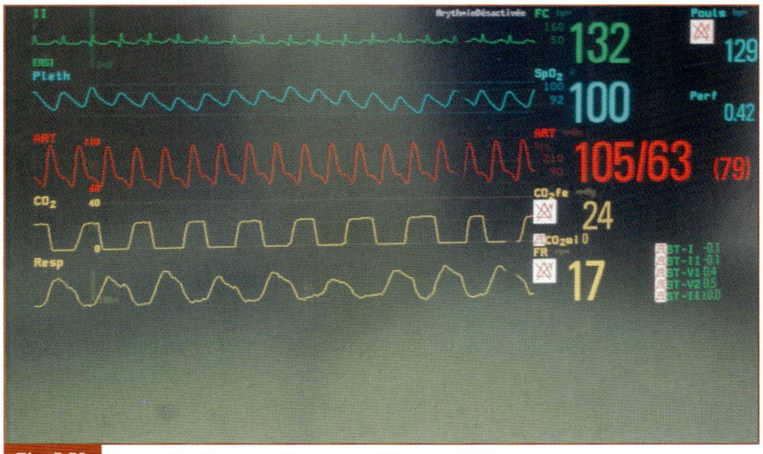

Fig. 5.53 *Exemple d'un monitorage multiparamétrique.*

Comprendre et savoir manipuler les catécholamines

Rappels sur le système nerveux autonome

Les grandes fonctions de l'organisme sont sous la dépendance de deux grands systèmes :

- le système sympathique qui prend naissance dans les centres bulbaires d'où partent des fibres pré-ganglionnaires qui sortent du tronc cérébral et de la moelle épinière dorso-lombaire. Elles aboutissent aux ganglions para et pré-vertébraux de chaque côté de la moelle épinière ou à la médullosurrénale qui fabrique et peut libérer de l'adrénaline. Des ganglions partent des fibres post-ganglionnaires sympathiques qui libèrent de la noradrénaline qui va stimuler deux types de récepteurs, les récepteurs alpha- et bêta-adrénergiques ;
- le système parasympathique qui naît de noyaux du Système Nerveux Central (SNC) avec des relais dans le tronc cérébral et la moelle épinière sacrée et innerve les différents organes et tissus ainsi que la jonction neuro-musculaire (plaque motrice). Le neurotransmetteur type de ce système est l'acétylcholine.

Au repos, l'activité parasympathique prédomine dans le cœur et dans les muscles lisses des systèmes digestif et urinaire.

Cette double innervation a donc des effets opposés, dits effets antagonistes, sur le cœur :

- le système sympathique est cardio-accélérateur. En effet, il raccourcit la diastole, augmente la force de contraction cardiaque et augmente la puissance de la systole auriculaire. Ainsi, les sympathomimétiques vont avoir des effets sur le cœur et sur les vaisseaux mais aussi sur d'autres organes.
- le système parasympathique est lui cardio-freinateur et ralentit la fréquence cardiaque en allongeant le temps diastolique, il ne diminue pas la contractilité cardiaque.

Comme nous l'avons évoqué précédemment, le débit cardiaque dépend de la fréquence cardiaque et du volume d'éjection systolique (**Qc = VES x FC**). Le volume d'éjection systolique est lui-même sous la dépendance de quatre facteurs majeurs que sont :

- la contractilité, c'est-à-dire l'inotropisme ;
- le synchronisme auriculo-ventriculaire, c'est-à-dire le rythme sinusal ;
- la postcharge, c'est-à-dire principalement les résistances (RVS) et la souplesse (compliance) de l'aorte ;
- la précharge, directement liée à la volémie.

Schématiquement, pour maintenir un débit cardiaque (Qc) et une pression artérielle (PA) adéquats, on peut agir sur plusieurs leviers. Nous avons vu que le remplissage vasculaire optimal est un élément clé du traitement des états de choc (voir *Défaillance circulatoire*, p. 169) puisqu'il s'attache à améliorer la pré-charge (le retour veineux au cœur droit). Le remplissage vasculaire, étape nécessaire, n'est cependant pas toujours suffisant lors de vasoplégies intenses. En effet, les vaisseaux demeurent très vasodilatés et le retour veineux, même optimisé par un remplissage adapté, reste séquestré et ne parvient plus au cœur droit. C'est un peu comme si l'on remplissait un tonneau dont le fond serait percé. Dès lors, la pompe cardiaque, faute de volume efficace, risque de désamorcer.

Le cœur peut aussi être défaillant et ne plus se contracter de façon efficace.

On administre alors un traitement permettant soit de rétablir une vasoconstriction, soit de rétablir la force de contraction du myocarde, soit un traitement mixte qui assure ces deux objectifs. Pour réaliser cela, on utilise des médicaments appelés catécholamines qui sont des agents vasoactifs (vasopresseurs).

L'action pharmacologique des catécholamines se fait par l'intermédiaire de récepteurs spécifiques. Elles agissent sur le système sympathique dont elles miment les effets : c'est pour cela que l'on parle de médicaments sympathomimétiques.

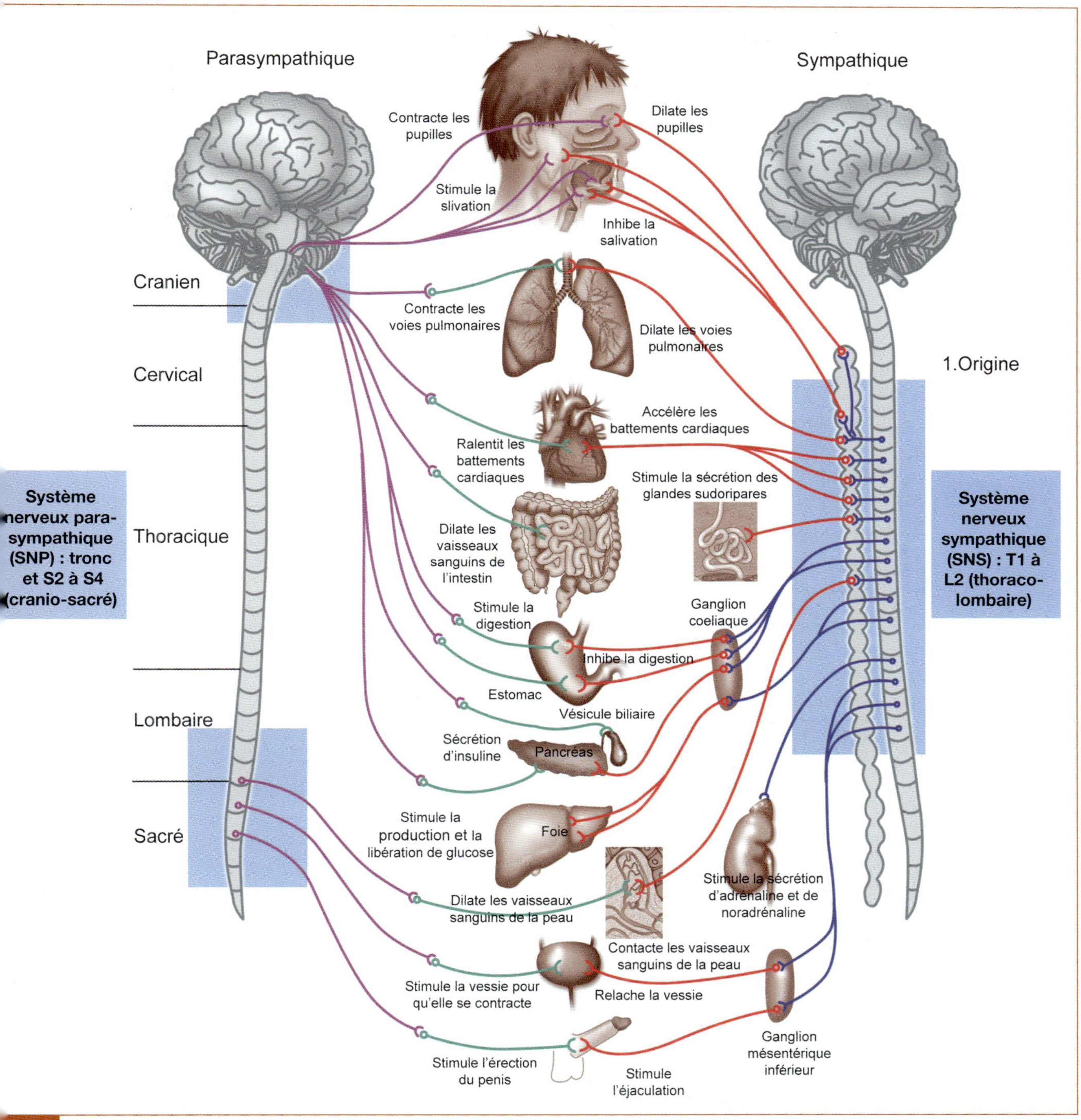

Fig. 5.54 *Le système nerveux autonome.*

Les sympathomimétiques

C'est un ensemble de molécules qui ont pour action pharmacologique des effets superposables aux effets engendrés par la stimulation du système sympathique.

Les sympathomimétiques sont dits **directs** lorsqu'ils stimulent et agissent directement sur les récepteurs adrénergiques α (alpha) ou β (bêta). Ils sont dits **indirects** lorsqu'ils n'agissent pas sur les récepteurs mais favorisent la synthèse et/ou la libération de catécholamines, voire en diminuent leur inactivation, majorant ainsi leur effet sur le récepteur.

La stimulation du système sympathique entraîne des effets précis sur les différents organes. Il existe différents récepteurs appelés aussi récepteurs adrénergiques.

- Les **récepteurs α1** sont post-synaptiques et entraînent un effet direct. Ils se localisent au niveau des artérioles périphériques. Quand ils sont stimulés, ils provoquent une contraction des fibres musculaires lisses vasculaires aboutissant à une vasoconstriction artériolaire et veineuse de l'ensemble de l'organisme. Les récepteurs α2 sont présynaptiques et inhibent la libération des neurotransmetteurs, la noradrénaline comme l'acétylcholine. Les récepteurs α2 sont aussi localisés dans le système nerveux central, où leur stimulation réduit le tonus sympathique central et est accompagnée d'un effet sédatif.
- Dans les **récepteurs** β sont composés des récepteurs β1 et des β2. Les récepteurs β1 se localisent plutôt au niveau du myocarde et ont une action inotrope, chronotrope, dromotrope et bathmotrope positive. C'est-à-dire que leur stimulation renforce la contractilité, la conduction d'un signal électrique, ainsi que la fréquence et l'excitabilité cardiaque. Les récepteurs β2 sont situés dans les artérioles et leur stimulation entraîne une vasodilatation. Ces récepteurs se localisent également dans les poumons avec une action bronchodilatatrice.
- Les **récepteurs delta** ou récepteurs dopaminergiques sont situés essentiellement dans les artères rénales et lorsqu'ils sont stimulés provoquant une vasodilatation rénale.

Rappels :

- inotrope : contractilité des fibres myocardiques ;
- dromotrope : conduction du tissu nodal ;
- chronotrope : fréquence cardiaque ;
- bathmotrope : excitabilité cardiaque.

Le tableau 5.1 reprend les récepteurs et leur localisation ainsi que l'effet observé lorsqu'ils sont stimulés.

Tableau 5.14 Récapitulatif de l'action des sympathomimétiques.

	Stimulation des récepteurs				
Organe cible	α1	α2	β1	β2	δ
Cœur			Inotrope + Chronotrope + Dromotrope + Bathmotrope +		
Artères	Vasoconstriction	Vasoconstriction		Vasodilatation	
Veines	Vasoconstriction			Vasodilatation	
Bronches				Bronchodilatation	
Rein					Vasodilatation rénale Hausse de la filtration glomérulaire
Métabolisme	Glycogénolyse	Glycogénolyse	Glycogénolyse	Glycogénolyse Néoglucogenèse	

C4 *Mettre en œuvre des actions à visée diagnostique et thérapeutique*

Les catécholamines vont donc avoir une action pharmacologique variable en fonction de la nature des récepteurs qu'ils vont stimuler. Tous n'agissant pas sur les mêmes récepteurs, les effets observés seront fonction de l'affinité des récepteurs pour les différentes molécules utilisées mais aussi de la posologie employée.

L'ADRÉNALINE (*ADRÉNALINE*)

L'adrénaline stimule tous les récepteurs adrénergiques et possède des effets β1 puissants, en agissant plus modérément sur les récepteurs β2 et α1.

Au niveau $\beta 1$, l'adrénaline est un puissant inotrope, chronotrope, dromotrope et bathmotrope positif ce qui augmente le débit cardiaque et la pression artérielle.

Au niveau $\beta 2$, l'adrénaline entraîne une relaxation du muscle lisse bronchique. Elle est donc utilisée dans les crises d'asthme sévère et le choc anaphylactique pour ces effets bronchodilatateurs.

Au niveau $\alpha 1$, l'adrénaline entraîne une vasoconstriction.

Il existe une possible variabilité inter-individuelle des effets par rapport à la dose :

– pour une dose de 1 à 2 µg/kg/min, la stimulation est essentiellement ß ;

– pour une dose comprise entre 2 à 10 µg/kg/min, la stimulation est mixte α et ß ;

– pour des doses supérieures à 10 µg/kg/min, la stimulation α devient prédominante.

L'adrénaline entraîne une hausse du débit cardiaque et de la fréquence cardiaque, mais augmente aussi considérablement la consommation en oxygène du myocarde. Il faut donc être prudent chez les sujets coronariens et insuffisants cardiaques.

À forte dose, l'adrénaline entraîne une vasoconstriction au niveau rénal et splanchnique qui peut être délétère. L'adrénaline est également arythmogène. Elle possède des effets métaboliques notamment une élévation de la glycémie et de la lactatémie.

Présentation

L'adrénaline se présente en ampoules de 0,25 mg, de 0,5 mg, de 1 mg (1 mL) et de 5 mg (5 mL).

Le délai d'action en intraveineux est rapide, de l'ordre de 30 à 60 secondes.

Les posologies sont en bolus intraveineux de 1 mg pour le traitement des arrêts cardiaques, à renouveler toutes les trois minutes.

En perfusion continue intraveineuse, les posologies varient en fonction de l'objectif thérapeutique de 0,1 à 20 µg/kg/min (souvent prescrites en mg/h). Son utilisation en aérosol est possible.

L'injection sous-cutanée est possible dans le choc anaphylactique (0,5 à 1 mg en sous-cutanée en l'absence de voie veineuse).

La perfusion s'effectue par voie veineuse centrale ciblée.

Indications

L'adrénaline est le médicament de l'arrêt cardiaque mais peut aussi être utilisée en perfusion continue pour traiter des états de choc cardiogéniques et des états de choc réfractaires avec bas débit. C'est aussi le médicament recommandé dans le traitement du choc anaphylactique pour ses effets à la fois sur la pression artérielle et sur les bronches.

C4 *Mettre en œuvre des actions à visée diagnostique et thérapeutique*

LA NORADRÉNALINE (*LÉVOPHED*)

Les effets $\alpha 1$ sont prédominants dès les petites doses, ce qui entraîne une vasoconstriction puissante avec une augmentation moins prononcée du débit cardiaque.

Les effets $\beta 1$ sont moins intenses que pour l'adrénaline, ce qui explique que la fréquence cardiaque n'augmente que faiblement avec un risque faible de trouble du rythme. La noradrénaline est utilisée typiquement dans le choc septique.

La noradrénaline peut provoquer des nécroses tissulaires en cas d'administration en dehors de la veine.

Présentation

La noradrénaline se présente en ampoules de 8 mg (4 mL).

Elle s'administre par voie intraveineuse continue.

Le délai d'action intraveineux est de 30 à 60 secondes.

La demi-vie d'élimination est de 1 à 3 minutes.

La posologie est de 0,1 à 20 µg/kg/min (souvent prescrite en mg/h).

Les doses en perfusion intraveineuse continue sont de 0 à 100 (– 200) µg/min, palier selon le contexte (1 à 5,10 ou plus).

La perfusion s'effectue sur une voie veineuse centrale dédiée à cet effet.

LA DOPAMINE

La dopamine est un précurseur direct de la noradrénaline, elle en favorise la libération. Elle agit au niveau β1 mais aussi α. Elle a une action directe sur les sites δ1 et δ2. Ainsi les effets cardiovasculaires et rénaux ont une importance différente en fonction de la posologie utilisée.

- À faible dose (< 2,5 µg/kg/min), la dopamine présente un effet δ qui entraîne une vasodilatation de la circulation rénale, une hausse de la filtration glomérulaire et par conséquent une augmentation de la diurèse. Cet effet est très inconstant et ne semble pas persister dans les états de choc, notamment septiques.
- À dose moyenne (3 à 10 µg/kg/min), elle possède un effet inotrope positif par stimulation β1. Elle possède aussi un effet vasoconstricteur modéré par stimulation des récepteurs α ce qui augmente ainsi la pression artérielle. Elle possède toujours son effet δ.
- À forte dose (> 10 µg/kg/min), elle entraîne une vasoconstriction périphérique importante avec augmentation de la pression artérielle par effet α.

C4 *Mettre en œuvre des actions à visée diagnostique et thérapeutique*

Elle est indiquée dans les états de choc et les bas débits. Elle entraîne cependant fréquemment des troubles du rythme, ce qui en limite son usage.

LA DOBUTAMINE (*DOBUTREX*)

La dobutamine est un dérivé synthétique de la dopamine qui possède des effets inotrope et chronotrope positifs par effet β1.

Dès les plus faibles doses (< 10 µg/kg/min), elle a une modeste action vasoconstrictrice périphérique par ses effets α et possède un effet inotrope positif par ses effets β1.

Au-delà d'une posologie de 10 µg/kg/min, elle est plutôt vasodilatatrice par ses effets β2 et possède un effet chronotrope positif tout en conservant un effet inotrope positif par ses effets β1. Les effets adverses se manifestent le plus souvent à ces doses avec une tachycardie et une hypotension.

Indications

Le choc cardiogénique, le bas débit dans le cadre du choc septique, l'embolie pulmonaire aiguë, certaines valvulopathies.

Présentation

La dobutamine se présente en flacon de 250 mg (20 mL) à diluer dans 50 mL de sérum physiologique.

Le délai d'action est de 30 à 60 secondes.

La demi-vie d'élimination est de 1 à 3 minutes.

C4 *Mettre en œuvre des actions à visée diagnostique et thérapeutique*

La dobutamine peut s'utiliser sur une voie veineuse périphérique dédiée à cet effet, mais la voie veineuse centrale reste la voie de choix.

L'ÉPHÉDRINE

L'éphédrine est un sympathomimétique indirect, α et β agoniste, provoquant la libération de noradrénaline. Son effet peut s'épuiser par un phénomène de disparition du stock appelé aussi tachyphylaxie. Ses effets sont assez superposables à ceux de l'adrénaline, mais beaucoup plus faibles et moins prolongés.

L'éphédrine est un agent chronotrope positif qui permet l'accélération de la fréquence cardiaque. De plus, elle entraîne une vasoconstriction artérielle modérée.

C'est aussi un vasoconstricteur veineux favorisant une augmentation du retour veineux. Ces actions sur le cœur et les vaisseaux entraînent une augmentation du débit cardiaque et par conséquent une hausse de la pression artérielle.

Posologie

La présentation de l'éphédrine est soit en ampoule de 1 mL avec 30 mg qu'il faut diluer dans 10 mL d'eau pour préparation injectable, soit en seringue pré-diluée prête à l'emploi. L'éphédrine s'utilise en titration par bolus de 3 à 9 mg (1 à 3 mL) par voie veineuse périphérique.

LA NÉOSYNÉPHRINE

C'est un sympathomimétique de synthèse d'action directe, agoniste α1 pur. Ses effets pharmacologiques sont une vasoconstriction artérielle (donc correction d'une hypotension) mais aussi une vasoconstriction veineuse transitoire.

Son effet est plus prolongé du fait de son action directe mais les effets indésirables sont plus importants : bradycardie réactionnelle possible, hypertonie utérine et/ou vasoconstriction des vaisseaux utérins.

La néosynéphrine s'utilise diluée (0,1 mg/mL) en bolus intraveineux de 0,1 à 0,2 mg et peut s'utiliser diluée en voie veineuse périphérique.

Tableau 5.15 Récapitulatif des actions des différentes catécholamines.

Récepteurs	α1 Vasoconstriction	α2 Vasodilatation	β1 Action sur le cœur	β2 Vasodilatation	δ Diurétique
Adrénaline	++		+++	+	
Noradrénaline	+++		+		
Dopamine	++			++	++
Dobutamine			+++	+++	

Risques liés aux catécholamines : responsabilités de l'IDE

Les catécholamines ont toutes des actions pharmacologiques très importantes. L'effet recherché sous-tend un objectif thérapeutique qui peut être formellement précisé dans la prescription. Ces molécules sont toutes vitales pour le patient en défaillance.

Un des concepts du maniement de la catécholamine est celui de la perfusion continue qui se justifie par la demi-vie d'élimination courte. Exception faite de l'adrénaline dans l'arrêt cardiaque dont les recommandations imposent l'usage de bolus de 1 mg toutes les trois minutes, l'ensemble des catécholamines vont donc toutes être utilisées en seringue électrique.

Deux événements indésirables sont à redouter. Il s'agit de bolus accidentels qui peuvent être liés soit à la mauvaise manipulation de la seringue, soit à une administration de façon concomitante d'un autre produit ou sur une perfusion en débit libre. Les bicarbonates, par exemple, inactivent les catécholamines, c'est pourquoi il faut éviter leur perfusion sur la voie centrale des catécholamines. Cette situation ne doit jamais se produire. C'est pour cette raison que l'on place les catécholamines sur une voie de perfusion dédiée et exclusive. En effet, les conséquences de ces bolus peuvent aller de la poussée hypertensive à l'arrêt cardio-circulatoire par fibrillation ventriculaire.

L'autre risque est l'arrêt accidentel dans la continuité de l'administration des catécholamines. Cet incident se rencontre lors de clampages inopportuns de robinets, de coudure de ligne de perfusions, d'arrêt accidentel de la seringue, d'erreur dans le code de programmation de la seringue ou d'un défaut d'alimentation électrique (pas de relais de la batterie). La continuité du traitement impose la gestion d'une stratégie de relais (manuelle ou programmation de seringue électrique) qui est le plus souvent déterminé par un protocole au sein du service.

Ces circonstances sont absolument à proscrire car elles sont responsables d'à-coups tensionnels gravissimes sur la perfusion et le débit du patient.

Comme toute thérapeutique, les catécholamines ont des effets indésirables qu'il faut connaître pour pouvoir les dépister. Des troubles du rythme peuvent apparaître mais sont difficiles à prévoir et leur survenue n'est ni dose-dépendante ni systématique.

C4 *Mettre en œuvre des actions à visée diagnostique et thérapeutique*

Des troubles de la glycémie à type d'hyperglycémie sont fréquents. Enfin, des nécroses tissulaires ont été décrites lors du passage sur un cathéter périphérique avec diffusion du médicament.

Fort de ces constats voici la fiche de surveillance d'un patient sous catécholamine.

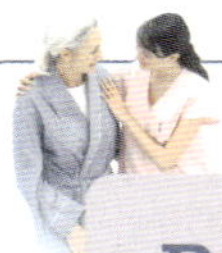

infirmiers

Acte et surveillance

Rôle infirmier dans la mise en route d'un traitement par catécholamines

– Vérifier la prescription qui doit préciser la posologie qui est le plus souvent en mg par heure mais qui peut être en µg/kg/min. La plupart des procédures de service identifient des dilutions normées pour une harmonisation des pratiques et surtout pour ne pas commettre d'erreur de dilution.

– Vérifier que la seringue électrique est fonctionnelle, que la batterie est en charge sur le secteur (l'idéal étant une prise ondulée). S'assurer de son passage sur batterie en la débranchant (ne pas oublier de la rebrancher sur le secteur).

– Préparer la seringue électrique de catécholamines en respectant les règles d'hygiène et d'asepsie (le contexte d'urgence ne dédouane pas de la rigueur et de l'hygiène).

– Diluer les catécholamines en fonction de la dose à administrer. Leur concentration doit être d'autant plus grande que la dose horaire des catécholamines prescrites est importante pour ne pas avoir de trop nombreux relais à effectuer. Plus on minimise le nombre de changement de seringue et moins les risques (bolus intempestifs, à-coups tensionnels, chute de tension…) liés aux manipulations sont possibles.

– Identifier la nature du produit (nom) et sa concentration par millilitre, la vitesse, la date et l'heure de pose de la seringue.

– Purger le connectub (le plus souvent, on place un double robinet au niveau du cathéter central afin de permettre les relais. En outre, certains systèmes permettent des relais programmés par seringue électrique)

– Vérifier l'absence de la moindre bulle d'air dans la tubulure et dans la seringue car elles sont responsables de troubles hémodynamiques majeurs.

– Placer la seringue sur le pousse-seringue électrique avant de la connecter au patient. L'objectif est d'éviter les quelques gouttes de surpression liées à la mise en place de la seringue sur le pousse-seringue électrique.

– Allumer le pousse-seringue et vérifier le code de la seringue (chaque pousse-seringue électrique reconnaît la marque et le modèle de la seringue et dispose d'un code). Ce code doit absolument correspondre à la seringue sélectionnée sous peine de fausser les débits administrés.

– Programmer le débit horaire (en mL par heure, par exemple).

– Raccorder le connectub au robinet de la voie proximale du cathéter central (la voie proximale est la voie la plus « directe », l'espace mort est ici le plus réduit). Les catécholamines sont des produits à utiliser **exclusivement** sur un **cathéter veineux central** car il existe un risque important d'extravasation et de nécrose tissulaire.

C4 *Mettre en œuvre des actions à visée diagnostique et thérapeutique*

Remarque : en cas d'urgence vitale, on peut de façon temporaire démarrer les catécholamines sur une voie veineuse périphérique fiable mais dédiée et dont le reflux a été vérifié. Les catécholamines sont secondairement administrées sur le cathéter central après sa pose.

La question fréquente est l'utilisation d'un vecteur pour « entraîner » les catécholamines. De nombreuses équipes n'utilisent pas de vecteurs, d'autres en utilisent constamment et enfin, certaines y ont seulement recours si la vitesse de la seringue de catécholamines descend en dessous de 2 mL par heure. La vitesse seuil de 2 mL repose sur le fait qu'en dessous, le cathéter central risque plus facilement de s'obstruer. Si la vitesse de la seringue diminue et qu'elle descend en dessous, de 2 mL/heure, ces équipes introduisent, à l'aide d'un deuxième robinet, une seringue de sérum physiologique dont la vitesse est calculée sur la base de 2 mL moins la vitesse de la seringue de catécholamines.

Par exemple, la seringue de catécholamines passe à une vitesse horaire à 1,2 mL par heure. Il faut introduire une seringue de sérum physiologique qui servira de « vecteur » et dont la vitesse sera de 2 mL – 1,2 mL = 0,8 mL. Ainsi le débit cumulé sur la voie proximale du cathéter central sera maintenu à 2 mL par heure.

Dans tous les cas de figure, la manipulation de cette seringue présente les mêmes risques sur l'hémodynamique du patient.

Lors de la mise en route du traitement par catécholamines, il convient d'assurer une surveillance rapprochée des paramètres hémodynamiques, de la pression artérielle et de la fréquence cardiaque.

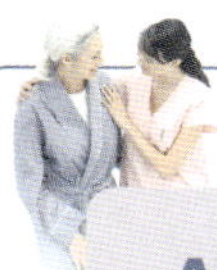

infirmiers

Assurer le relais de catécholamines

– Préparer par avance des seringues de catécholamine afin d'anticiper la fin de la seringue en cours.
– Assurer la stabilité hémodynamique lors des relais : il doit faire l'objet d'un consensus écrit au sein de la réanimation. L'objectif est la réalisation d'un relais dans un minimum de temps en limitant au maximum les variations tensionnelles. Le relais impose la **présence de l'IDE dans la chambre** et les variables hémodynamiques sont surveillées avec la plus grande attention. Chaque service possède sa propre méthode de relais. Le principe essentiel réside dans le maintien de la stabilité tensionnelle.
Voici deux exemples de relais (non exhaustifs).
– La seringue de relais est déjà positionnée en attente et allumée. Lorsque la pré-alarme de fin de perfusion retentit, on peut soit :

– régler la vitesse de la nouvelle seringue à la même vitesse que celle qui se termine et diminuer progressivement la seringue en fin de perfusion jusqu'à son arrêt définitif ;
– régler la vitesse de la nouvelle seringue en l'augmentant progressivement tout en diminuant d'autant la vitesse de l'ancienne afin de garder une vitesse constante et ce jusqu'à l'arrêt complet de la seringue en fin de perfusion.

Attention : en cas de changement de dilution, il y aura une modification de la conduite du relais. En cas d'augmentation de concentration de catécholamines, la vitesse du relais se fera théoriquement plus rapidement. C'est pourquoi il convient de diminuer la vitesse de la seringue qui vient prendre le relais et dont la concentration est plus importante.
– Une seringue de noradrénaline diluée à 8 mg dans 32 mL de sérum physiologique. Le dosage de noradrénaline par mL est donc de 0,25 mg. La prescription est fixée à 1 mg/heure soit un débit de 4 mL/heure. Cette seringue doit être changée au bout de 8 heures. Imaginons à présent que le patient s'aggrave et devienne plus sensible lors des changements de seringue. L'équipe médicale décide de passer à des concentrations de 16 mg diluées dans 32 mL de sérum physiologique. Le dosage de noradrénaline devient alors 0,5 mg par mL. La prescription reste à 1 mg/heure soit alors un débit de 2 mL/heure. Nous avons divisé ici le débit de la seringue par deux, la concentration de noradrénaline a été par ailleurs multipliée par deux. L'intérêt ici réside dans le fait que pour une même prescription les relais seront deux fois moins nombreux car la nouvelle seringue ne sera changée qu'au bout de 16 heures (contre 8 heures précédemment).

Réalisation du relais de catécholamine

L'IDE doit impérativement :
– Être présent dans la chambre du patient pendant le temps du relais ;
– Noter l'heure du début du relais ;
– Noter la durée du relais ;
– Noter la pression artérielle au début ainsi qu'à la fin du relais ;
– Noter les incidents ou événements particuliers survenus pendant la réalisation du relais (comme par exemple la survenue d'une hypotension, d'une hypertension, une bradycardie ou une tachycardie).

Sevrage des catécholamines

Le sevrage est décidé par l'équipe médicale et les modifications s'effectuent en fonction de la reprise de l'autonomie de la fonction hémodynamique.
Il s'effectue le plus souvent par pallier décroissant de 0,1 mL pour éviter les effets rebond et les chutes tensionnelles.
Après l'arrêt des catécholamines, il faut impérativement purger les robinets afin d'éviter la survenue d'un bolus lors d'une utilisation ultérieure.

Surveillance

infirmière

Rôle de l'IDE dans la surveillance d'un patient sous catécholamines

Surveiller l'efficacité du traitement :

– Évaluer son retentissement sur la fonction cardiaque (pression artérielle et fréquence cardiaque). Si un cathétérisme droit type Swan-Ganz est présent, faire des points hémodynamiques en notant le débit cardiaque et les pressions droites. L'objectif est la restauration d'une pression artérielle moyenne dont l'objectif thérapeutique se situe entre 60 et 80 mm Hg en fonction des sujets.

– Évaluer la régression des signes du choc.

– Évaluer la reprise de la diurèse. Le sondage urinaire est indispensable pour apprécier la diurèse horaire et dont la reprise est un excellent signe de re-perfusion régionale. La diurèse horaire doit être supérieure à 0,7 mL par kilogramme.

– Évaluer l'état de conscience (si le patient n'est pas sédaté) et l'amélioration de la circulation cutanée (régression des marbrures).

Évaluer la survenue d'effets indésirables liés aux catécholamines :

– Rechercher la survenue d'arythmie par le monitorage électrocardioscopique.

– Dépister une ischémie myocardique liée à la tachycardie et la hausse de la consommation en oxygène du myocarde qui survient essentiellement sous adrénaline. Ce dépistage est permis par le monitorage du segment ST sur certains électrocardioscopes (voir *Monitorage*, p. 197).

– Prévenir la survenue de variations hémodynamiques en respectant les règles de mise en route et des relais de catécholamines précédemment énoncés.

– Mesurer la glycémie capillaire pour contrôler la survenue des hyperglycémies induites par les catécholamines.

– Assurer une surveillance des extrémités et des tissus périphériques pour dépister l'ischémie tissulaire surtout pour des fortes doses de catécholamines.

C3 *Mettre en œuvre des actions à visées diagnostique et thérapeutique*

Prise en charge de la défaillance neurologique

Le cerveau d'un adulte reçoit un débit sanguin total d'environ 700 à 750 mL par minute. C'est aussi l'organe le moins résistant à l'anoxie; des lésions cérébrales irréversibles apparaissent à partir de trois minutes d'arrêt de l'apport en O_2 en température normale.

On parle d'état de conscience normal quand pendant les périodes d'éveil, la vigilance, la vie de relation et l'activité mentale ne sont pas perturbées. La conscience est un état de connaissance de soi-même et de l'environnement. C'est un état qui permet de percevoir et d'intégrer les stimuli et d'agir en conséquence et de manière adaptée.

Des données cliniques facilement évaluables par l'infirmière permettent d'identifier un état de conscience dit normal. Il s'agit de :

– l'orientation dans le temps et dans l'espace (orientation temporo-spatiale);

– la vigilance;

– la réponse aux ordres simples;

– l'évaluation des fonctions supérieures (facultés cognitives);

– la cohérence et la structuration du langage et de la pensée;

– la mémoire récente et ancienne.

L'état de vigilance varie suivant les périodes de la journée durant lesquelles se succèdent des périodes de veille, de repos et de sommeil.

Le siège anatomique de la vigilance est la formation réticulée activatrice ascendante (FRAA), qui est un réseau de structures localisées dans le tronc cérébral, la moelle épinière et le thalamus.

Pathologies

LE COMA

Définition

Le coma se définit comme une altération de la conscience et de la vigilance non réversible après stimulation externe. Un coma est l'expression d'une défaillance de la formation réticulée activatrice ascendante.

Le coma se caractérise par une absence d'éveil, de vie de relation, de réaction adaptée à des stimuli externes auxquels peuvent s'ajouter des troubles neurovégétatifs en fonction de l'origine du coma. Ces atteintes neurovégétatives peuvent avoir des expressions respiratoires et/ou cardiovasculaires.

En fonction de la cause, l'état de conscience normal peut laisser place brutalement à un coma qui est soit réactif, soit aréactif. Des phases intermédiaires peuvent être observées, il s'agit de désorientation temporo-spatiale, de confusion, de somnolence.

Évaluation

Score de Glasgow

Définition

Le score de Glasgow est une échelle permettant d'évaluer la profondeur du coma. Cette échelle comprise entre 3 et 15 points évalue trois paramètres qui sont :

- l'ouverture des yeux ;
- la réponse verbale ;
- la réponse motrice.

Cette échelle est facile à mettre en œuvre et reproductible ce qui en fait un outil simple et robuste et de ce fait largement utilisé.

Le score de Glasgow prend en compte la meilleure réponse à trois stimulations.

Tableau 5.16 Le score de Glasgow

Stimulations	Score
Réponse par l'ouverture des yeux	
Spontanée	4
À l'appel	3
À la douleur	2
Rien	1
Réponse motrice	
Sur commande	6
À la stimulation douloureuse :	
Orientée (appropriée)	5
Évitement – Retrait	4
Flexion de décortication	3
Extension de décérébration	2
Rien	1
Réponse verbale	
Orientée	5
Confuse	4
Inappropriée – incohérente	3
Incompréhensible	2
Rien	1

C1 *Évaluer une situation clinique et établir un diagnostic dans le domaine infirmier*

Pour la réponse à la douleur, il convient de pratiquer une stimulation nociceptive efficace permettant d'apprécier la réaction du patient. Les manœuvres douloureuses acceptées sont : compression des nerfs lors de leur trajet sur un plan osseux (pression sus-orbitaire, au niveau de l'angle de la mâchoire,

C1 *Évaluer une situation clinique et établir un diagnostic dans le domaine infirmier*

appelée manœuvre de Pierre Marie et Foix), pression du lit unguéal (mains ou pieds), compression du muscle trapèze. Il est rappelé que les pincements (mamelons, organes génitaux, face intérieure des cuisses ou bras) et frottements (notamment présternaux) ne sont plus acceptables dans l'examen neurologique.

Interprétation

Le score de Glasgow s'évalue sur une échelle de 15 à 3. On identifie trois zones qui correspondent au schéma clinique suivant :

- Pour un score de Glasgow de 15 : score normal ;
- Pour un score de Glasgow compris entre 8 et 14 : somnolence, confusion, stupeur ;
- Pour un score de Glasgow compris entre 3 et 7 : on parle de coma qui nécessite le contrôle des voies aériennes par intubation endotrachéale. À ce niveau de coma, le patient est exposé à un risque de détresse respiratoire notamment en raison du risque de chute de la langue en arrière, avec potentiellement une obstruction des voies aériennes supérieures mais également à une potentielle inhalation bronchique du liquide gastrique. Cette inhalation n'est évitable que si l'on procède à une intubation afin de pouvoir gonfler le ballonnet de la sonde au niveau de la trachée, évitant ainsi une inhalation (voir *Intubation*).

Le score de Glasgow-Liège est le score de Glasgow auquel on ajoute l'évaluation des réflexes du tronc cérébral appréciés par 5 items. Leur disparition est chronologique et permet d'évaluer la gravité du coma et le siège des lésions. Ce score est donc noté sur 20. Les manœuvres oculo-céphalogyres ne doivent pas être réalisées s'il y a une suspicion de traumatisme du rachis cervical.

Tableau 5.17 Évaluation des réflexes du tronc.

Réflexes du tronc	Score
Fronto-orbiculaire (orbitaire)	5
Occulo-céphalogyre vertical	4
Photo-moteur	3
Occulo-céphalogyre horizontal	2
Occulo-cardiaque	1
Aucun	0

C1 *Évaluer une situation clinique et établir un diagnostic dans le domaine infirmier*

Évaluation des pupilles

Deux critères sont à apprécier : la taille et la symétrie des pupilles. Physiologiquement, la pupille est dite en position intermédiaire. En cas de contraction de la pupille, on parle de myosis. À l'inverse, la dilatation de la pupille se définit comme une mydriase.

La réactivité à la lumière permet d'apprécier le réflexe photomoteur. Physiologiquement, les pupilles sont de même diamètre. Elles se dilatent dans l'obscurité ou se contractent à la lumière. La surveillance du réflexe photomoteur doit être réalisée dans des conditions d'éclairage de la pièce toujours identiques. La source de lumière doit être la même : il doit s'agir d'une lampe électrique de poche.

On parle de mydriase en cas de dilatation pathologique de la pupille. Elle peut être due à l'action d'un mydriatique (atropine) ou à une paralysie des fibres parasympathiques. On parle de mydriase bilatérale ou unilatérale, réactive ou aréactive.

Le myosis se définit comme un rétrécissement pathologique du diamètre de la pupille.

L'anisocorie définit une asymétrie des pupilles. Lors d'un coma, il s'agit d'un signe de gravité et un signe de localisation de la compression des structures cérébrales.

Taille normale, isoscorie. Mydriase gauche (anisoscorie).

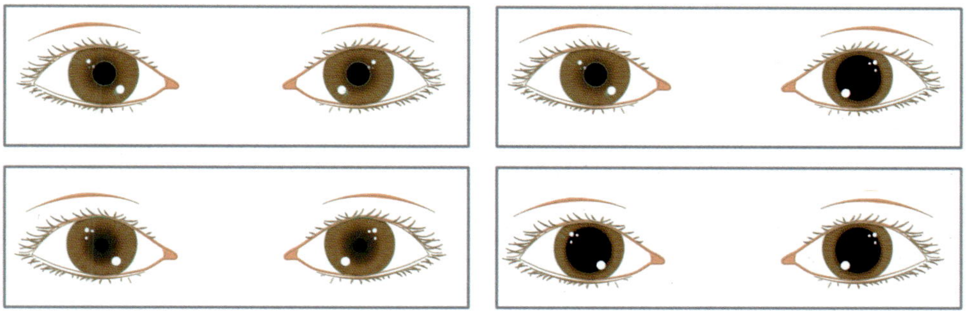

Myosis bilatéral (isoscorie). Mydriase bilatérale (isoscorie).

Fig. 5.55 *L'évaluation des pupilles.*

Étiologies des comas

Les causes des comas sont multiples, on distingue :

- les comas d'origine traumatique avec un processus traumatique évident tel qu'un accident de la voie publique, une chute provoquant un hématome extra-dural, sous-dural ou intracrânien mais aussi potentiellement un œdème cérébral lésionnel. L'hématome extra-dural est une urgence neurochirurgicale ;
- les comas d'origine vasculaire regroupant l'ensemble des accidents vasculaires cérébraux qu'ils soient hémorragiques (typiquement l'hémorragie cérébrale ou méningée) ou ischémiques (thrombophlébite cérébrale provoquant une ischémie cérébrale) ;
- les comas d'origine infectieuse qui s'expriment au décours d'une méningite bactérienne, virale ou parasitaire (lors d'un paludisme) ;
- les comas liés à un processus tumoral soit sur une tumeur primitive, soit sur une métastase ou un syndrome paranéoplasique ;
- l'état de mal convulsif ;
- les comas toxiques dont les causes les plus fréquentes sont des intoxications éthyliques, médicamenteuses, liées à la prise de stupéfiants ou simplement par intoxication au monoxyde de carbone (CO) ;
- les comas métaboliques sont soit des comas hypoglycémiques ou par acidocétose diabétique, soit consécutifs à une encéphalopathie hépatique. D'autres comas ont des causes endocriniennes et peuvent être liés à une insuffisance surrénalienne aiguë, thyroïdienne ou antéhypophysaire. Le coma hypercapnique peut être lié à une lésion primitive du tronc cérébral ou plus couramment à un surdosage en morphinomimétiques ou une décompensation de bronchite chronique ;
- les troubles hydro-électrolytiques à type d'hyponatrémie ou des troubles de la calcémie et de la magnésémie peuvent également être à l'origine d'un coma.

Complications du coma en phase aiguë

Coma et détresse respiratoire

Le coma, quelle que soit l'étiologie, peut entraîner une détresse respiratoire quasi constante qui provoque une hypoxémie. L'hypoxémie qui s'installe entraîne la création d'un véritable cercle vicieux puisqu'elle crée une hypoxie tissulaire cérébrale majorant la souffrance cérébrale. Les causes de cette dépression sont multiples :

- Il peut s'agir d'une obstruction des voies aériennes supérieures liée à une hypotonie entraînant la chute de la langue en arrière de la cavité buccale.

– Il peut s'agir d'une inhalation bronchique du fait de la perte de la compétence glottique et d'une abolition du réflexe de la toux. Cette inhalation engendre une pneumopathie d'inhalation.

– La dépression respiratoire peut être directement liée à l'atteinte de la commande du centre de la respiration avec une altération de la fréquence respiratoire, de la spirométrie et de l'amplitude respiratoire.

C1 *Évaluer une situation clinique et établir un diagnostic dans le domaine infirmier*

Ces troubles respiratoires nécessitent la mise en place de gestes d'urgence tels que la libération des voies aériennes et une ventilation efficace (mise en place d'une canule de Guédel, mise en position latérale de sécurité et/ou intubation trachéale avec mise en place d'une assistance respiratoire).

C1 *Évaluer une situation clinique et établir un diagnostic dans le domaine infirmier*

Coma et détresse cardio-circulatoire

La détresse cardio-circulatoire dans un coma est inconstante et dépend de l'étiologie du coma. À titre d'exemple, il peut s'agir de troubles du rythme liés à une intoxication médicamenteuse aux tricycliques ou d'un coma traumatique avec présence d'une hémorragie…

La détresse cardio-circulatoire est un facteur aggravant au même titre que peut l'être la détresse respiratoire puisqu'elle peut entraîner une hypoperfusion cérébrale majorant la souffrance du cerveau.

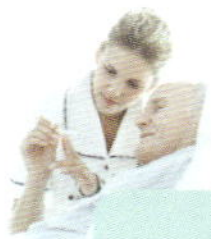

Situation **intégrative**

Rôle infirmier devant un patient comateux en phase initiale

Un examen initial rapide est indispensable pour s'assurer de l'intégrité des fonctions vitales.
- Apprécier l'état de conscience.
- Apprécier la fonction ventilatoire : fréquence respiratoire, ampliation thoracique.
- Apprécier la fonction cardiovasculaire : prendre le pouls, prendre, si possible, la tension artérielle, vérifier la présence d'un pouls fémoral ou carotidien.
- Prendre si possible la température centrale.
- Mesurer la glycémie.
- Vérifier la liberté des voies aériennes.
- Basculer prudemment la tête en arrière.
- Enlever les prothèses dentaires et extraire d'éventuels corps étrangers évidents.
- Procéder, si besoin, à une aspiration des mucosités.
- Mettre en position latérale de sécurité.
- Mettre une sonde de Guédel.
- Assurer une oxygénation.
- Appeler de l'aide, alerter l'équipe médicale.
- Approcher le chariot d'urgence.
- Démarrer la réanimation spécialisée, si besoin.

C1 *Évaluer une situation clinique et établir un diagnostic dans le domaine infirmier*

HYPERTENSION INTRACRÂNIENNE ET ENGAGEMENT

Chez l'adulte, la cavité crânienne est inextensible. Elle constitue un carcan osseux qui contient schématiquement trois composantes que sont le volume du tissu cérébral (qui représente 80 % du volume total), le volume du liquide céphalo-rachidien (10 % du volume total) et le volume sanguin contenu dans les vaisseaux cérébraux (5 à 10 % du volume total).

Chez l'enfant de moins de 18 mois, les fontanelles sont ouvertes et les sutures ne sont pas encore soudées, le crâne peut alors modifier sa taille.

À l'état physiologique, la pression qui règne au sein de la boîte crânienne (Pression Intracrânienne ou PIC) est stable. La valeur normale en décubitus de la pression intracrânienne est :

– de 10 à 15 mm Hg chez l'adulte ;

– de 3 à 7 mm Hg chez l'enfant.

Toute augmentation d'un de ces volumes provoque une augmentation de la pression intracrânienne. Cette hausse de pression entraîne une HyperTension IntraCrânienne ou HTIC.

Cette élévation de la pression intracrânienne peut être liée :

- à une augmentation de la masse cérébrale par un processus expansif tel qu'une hémorragie (accident vasculaire cérébral, traumatisme, hématome compressif), une tumeur, un abcès, un œdème cérébral…
- à une augmentation du liquide céphalo-rachidien (LCR) qui peut être liée soit à un excès de production soit à une diminution de la résorption du LCR (méningite, hémorragie méningée). Cette résorption est aussi gênée en cas de trouble de la circulation du LCR (obstacle tumoral ou hémorragique).

D'autres facteurs favorisent la hausse de la pression intracrânienne. Il s'agit notamment d'une augmentation du débit cérébral comme au cours de l'hypoxie, l'hypercapnie, l'acidose, les états d'agitation, lors des aspirations trachéales, les douleurs et en cas d'hyperthermie.

Le liquide céphalo-rachidien

Le liquide céphalorachidien est sécrété par les plexus choroïdes à l'intérieur des ventricules latéraux, puis il gagne le troisième ventricule par les trous de Monro, puis le quatrième ventricule par l'aqueduc de Sylvius. Il est réabsorbé au niveau de l'espace sous-arachnoïdien.

Il a un rôle mécanique en permettant d'amortir les chocs, offrant ainsi une protection du cerveau et de la moelle épinière lors des traumatismes. Il possède un rôle métabolique et assure la filtration des substances nutritives, et permet l'évacuation des déchets du métabolisme du tissu nerveux.

La composition du LCR est proche de celle du plasma. La glycorachie correspond à la moitié de la glycémie capillaire ou sanguine. Le LCR contient des électrolytes et des protéines (0,5 g/L), il est riche en enzymes, et pauvre en lipides. Le nombre de cellules est inférieur à 5 éléments/mm^3, et le nombre de lymphocytes inférieur à 4/mm^3. Il ne contient aucune hématie.

Composition du LCR

Éléments inférieurs à 5 :

Glucose :	2,7 à 4,1 mmol/L, 0,49 à 0,74 gr/L
Chlore :	110 à 130 mmol/L
Na :	149 mmol/L
Protéines :	0,42 ± 0,05 g/L

Le volume de LCR contenu dans le système nerveux central atteint 120 à 150 mL et sa production quotidienne se situe entre 500 à 700 mL.

Signes cliniques de l'HTIC

La céphalée est un des signes cliniques les plus constants et les plus spécifiques de l'HTIC. Elle peut être d'intensité et de durée variable suivant la cause de l'HTIC. Ces céphalées sont rebelles aux traitements antalgiques habituels.

Les **vomissements** sont typiquement décrits en « jet » et brutaux.

Les **troubles de la vigilance** sont fréquents. Ils varient entre l'obnubilation, la lenteur d'idéation, la baisse de l'attention. Une diplopie, un flou visuel, une impression vertigineuse aux changements de position sont des signes qui peuvent être associés.

C1 *Évaluer une situation clinique et établir un diagnostic dans le domaine infirmier*

Les signes liés à la cause doivent être recherchés systématiquement.

Retentissement de l'HTIC

Le risque majeur de l'HTIC est l'engagement ou la hernie qui se définit comme un déplacement de tissu cérébral au travers d'un orifice osseux ou fibreux à l'origine d'une compression d'une partie du système nerveux et engendrant des lésions irréversibles. **La compression du tronc cérébral compromet le pronostic vital.**

L'ischémie du nerf optique est la conséquence d'une stase au niveau des veines du nerf optique et se manifeste par un flou visuel puis un œdème papillaire. L'atrophie optique avec cécité définitive survient en cas d'HTIC chronique.

La Pression de Perfusion Cérébrale (PPC) correspond au gradient de pression qui permet au sang de circuler à travers le cerveau. Elle résulte de la différence entre la Pression Artérielle Moyenne (PAM) et la Pression intracrannienne (PIC). Une hausse importante de la PIC entraîne une diminution de la PPC et donc du Débit Sanguin Cérébral (DSC) avec pour conséquence une souffrance cérébrale ischémique, voire un engagement axial.

$$PPC = PAM - PIC$$

Le débit sanguin cérébral ne se mesure pas facilement directement mais peut être déduit car il existe une relation physiologique entre la PIC, la PPC et le DSC. Dans le cadre de la prise en charge d'un patient suspect d'HTIC (comme le patient traumatisé crânien), il convient d'assurer une pression de perfusion cérébrale par le maintien d'une pression artérielle moyenne supérieure suffisante (90 mm Hg, par exemple).

Débit sanguin cérébral et autorégulation

L'autorégulation se définit comme la propriété des vaisseaux du cerveau à maintenir un débit cérébral constant par une variation de leur diamètre. Cette autorégulation est une adaptation physiologique permettant une stabilité du débit sanguin cérébral dans une large gamme de pressions de perfusion et permettant de protéger le tissu cérébral face à une hypotension ou à une hypertension. Ce mécanisme protecteur peut être mis en défaut en cas d'anesthésie ou d'hypercapnie sévère : cette dernière provoque une vasodilatation majeure des vaisseaux cérébraux. À l'inverse, l'hypocapnie entraîne une baisse du DSC indépendamment de la PPC.

AGRESSIONS CÉRÉBRALES SECONDAIRES D'ORIGINE SYSTÉMIQUE (ACSOS)

On parle d'agressions cérébrales secondaires d'origine systémique (ACSOS) devant toute lésion associée susceptible d'aggraver ou de majorer le retentissement des lésions neurologiques initiales. Ces agressions cérébrales secondaires d'origine systémique sont de deux types :

– Les ACSOS d'origine systémique (ou extracérébrale) doivent être identifiées et traitées.

– Les ACSOS d'origine intracrânienne.

Principe de prise en charge des lésions neurologiques

Deux grands principes guident l'attitude thérapeutique.

Tout d'abord, il s'agit de réduire la consommation cérébrale en oxygène. Cette réduction est rendue possible grâce à la sédation, le maintien d'une hypothermie modérée, le contrôle de la douleur et des stimuli exogènes.

Ensuite, il convient d'optimiser les déterminants du débit sanguin cérébral à savoir des paramètres tels que la pression de perfusion cérébrale, la pression artérielle moyenne, la saturation artérielle en oxygène, l'hémoglobine.

Le maintien de l'état hémodynamique passe par le remplissage vasculaire optimisé. Il faut absolument éviter les solutés hypotoniques (type glucosé à 5 % et *Ringer lactate*) et pratiquer l'hydratation par du chlorure de sodium à 0,9 %. Le remplissage par hydroxyéthylamidons reste possible. L'utilisation d'amines vaso-actives telles que la noradrénaline peut permettre d'assurer la pression artérielle moyenne.

Le contrôle de l'état ventilatoire est également très important avec un objectif de normoxie et l'obtention d'une saturation pulsée en oxygène supérieure à 95 %.

L'hypocapnie est à redouter par son effet vasoconstricteur cérébral. La normocapnie doit donc être l'objectif.

L'ensemble de ces impératifs rend compte de l'importance du monitorage multimodal des patients cérébro-lésés.

Ce monitorage se compose :

- de l'index bi-spectral ou l'EEG en continu qui permet de monitorer la qualité de la sédation ou de détecter une activité électrique anormale ;
- de la température qui permet le maintien d'une normothermie ou d'une hypothermie selon la prescription médicale ;
- du capnographe qui permet d'adapter les paramètres ventilatoires et d'assurer une normocapnie. En effet, les vaisseaux cérébraux sont très réactifs aux variations de la capnie. L'hypocapnie induit une vasoconstriction cérébrale exposant le patient au risque d'ischémie. L'hypercapnie induit à l'inverse une vasodilatation qui se traduit mécaniquement par une hausse de la PIC. Par ailleurs la gazométrie artérielle permet de surveiller le gradient alvéolocapillaire du CO_2 ;
- de la saturation pulsée en oxygène (SpO_2) qui permet le monitorage de la saturation en oxygène et de dépister précocement les épisodes de désaturation ;
- de la pression artérielle invasive qui permet de dépister les variations hémodynamiques. Sa mesure permet d'avoir un monitorage permanent de la pression artérielle moyenne.
- du doppler transcrânien qui permet d'estimer les variations du débit sanguin cérébral. Il étudie la vitesse des globules rouges dans les gros vaisseaux du polygone de Willis. Il est facilement réalisable au lit du patient et permet de détecter les épisodes d'hypoperfusion cérébrale ;
- de la saturation veineuse jugulaire en O_2 ($SvjO_2$) : il s'agit d'un cathéter à infrarouge positionné au niveau jugulaire. Ce cathéter relié au moniteur permet de mesurer la saturation veineuse jugulaire qui est le reflet de l'équilibre entre l'apport et la consommation en oxygène au niveau cérébral. C'est donc le reflet du métabolisme cérébral. La saturation veineuse jugulaire en oxygène permet de détecter les épisodes d'ischémie cérébrale globale. Elle permet aussi de surveiller l'efficacité du traitement. Sa valeur normale est de 70 % à 75 % ;
- au-dessus de cette valeur on considère que les apports en oxygène sont supérieurs aux besoins. En cas de mort cérébrale, la $SvjO_2$ est proche de 100 % : le cerveau ne consomme plus d'oxygène ;
- si la $SvjO_2$ devient à l'inverse inférieure à 60 %, il faut alors éliminer un bas débit cardiaque, une anémie, un défaut d'apport en oxygène. Les causes cérébrales de cette chute sont l'œdème cérébral, l'hémorragie intracrânienne, le vasospasme, et les convulsions qui induisent une consommation importante d'oxygène, d'où la nécessité de surveiller les paramètres cliniques et les pupilles ;
- de la pression intracrânienne qui permet une mesure directe de la pression intracrânienne.

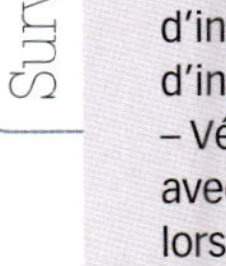

infirmière

Surveillance

Monitorage de la $SvjO_2$ et surveillance infirmière

- Surveiller le pansement qui doit être occlusif, propre et sec.
- Assurer une surveillance du point d'insertion du cathéter (risque d'infection).
- Vérifier la bonne fixation du cathéter avec une attention accrue notamment lors des mobilisations, des changes et de la toilette.
- Vérifier le bon réglage des alarmes.
- Assurer la perméabilité du cathéter grâce à une perfusion d'une seringue auto-pousseuse de sérum physiologique hépariné sur prescription médicale.
- Assurer la calibration de la $SvjO_2$ qui nécessite le prélèvement de gaz du sang veineux, effectué sur le cathéter de $SvjO_2$ qu'il convient ensuite de purger et de rincer afin d'éviter toute thrombose. Ces résultats sont saisis dans le moniteur afin de permettre sa calibration. En cas de doute sur la fiabilité du signal, il est nécessaire d'effectuer une recalibration.

Rappel sur la norme des gaz veineux

- pH = 7,38 à 7,42
- PvO_2 = 35 à 40 mm Hg
- $PvCO_2$ = 32 à 35 mm Hg
- SvO_2 = 70 à 75 %

En cas de nécessité de déconnection (par exemple, lorsque le patient doit passer un scanner, une IRM), il faut alors déconnecter le câble du moniteur et jamais au niveau du cathéter. En effet, les données sont enregistrées au niveau du cordon qui relie le cathéter. Dans le cas contraire, toutes les valeurs et les calibrations sont effacées.

C4 *Mettre en œuvre des actions à visée diagnostique et thérapeutique*

MONITORAGE DE LA PRESSION INTRACRÂNIENNE

Comme nous l'avons précédemment expliqué, une augmentation de la pression intracrânienne est délétère pour le cerveau car elle entraîne une réduction de la pression de perfusion cérébrale, qui peut provoquer des lésions ischémiques et des déplacements de tissu cérébral responsables d'engagement (une compression du tissu cérébral et de sa vascularisation contre des structures rigides).

La mesure de la PIC vise à obtenir un monitorage direct et continu de la pression intracrânienne par la mise en place d'un capteur intra-parenchymateux, sous-dural, intra-ventriculaire. Le capteur intra-ventriculaire est une méthode classique et possède l'avantage de permettre le drainage contrôlé du LCR. En dehors d'un contexte neurochirurgical, il s'agit souvent d'un fin cathéter intra-parenchymateux à fibres optiques.

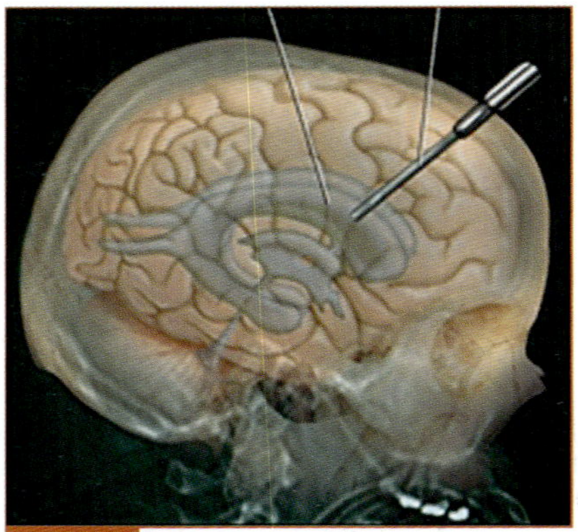

Fig. 5.56 *Localisation du capteur intra-ventriculaire.*

Le monitorage de la PIC est un monitorage qui présente un triple intérêt :

- C'est une aide au diagnostic : il permet d'évaluer et d'objectiver de manière fiable et continue l'apparition d'une HTIC, sa gravité et son évolution. Il permet d'évaluer et de monitorer de façon indirecte la pression de perfusion cérébrale (il suffit de connaître la PAM puisque la PPC = PAM – PIC).
- C'est une aide thérapeutique, qui permet d'optimiser et d'adapter le traitement de l'HTIC et d'éviter des traitements probabilistes et leurs effets secondaires. C'est une aide à la décision d'une éventuelle indication chirurgicale. Enfin, quand la dérivation ventriculaire lui est associée, elle autorise un drainage du liquide céphalorachidien (Voir *Dérivation ventriculaire externe*, p. 228).
- C'est un élément pronostique de la survie des patients en réanimation.

C4 *Mettre en œuvre des actions à visée diagnostique et thérapeutique*

Indication du monitorage de la PIC

La pose d'une PIC est indiquée devant tout risque de survenue d'une hypertension intracrânienne ou face à une HTIC menaçante. Ce monitorage est recommandé chez les patients traumatisés crâniens graves et/ou présentant des lésions associées. L'œdème cérébral massif, l'hydrocéphalie, l'infection du système nerveux central mais également les accidents vasculaires ischémiques ou hémorragiques, (hémorragie méningée ou intracérébrale) constituent des indications potentielles du monitorage de la PIC.

Valeurs de la PIC

La valeur normale de la PIC est inférieure à 10 mm Hg (en décubitus dorsal).

On parle d'hypertension intracrânienne :

- légère pour une PIC comprise entre 15 et 20 mm Hg ;
- modérée pour une PIC comprise entre 20 et 25 mm Hg ;
- sévère pour une PIC supérieure à 25 mm Hg.

Complications de la PIC

Les principales complications liées à la pose d'un tel monitorage sont l'infection et l'hémorragie. La pose d'un capteur de pression intracrânienne doit se faire au bloc opératoire en regard des risques infectieux majeurs.

Avant la pose au bloc opératoire, un capiluve antiseptique doit être réalisé. Les cheveux sont rasés au bloc opératoire.

L'infirmière doit vérifier la présence du bilan sanguin avec notamment une hémostase (vérification de l'INT et des plaquettes) ainsi que le groupage sanguin du patient avec une recherche d'agglutinines irrégulières à jour.

PIC et évaluation des pupilles

Toute hausse de la PIC doit être confrontée à l'évaluation des pupilles. L'existence d'une dilatation pupillaire témoigne d'un engagement cérébral. L'infirmière doit immédiatement alerter le réanimateur.

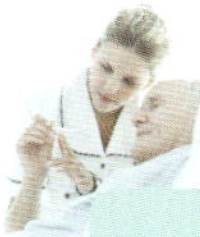

Situation intégrative

Rôle et surveillances infirmiers d'un patient porteur d'un monitorage de pic en neuro-réanimation

– Installer le patient en décubitus dorsal.
– Surélever la tête à 30 degrés, exception faite des traumatisés médullaires en évitant une hyper-flexion ou une hyper-extension : il ne faut jamais faire obstacle au drainage veineux cérébral par compression de la veine jugulaire interne, un obstacle pouvant induire une HTIC par congestion veineuse.
– Maintenir la rectitude de la tête au moyen d'alèses roulées, de gélose.
– Respecter l'axe tête-cou-tronc lors des mobilisations du patient.
– Assurer des mobilisations en monobloc latéral, en utilisant un collier cervical et en évitant la rotation de la tête.
– Réaliser la calibration du capteur en mettant le zéro.
– Régler les alarmes de la PIC dont la valeur normale est de 8 à 10 mm Hg. L'alarme se règle en fonction de l'HTIC existante.
– Régler l'ensemble des alarmes des paramètres qui sont des facteurs potentiels d'ACSOS. Il s'agit des alarmes de pression artérielle, de SpO_2, de la pression de perfusion cérébrale, de la fréquence cardiaque, de la capnie et de la température.
– Assurer le monitorage de la valeur de la Pression de Perfusion Cérébrale (PPC) qui doit être supérieure à 70 mm Hg (ou plus selon l'évaluation du monitorage multimodal).
– Réaliser l'évaluation du score de Glasgow (quand cela est possible) ainsi que la surveillance pupillaire.
– Assurer la sédation du patient, si besoin, et évaluer le score de sédation. Au besoin, mettre en place le monitorage de la profondeur de sédation grâce à l'index bi-spectral (BIS).
– Évaluer le retentissement des stimulations douloureuses comme les aspirations trachéales.
– Assurer la surveillance locale du capteur de pression intracrânienne : le pansement doit être occlusif, propre et sec, sa fixation doit être fiable. L'infirmière s'assure de l'absence d'écoulement ou de signe inflammatoire.
– Assurer l'étanchéité du système qui doit être parfaitement clos et étanche.
– Assurer la surveillance clinique du patient.
– Mesurer les paramètres vitaux : fréquence cardiaque, pression artérielle moyenne, respiration, température.
– Évaluer l'état neurologique avec l'échelle de Glasgow.
– Surveiller les pupilles (taille, symétrie, réactivité).
– Évaluer la présence de signes tels que des nausées et vomissements, des céphalées.
– Évaluer les paramètres ventilatoires.
– Mesurer la glycémie capillaire au minimum toutes les 2 heures et maintenir cette glycémie entre 0,8 et 1,5 g/L (4,4 et 8,25 mmol/L) en évitant les hypoglycémies et les hyperglycémies qui aggravent les lésions cérébrales. Éventuellement l'équipe médicale peut prescrire l'administration d'insuline rapide intraveineuse à la seringue électrique.
– Assurer la mesure de l'hémoglobine par des mesures de micro-prélèvements type *Hemocue* et des prélèvements sanguins (surveillance de la numération formule sanguine) afin de dépister toute chute de l'hémoglobine en dessous de 10 g/dL. Sous cette valeur, la transfusion de concentrés érythrocytaires peut devenir nécessaire. Le dossier transfusionnel doit être vérifié pour ces patients : le groupe et les RAI doivent être à jour.
– Assurer, sur prescription médicale, la surveillance du ionogramme sanguin et particulièrement de la natrémie afin de dépister la survenue d'une hyponatrémie. Cette hyponatrémie peut induire une baisse de la pression de perfusion cérébrale par hypovolémie et majorer les lésions neurologiques.
– Assurer la surveillance de la diurèse et mesurer le bilan des entrées et des sorties rigoureusement.
– Contrôler la densité urinaire par des bandelettes urinaires en cas de survenue de polyurie afin de dépister la survenue d'un diabète insipide.
– Interdire l'administration de solutés hypotoniques tels que le glucosé et le *Ringer lactate*.

C4 *Mettre en œuvre des actions à visées diagnostique et thérapeutique*

LA DÉRIVATION VENTRICULAIRE EXTERNE (DVE)

La dérivation ventriculaire externe est un drain implanté chirurgicalement dans les ventricules latéraux qui permet de dériver de façon transitoire le liquide céphalo-rachidien qui ne peut plus circuler librement.

C'est un système de drainage qui comprend une tubulure, un réservoir gradué et un sac de recueil. Ce système permet également de mesurer la PIC.

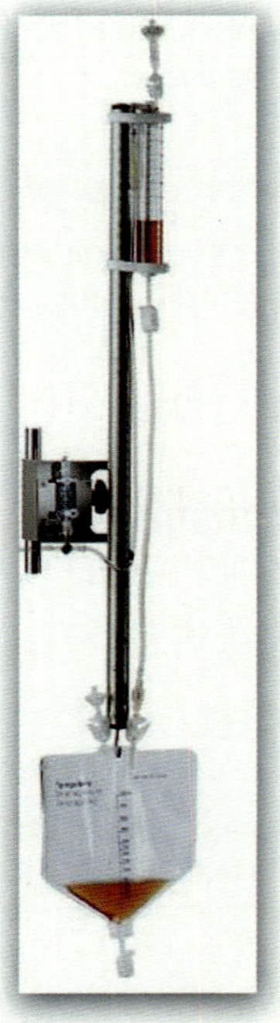

Fig. 5.57 *Montage d'une dérivation ventriculaire externe.*

Surveillance infirmière

Les surveillances précédemment décrites s'appliquent également pour la DVE. Cependant, des surveillances spécifiques sont à prendre en compte.

L'IDE doit :

- Assurer le contrôle de l'ensemble du système de drainage qui doit être clos, étanche et perméable.
- Faire la calibration ou zéro (à l'aide d'un niveau à bulle, il faut effectuer le zéro de la réglette au regard des ventricules cérébraux, soit le tragus de l'oreille).
- Régler la hauteur de la poche selon la variation de pression demandée par le chirurgien.
- Surveiller l'aspect du LCR : le LCR est souvent hémorragique initialement. Normalement, il doit être clair (eau de roche). Il peut être trouble et purulent. En cas de présence de caillots de sang dans le LCR, il faut absolument alerter le médecin réanimateur.
- Effectuer le bilan des pertes de LCR. En cas de pertes supérieures à 300 mL par 24 heures, il faut prévenir le médecin.
- Assurer des manipulations stériles lors des prélèvements bactériologiques du LCR et lors du changement de poche de recueil.
- En cas de mobilisation, la DVE peut être clampée sur prescription médicale mais ce clampage ne peut être que temporaire.

Insuffisance rénale aiguë

Définition

L'insuffisance rénale aiguë (IRA) se définit comme la défaillance brutale (quelques heures à quelques jours) des fonctions rénales qui se traduit par une augmentation rapide de l'urée et de la créatinine sanguine (rétention des déchets azotés), pouvant avoir des conséquences vitales à court terme. Il s'agit d'une urgence vraie. Elle traduit la perte de l'homéostasie hydroélectrolytique et acidobasique et/ou l'accumulation de déchets organiques. Il faut différencier l'IRA sur reins sains versus la poussée d'IRA sur reins antérieurement lésés (insuffisance rénale chronique, IRC). Il faut éliminer une rétention aiguë d'urine.

C'est un ensemble des facteurs qui participent à cette altération brutale, notamment de la filtration glomérulaire. C'est un syndrome à étiologies multiples qui se retrouve souvent dans une atteinte multiviscérale.

Diagnostic de L'IRA

SIGNE CLINIQUE

C1 *Évaluer une situation clinique et établir un diagnostic dans le domaine infirmier*

Il n'y a pas de signe clinique qui définit clairement l'IRA. L'anurie s'évalue difficilement en l'absence de sondage urinaire et ne signe pas forcément la défaillance rénale. L'anurie totale est inconstante dans l'insuffisance rénale aiguë et l'on peut parfois parler d'oligoanurie. Il existe aussi des IRA à diurèse conservée.

Le diagnostic repose sur l'imagerie (sans produits iodés) et la biologie (ionogrammes sanguins et urinaires). Le diagnostic d'IRA repose sur :

- la notion d'une fonction rénale normale (ou significativement moins altérée) récente,
- l'absence d'anémie et d'hypocalcémie,
- la présence de reins de volume et de cortex normaux à l'échographie ou sur l'arbre urinaire sans préparation (AUSP).

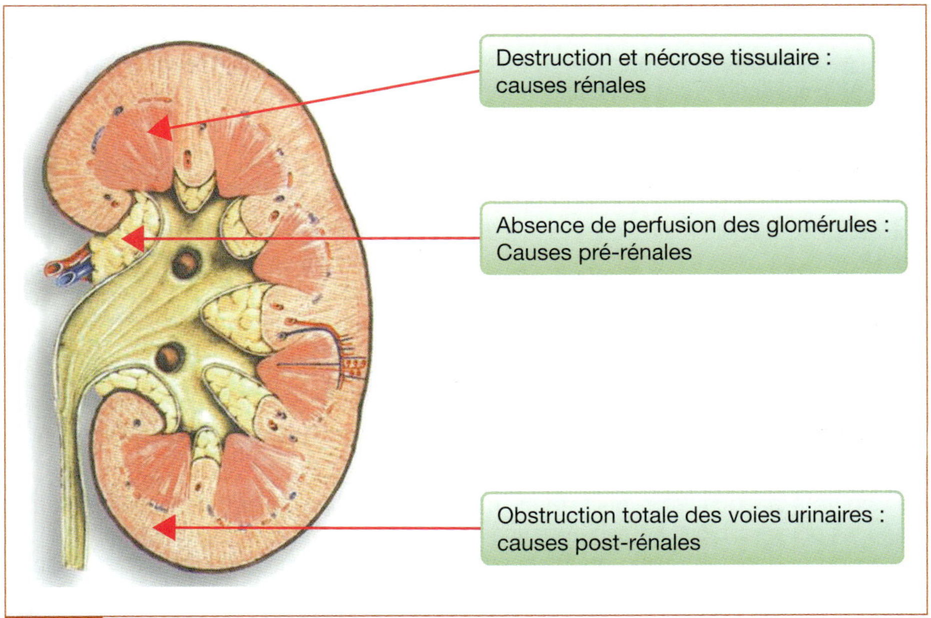

Fig. 5.58 *Schéma des causes possibles de l'anurie.*

Le pronostic des insuffisances rénales à diurèse conservée est plus favorable, elles sont plus facilement réversibles.

SIGNES BIOLOGIQUES

Il s'agit d'une hausse anormale des concentrations sanguines d'urée et créatinémie.

- Urée > 5 mmol/L
- Créatinémie > 90 – 110 µmol/L
- **Acide urique > 300 – 400 mmol/L**

La créatinine est produite par les muscles et sa concentration dans le sang dépend de la capacité d'élimination du rein, sa valeur augmente donc en cas d'IRA d'environ 200 µmol/L et par jour.

L'urée est une substance très riche en azote, qui résulte de la destruction des protéines par le foie, et qui est essentiellement éliminée ensuite par les reins.

La clairance de créatinine est un meilleur reflet de la fonction rénale que la simple créatininémie, en l'absence d'oligoanurie. Bien que la collecte des urines sur vingt-quatre heures soit la méthode de référence, le calcul de la clairance sur un échantillon urinaire peut être suffisant.

C1 *Évaluer une situation clinique et établir un diagnostic dans le domaine infirmier*

Conséquences de l'IRA

Risque de rétention azotée : expose le patient à des altérations de la conscience (encéphalopathie urémique).

Risque d'hyperkaliémie : est consécutif à une absence de l'excrétion rénale est génère un risque vital par arrêt cardiaque en cas de kaliémie supérieure à 7 mmol/Litres. Cette hyperkaliémie est majorée en cas d'oligurie ou d'anurique et d'une acidose métabolique associée. Elle peut être aggravée en cas de lyse cellulaire importante (rhabdomyolyse, hémolyse, chimiothérapie anticancéreuse), et bien évidement par l'apport exogène de potassium (aliments riches en potassium, perfusions…). Cette hyperkaliémie ne s'exprime pas en première intention et ne s'objective que par la réalisation d'un ionogramme sanguin et éventuellement d'un ECG.

La surcharge volémique par rétention hydrosodée est majeure en cas d'oligurie. Cette surcharge volémique peut engendrer un œdème pulmonaire (OAP) notamment en cas de dysfonction cardiaque gauche associée.

L'acidose métabolique par rétention des ions acides H^+ et des acides organiques. Le patient va tenter de compenser cette acidose, s'il le peut encore, en hyperventilant.

Cette acidose est toujours majorée en cas de destruction cellulaire (exemple lors d'une hémolyse), d'une autre acidose associée (c'est le cas des acidoses lactiques par hypoperfusion tissulaire périphérique – Voir chapitre 5 *Défaillance circulatoire*, p. 169) et si le patient est incapable d'assurer une compensation de cette acidose (c'est le cas des patients dans le coma, sédaté ou BPCO).

Les perturbations de l'hémostase sont essentiellement liées à l'altération de la fonction plaquettaire ou thrombopathie et favorise les risques de saignement ou à l'inverse des thrombus.

L'anémie : est d'installation variable. Elle est liée au défaut de sécrétion d'érythropoïétine. Elle aggrave des défaillances multi-viscérales présentes.

Des sensibilités particulières à certains médicaments : certains médicaments sont néphrotoxiques et peuvent créer ou aggraver une IRA existante. (Cf. liste des médicaments néphrotoxiques, p. 231). D'autres médicaments peuvent devenir dangereux du fait de leur élimination rénale qui n'est plus réalisée. Ils s'accumulent et leurs concentrations sériques augmentent. Il faut donc être prudent lors de l'administration des médicaments à élimination rénale et veiller à l'adaptation des posologies.

LES ÉTIOLOGIES PRINCIPALES DE L'IRA SONT CLASSIQUEMENT :

Les causes dites pré-rénales caractérisent l'ensemble des causes d'hypoperfusion rénale que ce soit par hypovolémie, par chute du débit cardiaque (les causes de chute de débit cardiaque sont développées dans la partie 2 – chapitre 5, *Défaillance circulatoire*, p. 173), les états de chocs, et le *sepsis*.

Les causes post-rénales se définissent par l'obstruction des voies urinaires qui peut être liée à un processus carcinologique ou mécanique (hyperplasies prostatiques bénignes ou malignes, les tumeurs pelviennes, les tumeurs ou fibroses rétropéritonéales et les lithiases) ou à une compression lié à un processus extra-rénal. La première exploration à entreprendre est la recherche systématique d'un globe vésical qui peut être objectivé simplement par une échographie des voies urinaires. L'échographie réno-vésicale met en évidence une dilatation des cavités pyélo-calicielles. L'insuffisance rénale aiguë obstructive constitue une urgence médico-chirurgicale.

Les causes rénales ou atteintes parenchymateuses, correspondent à l'atteinte lésionnelle du parenchyme rénal et à des lésions histologiques dont l'origine est soit ischémique (causes identiques à l'insuffisance pré-rénale) soit toxique (il s'agit alors de néphropathies tubulo-toxiques : liées à des produits ou des médicaments tels que aminoglycosides, amphotéricine B, produits de contraste…), soit immuno-allergiques (pénicillines semi-synthétiques, AINS…) ou infectieuses.

Points-clés

Certains produits sont extrêmement néphrotoxiques et l'infirmière doit les identifier. Il s'agit :

1. des aminosides,
2. des anti-inflammatoires non stéroïdiens (AINS),
3. certaines chimiothérapies,
4. des produits de contraste,
5. de l'amphotéricine B,
6. de la ciclosporine.

Traitement de l'IRA

C4 Mettre en œuvre des actions à visée diagnostique et thérapeutique

Le traitement de l'obstruction post-rénale repose sur la levée de l'obstacle responsable. Pour un obstacle bas situé avec globe vésical, on propose un sondage urétral ou un cathétérisme sus-pubien. Pour un obstacle plus haut, la dérivation des urines est réalisée au bloc opératoire soit par une sonde urétérale (sonde double J par exemple), soit par voie percutanée (néphrostomie).

C4 Mettre en œuvre des actions à visée diagnostique et thérapeutique

Le traitement des causes prérénales repose sur la prise en charge étiologique de l'hypoperfusion rénale à l'origine de la souffrance (voir le chapitre 5, *Défaillance circulatoire*, p. 172), la correction de l'hypovolémie et la mise en route de catécholamines visant la restauration de la perfusion rénale. Dans cette catégorie d'IRA, l'administration de diurétiques n'est pas indiquée.

C1 Évaluer une situation clinique et établir un diagnostic dans le domaine infirmier

Le traitement des causes rénales doit prendre en compte le maintien de la perfusion rénale mais également de la fonction rénale. C'est pourquoi, outre l'usage de médicaments vasoactifs et de solutés restaurant la volémie, l'usage de diurétique peut être autorisé.

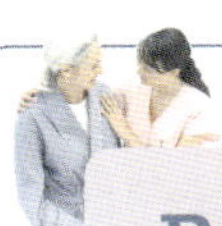

Surveillance infirmière

Rôle infirmier et cathétérisme sus-pubien

Objectif : dérivation temporaire (ou définitive) à l'aide d'un cathéter introduit dans la vessie par voie transcutanée sus-pubienne afin de permettre d'évacuer les urines.

– Contrôler l'hémostase,

– préparer et rassembler le matériel (trocart, tubulure de connexion, poche de recueil, bistouri, nécessaire pour la suture du cathéter, pansement),

– informer le patient s'il est conscient, lui expliquer le déroulement du soin et le rassurer. (geste réalisé sous anesthésie locale),

– organiser l'environnement et l'espace afin de faciliter l'accès à la zone de pose. Au besoin, faire sortir les personnes présentes et éviter les allées et venues (geste réalisé au lit du patient mais comportant un risque septique réel),

– préparer le matériel pour l'habillage chirurgical de l'opérateur et pour l'infirmière :

- 2 masques chirurgicaux,
- 2 charlottes,
- 1 brosse bétadinée (pour le lavage chirurgical des mains de l'opérateur),
- 1 paire de gants stériles (ou, au besoin, deux paires,

Surveillance **infirmière**

pour patient à risque de contamination HIV-HBV-HCV),

– installer le patient confortablement en décubitus dorsal,

– assurer la préparation cutanée du patient juste avant la pose du cathéter :

- tondre la zone de pose si besoin, en cas de pilosité importante,
- assurer une prédésinfection cutanée, avec un premier badigeonnage de la peau avec des compresses stériles et un antiseptique, faire un premier rinçage avec de l'eau stérile. Sécher avec des compresses stériles, puis de nouveau appliquer l'antiseptique largement en partant de la zone d'insertion vers l'extérieur. (Matériel nécessaire : tondeuse, compresses stériles, antiseptique, pipette d'eau stérile),
- mettre en place le champ stérile troué.

Technique de pose : l'opérateur perfore la paroi vésicale après réalisation d'une anesthésie locale (lidocaïne). Il introduit les deux tiers du cathéter, vérifie à la seringue la présence d'urine et enlève le trocart pour connecter la poche de recueil. Il termine son geste par une fixation à la peau, un nettoyage et un pansement.

– Après la pose :

- réinstaller le patient,
- assurer l'élimination des déchets,
- assurer une vidange progressive de la vessie.

Attention : risque de syndrome de levée d'obstacle (la polyurie osmotique qui apparaît est parfois majeure avec un volume supérieur à un litre par heure) et d'hémorragie vésicale *a vacuo*.

– Vidange progressive de la vessie avec accord du médecin : classiquement vidange de 500 mL d'urine.

– Procéder au clampage du tuyau de la poche (ne jamais clamper le cathéter) pendant trente minutes environ.

– Reprendre l'évacuation de l'urine selon le même principe.

– Contrôler la diurèse toute les heures et faire le bilan de la diurèse sur vingt-quatre heures (quantité, couleur des urines, aspect, épaisseur et hématurie).

– Contrôler la perméabilité du cathéter.

– Surveiller le pansement qui doit être propre, sec et occlusif.

– Surveiller les signes locaux d'une infection (point d'émergence du cathéter).

– Surveiller les signes généraux d'une infection (température) et en cas de fièvre réaliser sur prescription médicale un examen cytobactériologique des urines et des hémocultures après avoir réalisé une bandelette urinaire à la recherche de leucocytes.

– Assurer la surveillance clinique de l'hydratation du patient (poids, signes cutanés).

– Assurer la surveillance biologique (ionogramme sanguin et urinaire sur prescription médicale).

– Assurer la perfusion et l'hydratation du patient et les compensations urinaires en cas de suspicion de syndrome de levée d'obstacle (polyurie).

C4 *Mettre en œuvre des actions à visée diagnostique et thérapeutique*

Traitement des symptômes de l'insuffisance rénale aiguë

TRAITEMENT DE L'HYPERKALIÉMIE

Elle est définie par une kaliémie supérieure à 4,5 mmol/L. C'est une **urgence vitale** lorsqu'elle est supérieure à 6-7 mmol/L.

Signe à l'ECG : augmentation d'amplitude des ondes T (étroites, pointues, symétriques) associant des troubles de la conduction auriculo-ventriculaire ou intra-ventriculaire (élargissement du QRS); tachycardie ventriculaire; fibrillation ventriculaire.

Elle expose au risque d'arrêt cardiaque et nécessite une épuration extra-rénale. Le traitement doit être immédiat, mené en milieu de réanimation sous surveillance électrocardioscopique continue.

Cette épuration n'est pas toujours possible immédiatement car elle nécessite une mise en œuvre spécifique par une équipe spécialisée. Elle impose un délai de préparation.

LES THÉRAPEUTIQUES SUIVANTES PEUVENT ÊTRE PRESCRITES

- Perfusion de **sérum glucosé 30 %** (500 mL) auquel on ajoute 30 UI **d'insuline rapide**. Ce soluté est à perfuser en 30 mn (l'absence d'OAP). L'entrée du glucose dans les cellules sous l'effet de l'insuline fait entrer en même temps le potassium.
- **Bicarbonaté** molaire (ampoule à 84 ‰) ou semi-molaire (42 ‰) mais qui expose au risque de surcharge en sodium et à un œdème aigu du poumon. L'alcalinisation permet un transfert intracellulaire de potassium.
- Injection de **gluconate de Ca** à 10 % (1 g/10 ml IV), indiquée dans les hyperkaliémies menaçantes (attention, il précipite avec le bicarbonate de sodium). La calcium protège le cœur des effets dysrythmiants du potassium.
- **Le *Kayexalate*** est une résine échangeuse de cations préparée sous forme de sel sodique. Sa capacité d'échange *in vivo* est d'environ 1 mmol (*in vitro*, approximativement 3,1 mmol) de potassium par gramme. Cette poudre peut être administrée par voie orale ou par lavement. La posologie est de 20 à 100 g *per os* ou lavement. C'est un traitement efficace, mais pas très rapide d'action et dont l'effet est prolongé (8-12 h). Ce n'est qu'un complément des traitements intraveineux.
- Les diurétiques (notamment le furosémide), en l'absence d'obstacle peuvent aider à éliminer le potassium si la diurèse est préservée.
- Très exceptionnellement, on peut proposer l'injection de **bêta-stimulant**/IV continu : adrénaline (0,05 μg/Kg/min) ou salbutamol (0,2 μg/Kg/min), pour favoriser l'entrée du potassium dans les cellules.

Épuration extra-rénale

L'épuration extra-rénale correspond à une technique d'épuration sanguine extracorporelle en suppléance de la fonction rénale (élimination des déchets tels que l'urée, la créatinine, l'acide urique et certaines toxines, régulation hydro-électrolytique). L'épuration extra-rénale permet de remplacer la fonction rénale soit de manière définitive (hémodialyse chronique), soit de manière transitoire, dans l'attente d'une récupération de la fonction rénale (hémodialyse aiguë).

C4 Mettre en œuvre des actions à visées diagnostique et thérapeutique

Le principe de la dialyse réside dans la réalisation d'échanges au travers d'une membrane semi-perméable entre deux solutions s'écoulant en contresens, le sang et un liquide appelé dialysat.

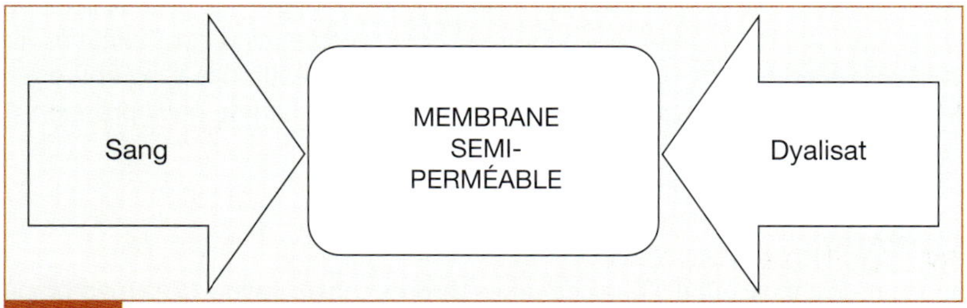

Fig. 5.59 *Principe de la dialyse.*

L'ÉPURATION EXTRA-RÉNALE S'EFFECTUE SUIVANT TROIS TECHNIQUES

L'hémodialyse

Elle nécessite la création d'une circulation extracorporelle. Cette circulation impose une anti-coagulation du patient afin d'éviter toute thrombose du circuit. Le sang du patient circule dans une bobine ou dialyseur, véritable membrane semi-perméable. De l'autre coté de cette membrane circule le dialysat. Ce dernier n'est jamais directement en contact avec le sang du malade. Les échanges des toxines à épurer s'effectuent par un phénomène de **conduction** (transfert passif par diffusion), qui se caractérise par un transfert passif des déchets à éliminer au travers de la membrane semi-perméable (le dialyseur) grâce au gradient de concentration qui existe de part et d'autre de la membrane.

Ainsi, l'urée et la créatinine en concentration élevée dans le sang du patient passent sans difficulté dans le dialysat. Les molécules passent du milieu le plus concentré vers le milieu le moins concentré. La régulation électrolytique et l'épuration des toxines urémiques de faible poids moléculaire (urée, créatinine, acide urique) est rendue ainsi possible car le taux de diffusion d'une molécule dépend de son poids moléculaire et des caractéristiques de la membrane du dialyseur.

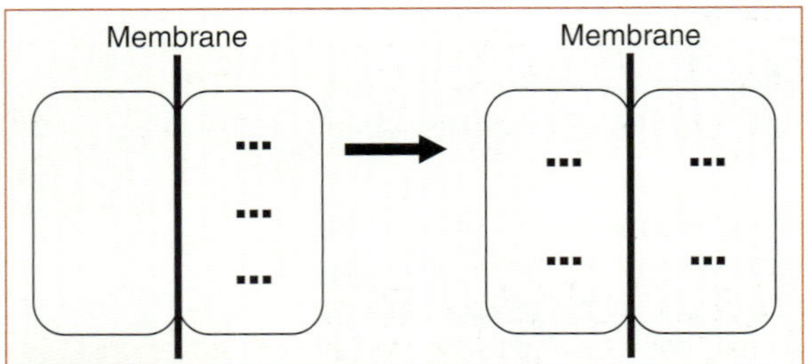

Fig. 5.60 *Principe de diffusion : hémodialyse.*

Le circuit extracorporel se branche sur un cathéter veineux double lumière introduit dans la veine fémorale ou jugulaire (voir chapitre *Monitorage ; pose de cathéter*, p. 201) ou sur des aiguilles spéciales pour fistule artério-veineuse. Le circuit est composé d'une tubulure veineuse dite ligne veineuse et d'une tubulure artérielle ou ligne artérielle. La ligne artérielle amène le sang au dialyseur grâce à l'action d'une pompe à sang (2) qui permet de maintenir un débit sanguin de 150 à 500 ml/minutes. La pression qui règne dans le circuit artériel est monitorée (1). Une perfusion d'héparine empêche la coagulation du circuit (4) alors que des prélèvements sanguins sont possibles sur le site de prélèvement (3). Le dialyseur est une membrane semi-perméable (figure 5.61) qui permet les échanges (surface d'échange importante 1,6 à 1,8 m²). Le dialysat passe dans le dialyseur à contresens (à un débit de 500 à 800 ml/min). L'eau diffuse librement tandis que les éléments figurés du sang et les grosses protéines ne traversent pas la membrane et restent dans le sang du patient. Les électrolytes, l'urée et la créatinine sont éliminés. Le circuit de dialyse est relié au générateur de dialyse (6). Le circuit veineux restitue le sang épuré au patient. Un détecteur de pression (7) arrête la pompe en cas de chute et de hausse de la pression. Il est couplé à un piège à bulle pour éviter toute injection d'air au patient.

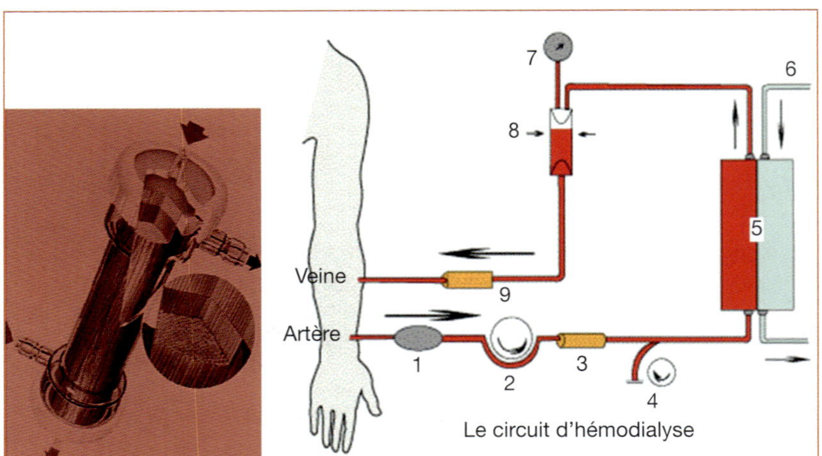

Fig. 5.61 *Le circuit d'hémodyalise et exemple de dialyseur.*

L'HÉMOFILTRATION

Cette technique utilise l'application d'une différence de pression au travers de la membrane également appelé **la convection** (transfert par ultrafiltration). L'ultrafiltration permet d'éliminer l'eau (le solvant) et des substances dissoutes de petite taille (les solutés) en excès chez le patient grâce à la différence de pression hydrostatique appliquée de part et d'autre de la membrane du dialyseur. Cette différence de pression est aussi appelée pression transmembranaire (ou PTM). On obtient ainsi un transfert d'eau et des petites molécules à travers la membrane sous l'effet d'une pression hydrostatique.

DIALYSE PÉRITONÉALE

La dialyse péritonéale est une technique délaissée de nos jours dans le cadre de l'urgence, mais par ailleurs utilisée à domicile. Le principe réside dans l'utilisation de la membrane péritonéale ou péritoine qui tapisse la paroi abdominale et entoure les organes abdominaux. Elle sert de membrane d'échange entre le sang et le liquide de dialyse. Un cathéter étanche, posé de façon permanente, permet le transfert du liquide vers le péritoine. Elle est parfois utilisée chez les patients pour lesquels l'accès vasculaire devient impossible. Le risque principal est la survenue d'une infection à type de péritonite, dont tableau complet associe fièvre, douleurs abdominales, syndrome occlusif ou au contraire diarrhéique. Le liquide de dialyse est trouble.

Avantages et inconvénients des techniques d'hémodialyse et d'hémofiltration.

Hémodialyse	
Avantages	**Inconvénients**
Technique efficace. Durée limitée de la séance. Anti coagulation de courte durée.	Instabilité hémodynamique.
Hémofiltration	
Avantages	**Inconvénients**
Tolérance hémodynamique. Contrôle de la volémie.	Anticoagulation continue (même partielle). Immobilisation du patient dans son lit en continu. Exposition prolongée à la membrane.

C4 *Mettre en œuvre des actions à visée diagnostique et thérapeutique*

C1 *Évaluer une situation clinique et établir un diagnostic dans le domaine infirmier*

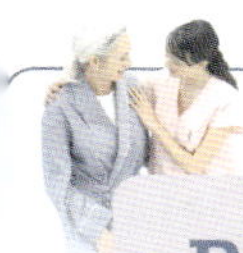

infirmiers

Acte et surveillance

Rôle infirmier en vue d'une séance d'épuration extrarénale

- Mesurer les paramètres hémodynamiques,
- préparer le patient si ce dernier est conscient (prise en charge psychologique, expliquer et rassurer),
- installer le patient confortablement,
- préparer la machine et du bain de dialyse,
- monter les lignes artérioveineuses,
- préparer l'hémodialyseur (prescription médicale ou adaptation si urgence),
- purger les lignes du dialyseur avec un sérum salé isotonique,
- préparer l'héparine en fonction de la prescription médicale,
- régler le débit de la pompe à sang sur 100 ml pour permettre une purge hyperpression, UF de rinçage selon la membrane,
- brancher le circuit de dialyse au cathéter du patient. Les manipulations des cathéters se font de manière stérile avec l'aide d'une autre personne.

Pour un branchement sur une fistule artério-veineuse

- Repérer la fistule (Thrill),
- désinfecter la peau,
- ponctionner la fistule.

Programmer la machine (cette étape peut se faire avant le branchement)

- Surveiller les paramètres hémodynamiques.
- Surveiller la clinique du patient.
- Surveiller les paramètres ventilatoires.
- Mesurer la glycémie capillaire toutes les heures.
- Prélever sur prescription un bilan électrolytique (Na, K, Ca, Ph, Mg), une gazométrie artérielle (pH, HCO3) et une hémostase (selon les anticoagulants utilisés).
- Mesurer la température centrale (déperdition thermique dans le circuit extracorporel).
- Application des différentes prescriptions médicales pendant la séance (remplissage vasculaire en cas d'hypovolémie).
- Surveillance des alarmes de la machine car il y a un risque d'arrêt de la pompe à sang avec coagulation du circuit :
  - Alarmes de la pression artérielle,
  - alarmes de la pression veineuse,
  - alarmes de la pression transmembranaire (PTM),
  - alarme du détecteur d'air,
  - alarme de l'arrêt de la pompe à sang,
  - alarme de fin de perfusion de l'héparine.

À la fin de la séance

- Assurer la restitution avec 300 à 500 ml de sérum salé isotonique (sur prescription). Il faut déconnecter la ligne artérielle du cathéter et perfuser sur cette ligne le sérum physiologique en réglant le débit de la pompe à sang à la vitesse 100 à 150 ml.

Acte et surveillance

infirmiers

- Quand le circuit est purgé la ligne veineuse peut être débranchée, les deux voies du cathéter sont héparinisés.
- Réinstaller le patient.
- Évacuer les déchets.
- Nettoyer la machine.
- Assurer la stérilisation (selon le protocole et les recommandations du constructeur).
- Ranger la machine.

NB : En cas de déplétion, il est nécessaire de calculer la perte de poids horaire souhaitée, qui correspond à une perte liquidienne. Pour ce faire, il faut comptabiliser les entrées sur vingt-quatre heures (les perfusions, la nutrition et les médicaments). Il faut comptabiliser les sorties (les pertes rénales s'il y en a encore, aspirations digestives et pertes insensibles). Le poids souhaité correspond à la perte liquidienne désirée sur les vingt-quatre heures.

Pour déterminer la perte horaire, on peut suivre cette formule.

Perte horaire = (entrées + perte de poids souhaitée) – pertes/24 heures

Exemple : un patient qui reçoit 2000 ml d'apport et a pris 10 kg. Vous souhaitez lui faire perdre 2 kg sur 24 heures, c'est-à-dire 2000 ml. Les pertes des dernières 24 heures sont de 1000 ml. Donc la perte horaire est égale à (2000 ml + 2000) – 1000 divisé par 24 ce qui fait 125 ml par heure.

Les conséquences de la dénutrition en réanimation

La dénutrition en réanimation est un facteur majorant la morbidité et la mortalité. Elle est liée à une altération de l'état général et une asthénie. La diminution de la force musculaire entraîne une limitation de la mobilité et de la force diaphragmatique avec un risque d'altération de la mécanique ventilatoire. Les troubles trophiques sont augmentés et le processus de cicatrisation des plaies est altéré. L'immunodépression liée à la dénutrition expose plus facilement aux complications infectieuses. On peut monitorer l'état nutritionnel par la pesée régulière, par des bilans biologiques spécifiques associés à des mesures de la dépense énergétique (moniteur métabolique analysant le CO_2 et l'O_2 dans les gaz expirés type *Deltatrack*).

Tableau 5.17. Tableau des besoins nutritifs journaliers.

Apport eau	(30 ml/kg/j)
électrolytes	Sodium (NaCl) : 4-6 g/j (1 g NaCl = 17 mmol Na^+), potassium (KCl) : 2 – g/j (1 g KCl = 13 mmol K^+), phosphore (Phocytan 1,25 g/20 ml) : 1.25 à 2,5 g/j, magnésium ($MgSO_4$ 1,5 g/15 ml) : 1,5 à 3 g/j, calcium : utilisation du gluconate de calcium (88 mg/amp), à adapter aux ionogrammes sanguin et urinaires.
Oligo-éléments	(Décan) et vitamines (Cernévit) : notamment vitamines A, C, E, PP, fer, zinc-sélénium.
Apports caloriques	25-30 Kcal/kg/j, glucides : 3 à 5 g/kg/j (<300 g/j), lipides : 1 à 2 g/kg/j.
Besoins en protides	Azote : 0,2 à 0,3 g/kg/j.
Micronutriments	Glutamine (stimule l'immunité), l-arginine, médicaments antioxydants = immuno-nutriments → modulation de la réponse inflammatoire.

L'alimentation entérale

DÉFINITION DE L'ALIMENTATION ENTÉRALE

L'alimentation entérale constitue une thérapeutique de substitution de l'alimentation orale (par voie digestive) permettant de réaliser un apport nutritionnel après mise en place d'une sonde soit directement dans l'estomac, soit dans le duodénum ou le jéjunum, soit par voie nasale (gastrique, duodénale et jéjunale) avec un patient conscient ou inconscient (au bloc). C'est un geste infirmier sur prescription médicale avec contrôle radiologique et aval du médecin avant de débuter toute alimentation. La mise en place peut aussi se faire chirurgicalement ou par voie endoscopique au bloc opératoire chez un patient endormi lors de la pose d'une sonde de gastrostomie ou de jéjunostomie.

LES INDICATIONS DE L'ALIMENTATION ENTÉRALE

L'alimentation entérale est particulièrement adaptée aux patients pour qui les apports alimentaires sont impossibles ou bien insuffisants par voie orale. Il faut néanmoins que ses patients aient une fonction intestinale intacte. Elle est particulièrement intéressante dans les dénutritions sévères, les patients brûlés graves, en préopératoire pour améliorer les suites opératoires d'une chirurgie majeure. Elle est prescrite en postopératoire pour les chirurgies majeures (pas d'alimentation immédiate) ou pour lesquelles une réalimentation est impossible dans un délai d'une semaine après l'intervention ou en cas de complications postopératoires sévères. Elle est contre-indiquée en cas de troubles de la conscience sans protection des voies aériennes, d'occlusion digestive mécanique. Elle est non indiquée en cas d'instabilité hémodynamique à la phase initiale, de jeûne prévu < 7 j et/ou d'un niveau d'agression peu sévère, et de limitation thérapeutique.

LES COMPLICATIONS DE L'ALIMENTATION ENTÉRALE

Les complications de l'alimentation entérale sont fréquentes et à type de diarrhées, de vomissements, de reflux pouvant provoquer une inhalation (rare).

C1 *Évaluer une situation clinique et établir un diagnostic dans le domaine infirmier*

La surveillance de l'alimentation consiste à mesurer l'apport nutritionnel et à évaluer son efficacité en vérifiant le poids, l'épaisseur de la peau (pli cutané), ainsi que les résultats biologiques prescrits. La tolérance aux produits et la qualité du transit (risque de diarrhée) doivent être surveillés. La surveillance de la fixation de la sonde, de sa perméabilité doivent être effectuées une fois par équipe. Les soins doivent se faire quotidiennement, voire plusieurs fois par jour si besoin. L'hygiène buccale, les soins de nez (sonde par voie nasale), doivent être réalisés à chaque équipe. Le rinçage de la sonde est réalisé avant et après chaque traitement.

L'instillation de la solution nutritive s'effectue après vérification de la bonne position de la sonde. Cette vérification peut être radiologique (obligatoire à la pose) mais peut aussi simplement être réalisée quotidiennement par une insufflation d'air au moyen d'une seringue à gros embout (50 millilitres) dans l'estomac tout en vérifiant simultanément le bruit hydroaérique avec le stéthoscope positionné sur l'épigastre. La ré-aspiration de l'air doit être réalisée après cette manœuvre pour ne pas distendre l'estomac et favoriser les reflux passifs.

L'aspiration d'un liquide gastrique par la sonde permet d'objectiver également sa position dans l'estomac.

Une sonde non en place entraîne un risque d'inhalation avec pneumopathie secondaire pouvant conduire au décès du patient.

Il convient de procéder à la vérification de la date de péremption ainsi que l'aspect et la température du produit à administrer. L'infirmière veille à adapter le débit conformément aux prescriptions car la nutrition est souvent mal administrée en raison des interruptions fréquentes. La pose de la solution nutritive est de la responsabilité de l'IDE. Il est possible d'administrer des traitements (à l'exception des formulations à libération prolongée LP) par la sonde sous prescription médicale. Il faut, dans ce cas, veiller à vérifier régulièrement l'emplacement de la sonde.

L'alimentation parentérale

DÉFINITION DE L'ALIMENTATION PARENTÉRALE

L'alimentation parentérale consiste en un apport de nutriments par voie veineuse périphérique ou centrale (autre que digestive). La voie centrale sera privilégiée selon le temps envisagé de l'alimentation parentérale, car ces solutions sont souvent hyperosmolaires.

LES INDICATIONS DE L'ALIMENTATION PARENTÉRALE

L'alimentation parentérale est indiquée quand l'alimentation orale est impossible (vomissement, entérite…), refusée (anorexie…), ou simplement contre-indiquée (intervention chirurgicale, pancréatite…). Elle peut être de courte ou de longue durée et pré ou postopératoire selon les cas. Elle permet de maintenir un apport nutritionnel nécessaire au maintien de l'état physique du patient et d'éviter en parallèle la dénutrition et une perte de poids trop importante.

L'alimentation parentérale permet de mettre le tube digestif au repos et d'attendre la reprise du transit pour réalimenter le patient par voie naturelle. Elle permet de complémenter une alimentation insuffisante et d'améliorer un état infectieux. Elle se substitue à l'alimentation orale lors d'une intervention lourde ou en cas d'un syndrome de malabsorption. Son rendement est cependant moins bon que la nutrition entérale. Elle est non indiquée en cas d'instabilité hémodynamique à la phase initiale, de jeûne prévu < 7 j et/ou d'un niveau d'agression peu sévère, et de limitation thérapeutique.

Le risque de l'alimentation parentérale est essentiellement infectieux. Les poches d'alimentation parentérale sont stériles et apyrogènes mais constituent un véritable bouillon de culture pour les germes en cas de manipulations inappropriées. L'administration de l'alimentation parentérale doit être réalisée avec la plus grande précaution lors de la manipulation des voies du cathéter central. Elle expose par ailleurs à des troubles métaboliques (hyperglycémie aiguë chez le patient, atteintes hépatiques au long cours) et à des atteintes des défenses immunitaires.

La sonde gastrique

C1 *Évaluer une situation clinique et établir un diagnostic dans le domaine infirmier*

INDICATION DE LA SONDE GASTRIQUE

La pose d'une sonde gastrique peut servir à plusieurs actes diagnostiques ou thérapeutiques : effectuer un lavage d'estomac, réaliser un tubage en vue d'un examen, réhydrater le patient, évaluer et traiter une hémorragie digestive, alimenter le patient par voie entérale, vider l'estomac. Dans un contexte digestif aigu, la sonde gastrique permet d'aspirer les secrétions gastriques et biliaires ; elle est utilisée à visée thérapeutique sans intervention chirurgicale (occlusion, hémorragie, pancréatite, perforation ulcère…), en préventif et/ou curatif après une intervention chirurgicale (présence d'anastomose, éviter l'occlusion post-chirurgicale, éviter des vomissements pouvant entraîner des hypertensions sur les anastomoses…). La voie nasale est préférée pour des sondages prolongés chez le patient conscient. La voie orale est privilégiée chez le patient inconscient, en urgence.

CONTRE-INDICATION DE LA SONDE GASTRIQUE

Anastomose pharyngée et digestive haute récente sauf si elle a été positionnée en peropératoire, varices œsophagiennes.

La voie nasale est contre-indiquée dans le traumatisme cranio-facial (risque de fausse route) et dans les troubles profonds de l'hémostase, et doit alors être insérée, si elle est nécessaire, par voie buccale.

TECHNIQUE DE POSE D'UNE SONDE GASTRIQUE

La pose de la sonde gastrique est un ***soin propre et non stérile.*** Elle fait référence au décret de 2004 dans l'article R. 4311-7 alinéa 14 : « l'IDE est habilitée à pratiquer les actes de soins suivants soit en application d'une prescription médicale qui, sauf urgence, est écrite, qualitative, datée et signée, soit en application d'un protocole écrit (…) ».

C4 *Mettre en œuvre des actions à visée diagnostique et thérapeutique*

La sonde gastrique se pose aussi bien au bloc opératoire lors de d'une intervention ou en chambre avec patient conscient. La sonde la plus utilisée pour une sonde nasogastrique aspirative est la sonde à double courant de Salem. Elle existe en plusieurs calibres selon le gabarit du patient.

infirmiers

Acte et surveillance

Pose d'une sonde gastrique

Préparer le matériel pour pose d'une sonde

– La sonde de Salem avec le lubrifiant, une protection et des mouchoirs, des gants non stériles et des lunettes de protection, un anesthésique local (gel ou spray), un sparadrap, stéthoscope, une seringue de 60 ml gros embout.

– Le matériel d'aspiration (bocal, tubulure, manomètre, réceptacle jetable…).

– Poubelle.

Réalisation de la pose par voie nasogastrique

– Prévenir et expliquer le déroulement du soin lorsque le patient est conscient (pose désagréable). La coopération du patient conscient est indispensable pour une pose efficace et rapide.

– Positionner le patient demi assis tête inclinée vers le thorax (permet de libérer les voies aériennes).

– Se désinfecter les mains par friction hydro-alcoolique ou lavage avec un savon antiseptique.

– Mesurer la longueur à introduire et mettre un repère (lobe de l'oreille, nez jusqu'à l'épigastre environ 30 cm). On marque le repère avec un sparadrap ou d'un feutre.

– Mettre une protection sur le patient et enfiler les gants après lavage simple des mains.

– Inspecter la cavité buccale et ôter ou faire ôter les prothèses dentaires.

– Faire moucher le patient.

– Repérer la narine la plus perméable (une déviation de la cloison nasale peut exister).

– Procéder à une anesthésie locale de la narine (spray, gel) et attendre quelques instants.

– Introduire sans forcer la sonde nasogastrique par la narine la plus perméable en progressant sans forcer.

– Faire une pose si besoin afin que le patient reprenne son souffle.

– Faire pencher la tête du patient en avant pour la guider en direction de l'œsophage.

– Continuer à glisser la sonde nasogastrique en demandant au patient de déglutir.

– Arrêter la progression une fois le repère atteint.

– Fixer la sonde nasogastrique avec du sparadrap placé en T sur le nez.

– Vérifier le bon positionnement en insufflant 50 cl d'air avec la seringue tout en vérifiant en même temps le bruit hydroaérique avec le stéthoscope positionné sur l'épigastre.

– Brancher la sonde nasogastrique au système d'aspiration douce en réglant le manomètre à – 20 mbars.

– Vérifier l'aspiration du liquide gastrique.

– Faire pratiquer une radiographie pulmonaire qui sera lue par le médecin avant la première injection.

– Remettre les prothèses dentaires s'il y a lieu.

Surveillance de la Sonde nasogastrique : elle se fait plusieurs fois/24 h

– Contrôler la position et la perméabilité de la sonde nasogastrique (peut se déplacer ou se boucher).

– Contrôler la dépression : si trop basse, inefficacité avec risque de nausées ou vomissements et si trop élevée, risque de saignement par traumatismes muqueux.

– Surveiller le liquide aspiré : quantité (éviter la déshydratation); aspect (couleur, consistance…); odeur.

– Effectuer les soins d'hygiène du nez et changer le sparadrap afin d'éviter les compressions qui favorisent les escarres de la narine et le glissement de la sonde.

– Assurer la traçabilité du soin.

– Assurer une éducation du patient : demander au patient de signaler la survenue d'un trouble digestif (nausées, sensation de ballonnement) ou respiratoire. Expliquer la nécessité de la sonde et son importance (la sonde nasogastrique est très souvent mal supportée et fait partie des dispositifs les plus arrachés).

Réalisation de la pose par voie orale

La voie orale est utilisée lors de traumatismes faciaux, lors de déviations importantes de la cloison nasale, en cas de suspicion de sinusite, ou lorsque des problèmes de coagulation ou simplement des difficultés d'ordre technique sont observées. Cette voie n'est pas à privilégier en raison de la gêne importante qu'elle procure. En outre, les efforts de déglutition chez le patient conscient entraînent un risque de déplacement de la sonde.

Le matériel est identique, on utilise un laryngoscope et une pince de Magill.

Chez le patient inconscient ou anesthésié (urgences, Samu, bloc opératoire), s'assurer de l'absence de réaction pour éviter des blessures à type de morsures contaminantes pour l'opérateur. On peut introduire la sonde par la canule de Guédel afin d'éviter toute morsure de la sonde) dans ce cas la sonde sera retirée lors de l'ablation de la Guédel.

Introduire deux doigts pour guider la sonde dans le pharynx du patient, procéder à une flexion du cou du patient, ou soulever la mandibule du patient vers l'avant avec le pouce en crochet, pour libérer la filière aérodigestive. En cas d'échec, le médecin précédera à une laryngoscopie pour visualiser la bouche œsophagienne et pousser la sonde avec une pince de Magill.

Les procédures de vérification et soins, fixation par cordon, radio pulmonaire obligatoire avant la première administration de médicaments ou de nutrition (risque élevé de malposition chez le patient inconscient, sans réaction de protection des voies aériennes) sont identiques que pour la voie nasale.

■ COMPLICATIONS LIÉES À LA POSE DE LA SONDE GASTRIQUE

Soit elles sont immédiates avec un enroulement de la sonde gastrique, une malposition dans les voies aériennes, un épistaxis (hémorragie nasale) ou hémorragie pharyngée, une douleur voire une perforation de l'œsophage, soit elles s'observent à distance avec l'apparition d'une sinusite, d'une œsophagite par reflux, d'une escarre de la narine ou de la cloison nasale, d'un saignement par aspiration des capillaires de la muqueuse.

Les patients porteurs d'une sonde nasogastrique en aspiration sont toujours à jeun. Afin de stabiliser leurs apports caloriques et d'éviter la dénutrition, une prescription d'alimentation parentérale est préconisée.

L'ablation de la sonde est réalisée sous prescription médicale. Elle se retire avec le patient en position demi assise, d'un geste rapide et délicat (mieux supportée qu'à la pose).

■ LE LAVAGE GASTRIQUE

C4 *Mettre en œuvre des actions à visées diagnostique et thérapeutique*

Le lavage gastrique ou épuration digestive est une technique qui permet d'éviter et de limiter une intoxication par la vidange de l'estomac après ingestion d'un produit toxique **à l'exception des produits caustiques**, **produit moussant et hydrocarbure d'origine pétrolier**. En effet, le lavage est contre-indiqué dans le cadre d'une ingestion de produit caustique (soude, javel, Destop…), car il provoquerait une nouvelle brûlure de l'appareil digestif lors de la remontée du liquide. Le lavage est contre-indiqué pour un patient non intubé présentant des troubles de la conscience car il expose au risque d'inhalation bronchique et de noyade. Il est contre-indiqué en cas d'antécédents de chirurgie gastrique et de varices œsophagiennes ou d'ulcère gastrique évolutif. Cette épuration digestive ne modifie pas la gravité immédiate d'une intoxication et de nombreuses équipes la remettent en cause.

Le matériel spécifique nécessaire est le tube de Faucher, une tulipe ou entonnoir, un récipient avec 10 litres de sérum Nacl 9 °/₀₀ tiède, une bassine pour récupérer l'eau de lavage.

La technique de pose est identique à la différence près que le tube de Faucher ne s'introduit que par la bouche compte tenu de sa grosseur.

Tableau 5.18. Les différentes sondes.

Sonde de SALEM	Tube de FAUCHER	Sonde d'alimentation entérale
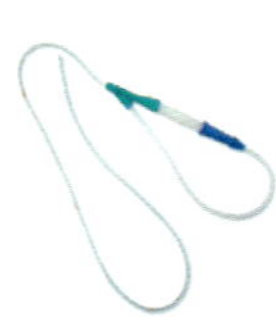	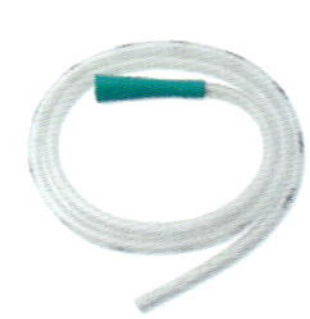	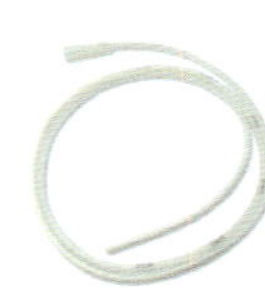

situation **clinique**

Réanimation lors d'une défenestration

Vous travaillez en réanimation chirurgicale de l'hôpital. Vous accueillez M. Maurice Z. transporté le 22 décembre dans votre service par le SMUR pour défenestration.

HISTOIRE DE LA MALADIE

M. Z est âgé de 47 ans, célibataire sans enfant. Il est connu comme dépressif, mais n'a pas d'autres antécédents médicaux chirurgicaux. Il s'est défenestré du troisième étage. Il vit seul et c'est un passant qui a donné l'alerte.

À l'arrivée des secours, il est inconscient avec un score de Glasgow à 7. Il respire encore spontanément. Il est aussitôt sédaté intubé et mis sous assistance ventilatoire en ventilation contrôlée avec une fréquence à 12 par minute pour un volume à 500 ml avec une fraction inspirée en oxygène de 40 %. Il présente :

– un important traumatisme crânien avec plaie du front, de l'arcade sourcilière ;

– un traumatisme du thorax avec une atteinte de plusieurs côtes, une fracture et un probable hémothorax droit non drainé ;

– une fracture du fémur droit et de l'avant-bras droit ;

– un traumatisme du bassin.

Son état hémodynamique est stabilisé avec une tension artérielle à 90/60 mmHg et une fréquence cardiaque à 130 battements par minute après la mise en place de deux voies d'abord permettant un remplissage vasculaire de 500 ml d'Elohes et de 500 mL de sérum physiologique.

La saturation mesurée est de 94 %. On note des sécrétions sanglantes au niveau de la sonde endotrachéale. Un collier cervical est posé.

Il est sédaté par de l'*Hypnovel* à raison de 3 mg/heure et du *Sufentanil* à 10 mg/heure en seringue électrique. Pendant le transfert, l'une des voies d'abord a été enlevée car elle diffusait.

Aucune attelle n'a été posée au niveau du membre inférieur droit. La plaie du scalp a été suturée. La plaie de l'arcade a été tamponnée avec un pansement américain imbibé d'antiseptique.

Il est rapidement transféré en réanimation chirurgicale.

1. Procéder à l'identification et à la justification des éléments significatifs de la situation à l'arrivée en réanimation.

Identification des données significatives	Justification de l'intérêt de ces données
Âgé de 47 ans.	*Sujet relativement jeune – Notion d'âge importante dans tout problème de santé.*
Dépressif. Pas d'autres antécédents médicaux et chirurgicaux.	*Élément important qui indique implicitement le caractère potentiel d'une autolyse par défenestration. Élément important à prendre en compte dans la prise en charge, car potentiellement association de prise d'antidépresseur, voire d'alcool (recherche de toxique à évoquer).* *Prise en charge psychologique à prévoir à distance de la prise en charge initiale et hors contexte de l'urgence vitale.* *Éléments qui confirment l'absence de facteur aggravant la prise en charge initiale.*
Transporté par le SMUR en réanimation	*Pas de famille présente.* *Notion importante : recherche de la personne à prévenir.* *Demander à l'équipe du SMUR si des coordonnées ont été récupérées.*
Accident sur la voie publique.	*Aspect médico-légal : a priori*, il s'agit d'une tentative d'autolyse au regard des antécédents dépressifs du patient, mais une enquête des forces de police est déclenchée : Demande possible de dosage de toxique, d'alcoolémie de la part des services de police, mais uniquement sur réquisition du procureur de la République. Risque d'hypothermie : accident survenu le 22 décembre Sur la voie publique.
Accident avec **mécanisme de chute du 3e étage.**	*Importance de ces éléments dans l'évaluation neurologique et justifiant du polytraumatisme.*
Perte de connaissance avec score de Glasgow à 7.	*L'inconscience et le score de Glasgow justifient l'intubation orotrachéale afin de protéger les voies aériennes supérieures d'une inhalation bronchique.*

Identification des données significatives	Justification de l'intérêt de ces données
Traumatisme crânien. Traumatisme thoracique. Traumatisme du bassin. Traumatisme du membre inférieur et supérieur droit.	**Sémiologie polytraumatique justifiant de la prise en charge en réanimation :** La fonction neurologique est altérée et peut être aggravée par l'hypoxie et l'hypotension et l'anémie. La fonction cardiocirculatoire est altérée avec un potentiel état de choc hémorragique (saignements extériorisés liés aux plaies du front et de l'arcade, mais aussi à l'hémothorax et aux autres fractures associés). La fonction ventilatoire est altérée par atteinte de la commande centrale et de par l'existence d'un traumatisme thoracique (probable hémothorax non drainé, fracture de côtes, sécrétions sanglantes visibles dans la sonde endotrachéale).
Traumatisme du bassin.	*Élément essentiel qui contre-indique le sondage urinaire initial : la radiographie du bassin et les examens radiologiques complémentaires doivent être réalisés avant toute pose de sonde urinaire.*
Fréquence cardiaque à 130 battements par minute et pression artérielle de 90/60 mmHg après perfusion de 500 ml de sérum physiologique et de 500 ml de macromolécules.	*Augmentation des pulsations cardiaques et chute de tension en rapport avec l'état de choc hémorragique et la douleur. Hypotension relative corrigée par un remplissage vasculaire. Probable hémothorax. Plaie du scalp suturée.*
Mise en place d'un collier cervical.	*Ce dispositif est justifié : tout polytraumatisé doit être suspecté de traumatisme du rachis.*

2. Déterminer les problèmes réels et potentiels au regard des données recueillies.

Données cliniques pour comprendre et pour agir

DÉTERMINER LES PROBLÈMES RÉELS ET POTENTIELS

▪ **Détresse neurologique liée au traumatisme crânien grave.**

Diagnostic infirmier : coma.

➢ **Signes cliniques en faveur du coma**

– Inconscience à l'arrivée de secours.

– Score de Glasgow à 7.

➢ **Conséquences éventuelles en l'absence de traitement de la détresse neurologique**

Risque d'inhalation bronchique et de majoration de la détresse respiratoire.

Risque d'aggravation des lésions cérébrales initiales par des agressions cérébrales secondaires d'origines systémique. Ici, il faudra redouter l'hypoxie, l'hypercapnie, l'hypotension, l'anémie.

Voir chapitre 5, *Défaillance neurologique*

Risque d'hypertension intracrânienne entraînant une compression du tronc cérébral et un engagement conduisant à la mort cérébrale.

C'EST UNE URGENCE VITALE NEUROCHIRURGICALE

➢ **Actions infirmières**

Installation du patient :

Voir *Défaillance neurologique*

– Installer le patient en décubitus dorsal ne pas retirer le collier cervical.

– Respecter l'axe tête-cou-tronc lors des mobilisations du patient sans effectuer de traction pour ne pas majorer les lésions possibles du rachis cervical.

– Assurer des mobilisations en monobloc latéral en utilisant un collier cervical, et éviter la rotation de la tête.

– Maintenir la rectitude de la tête au moyen d'alaises roulées, de gélose. Ne jamais faire obstacle au drainage veineux cérébral par compression de la veine jugulaire interne, un obstacle pouvant induire une HTIC par congestion veineuse.

– Ne pas initialement surélever la tête à 30°tant que le bilan radiologique n'élimine pas de traumatisme médullaire.

Assurer la prévention des agressions cérébrales secondaires d'origines systémique (ACSOS) en mettant en œuvre les traitements et soins prescrits par le médecin :

– Assurer une hématose correcte en évitant l'hypoxie :

C4 *Mettre en œuvre des actions à visée diagnostique et thérapeutique*

• procéder au relais sur le ventilateur du service (le médecin effectue les réglages des paramètres de ventilation ;

• le capnographe doit être connecté pour permettre de vérifier la bonne ventilation du patient et permettre le réglage du respirateur afin de garantir une normocapnie.

Données cliniques pour comprendre et pour agir

– Assurer le maintien de la pression artérielle moyenne qui permet de garantir une pression de perfusion cérébrale (PPC) : la pression artérielle moyenne doit être supérieure à 90 mmHg : une hypotension artérielle engendre une hypoperfusion cérébrale.

- Poser une deuxième voie d'abord de bon calibre afin de compenser les pertes sanguines volume à volume soit par cristalloïdes ou colloïdes, soit par l'administration de concentrés érythrocytaires.
- Avoir les médicaments d'urgence à proximité (médicaments vasoactifs tels que la noradrénaline et l'adrénaline si besoin pour restaurer une tension artérielle) ; pour assurer la pression de perfusion cérébrale et l'apport d'oxygène aux cellules nerveuses, il convient de préférer l'utilisation de la noradrénaline à un remplissage vasculaire excessif responsable d'une anémie de dilution délétère au transport d'O_2.
- Administrer sur prescription médicale des solutés de remplissage vasculaire et/ou de culots globulaires (commande en urgence de culots globulaires, groupe O, rhésus négatif).

C1 *Évaluer une situation clinique et établir un diagnostic dans le domaine infirmier*

Voir *Défaillance circulatoire*

Assurer une surveillance clinique et paraclinique du patient :

– Régler l'ensemble des alarmes des paramètres qui sont des facteurs potentiels d'agressions cérébrales secondaires d'origines systémique (ACSOS). Il s'agit des alarmes de pression artérielle, de SpO_2, de la fréquence cardiaque, de la capnie et de la température.

C4 *Mettre en œuvre des actions à visée diagnostique et thérapeutique*

– Réaliser une glycémie capillaire : l'hyperglycémie aggrave les lésions neurologiques.
– Evaluer le score de Glasgow (quand cela est possible) ainsi que la surveillance pupillaire.
– Assurer l'analgésie et la sédation du patient pour prévenir toute hypertension intracrânienne. Évaluer le score de sédation, l'évaluation de la profondeur de la sédation, au besoin mettre en place le monitorage de la profondeur de sédation grâce à l'index Bispectral (BIS).
– Évaluer le retentissement des stimulations douloureuses comme les aspirations trachéales.

Évaluer les lésions neurologiques

Le scanner cérébral, prescrit par le médecin, permettra de définir la prise en charge du patient, c'est-à-dire la mise en œuvre d'un traitement chirurgical ou traitement médical. Pour pouvoir effectuer le scanner dans de bonnes conditions, le patient doit être stable au niveau hémodynamique et respiratoire.

▪ État de choc hypovolémique lié au polytraumatisme

C4 *Mettre en œuvre des actions à visée diagnostique et thérapeutique*

Diagnostic infirmier : débit cardiaque diminué[2].

➢ **Signes cliniques en faveur de l'état de choc hémorragique compensé :**

– hypotension à 90/60 mmHg après remplissage de 500 mL de macromolécules et de 500 mL de cristalloïdes.
– Tachycardie à 130 battements par minute.
– Polytraumatisme (fracture du fémur qui peut saigner jusqu'à 1,5 litre dans la cuisse), hémorragie liée à la plaie du scalp, traumatisme thoracique avec hémoptysie visible dans la sonde d'intubation évoquant un hémothorax.

Voir *Le monitorage*

➢ **Conséquences éventuelles en l'absence de traitement**

– Hypovolémie avec hypoperfusion tissulaire engendrant une souffrance tissulaire.
– Aggravation secondaire des lésions traumatiques liée à une hypoperfusion tissulaire prolongée.
– Choc hémorragique.
– Risque d'agressions cérébrales secondaires d'origines systémique (ACSOS).
– Désamorçage de la pompe cardiaque par insuffisance ou interruption du retour veineux.
– Au maximum, arrêt cardiorespiratoire.

➢ **Actions infirmières**

– Mettre le patient sous respirateur sans délai dans le but d'améliorer l'apport tissulaire en oxygène et de maintenir une oxygénation adaptée. Ici, l'état de choc est lié à une inadéquation entre les besoins et les apports en oxygène par anémie consécutive à la spoliation d'un volume sanguin lié au polytraumatisme.

Installer le monitorage : recueillir les paramètres paracliniques, apprécier le retentissement de l'anémie liée au saignement, de la douleur sur l'organisme

- Mesurer la pression artérielle : dépister une hypotension artérielle, un collapsus (le brassard à tension non invasif est installé sur le membre supérieur gauche).

C4 *Mettre en œuvre des actions à visée diagnostique et thérapeutique*

Voir *Prise en charge de la défaillance respiratoire*

Données cliniques pour comprendre et pour agir

- Mesurer la fréquence respiratoire et de la saturation pulsée en oxygène afin d'évaluer le retentissement du choc en cours d'installation et de l'anémie (diminution de l'apport en oxygène aux tissus)
- Mesurer la fréquence cardiaque : apprécier le niveau de compensation de l'hypovolémie (tachycardie possible à la phase initiale du choc hémorragique compensé (pouls rapide et filant), mais aussi apprécier le retentissement de la douleur sur l'organisme (tachycardie réflexe liée à la douleur).

C4 Mettre en œuvre des actions à visée diagnostique et thérapeutique

Restaurer la volémie (selon la prescription médicale) :

– Poser sur prescription une deuxième voie d'abord de bon calibre afin de compenser les pertes sanguines volume à volume soit par cristalloïdes ou colloïdes, soit par l'administration de concentrés érythrocytaires. Les deux voies d'abord seront posées du côté gauche en raison de la fracture des os de l'avant-bras droit.

Voir *Techniques de ventilation invasive*

– Identifier les différentes voies veineuses après contrôle des fixations et réalisation d'un reflux garantissant la fiabilité des perfusions en place.

– Préparer le matériel et assister le médecin à la pose d'un cathéter central dans le cadre d'un besoin de remplissage massif et/ou de l'utilisation de catécholamine. La voie fémorale est à privilégier compte tenu de la suspicion de lésion du rachis cervical (le collier cervical empêche toute pose de voie centrale en jugulaire et la voie sous-clavière est à éviter en raison de l'existence d'un hémothorax à droite.

– Administrer sur prescription médicale des solutés de remplissage vasculaire et/ou de culots globulaires (commande en urgence de culots globulaires (groupe O, rhésus négatif), le remplissage doit être progressif avec pour objectif thérapeutique une pression artérielle systolique (PAS) > à 120 mmHg, soit une pression artérielle moyenne (PAM) > à 90 mmHg devant l'existence d'un traumatisme crânien.

– Avoir des médicaments vasoactifs à portée de main tels que la noradrénaline (catécholamine, effet alpha-1 vasoconstriction et effet alpha-2 sur le système sympathique, effet bêta faible. Ce sympathomimétique, d'action directe, permet de corriger l'hypotension artérielle réfractaire au remplissage).

Préparer le matériel et assister le médecin à la pose d'un cathéter artériel.

Ce geste constitue une priorité, car il permet le monitorage de façon fiable et continue la pression artérielle dans un contexte de choc hémorragique et de détresse neurologique (le maintien de la pression artérielle moyenne est un objectif thérapeutique). En outre, il permet de pratiquer de manière rapide et répétée les prélèvements sanguins.

C1 Évaluer une situation clinique et établir un diagnostic dans le domaine infirmier

Évaluer les pertes sanguines :

– Réaliser les prélèvements biologiques qui seront prescrits par le médecin et permettront d'objectiver et d'évaluer les pertes sanguines (numération formule sanguine).

– Mesurer l'hémoglobine par la méthode de micro-prélèvement type *Hémocue* afin d'avoir une idée de l'hémoglobinémie à l'arrivée du patient aux urgences et avant l'administration de solutés de remplissage (risque de dilution). Prélever également une hémostase ainsi qu'un ionogramme sanguin pour avoir des valeurs de référence en cas de passage au bloc opératoire en urgence. Le reste du bilan est prélevé en même temps (prélèvement des dosages toxicologiques, gaz du sang).

– Réaliser le contrôle du groupe sanguin et une recherche d'agglutinines irrégulières (RAI) par deux personnes différentes à deux moments différents.

– Explorer les plaies : les saignements de la plaie du scalp peuvent être importants et difficiles à quantifier. Il en est de même pour la plaie de l'arcade sourcilière qui n'a pas été suturée. Ces explorations se font stérilement en présence du médecin réanimateur qui évalue la nécessité de faire de nouvelles sutures. Les pansements sont refaits au propre après un lavage minutieux : certaines plaies du cuir chevelu peuvent passer inaperçues et saigner en nappe. Nettoyer la plaie au sérum physiologique.

C9 Organiser et coordonner les interventions soignantes

– Protéger la plaie avec un pansement stérile contenant un antiseptique.

– Débuter une antibioprophylaxie sur prescription médicale.

– S'informer de la validité de la vaccination anti-tétanique.

C1 Évaluer une situation clinique et établir un diagnostic dans le domaine infirmier

▪ Détresse respiratoire liée à l'atteinte de la commande centrale et à l'hémothorax

Diagnostic infirmier : incapacité de maintenir une respiration spontanée.

➢ Signes cliniques en faveur de la détresse respiratoire

– Traumatisme crânien sévère avec possible trouble de la commande ventilatoire.

Données cliniques pour comprendre et pour agir

– Coma avec un score de Glasgow à 7 exposant à un risque d'inhalation bronchique lié à un trouble de la déglutition ainsi qu'à une obstruction des voies aériennes supérieures liée à la chute de la langue en arrière (ce qui a justifié l'intubation orotrachéale).
– Hémothorax (probable) non drainé qui majore la dyspnée.
– Suspicion de traumatisme médullaire haut jusqu'à preuve du contraire pouvant altérer la commande respiratoire.
– Sécrétions sanglantes visibles dans la sonde endotrachéale.

➢ **Conséquences éventuelles en l'absence de traitement**

Hypoxie avec engendrant une souffrance tissulaire entraînant :
– une aggravation secondaire des lésions traumatiques liée à une hypoperfusion tissulaire prolongée,
– un risque d'agressions cérébrales secondaires d'origines systémique (ACSOS) majorant la souffrance cérébrale et les lésions neurologiques,
– une aggravation de l'état de choc.

➢ **Actions infirmières**

Avant l'admission le respirateur est prêt, testé et fonctionnel.

Assurer une continuité de l'oxygénothérapie et de la ventilation

Procéder au relais sur le ventilateur du service sans discontinuités de la ventilation mécanique : le médecin réanimateur procède au réglage du ventilateur.

Contrôler la bonne position de la sonde (le médecin auscultera au préalable les champs pulmonaires) :
– Vérifier la qualité de la fixation de la sonde d'intubation et noter le niveau du repère à l'arcade dentaire.
– Vérifier secondairement les pressions du ballonnet de la sonde d'intubation.
– Préparer le patient et son dossier médical complet pour la réalisation d'une radiographie pulmonaire demandée en urgence par le médecin afin de contrôler la bonne position de la sonde d'intubation et d'évaluer la gravité de l'hémothorax.

Contrôler les paramètres de ventilation
– Les noter sur la feuille de surveillance.
– Monitorer les pressions d'insufflation, du volume courant et de la fréquence respiratoire.
– Assurer la sédation afin de permettre une bonne adaptation du patient au ventilateur.

Préparer et servir la pose d'un drain thoracique en fonction de la confirmation du diagnostic d'hémothorax par la radiographie pulmonaire, mais aussi de la tolérance hémodynamique et respiratoire du patient.

Prévenir les régurgitations passives
– Poser une sonde gastrique (sur prescription médicale) afin de prévenir des régurgitations passives, en n'utilisant impérativement que la voie orale (le traumatisme crânien expose au risque de fracture de la base du crâne).
– Relier la sonde gastrique au système d'aspiration mural (en aspiration digestive douce).

Réaliser les soins de propreté de la sphère orotrachéale
– Faire une première aspiration trachéale et buccale soigneuse compte tenu de la présence de sécrétions sanglantes dans la sonde d'intubation.
– Refaire les soins de cordon et les fixations de la sonde si ces derniers sont souillés.
– Assurer l'occlusion palpébrale compte tenu de la sédation du patient.

▪ **Prise en charge des fractures (fémur et avant-bras droit)**

➢ **Signes cliniques**

Impotence fonctionnelle, douleur à la mobilisation, membre déformé.

➢ **Causes**

Processus traumatique : défenestration.

Conséquences éventuelles en l'absence de traitement

Pronostic fonctionnel compromis en l'absence d'un traitement rapide : complication à type de paralysie par défaut de vascularisation, atteinte d'un nerf ou d'un vaisseau due à la compression ou l'étirement par la fracture.

➢ **Actions infirmières**
– Assurer l'immobilisation de la jambe et de l'avant-bras droit par l'attelle.
– Éviter toute mobilisation inutile ou intempestive.

Données cliniques pour comprendre et pour agir

– Dépister les éventuelles complications vasculo-nerveuses : prise de pouls distal sur le membre traumatisé, observation de la couleur et de la chaleur du membre (en le comparant au membre valide).
– Prise de pouls distal sur le membre traumatisé.
– Observation de la couleur et de la chaleur du membre (en le comparant au membre valide).
– Ici, la sensibilité ne peut être évaluée, compte tenu de la sédation du patient.
– Coordonner l'intervention des équipes de radiologie, du chirurgien :
 • Appeler le service de radiologie pour réaliser le bilan radiologique prescrit par le médecin de la fracture du fémur de la fracture du bassin, de la fracture de l'avant-bras et complété d'une radiographie pulmonaire pour le contrôle de la sonde d'intubation, le contrôle du cathéter central (s'il y a lieu) et surtout l'évaluation de l'hémothorax.
 • Réaliser sur prescription médicale un électrocardiogramme et préparer le patient et son dossier médical complet pour la réalisation sur prescription médicale d'une échographie cardiaque pour éliminer un épanchement péricardique lié au mécanisme de survenue de l'accident (chute du 3e étage avec phénomène fréquent de contusion myocardique).
 • Récupérer rapidement les radiographies pour le chirurgien orthopédique.
 • Préparer le dossier du patient pour le médecin anesthésiste (appelé en urgence par le médecin en vue d'une consultation pré-anesthésique pour un départ au bloc quand le patient est stabilisé.

▪ Hypothermie relative

➢ Signes cliniques

Température du patient non évoquée dans le sujet, mais patient pris en charge au mois de décembre sur la voie publique.

➢ Causes

L'hypothermie est liée à l'exposition sur la voie publique, le traumatisme (l'hypovolémie relative induit une redistribution du sang vers les organes nobles au détriment des tissus périphériques).

➢ Conséquences éventuelles à moyen terme

Majoration de la douleur et augmentation inutile de la consommation en oxygène liée aux frissons (ces mouvements involontaires créent un besoin en oxygène inutile pour un organisme déjà en dette d'oxygène).

Majoration des troubles de la coagulation, diminution de la cicatrisation par l'hypothermie.

➢ Actions infirmières

– Assurer le réchauffement par la mise en place d'une couverture à air pulsé ou d'une couverture de survie.
– Mettre en place le monitorage de la température au moyen d'une sonde thermique.

▪ Devenir du patient

Après stabilisation des fonctions vitales, le patient est rapidement conduit au scanner afin d'évaluer les lésions neurologiques et objectiver l'absence de lésions viscérales associées. Après ces examens, il retourne en réanimation ou au bloc opératoire en fonction des diagnostics posés. La pose d'un capteur de mesure de la pression intracrânienne peut être nécessaire, l'évacuation d'un hématome intracrânien aussi. Les fractures doivent être opérées rapidement en raison du pronostic fonctionnel.

situation **clinique**

Réanimation lors d'une occlusion intestinale

Vous prenez en charge M. M., 75 ans, retraité, ancien bibliothécaire.
M. M. est marié, il vit avec sa femme et a un enfant qui réside à l'étranger. Il pèse 85 kg et mesure 1,65 m.

Il a été admis aux urgences pour suspicion d'occlusion intestinale car il présente de violentes douleurs abdominales avec arrêt des matières et des gaz, nausées, vomissements. M. M. a comme antécédent une hypertension artérielle traitée par *Triatec* (ou *Ramipril*, qui est un inhibiteur de l'enzyme de conversion) à raison de 2,5 mg par jour, pris le matin. M. M. est allergique à la pénicilline.
Il a été opéré, il y a cinq ans, pour un cancer du côlon gauche sans complication particulière. Il a été opéré pour une prothèse de la hanche gauche, il y a dix ans.
Le diagnostic de péritonite associée à une occlusion intestinale est rapidement posé après la réalisation d'un scanner. M. M. est aussitôt transféré depuis le service des urgences en réanimation chirurgicale.

Le bilan biologique initial a été réalisé à l'arrivée aux urgences.

Arrivé en réanimation, M. M. présente :
- une pression artérielle à 90/70 mmHg,
- une fréquence cardiaque de 130 battements par minute,
- une fréquence respiratoire à 25 cycles par minute,
- une saturation pulsée en oxygène de 92 % sous masque à haute concentration à 12 litres par minute d'oxygène,
- des sueurs,
- une température à 38,9 °C avec des frissons,
- M. M. est agité, confus ce qui inquiète beaucoup M. M. qui l'accompagne.

Une perfusion a été posée aux urgences sur l'avant-bras gauche. M. M. a reçu 500 mL de sérum physiologique. Un deuxième flacon de sérum physiologique est en cours. Aucune sonde gastrique n'a été posée pour M. M.

Analyser cette situation et mettre en œuvre les actions de soins les plus adaptées au patient.

ANALYSE DE LA SITUATION

L'analyse du sujet est capitale : chaque élément compte et doit être analysé finement car il apporte des renseignements importants pour l'infirmière. Ces indices doivent être extraits et confrontés aux connaissances théoriques. Cette analyse ainsi réalisée permet de dégager les priorités de prise en charge, d'évaluer les risques auxquels le patient est exposé et de hiérarchiser les actions que l'infirmière doit mener.

▪ Vous prenez en charge M. M., 75 ans retraité, ancien bibliothécaire.

La notion d'âge est importante : ici le patient est âgé, ce qui dès la lecture de l'énoncé doit faire évoquer de potentiels antécédents médicaux et chirurgicaux, la prise d'un traitement, et bien entendu une altération physiologique des organes compte tenu de l'âge.
Autre indication : l'ancienne profession de M. M. témoigne d'une activité plutôt sédentaire.

▪ M. M. est marié, il vit avec sa femme et a un enfant qui réside à l'étranger.

Cette donnée permet d'avoir un interlocuteur qui renseigne sur les antécédents du patient, le nom du médecin traitant et les coordonnés de celui-ci. Il faut penser à demander le numéro de téléphone de la personne à prévenir en cas d'urgence.
Mme M. est *a priori* la seule interlocutrice présente.

▪ Il pèse 85 kg et mesure 1,65 m.

Ici, ces éléments permettent de définir le rapport staturo-pondéral qui est objectivé par un calcul très simple de l'indice de masse corporelle ou IMC (les anglo-saxons parlent de BMI, c'est-à-dire de *body mass index*). L'indice de masse corporelle permet d'estimer facilement la quantité de masse grasse de l'organisme à partir du poids et de la taille. L'indice de masse corporelle est le rapport du poids (exprimé en kg) sur le carré de la taille (exprimée en mètre) soit la formule suivante **IMC = poids/taille²**

L'IMC normal se situe entre 18,5 et 24,9. On parle de maigreur pour un IMC inférieur à 18,5, de surpoids pour un IMC compris entre 25 et 29,9, d'obésité pour un IMC supérieur à 30 et d'obésité morbide pour un IMC supérieur à 40.

Classification	IMC (kg/m²)
Maigreur	< 18,5
Normal.	18,5 à 24,9
Surpoids	25 à 29,9
Obésité.	> 30
Obésité morbide	> 40

Calcul de l'IMC pour M. M. :
IMC = poids/taille² soit dans ce cas précis : $(85/1(1.65)^2=31$
Ce calcul pour M. M. indique une obésité de grade I ou obésité modérée qui est à prendre en compte car elle entraîne des complications cardiovasculaires probables.

▪ **Il a été admis aux urgences pour suspicion d'occlusion intestinale, car il présente de violentes douleurs abdominales avec arrêt des matières et des gaz, nausées vomissements.**
Le diagnostic clinique d'occlusion intestinale repose sur l'association de quatre signes : douleur abdominale, arrêt des matières et des gaz, nausées ou vomissements, météorisme abdominal. Le signe le plus spécifique est l'arrêt du transit et notamment des gaz.
Les nausées et vomissements engendrent une déshydratation par perte digestive haute.

▪ **Les violentes douleurs abdominales.**
Ces douleurs doivent être rapidement prises en charge. La pose sur prescription médicale d'une sonde nasogastrique doit permettre une diminution des nausées et des vomissements ainsi qu'une diminution de la distension abdominale.

▪ **M. M. a comme antécédent une hypertension artérielle traitée par *Triatec* (ou *Ramipril* qui est un inhibiteur de l'enzyme de conversion, IEC) à raison de 2,5 mg par jour pris le matin.**
L'hypertension artérielle est une pathologie fréquente qui retentit sur tout le système cardio-vasculaire en favorisant l'athérome, l'insuffisance coronarienne et cardiaque (par le dysfonctionnement diastolique et systolique), les accidents vasculaires cérébraux, l'insuffisance rénale et l'artériopathie des membres inférieurs.
Dans ce contexte, il faut penser à interroger sur les habitudes de vie. Il faut se demander s'il existe un tabagisme associé, une consommation d'alcool, une notion de consommation sodée exagérée, notion de sédentarité, un surpoids.
Le traitement : les médicaments de la famille des inhibiteurs de l'enzyme de conversion inhibent l'activité de l'enzyme de conversion qui transforme normalement l'angiotensine I en angiotensine II. L'angiotensine II est responsable d'une contraction des vaisseaux et donc d'une élévation de la pression artérielle. L'angiotensine II est responsable de la libération de l'aldostérone (produite par la glande surrénale) provoquant une rétention hydrosodée, mais aussi une vasoconstriction, ce qui provoque une élévation de la pression artérielle. L'inhibiteur de l'enzyme de conversion empêche la transformation de l'angiotensine I en angiotensine II, ce qui limite la contraction des vaisseaux, la rétention d'eau et de sel, et abaisse donc la pression artérielle.
Ici, le traitement va être un problème qu'il ne faut pas méconnaître : l'occlusion intestinale, dans sa forme grave, entraîne un état de choc avec une altération importante de l'hémodynamique. La prise du *Triatec* va majorer cette altération de l'hémodynamique.

▪ **M. M. est allergique à la pénicilline.**
Cette donnée est essentielle et doit être mise en évidence sur le dossier, afin d'éviter tout risque d'administration de pénicilline pouvant entraîner une réaction anaphylactique.

▪ **M. M. a été opéré il y a cinq ans pour un cancer du côlon gauche sans complication particulière.**
Toute intervention chirurgicale, quelle qu'en soit la voie d'abord entraîne la formation d'adhérences qui aboutissent parfois à la constitution de brides fibreuses qui peuvent être à l'origine d'une occlusion intestinale. L'occlusion peut survenir de très nombreuses années après le geste chirurgical.

▪ **Il a été opéré pour une prothèse de la hanche gauche il y a dix ans.**
Cette donnée est importante, car elle indique qu'il faudra prendre des précautions lors de la mobilisation de M. M., afin de ne pas entraîner une luxation de la prothèse de hanche.

▪ **Le diagnostic de péritonite associée à une occlusion intestinale est rapidement posé après la réalisation d'un scanner. M. M. est aussitôt transféré depuis le service des urgences en réanimation chirurgicale.**

Le scanner est à présent l'examen de référence en cas de suspicion de syndrome occlusif intestinal. Plus précis que la radio de l'abdomen sans préparation, il permet d'affirmer le diagnostic en localisant les niveaux hydro-aériques. Il précise le siège de l'obstacle et sa nature (si l'on pratique un scanner avec injection de produit de contraste intraveineux, on peut mettre en évidence des signes de souffrance intestinale).
La péritonite s'explique par la destruction de la barrière muqueuse et la prolifération bactérienne dans l'anse comprimée qui entraînent le passage d'endotoxines dans la cavité péritonéale et le réseau capillaire. La compression des artères digestives entraîne une gangrène pouvant aboutir à la perforation et à la péritonite généralisée à contenu hautement septique.

- **Le bilan biologique initial a été réalisé à l'arrivée aux urgences :**

Cette notion est importante, car les examens biologiques initiaux doivent être récupérés par l'IDE de réanimation.

- **Arrivé en réanimation, il présente :**

– une pression artérielle à 90/70 mmHg,
– une fréquence cardiaque de 130 battements par minute,
– une fréquence respiratoire à 25 cycles par minute,
– une saturation pulsée en oxygène de 92 % sous masque à haute concentration à 12 litres par minute d'oxygène,
– des sueurs,
– un tirage,
– une température à 38,9 °C avec des frissons,
– M. M est agité, confus, ce qui inquiète beaucoup Mme M. qui l'accompagne.

L'analyse des paramètres cliniques permet la recherche de signes généraux témoignant du retentissement de l'occlusion.

- **Une pression artérielle à 90/70 mmHg.**
Une fréquence cardiaque de 130 battements par minute.

La tachycardie et l'hypotension témoignent d'un choc hypovolémique*. L'insuffisance circulatoire se définit comme la survenue brutale et persistante d'une hypotension artérielle définie par une pression artérielle systolique inférieure à 90 mmHg ou par une baisse d'au moins 30 % de la pression artérielle chez un hypertendu connu.
L'occlusion intestinale peut se compliquer d'une compression de l'axe vasculaire d'une ou plusieurs anses digestives. Cette stase veineuse se traduit par une fuite de plasma et de sang (extravasation) dans le péritoine. Cette extravasation aboutit à la création d'un troisième secteur qui explique l'hypovolémie et l'état de choc hypovolémique.
Cet état de choc hypovolémique est d'autant plus grave que les nausées et vomissements majorent la situation de déshydratation.
* La notion de choc hypovolémique est une urgence avec la mise en jeu du pronostic vital : l'altération de la perfusion tissulaire entraînant une inadéquation entre les apports et les besoins en oxygène de l'organisme.

- **Une agitation et une confusion :**

– témoignent de la gravité de la détresse circulatoire, car elles signent une hypoperfusion du cerveau ;
– confirment le diagnostic d'état de choc et l'urgence vitale.
Les critères de sécurité doivent être évoqués dans la prise en charge.

- **Une fréquence respiratoire à 25 par minute, une saturation pulsée en oxygène de 92 %, des sueurs, un tirage**

La fréquence respiratoire montre une tachypnée qui permet de compenser le choc hypovolémique.
La saturation en oxygène est abaissée (SPO2 à 92 %) et témoigne d'une désaturation malgré l'administration avec un masque à haute concentration d'oxygène à 12 litres par minute.
La présence de sueurs sur un contexte fébrile ne doit pas occulter une hypercapnie qui s'accompagne classiquement de sueurs.
L'obésité est un facteur pouvant majorer la détresse respiratoire, car elle altère la mécanique ventilatoire de façon importante.
La notion de détresse respiratoire témoigne de la gravité de l'urgence. Le patient risque un épuisement rapide et un arrêt cardiorespiratoire. L'intubation orotrachéale est une éventualité forte et doit être évoquée dans la prise en charge. Les pré-requis à l'intubation sont attendus dans la prise en charge infirmière : la vérification et la fonctionnalité d'une source d'aspiration, du ballon auto-remplisseur à valve unidirectionnelle type *Ambu* et du respirateur. Le chariot d'urgence est prêt, contrôlé et à portée de main.

Le contexte de l'urgence, l'occlusion intestinale avec les vomissements et de l'obésité du patient imposent cette intubation dans un contexte où il existe un risque potentiel de régurgitation d'un liquide gastrique acide avec inhalation bronchique (syndrome de Mendelson). Afin de prévenir ces complications, on pratique une anesthésie avec induction en séquence rapide. Classiquement, on utilise un hypnotique puissant d'action centrale ayant peu d'effet hémodynamique (Hypnomidate – *Étomidate* ou bien Kétamine – *Kétalar*) en association à un curare d'action rapide (*Célocurine* – Succinylcholine) facilitant le passage de la sonde d'intubation au travers des cordes vocales. Une deuxième personne réalise une pression cricoïdienne (ou manœuvre de Sellick). Cette manœuvre consiste à comprimer l'œsophage en l'écrasant contre le rachis cervical. Elle vise théoriquement à empêcher la régurgitation gastrique.

- **Une température à 38,9 °C avec des frissons.**

Un choc septique lié à la péritonite s'ajoute au choc hypovolémique lié à l'occlusion.

- **Une perfusion a été posée aux urgences sur l'avant-bras gauche. M. M. a reçu 500 mL de sérum physiologique. Un deuxième flacon de sérum physiologique est en cours.**

Compte tenu du choc hypovolémique compliqué de sepsis, cette seule voie d'abord ne suffit plus. La probabilité de mise sous catécholamine est très forte. Une deuxième voie d'abord périphérique de bon calibre permettant un remplissage vasculaire doit être évoquée dans la prise en charge. La pose d'une voie centrale est indispensable pour l'administration des catécholamines.

La pose d'un cathétérisme artériel doit être évoquée dans la prise en charge de M. M. avant son passage au bloc opératoire. Cela permet le monitorage de façon fiable et continu de la pression artérielle dans un contexte de choc hypovolémique et septique. Cela permet également de pratiquer de manière rapide et répétée les prélèvements sanguins.

- **L'inquiétude de Mme M.**

C'est un élément important dans la prise en charge de M. M. à ne pas négliger. Mme M. est aussi une personne âgée, la gravité de la situation et la mise en œuvre de la réanimation doivent être expliquées. D'autre part, son enfant résidant à l'étranger, elle va devoir affronter seule cette situation brutale.

HYPOTHÈSES DE DIAGNOSTICS INFIRMIERS

- **Détresse circulatoire conjuguant un état de choc septique et hypovolémique.**

➢ Diagnostic infirmier

Diminution du débit cardiaque.

➢ Signes cliniques en faveur de l'état de choc hypovolémique et septique

- Une pression artérielle à 90/70 mmHg,
- une fréquence cardiaque de 130 battements par minute,
- une température à 38,9 °C avec des frissons,
- M. M. est agité, confus,
- péritonite associée à une occlusion intestinale.

➢ Conséquences éventuelles en l'absence de traitement

Hypoperfusion prolongée, bas débit.

Désamorçage de la pompe cardiaque avec au maximum arrêt cardiorespiratoire.

Prévenir le médecin réanimateur.

➢ Installer le patient

Précaution lors de la mobilisation du patient (prothèse de hanche) en position demi-assise, afin de favoriser la ventilation du patient et libérer les voies aériennes.

➢ Assurer la sécurité

Monter les barrières du brancard : le patient est agité et confus.

➢ Installer le monitorage

Recueillir les paramètres paracliniques, apprécier le retentissement de l'anémie liée au saignement, de la douleur sur l'organisme.

Mesurer la pression artérielle : dépister une hypotension artérielle, un collapsus (le brassard à tension non invasif est installé sur le membre supérieur droit, car le patient est perfusé à gauche).
Mesurer la fréquence cardiaque : apprécier le niveau de compensation de l'hypovolémie (tachycardie possible à la phase initiale du choc hypovolémique compensée (pouls rapide et filant) mais aussi apprécier le retentissement de la douleur sur l'organisme (tachycardie réflexe lié à la douleur abdominale).
Mesurer la fréquence respiratoire et de la saturation pulsée en oxygène afin d'évaluer le retentissement du choc en cours d'installation (diminution de l'apport en oxygène aux tissus).

➢ Préparer le matériel et assister le médecin à la pose d'un cathéter artériel
Ce geste constitue une priorité, car il permet le monitorage de façon fiable et continue de la pression artérielle dans un contexte de choc septique et hypovolémique. En outre, il permet de pratiquer de manière rapide et répétée les prélèvements sanguins.

➢ Restaurer la volémie
Selon la prescription médicale, poser une deuxième voie d'abord de bon calibre afin de compenser l'hypovolémie soit par cristalloïdes soit par des colloïdes.
Identifier les différentes voies veineuses après contrôle des fixations et réalisation d'un reflux garantissant la fiabilité des perfusions en place.

Préparer le matériel et assister le médecin à la pose d'un cathéter central dans le cadre d'un besoin de remplissage massif et/ou de l'utilisation de catécholamine.

Administrer sur prescription médicale, des solutés de remplissage vasculaire
Le remplissage doit être progressif avec pour objectif thérapeutique une pression artérielle systolique (PAS) > à 120 mmHg.

Avoir à disposition et préparer, sur prescription médicale, la noradrénaline (catécholamine, effet alpha-1 vasoconstriction et effet alpha-2 sur le système sympathique, effet bêta faible. Ce sympathomimétique, d'action directe, permet de corriger l'hypotension artérielle réfractaire au remplissage).

➢ Évaluer les pertes sanguines : apprécier le retentissement du choc sur le métabolisme
Récupérer le bilan biologique initialement prélevé aux urgences.
Réaliser les prélèvements biologiques (sur prescription médicale) qui permettront d'objectiver et d'évaluer le retentissement du choc sur le patient : mesure de lactates, des gaz du sang, de l'ionogramme sanguin, une numération formule sanguine, un bilan hépatique. Explorer la fonction rénale par la mesure de l'urée et la créatinine sanguine. Prélever également une hémostase.
Contrôler le groupage sanguin et une recherche d'agglutinines irrégulières (RAI) par deux personnes différentes à deux moments différents.
Réaliser, sur prescription médicale, un électrocardiogramme de référence, pour démasquer également une souffrance myocardique sous-jacente, compte tenu de l'état de choc et des antécédents du patient (patient obèse, présentant des antécédents d'HTA).

▪ Détresse respiratoire consécutive à l'état de choc

➢ Diagnostic infirmier
Incapacité de maintenir une respiration spontanée.

➢ Signes cliniques en faveur de la détresse respiratoire
- Une fréquence respiratoire à 25 cycles par minute,
- une saturation pulsée en oxygène de 92 %,
- des sueurs,
- un tirage.

➢ Conséquences éventuelles en l'absence de traitement
- Majoration de la dyspnée,
- hypoxémie majeure aggravant l'état de choc,
- au maximum, arrêt cardiorespiratoire.

MISE EN ŒUVRE D'ACTIONS ADAPTÉES

" Actions infirmières "

▪ Assurer la continuité de l'oxygénothérapie et de la ventilation

Mettre en place l'oxygénothérapie au masque à haute concentration avec un débit à 12 litres par minute.

▪ Rapprocher le chariot d'urgence

▪ Évaluer la fonction respiratoire

Objectif : apprécier la dyspnée, sa régression ou son évolution.
Observer la fréquence respiratoire, son rythme, son amplitude.
Observer la coloration des téguments (régression de la cyanose, et des sueurs).

▪ Apprécier l'état de conscience

Par le score de Glasgow et surveiller l'évolution de l'agitation.

▪ Assurer une communication

et maintenir le contact verbal avec le patient.

▪ Vérifier le matériel pour l'intubation

Plateau d'intubation, la présence de l'ambu et d'une aspiration fonctionnelle.

▪ Préparer et vérifier le respirateur.

▪ Préparer sur prescription médicale les médicaments pour la réalisation de l'intubation

L'intubation est un geste qui nécessite donc une anesthésie profonde dont l'objectif est d'éviter les réactions hémodynamiques et respiratoires réflexes. On utilise un hypnotique puissant d'action centrale ayant peu d'effet hémodynamique (Hypnomidate – *Étomidate* ou bien Kétamine – *Kétalar*) en association à un curare d'action rapide (*Célocurine* – Succinylcholine) facilitant le passage de la sonde d'intubation au travers des cordes vocales.

▪ Après l'intubation

Assurer la fixation de la sonde d'intubation.
Connecter le patient au ventilateur (les réglages sont assurés par le réanimateur).
Connecter le capnographe.

▪ Contrôler la bonne position de la sonde

(Demander au médecin une auscultation des champs pulmonaires)
Vérifier la qualité de la fixation de la sonde d'intubation et noter le niveau du repère à l'arcade dentaire.
Vérifier secondairement les pressions du ballonnet de la sonde d'intubation.
Demander une radiographie pulmonaire en urgence afin de contrôler la bonne position de la sonde d'intubation.

▪ Contrôler les paramètres de ventilation

Les noter sur la feuille de surveillance.
Monitorer les pressions d'insufflation, du volume courant et de la fréquence respiratoire.

▪ Assurer l'entretien de la sédation et une analgésie efficace

En suivant les prescriptions médicales afin de permettre une bonne adaptation du patient au ventilateur.

▪ Réaliser les soins de propreté de la sphère orotrachéale

Réaliser une aspiration trachéale et buccale soigneuse en fonction des sécrétions (non systématique).
Refaire les soins de cordon et les fixations de la sonde.
Assurer l'occlusion palpébrale compte tenu de la sédation du patient.

▪ Prévenir les régurgitations passives

Poser une sonde gastrique (sur prescription médicale) afin de prévenir des régurgitations passives.
Relier la sonde gastrique au système d'aspiration murale (en aspiration digestive douce).

▪ Devenir du patient

Une fois les grandes fonctions vitales stabilisées, le patient doit être préparé pour le bloc opératoire :
– Rassembler les examens, les montrer au réanimateur.
– Préparer le dossier pour le passage au bloc opératoire (scanner, clichés radiologiques, bilans sanguins et échographique, ECG de référence).

Mme M. doit être vue par un médecin et l'infirmière afin qu'ils la rassurent et lui expliquent la gravité de la situation et les principes de prise en charge de M. M. et les traitements mis en place.

Annexe A
Le drainage thoracique

Rappel anatomique

Les poumons sont entourés d'un double feuillet appelé la plèvre (le feuillet pariétal sur la paroi interne de la cage thoracique et le feuillet viscéral entourant directement le poumon). Une pression négative au sein de l'espace pleural entre – 4 et – 10 cmH_2O maintient le poumon en expansion. Toute exposition de la cavité pleurale à la pression atmosphérique engendrera un effondrement du poumon (collapsus). À l'état normal, il n'y a pas d'air entre les deux feuillets pleuraux (cavité virtuelle).

La plèvre possède une fonction sécrétoire, immunologique et mécanique. Elle sécrète et réabsorbe de manière concomitante un liquide dont le but est d'assurer la lubrification des deux feuillets pleuraux : on comprend alors qu'une sécrétion abondante ou une résorption défaillante puisse provoquer la survenue d'un épanchement pleural. D'autre part, ce liquide est pauvre en anticorps, d'où la grande sensibilité de la plèvre à l'infection (pleurésie).

Principe et objectif du drainage thoracique

Le drain thoracique est utilisé pour évacuer de l'espace pleural tout épanchement gazeux ou liquide. Le but du drainage est de rétablir une pression négative dans l'espace pleural, et de ramener la surface du poumon à la paroi thoracique. La technique consiste à introduire dans la cavité pleurale un drain relié à un système aspiratif, afin d'évacuer l'épanchement.

Le pneumothorax correspond à épanchement d'air dans la cavité pleurale, avec pour conséquence un collapsus partiel ou complet du poumon. Le pneumothorax peut être spontané et dit primaire quand on ne retrouve pas de maladie pulmonaire apparente, ou secondaire quand il est lié à une complication d'une maladie du poumon cliniquement décelable. Il peut s'agir d'un pneumothorax traumatique lié à une plaie pénétrante, un traumatisme fermé ou à un geste iatrogène (exemple : pose d'un cathéter sous clavier).

En fonction de la nature du liquide, on distingue :

- ***L'hémothorax*** correspond à un épanchement de sang dans la cavité pleurale. Les causes traumatiques sont les plus fréquentes. Les causes néoplasiques sont possibles.
- ***L'hémopneumothorax*** associe la présence d'un liquide sanglant et d'air.
- ***Le chylothorax*** correspond à un épanchement d'un liquide chyleux (rupture du canal lymphatique thoracique, par exemple).
- ***Le pyothorax*** correspond à un épanchement de liquide purulent.
- ***La pleurésie*** est une inflammation aiguë ou chronique de la plèvre mais qui ne comporte pas nécessairement d'épanchement liquidien. Les causes infectieuses ou carcinologiques sont à évoquer.

Signes cliniques en faveur d'un épanchement pleural

C1 *Évaluer une situation clinique et établir un diagnostic dans le domaine infirmier*

Les signes cliniques sont inconstants et non spécifiques. Ils s'expriment par une douleur thoracique, une dyspnée, un emphysème sous-cutané, une sensation de mouvement intrathoracique. Il y a diminution du murmure vésiculaire homolatéral.

Des signes de mauvaise tolérance devront être systématiquement recherchés comme une détresse ventilatoire (cyanose, apparitions de sueurs, dyspnée, polypnée superficielle, signes de lutte, désaturation) mais aussi des signes circulatoires (une tachycardie, une hypotension).

La radiographie

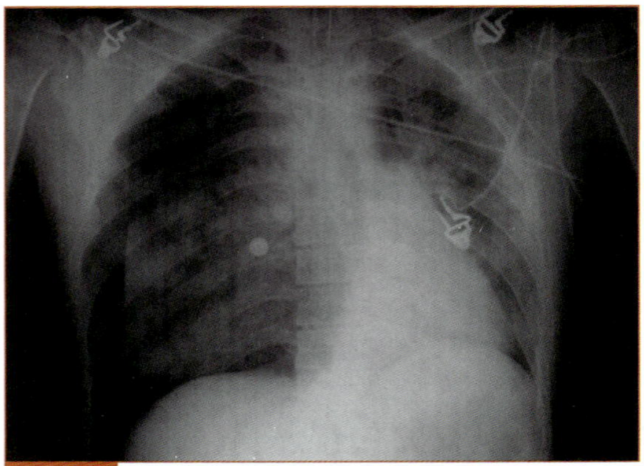

Fig. 5.A *Exemple de pneumothorax.*

Site d'insertion du drain thoracique

Il est guidé par la radiographie du thorax qui donne la nature de l'épanchement et le lieu de drainage.

Lors de pneumothorax, le drain est classiquement posé au sommet du poumon, dirigé vers le haut. Il est positionné en **axillaire** dans le 4e ou 5e espace inter costal, sur la ligne axillaire moyenne ou en **antérieur** dans le 2e espace intercostal, sur la ligne médio claviculaire.

Lors d'un épanchement liquidien, il est positionné en **axillaire** : dans le quatrième ou cinquième espace intercostal et dirigé vers le bas.

infirmière

Surveillance

Rôle infirmier lors de la pose d'un drain thoracique

▪ **Gérer l'organisation, l'ergonomie et la sécurité de la pose d'un drain thoracique**

– Informer le patient (s'il est conscient) et la famille, leur expliquer et les rassurer.
– Vérifier l'hémostase et la carte de groupe sanguin.
– Afficher la radiographie thoracique.
– Organiser l'environnement et l'espace afin de faciliter l'accès à la zone de pose. Ainsi, il est nécessaire de positionner l'écran de scope pour qu'il soit visible durant le geste par l'opérateur et par l'aide. Il faut veiller à l'ergonomie et le confort de travail en positionnant le lit à la bonne hauteur et, si besoin, en dégageant la tête du lit. Enfin, l'élimination des déchets (emballages des dispositifs stériles) impose un positionnement optimal des sacs poubelles.

C4 *Mettre en œuvre des actions à visée diagnostique et thérapeutique*

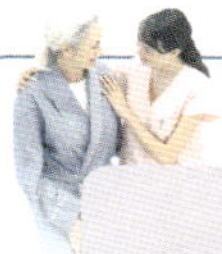

Surveillance

infirmière

Pour la sécurité :
– Disposer à proximité le chariot d'urgence.
– Vérifier le matériel d'aspiration, de ventilation, d'intubation.
– Vérifier le réglage des alarmes du scope avant la pose.
– Vérifier les reflux sur les voies d'abords, les identifier pour pouvoir injecter les médicaments en cas d'urgence.
– Limiter les allées et venues et les intervenants pour limiter les risques de fautes d'asepsie.
– Désinfecter la table utilisée pour servir la pose du drain ainsi que l'environnement.

▪ Préparer le matériel pour la pose du drain
– Le matériel pour l'habillage chirurgical (masques, charlottes, brosses bétadinées, casaques, gants stériles et lunettes de protection).
– Le matériel pour l'asepsie.
– Le matériel pour l'anesthésie locale (aiguille à sous cutanée, une pompeuse, une seringue, *Xylocaïne* 1 % non adrénalinée). Prévoir des drains thoraciques de différentes tailles.
– Prévoir le système de recueil et d'aspiration (planche type *Pleurévac*) des raccords biconiques et deux clamps sécurisés.
– Préparer le matériel pour la fixation et les pansements (bistouri, fils à peau, porte-aiguille).

* Note : le système de recueil et d'aspiration se compose de la chambre de dépression, de la chambre de recueil du liquide pleural et de la chambre scellée sous eau (qui permet de vérifier le bullage et l'oscillation). Cette chambre joue également le rôle de valve anti-retour.

▪ Installation du patient
– En décubitus dorsal ou demi assis. Le bras du côté à ponctionner, en arc de cercle au-dessus de sa tête.
– Vérifier la bonne position du monitorage pour ne pas être gêné pendant la pose

▪ Pendant la réalisation du geste, l'infirmier surveille
– L'état de conscience, si la pose s'effectue sous anesthésie locale seule. En cas de sédation, un approfondissement en peropératoire de l'analgésie et de la narcose peut être nécessaire.
– Les paramètres cliniques de la ventilation avec la fréquence respiratoire, le rythme et l'amplitude de la respiration, la coloration et l'apparition d'une cyanose ou de sueurs.
– L'état ventilatoire par l'oxymétrie de pouls, le capnographe et les alarmes du respirateur si le patient est ventilé (la ventilation minute, la pression de crête).
– L'état hémodynamique par la surveillance électrocardioscopique du rythme et de la fréquence cardiaque ainsi que de la pression artérielle.
– Le geste lui-même doit être surveillé et notamment le champ opératoire pour détecter une éventuelle hémorragie.

▪ Une fois le drain en place, l'infirmier doit
– Clamper le drain si le patient est en ventilation spontanée ou assistée.
– Connecter le tuyau de recueil au drain sans que l'aspiration ne soit mise en route.
– Déclamper le drain.
– Vérifier la bonne position du drain qui est objectivé par la présence de liquide et d'une oscillation.
– Mettre en route l'aspiration,
– 20 cm d'H2O au maximum.
– Vérifier le bullage au démarrage de l'aspiration.

▪ Rôle de l'infirmier après la pose du drain
– Veiller à réinstaller confortablement le patient.
– Évacuer les matériels à usage unique souillés dans le sac poubelle.
– Jeter le bistouri jetable et les aiguilles dans la boîte à aiguilles.
– Noter le soin sur la pancarte et sur la feuille de surveillance la date de la pose, le site de pose et le type de drain utilisé et le numéro de lot du matériel utilisé (traçabilité).
– Assurer la traçabilité du soin dans le dossier, noter la date et l'heure de pose du drain.
– Faire le pansement du drain (ce dernier doit être propre sec et occlusif).
– S'assurer que la bourse est occlusive autour du drain (surtout si le bullage est permanent).
– Noter l'aspect local autour du drain, l'absence d'abcès cutané et de suintements (sang…).
– Refaire systématiquement le pansement du drain si ce dernier est non occlusif ou souillé.
– Signaler tout défaut de fixation, l'ablation accidentelle pouvant avoir des conséquences graves.

infirmière

Surveillance

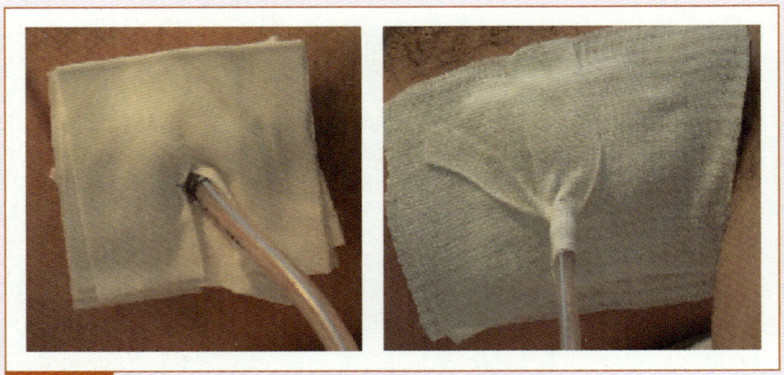

Fig. 5.B Exemple de pansement de drain pleural.

Surveillance du patient porteur d'un drain thoracique

L'infirmier doit :

– Assurer la surveillance de la fonction respiratoire : fréquence respiratoire, amplitude, rythme, absence de dyspnée, de gêne respiratoire pour les patients en ventilation spontanée. Évaluer l'aspect des téguments et de la coloration (dépister la cyanose, signe d'hypoxie et dépister une pâleur, signe d'hémorragie).

– Monitorer les paramètres ventilatoires si le patient est en ventilation mécanique : le volume courant inspiré et expiré doit être monitoré (fuite = VTI – VTE), ainsi que la pression de crête (son augmentation peut signifier la récidive du pneumothorax ou de l'épanchement). Assurer la mesure de la saturation en oxygène (SpO_2) : la chute de la SpO_2 doit faire rechercher un drainage inefficace (drain exclu, pneumothorax sous tension).

– Dépister la survenue d'une douleur et évaluer l'intensité de la douleur (échelle visuelle analogique ; échelle verbale simple, échelle numérique). Noter la localisation de cette douleur. La douleur peut être associée à la survenue d'une toux qu'il faut avoir dépister.

– Palper le thorax du coté du drain afin de détecter l'apparition d'un emphysème sous-cutané qui caractérise un drain exclu ou un pourtour du drain non étanche.

– Effectuer sur prescription médicale des gaz du sang, demander une radiographie du thorax quotidienne et lors d'événements nouveaux (dyspnée, douleur, augmentation des pressions de crêtes,...).

– Assurer la surveillance hémodynamique (pression artérielle, rythme cardiaque et fréquence) pour évaluer le retentissement d'une éventuelle complication sur la fonction cardiocirculatoire. Éventuellement réaliser un hémocue et/ou une numération formule sanguine (afin de dépister une chute de l'hémoglobine).

– Évaluer la conscience afin de dépister une agitation suspecte, signe d'aggravation de l'état clinique.

– Assurer la surveillance du système de drainage avec notamment le niveau de dépression et le respect de l'intégrité du système. Sécuriser les raccords et les fixations et s'assurer de l'absence de déconnexion, de fuite, de coudure et garantir l'étanchéité du montage.

– Assurer la mise en déclive du système par rapport au thorax du patient.

– Évaluer le point de ponction.

– Assurer la perméabilité du système : traire les drains toutes les quatre heures.

– Vérifier le bullage (qui signe un pneumothorax encore actif) et ne jamais clamper un drain qui bulle (sous peine de provoquer un pneumothorax suffocant). Un bullage permanent indique une fuite dans le système. À l'inverse, le bullage diminue avec la réexpansion pulmonaire.

– Évaluer les sérosités : la quantité et l'aspect du liquide recueilli doit être noté, en évaluer le volume dans le bilan cumulatif sur 24 heures. Si l'épanchement est liquidien, alors il faut éviter le caillotage qui provoque l'obstruction du drain. Il faut alors « traire » le drain avec une pince adaptée ou à la main.

– Contrôler les oscillations : l'oscillation s'observe au niveau de la chambre scellée sous eau.

– Le liquide doit osciller avec les cycles respiratoires du patient :

- En ventilation spontanée ou en ventilation assistée : le niveau s'élève lors de l'inspiration et redescend à l'expiration.
- En ventilation contrôlée : le phénomène est inversé.
- L'absence d'oscillation signifie un drain bouché ou exclu.

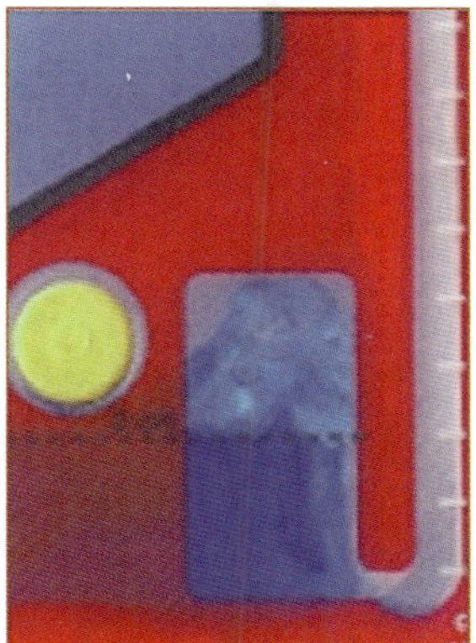

Fig. 5.C *Oscillation au niveau de la chambre scellée sous eau..*

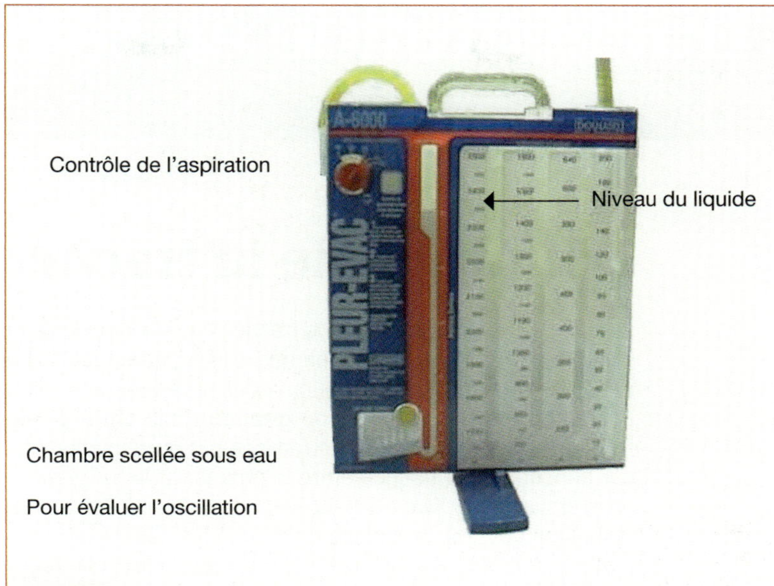

Fig. 5.D *Exemple d'un système de recueil et d'aspiration type Pleurevac©.*

Ablation du drain thoracique

Ce geste s'effectue à deux opérateurs. C'est une décision médicale qui est prise lorsque le poumon est revenu à la paroi et après exclusion du drain, suite à l'absence de bullage ou l'arrêt de l'écoulement de sérosités. La radiographie pulmonaire vient confirmer l'indication de l'ablation du drain.

Cette ablation intervient toujours après une épreuve de clampage le plus souvent de vingt-quatre heures suivie d'une radiographie du thorax de contrôle qui montre l'absence de récidive de l'épanchement.

Les précautions pour l'ablation et les règles d'asepsie et d'habillage chirurgical sont identiques à celles de la pose. Le retrait s'effectue sous aspiration et est réalisé par l'infirmier tandis que le médecin obstrue l'orifice du drain en serrant la bourse. L'extrémité du drain est prélevée pour être mise en culture.

Annexe B
La trachéotomie en réanimation

Définition de la trachéotomie

Elle consiste en l'ouverture de la trachée entre le deuxième et le troisième anneau trachéal afin d'introduire une canule de trachéotomie. Elle est effectuée soit au bloc opératoire, soit au lit du patient dans un contexte de réanimation. Pour la réaliser en réanimation, l'opérateur aura le choix entre une technique classique dite de **trachéotomie chirurgicale** ou bien la **technique de trachéotomie percutanée** qui peut être réalisée par un réanimateur. **La technique percutanée s'effectue** par ponction de la trachée entre le premier et le troisième anneau trachéal, suivie d'une dilatation progressive de l'orifice trachéal avant de pouvoir insérer la canule. Son incision est plus petite. Cette technique possède l'avantage de réduire les risques de transport du patient hors de la réanimation (notamment pour les patients instables) ; en outre, elle réduit les délais, les risques de saignement et les risques d'infection.

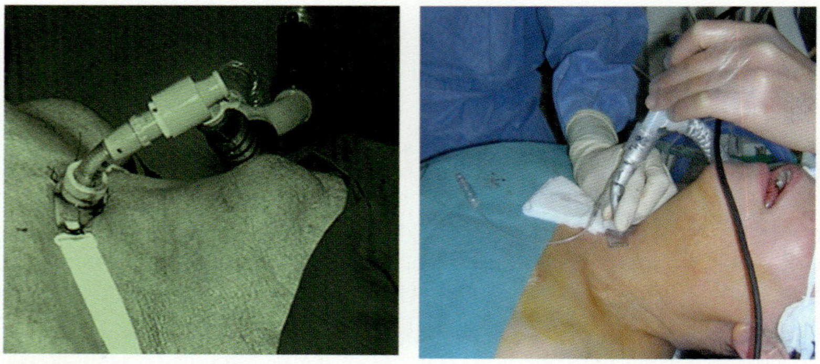

Fig. 5.E *Trachéotomie.*

Indications de la trachéotomie

La trachéotomie en réanimation s'envisage en cas :

- de relais d'une intubation au long court.
- De difficulté de sevrage (après échec du sevrage sur sonde d'intubation) ou de ventilation mécanique de longue durée en réanimation ou chez le patient insuffisant respiratoire chronique sévère. Dans ces cas précis, la mise en place d'une trachéotomie possède des avantages important par rapport à une sonde d'intubation classique qui sont :
  - la réduction de l'espace-mort anatomique (de 50 à 150 ml),
  - la réduction des résistances lors d'une ventilation mécanique,
  - une meilleure tolérance de la prothèse pour le patient,
  - une diminution des besoins en sédation (liée à la meilleure tolérance),
  - une meilleure élimination des sécrétions trachéo-bronchiques.*

– De patient comateux, pour prévenir les troubles de la déglutition avec inhalation. Tout comme nous l'avons évoqué pour l'intubation, le ballonnet protège les voies aériennes des inhalations de liquides gastriques. La reprise d'une alimentation entérale est alors possible jusqu'à récupération d'un état de conscience satisfaisant.

– De pathologies neurologiques dégénératives.

– D'obstacle pharyngo-laryngé ou trachéal haut, d'origine tumorale, inflammatoire, traumatique.

> * Note : comme pour l'intubation, la trachéotomie procède à un court-circuit des fosses nasales et buccales qui ont classiquement pour rôle d'humidifier et de réchauffer les gaz inhalés, et entraîne des sécrétions sèches et épaisses à l'origine de bouchons muqueux.

Contre-indications de la trachéotomie

C4 *Mettre en œuvre des actions à visée diagnostique et thérapeutique*

La trachéotomie est contre-indiquée dans les coagulopathies, les anomalies anatomiques, les trachéotomies antérieures ou l'existence d'une infection localisée. Elle est plus délicate en cas d'obésité, de néoplasie. Cette technique nécessite un opérateur expérimenté.

infirmière — Surveillance

Rôle infirmier lors de la trachéotomie au lit du patient

▪ Gérer l'organisation, l'ergonomie et la sécurité de la pose de la trachéotomie

– Informer le patient (s'il est conscient) et la famille, leur expliquer et les rassurer. L'accord du patient ou des proches doit être obtenu et noté dans le dossier.
– Vérifier l'hémostase et la carte de groupe sanguin.
– Vérifier que le patient est bien à jeun depuis plus de six heures ou arrêter l'alimentation entérale six heures avant.
– Si le patient est intubé, vérifier la pression du ballonnet et effectuer une aspiration trachéale et un soin de bouche avant la trachéotomie.
– Organiser l'environnement et l'espace afin de faciliter l'accès à la zone de pose. Ainsi, il est nécessaire de positionner l'écran de scope pour qu'il soit visible par l'opérateur et l'aide durant le geste. Il faut veiller à l'ergonomie et le confort de travail en positionnant le lit à la bonne hauteur et, si besoin, en dégageant la tête du lit. Enfin, l'élimination des déchets (emballages des dispositifs stériles) impose un positionnement optimal des sacs poubelles.

▪ Pour la sécurité

– Disposer à proximité le chariot d'urgence.
– Vérifier le réglage des alarmes du scope avant la pose.
– Vérifier les reflux sur les voies d'abord, les identifier pour pouvoir injecter les médicaments en cas d'urgence.
– Le matériel de ventilation et d'aspiration doit être opérationnel.
– Prévoir un circuit de ventilation toujours muni d'un filtre humidificateur et éventuellement sur prescription du médecin d'un réchauffeur humidificateur.
– Limiter les allées et venues ainsi que les intervenants pour limiter les risques de fautes d'asepsies.
– Désinfecter la table utilisée pour servir la pose du cathéter ainsi que l'environnement.

▪ Préparer et rassembler le matériel spécifique

– Le kit de trachéotomie percutanée.
– Le matériel d'intubation difficile et fibroscope disponible à proximité en cas de difficulté.
– Le matériel pour l'habillage chirurgical (masques, charlottes, brosses bétadinées, casaques, gants stériles et lunettes de protection).
– Le matériel pour l'asepsie.
– Le matériel pour l'anesthésie locale (aiguille à sous cutanée, une pompeuse, une seringue, *Xylocaïne* 1 % non adrénalinée).

Surveillance **infirmière**

– Prévoir trois canules de tailles différentes (sauf si fournies dans le kit de trachéotomie percutanée).
– Préparer le matériel pour la fixation et les pansements.

Préparer le patient

– Si le patient est sédaté, alors une curarisation peut venir faciliter le geste (la curarisation n'est pas systématique, elle se réalise classiquement avec du Tracrium à la posologie de 0,5 mg/kg).
– Installer confortable le patient en décubitus dorsal, tête en hyperextension (billot sous les épaules), les bras le long du corps.
– Assurer une pré-oxygénation au masque pendant dix minutes. Si la trachéotomie vient en relais d'une intubation, la fraction inspirée du ventilateur doit être augmentée.

Pendant la réalisation du geste, l'infirmier surveille

– L'état de conscience, si la pose s'effectue sous anesthésie locale seule. En cas de sédation, un approfondissement en peropératoire de l'analgésie et de la narcose peut être nécessaire.
– Les paramètres cliniques de la ventilation avec la fréquence respiratoire, le rythme et l'amplitude de la respiration, la coloration et l'apparition d'une cyanose ou de sueurs.
– La saturation en oxygène (avec l'oxymétrie), le capnographe et les alarmes du respirateur si le patient est ventilé (avec la ventilation minute, la pression de crête).
– L'état hémodynamique par la surveillance électrocardioscopique du rythme et de la fréquence cardiaque ainsi que de la pression artérielle.
– Le geste lui-même doit être surveillé et notamment le champ opératoire pour détecter une éventuelle hémorragie.

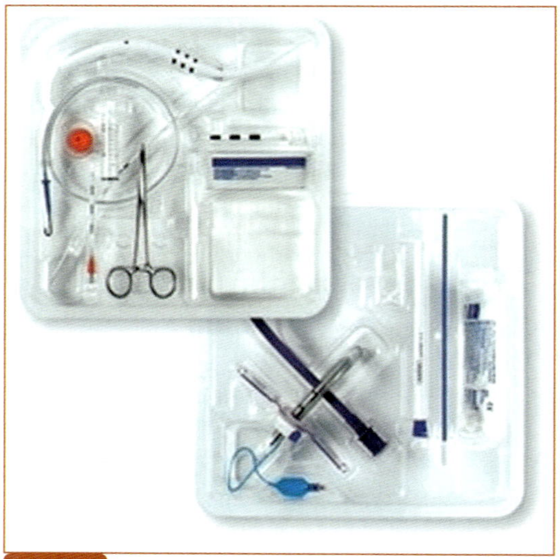

Fig. 5.F *Exemple de kit de trachéotomie UniPerc™.*

Complications de la trachéotomie

Complications respiratoires

C1 *Évaluer une situation clinique et établir un diagnostic dans le domaine infirmier*

Elles sont les plus classiques des complications.

Les causes mécaniques sont liées à la fausse route ou le mauvais positionnement de la canule. Les signes cliniques peuvent s'exprimer par une détresse respiratoire majeure et immédiate ou bien par une altération clinique plus subtile. Un emphysème sous cutané peut apparaître et se dépiste par la palpation au niveau du cou du patient à la recherche de crépitation neigeuse. Cette mauvaise position peut se compliquer au maximum d'un pneumothorax. La radio thoracique post-opératoire permet de dépister cette malposition (position de la canule, détection de pneumothorax, pneumomédiastin).

La décanulation accidentelle est fréquente et doit être prévenue par une évaluation de la qualité de la fixation mais aussi de la coopération du patient, de sa sédation et du recours éventuel à des moyens de contention sur prescription médicale. **Il faut impérativement disposer d'une pince de Laborde**, c'est-à-dire d'un écarteur à trois branches afin de pouvoir procéder à une recanulation en urgence.

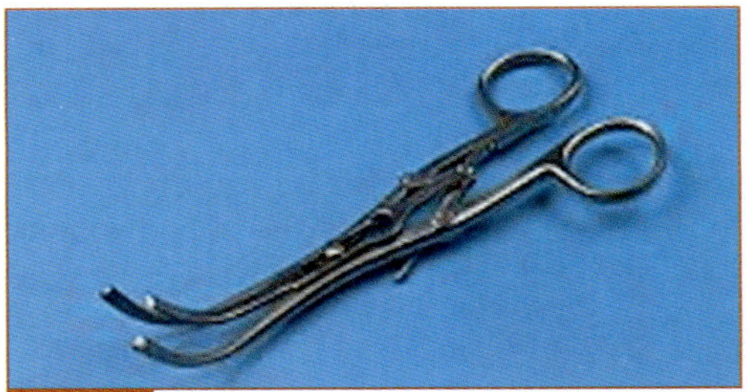

Fig. 5.G *Écarteur de Laborde.*

L'inhalation bronchique est possible du fait de la perforation du ballonnet, cette inhalation peut être dramatique en cas d'alimentation entérale. Il convient de vérifier la pression du ballonnet.

La présence de bouchon muqueux ou de caillot (en cas d'hémorragie) sont des complications liées au dessèchement de la muqueuse trachéale et impose une humidification des voies aériennes. L'aspiration raisonnée doit être la règle afin de ne pas générer un processus d'hypersécrétion. Le nettoyage de la chemise interne, si elle existe, doit être effectué de façon pluriquotidienne. L'aspect, la fluidité et la quantité des sécrétions doivent être notés.

La complication hémorragique existe essentiellement en post-opératoire immédiat et s'exprime par des pertes sanguines péricanulaires. Parfois cette hémorragie ne s'extériorise pas, le saignement s'effectue dans les voies aériennes rendant compte d'une altération brutale de la clinique du patient et d'une asphyxie. L'aspect du pansement de péritrachéotomie doit être évalué. Les aspirations trachéales doivent être un signe d'alerte quand elles deviennent sanglantes. L'état hémodynamique doit être apprécié afin d'évaluer les répercussions de cette hémorragie (pression artérielle, fréquence cardiaque). Un *hémocue* doit être réalisé pour apprécier le taux d'hémoglobine. En cas de saignement, il faut impérativement alerter le réanimateur. Cette complication peut être une urgence chirurgicale. Le bilan d'hémostase doit être prélevé ainsi que le groupe sanguin et les RAI. Au maximum, le patient peut être en choc hémorragique. La rupture des gros troncs veineux profonds par érosion est rare et survient secondairement.

Complications infectieuses

La pneumopathie est liée à une micro-inhalation de liquide gastrique, des secrétions sinusales, ou buccales. Elle doit être prévenue par la position proclive du patient à trente degrés, mais aussi par le monitorage de la pression du ballonnet. La position de la sonde gastrique doit être vérifiée quotidiennement. L'alimentation entérale est arrêtée lorsque le patient est mobilisé ou en décubitus strict (pendant la toilette). Les soins de bouche et de sinus doivent être pluriquotidiens. L'asepsie doit être rigoureuse lors des aspirations trachéales et de la réfection des pansements. Les filtres antibactériens du circuit de ventilation sont régulièrement changés. L'humidification des voies aériennes doit être réalisée. La température du patient doit être monitorée pour dépister une hyperthermie, signe d'un processus septique.

Complications à type de fistules ou sténose

La fistule trachéo – œsophagienne est **rare et apparaît après plusieurs semaines de ventilation**. Elle se manifeste par des aspirations trachéales présentant des débris alimentaires, une surinfection bronchique et ultimement un SDRA.

La sténose trachéale est relativement fréquente mais peut être prévenue par l'utilisation de canules de trachéotomie munies de ballonnet basse pression et surtout par un monitorage des pressions du ballonnet.

Changement de canule de trachéotomie

C1 *Évaluer une situation clinique et établir un diagnostic dans le domaine infirmier*

C'est un soin qui demande de la rapidité, de l'efficacité et de la douceur car la muqueuse trachéale et fragile. La préparation psychologique du patient doit être réalisée soigneusement en raison de l'angoisse que génère l'inconfort respiratoire lié au changement de canule. La coopération du patient doit être recherchée.

infirmier

Acte

Rôle infirmier lors d'un changement de canule

Lors d'un changement de canule de trachéotomie, l'infirmier doit :

- Vérifier le fonctionnement de l'aspiration trachéale de la présence de la pince de Laborde.
- Disposer de canules de tailles différentes et du matériel d'intubation vérifié et fonctionnel.
- S'assurer de la présence du chariot d'urgence à portée de main.
- S'assurer du réglage des alarmes (scope et ventilateur).
- S'assurer de la présence du réanimateur dans l'unité.
- Mettre le billot sous les épaules afin de rendre l'orifice de trachéotomie plus accessible : le patient est mis en **décubitus dorsal** et son cou est mis en **hyperextension** pour dégager la trachée vers l'avant.
- Se laver les mains (port de gants non stériles, de lunettes et d'un masque).
- Préparer la nouvelle canule : vérifier **l'intégrité du ballonnet** et contrôler l'état général de la canule.
- Lubrifier la canule (à l'eau stérile ou à la xylocaïne visqueuse) sur le rebord extérieure de la canule.
- Prévenir le patient, le rassurer.
- Augmenter les apports en oxygène (surtout en cas de mauvaise tolérance).
- Aspirer les sécrétions.
- Détacher le collier.
- Nettoyer l'orifice avec compresses et savon liquide (sans oublier le cou).
- Rincer avec les compresses et l'eau stérile.
- Veiller à bien sécher avec des compresses afin d'éviter la macération.
- Retirer la canule.
- Introduire la nouvelle canule (avec son mandrin suivant le modèle) en effectuant un quart de tour puis retirer rapidement le mandrin.

En cas de difficultés d'insertion de la nouvelle canule, appeler le réanimateur sans perte de temps.

- Aspirer si besoin les sécrétions.
- Gonfler le ballonnet (si besoin, en fonction de la canule).
- Vérifier que la pression du ballonnet est vérifiée à l'aide d'un manomètre, elle ne doit pas excéder 25 à 35 cmH_2O.
- Rebrancher le patient au respirateur ou à l'oxygène.
- Fixer le collier sans trop serrer.
- Refaire le pansement.
- Assurer des transmissions (type de canule, déroulement du soin, tolérance du patient).

LA DÉCANULATION DÉFINITIVE

Elle procède de la même manière que pour un changement de canule, la différence réside dans le fait que l'on ne remet pas de canule. Les précautions sont identiques. La surveillance clinique et para-clinique doit être rigoureuse.

LA PHONATION SUR UNE CANULE DE TRACHÉOTOMIE

Elle est possible en fonction du matériel utilisé. Deux solution sont à envisager, soit la valve de phonation, soit la canule fenêtrée.

La valve de phonation permet la phonation par fermeture de la valve à l'expiration. Elle n'impose pas le changement de canule mais impose que le ballonnet soit complètement dégonflé. Les résistances sont importantes. Elle s'utilise si la phonation est transitoire et/ou que l'ablation de canule est envisagée sous peu.

La canule fenêtrée (permet la phonation par fermeture permanente de l'orifice de la canule). Impose le changement de la canule. Elle peut fonctionner avec un ballonnet gonflé. Elle oppose de moindres résistances. Elle s'utilise si la phonation est de longue durée et que l'ablation de canule n'est pas envisagée prochainement.

Cricothyroïdotomie

C'est une technique de sauvetage qui vise à assurer une ventilation mais surtout une oxygénation efficace directement au travers de la lumière trachéale. Simple de réalisation, la cricothyroïdotomie fait partie des techniques d'abord trachéales au cours des détresses respiratoires, ou en cas d'intubation impossible.

Les complications classiquement citées sont l'hémorragie locale, l'emphysème sous-cutané ou médiastinal, la luxation du cartilage laryngé, les lésions de l'isthme médian de la thyroïde ou des cordes vocales. Les perforations œsophagiennes sont rarissimes à condition que les repères anatomiques soient recherchés rigoureusement.

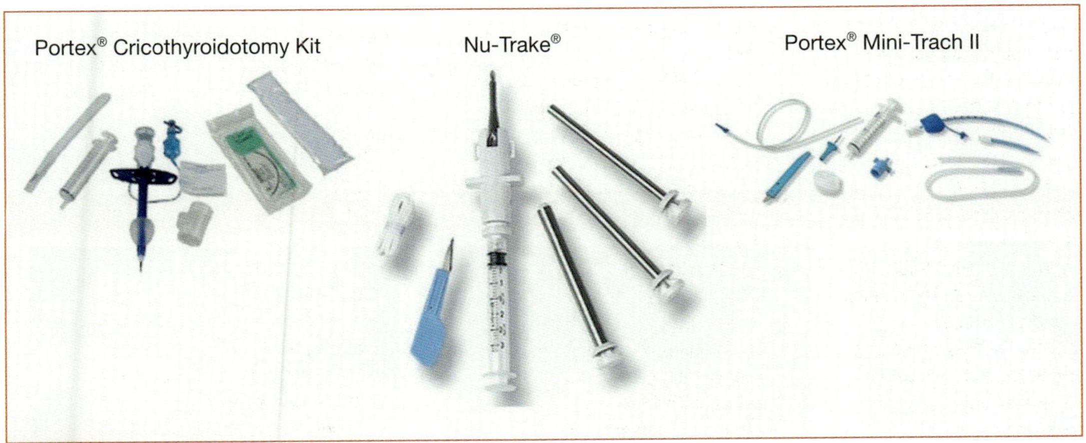

Fig. 5.H *Exemple de kit de cricothyroïdectomie.*

Annexe C
Les hypovolémies particulières

Les brûlures

La brûlure est une destruction tissulaire traumatique de la barrière cutanée et parfois des tissus sous-jacents qui expose le patient à un choc un choc hypovolémique par fuite de plasma. Localement, de nombreux médiateurs vasoactifs sont libérés et entraînent une vasoplégie et un trouble de la perméabilité capillaire, laissant passer l'eau, le sodium et le plasma ainsi que les protéines, créant ainsi des œdèmes et exsudations. La perte de la barrière cutanée s'accompagne de l'atteinte de la protection antimicrobienne et de la thermorégulation. Le risque d'infection est accru par une altération de l'immunité. Les conséquences psychologiques et émotionnelles sont également importantes. Le contexte socio-économique et psychiatrique n'est pas anodin dans la survenue et les conséquences de la brûlure.

Conduite à tenir

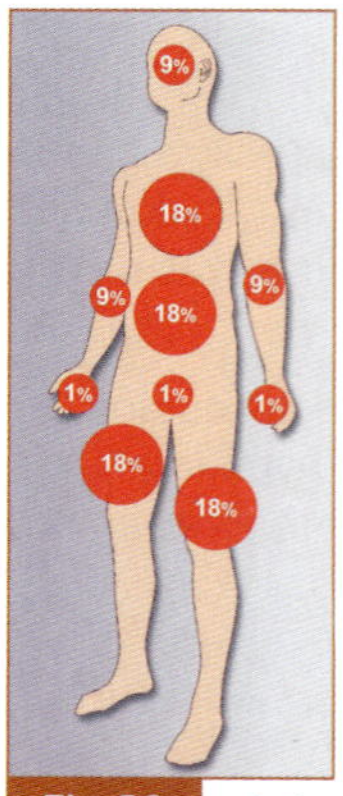

Fig. 5.I *Règle de Wallace permettant d'évaluer la superficie des brûlures.*

– Évaluer la gravité de la brûlure (circonstances, surface, profondeur, localisation, lésions associées) (voir Partie 1, *Urgences vitales*). La gravité est aussi fonction de l'âge et du terrain sous-jacent.

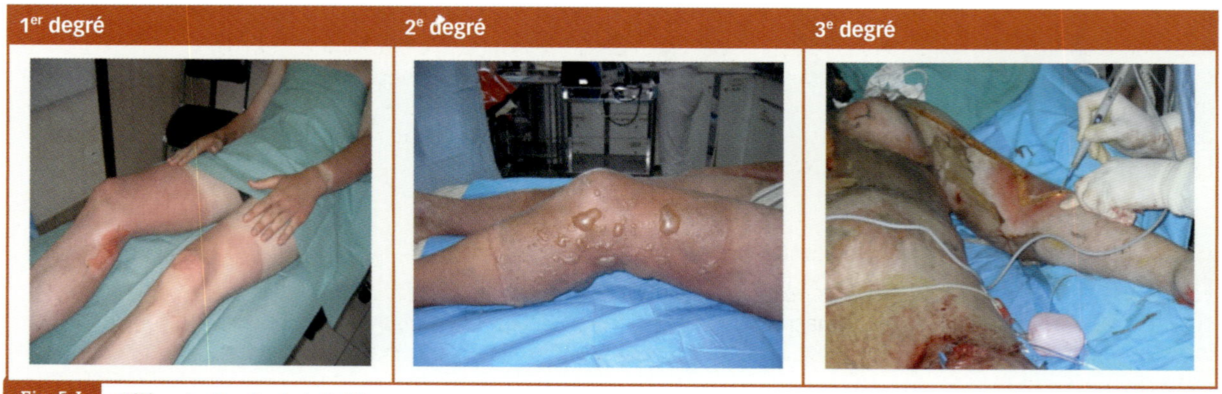

Fig. 5.J *Différents degrés de la brûlure.*

Le traitement repose sur des principes simples.

DÉPISTER UNE ATTEINTE RESPIRATOIRE

Elle peut être liée à :

Une lésion thermique de la muqueuse bronchique avec potentiellement présence d'œdème pulmonaire.

Un effet de souffle (explosion) qui est générateur d'un barotraumatisme ou *blast* pulmonaire.

Une atteinte pulmonaire par inhalation de fumée et des produits chimiques potentiellement dégagés lors de combustion de matières toxiques (hypoxie liée à une intoxication au monoxyde de carbone ou cyanhydrique). L'administration d'hydroxocobalamine constitue le traitement de choix en cas d'intoxication avérée aux fumées, qui doit toujours être suspectée lors d'un feu en espace clos chez un patient inconscient ou hémodynamiquement instable.

DÉPISTER LA POSSIBILITÉ D'UN RISQUE FONCTIONNEL

- La survenue d'un syndrome de loge justifie une prise en charge chirurgicale pour effectuer des incisions de décharges et lever ainsi l'effet de garrot.
- Dépister la brûlure du périnée justifie à elle seule l'indication de sondage vésicale sur le terrain en raison de l'œdème, qui constitue alors un obstacle à l'élimination des urines.
- Évaluer les lésions oculaires et les lésions de la zone ORL (atteinte tympanique en cas de *blast*).
- Évaluer les fractures associées venant aggraver le pronostic fonctionnel.

ÉVALUER LA PRÉSENCE DE TRAUMATISMES ASSOCIÉS QUI PEUVENT :

- aggraver l'hypovolémie : il s'agit des processus hémorragiques, des saignements extériorisés ou non (rupture de rate, blast digestif) ;
- aggraver l'état neurologique : traumatisme crânien ;
- aggraver la détresse respiratoire : traumatisme thoracique.

Il faut réaliser un bilan complet des lésions associées s'il y a un contexte traumatique (examen clinique de la tête aux pieds, imagerie, biologie, fibroscopie bronchique) ainsi qu'une mise en condition (pose de cathéters centraux et artériels, monitorage du débit cardiaque).

Si besoin, sédation et prise en charge de la douleur : l'analgésie doit être conduite rapidement, par de la morphine en intraveineux en titration avec évaluation parallèle de la fréquence respiratoire.

RÉALISER LE PREMIER PANSEMENT

Après correction des détresses vitales et sous analgésie adaptée ou anesthésie, procéder au déshabillage et à la tonte des zones pilleuses. Assurer un savonnage à la *Bétadine* moussante ou *Hibitane* pour permettre l'ablation des corps étrangers et l'excision des phlyctènes. Prévoir les incisions cutanées de décharge sus-aponévrotiques (escarrotomies) ou sous-aponévrotiques si compressions musculaires (fasciotomies). Occlure les brûlures par des pansements clos avec une couche épaisse de *Flammazine*, recouverte de compresses sèches puis d'une bande. Le pansement limite les pertes hydriques et thermiques tout en participant à la protection antimicrobienne et à l'analgésie.

LA CORRECTION DE L'HYPOVOLÉMIE

Par un remplissage initial avec du Ringer Lactate seul si la brûlure ne dépasse pas 30 % de la surface cutanée, ou en association avec des macromolécules pour corriger l'hypovolémie si le patient reste instable. Il faut donc poser de grosses voies veineuses (16 G), si possible dans une zone non brûlée (mais pas obligatoirement).

Des pertes volémiques sévères sont dues à des pertes de plasma secondaires aux altérations de perméabilité de la membrane capillaire associée aux lésions cutanées. Il y a risque immédiat de choc hypovolémique dès que les brûlures excèdent 15 à 20 % de la surface corporelle. La formation d'œdèmes est particulièrement importante au cours des six à huit premières heures, mais continue pendant les premières vingt-quatre heures. L'hypovolémie, si elle n'est pas prise en charge, conduit au choc hypovolémique et à l'insuffisance rénale oligoanurique. Le sondage urinaire permet le monitorage de la diurèse qui doit être maintenue autour de 1 ml/kg/heure.

L'albumine 4 % peut être rapidement mise en route (perfuser 2 ml/kg/%).

Le monitorage hémodynamique peut permettre une évaluation plus fine de la compétence cardiaque et l'instauration et l'adaptation des catécholamines.

■ LA CORRECTION DE L'HYPOXIE

Impose la mise sous oxygène et/ou le contrôle des voies aériennes supérieures. Il convient de dépister l'inhalation de fumées dont le diagnostic demeure difficile.

Cette inhalation représente un risque de détresse respiratoire retardée avec comme conséquence une obstruction par œdème des voie aériennes supérieures et des bronches. Il convient d'examiner les voies aériennes supérieures, d'installer le patient demi assis (si possible), de procéder à l'administration d'oxygène. Toute présence de suie sur le cou, le visage et sur les poils du nez et/ou d'une modification de la voix, d'un stridor, de ronchus, constituent des signes d'alerte qui doivent faire redouter l'apparition d'œdème des voies aériennes. Il faut rapidement préparer le matériel d'intubation afin de contrôler l'abord trachéal.

■ LES CRITÈRES D'INTUBATION TRACHÉALE

Reposent sur l'existence d'une détresse respiratoire, la présence d'un stridor, l'association d'un score de Glasgow inférieur à 8, la présence de brûlures profondes de la face et du cou et/ou une brûlure étendue à plus de 50 % de la surface corporelle.

La gazométrie artérielle et la radiographie pulmonaire doivent être réalisées en urgence dans ce contexte.

■ AUTRES PRISES EN CHARGE

- L'iléus paralytique est possible et la mise en place d'une sonde nasogastrique permet de maîtriser les vomissements potentiels et de réaliser une nutrition entérale précoce.
- S'assurer de la prévention antitétanique (*Tétaquick*) ou prévoir une vaccination antitétanique.
- Prévenir l'hypothermie par des pansements clos et un réchauffement externe.
- Prévenir l'ulcère de stress.

La prise en charge des brûlés nécessite une équipe spécialisée (chirurgien, réanimateur infirmières, kinésithérapeutes, psychologues…), travaillant en général dans une unité spécialisée située dans un hôpital multidisciplinaire.

Déshydratation aiguë

Définition de la déshydratation

La déshydratation aiguë est l'ensemble des troubles engendrés par une perte d'eau importante et rapide, non compensée.

90 % des déshydratations sont liées à des pertes digestives, notamment des diarrhées ou l'association de diarrhées à des vomissements, en particulier dans le cadre des gastro-entérites aiguës.

Le témoin clinique majeur est une perte de poids rapidement significative.

Le nourrisson est tout spécialement exposé à ce risque en raison des particularités de son métabolisme hydro-électrolytique.

Dans toute déshydratation, il y a une perte du volume extracellulaire, le patient est hypovolémique.

Caractéristiques de la déshydratation

Lorsque les pertes d'eau prédominent, la déshydratation est plus marquée en intracellulaire, le patient est *hypernatrémique*.

Lorsque les pertes de sodium sont prépondérantes, la déshydratation est surtout extracellulaire et le patient est *hyponatrémique*.

La déshydratation peut être :

- isonatrémique (135-150mEq/l = 80 % des cas),
- hypernatrémique (> 150mEq/l = 15 % des cas),
- hyponatrémique (< 130mEq/l = 5 % des cas).

Selon l'étiologie, la déshydratation sera plus volontiers iso- ou hypernatrémique (pertes digestives, diabète sucré ou insipide), ou hyponatrémique (néphropathie avec perte de sel, insuffisance surrénalienne, troisième secteur).

LA DÉSHYDRATATION PEUT ÊTRE :

- légère (perte de poids < 5 %),
- modérée (perte de poids de 6 à 9 %),
- sévère (perte de poids > 10 %).

Causes de pertes liquidiennes excessives

Elles se rencontrent dans différentes situations.

Des causes digestives : **gastroentérite** (95 % des cas), obstruction digestive haute (sténose du pylore), occlusion intestinale, fistule digestive, stomies.

Des causes urinaires : cause rénale ou endocrinienne incluant diabète sucré, diabète insipide, insuffisance surrénalienne, néphropathie avec perte de sel, tubulopathies congénitales ou acquises, polyuries osmotiques (diabète sucré, levée d'obstacle).

Des causes cutanées : fièvre ou lésions cutanées. Brûlures étendues, syndrome de Lyell, coup de chaleur.

La création d'un troisième secteur (exemple : occlusion intestinale, troisième secteur péritonéal).

En cas d'apports de liquide insuffisants aux âges extrêmes de la vie (nourrisson et sujet âgé) ou en cas d'altération de la conscience. Ceux-ci peuvent également être insuffisants par rapport aux pertes (exemple la canicule), ou en cas d'intolérance digestive.

Les facteurs de risque de déshydratation

- Le jeune âge (< 6 mois),
- le volume et la fréquence des selles (> 8/jour, abondantes),
- les vomissements (> 4/24 h),

- le refus de boire,
- un climat chaud et sec.

Diagnostic des déshydratations

_ Le diagnostic de la déshydratation **se base sur la perte de poids aiguë**. Il faut pour cela disposer du poids antérieur. Pour l'enfant, il convient de s'aider des courbes de croissance en fonction de l'âge et de la taille de l'enfant.

- Perte de poids de moins de 5 % : pas de signes ;
- perte de poids de 5 à 10 % : persistance du pli cutané, hypotonie des globes oculaires, dépression de la fontanelle, soif, sécheresse des muqueuses, fièvre ;
- perte de poids supérieure à 10 %, grave : collapsus, coma, convulsions.

Sévérité	Légère	Modérée	Sévère
Poids < 1 an	5 %	10 %	15 %
Poids > 1 an	3 %	6 %	9 %
Pli cutané	absent	présent	persistant
Muqueuses	humides	sèches	râpeuses
Fontanelle	normale	déprimée	creuse
Peau	pâle	grise	marbrée
Yeux	normaux	enfoncés	hypotoniques

En fonction de la sévérité les signes cliniques évoluent ainsi :

Sévérité	Légère	Modérée	Sévère
Pouls	normal	augmenté	très augmenté
Tension artérielle	normale	normale	abaissée
Fréquence respiratoire	normale	profonde	tachypnée
Conscience	normale	stuporeux/irritable	coma
Diurèse	diminuée	oligurie	anurie

Traitement des deshydratations

Les mouvements de l'eau sont intimement liés au **sodium** (dont la concentration normale est de 140 mEq/l), et dans une moindre mesure, au glucose.

Le liquide utilisé pour corriger la déshydratation devra donc impérativement comporter non seulement du glucose mais également du sodium.

La correction du déficit se base sur la perte de poids calculée. Elle se fait en 4 à 6 heures en cas de réhydratation orale, en 24 heures si celle-ci est intraveineuse. En cas de déshydratation hypernatrémique, la correction doit être plus lente (minimum 48 heures). Le but est de baisser la natrémie de 1 mEq/l/h.

En cas de réhydratation trop rapide, il y a un risque important d'œdème cérébral (notamment du tronc cérébral) et de convulsions graves avec séquelles neurologiques.

Surveillance d'une deshydratation

- À l'arrivée : poids, ionogramme sanguin, urée, créatinine, calcémie, appréciation clinique et hémodynamique.
- À la première miction : ionogramme urinaire, glycosurie-cétonurie, protéinurie.
- Toutes les une à trois heures en fonction de la gravité : mesure de la pression artérielle. Fréquence cardiaque, respiratoire, température centrale.
- Toutes les trois heures : bilan des pertes (diarrhées, vomissements), diurèse.
- Entre la 6e et la 12e heure : poids, contrôle ionogramme sanguin, urée créatinine.
- À la 24e et 48e heure : poids, ionogramme sanguin, urée, créatinine, ionogramme urinaire, urée urinaire.

Annexe D
Le cathéter de Swan-Ganz

Définition du cathéter de Swan-Ganz

Le cathéter de Swan-Ganz (ou cathéter pulmonaire) permet la réalisation d'une surveillance hémodynamique invasive grâce à la mesure de la pression régnant dans l'oreillette droite et les artères pulmonaires (pression de l'artère pulmonaire (PAP) mais aussi de la PAPO ou pression artérielle pulmonaire d'occlusion), la mesure du débit cardiaque (DC), et de la saturation veineuse mêlée en oxygène ($SvO_{2)}$.

Indication de la pose d'un cathéter de Swan-Ganz

La pose du cathéter de Swan-Ganz permet le monitorage de l'état hémodynamique notamment du cœur droit. Il est indiqué dans le SDRA et les états de choc (septique, cardiogénique, hypovolémique) ne répondant pas ou mal à un traitement classique. Il permet d'objectiver une hypertension pulmonaire menaçante ainsi qu'une défaillance cardiaque. Il permet d'adapter le traitement et de choisir les médicaments vasoactifs adaptés et d'optimiser le remplissage.

Les contre-indications sont relativement limitées étant donné que ce monitorage invasif est souvent destiné à des patients fragiles. L'existence d'une sonde électrosystolique externe en place est la seule véritable contre-indication. Les troubles de l'hémostase peuvent amener à une contre-indication relative au vue du risque hémorragique. La présence d'une valvulopathie fait considérer le risque infectieux.

Descriptif du cathéter de Swan-Ganz

Pour réaliser les différentes mesures, le cathéter est composé de plusieurs lumières et embouts de raccordement : (voir figure 5.K *Illustration d'un cathéter de Swan-Ganz CCOmbo, Edwards*).

- une lumière proximale sert à mesurer la pression de l'oreillette droite (voie bleue) (1) ;
- une lumière distale sert à mesurer la pression de l'artère pulmonaire (PAP et PAPo) (2, voie jaune) ;
- une valve de gonflement du ballonnet (3, voie rouge) ;
- un connecteur du module optique de la SvO_2 (4) ;
- un embout de la thermistance et de mesure automatisée du débit cardiaque (5) ;
- une voie de perfusion supplémentaire (6).

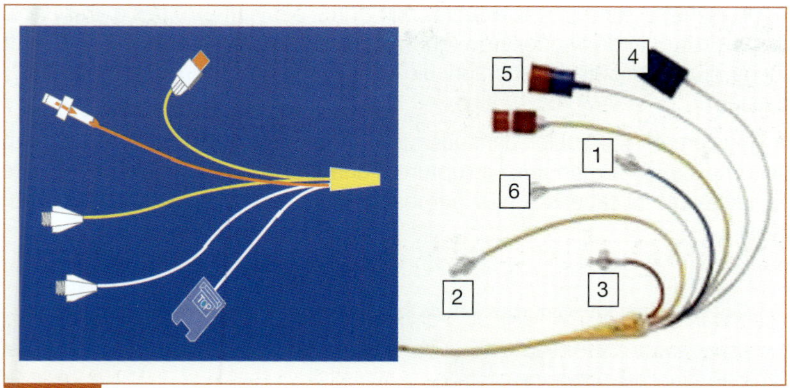

Fig. 5.K *Illustration d'un cathéter de Swan-Ganz* CCOmbo, Edwards©.

Insertion d'un cathéter de Swan-Ganz

C4 Mettre en œuvre des actions à visée diagnostique et thérapeutique

La pose du cathéter se fait dans les mêmes conditions d'asepsie chirurgicale qu'une pose d'une voie veineuse centrale (principes décrits dans le paragraphe : pose d'un cathéter central). Elle nécessite la pose d'un introducteur (Cordis) qui n'est rien d'autre qu'une voie centrale de gros calibre avec une valve permettant d'insérer la Swan et qui est muni d'une voie latérale permettant le remplissage vasculaire. Le Cordis est introduit classiquement par voie jugulaire interne ou voie sous-clavière.

Après avoir purgé toutes les voies et relié la lumière distale sur le module de pression, relié et calibré *in vitro* le module de SvO2, le médecin monte la sonde comme un cathéter central jusqu'à l'oreillette droite. Sa progression est contrôlée soit sous ampli de brillance, soit par l'étude des courbes de pressions qui s'inscrivent sur le scope. À cette fin, le moniteur doit être bien visible pour l'opérateur. Les alarmes doivent avoir été préréglées.

La figure 5.L identifie l'ensemble des paramètres mesurés par le cathéter de Swan-Ganz.

Mise en place d'un cathéter de Swan-Ganz

L'opérateur avance le cathéter au-delà de l'oreillette droite, ballonnet gonflé (1,5 ml d'air) puis dans le ventricule droit (le risque de tachycardie ventriculaire est ici majeur). Le cathéter de Swan-Ganz se dirige vers les artères pulmonaires (grâce au flux sanguin), puis dans une des branches (le plus souvent à droite). Dès l'obtention d'une courbe de PAPO, le ballonnet est dégonflé pour retrouver la courbe de l'AP. Le cathéter en place, l'infirmière relie les différents câbles. Le cathéter Cordis est muni d'une valve anti-reflux et d'une chemise de protection permettant le repositionnement du cathéter en toute sécurité et asepsie.

Complications lors de la pose d'un cathéter pulmonaire

L'insertion est un moment ou la vigilance de chacun doit être accrue. Les troubles du rythme sont possibles par irritation du myocarde. Il faut absolument avoir le chariot d'urgence à proximité (comme pour un cathéter central). Les troubles du rythme peuvent être des extrasystoles *supra* – et ventriculaires par irritation de l'endocarde (en particulier lors du passage dans le ventricule droit). Bloc de branche droit – risque de bloc auriculo-ventriculaire complet en cas de bloc de branche gauche préexistant.

La Swan peut également s'enrouler dans les structures intracardiaques, et une tamponnade est toujours une complication à redouter. La rupture d'une branche de l'artère pulmonaire est exceptionnelle. Les autres complications sont superposables à celles décrites pour la pose d'un cathéter veineux central.

Analyse des différentes courbes lors de la progression dans les cavités cardiaques

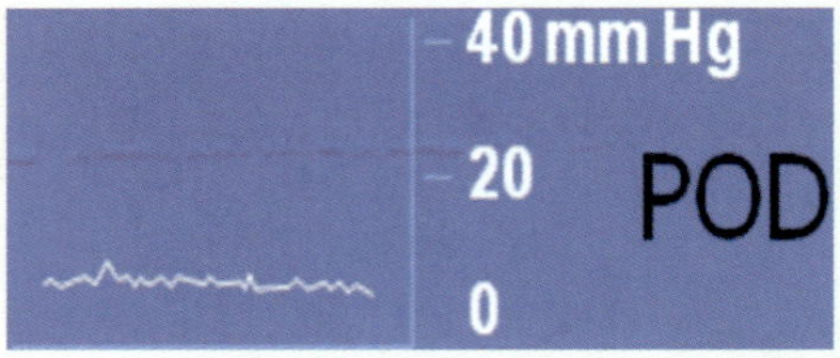

cette pression est la même que la pression veineuse centrale mesurée par un cathéter veineux central.
Pression auriculaire droite de 3 à 10 mmHg

Pression ventriculaire droite de 17 à 32 mmHg de systolique et de 6 à 7 mmHg de diastolique

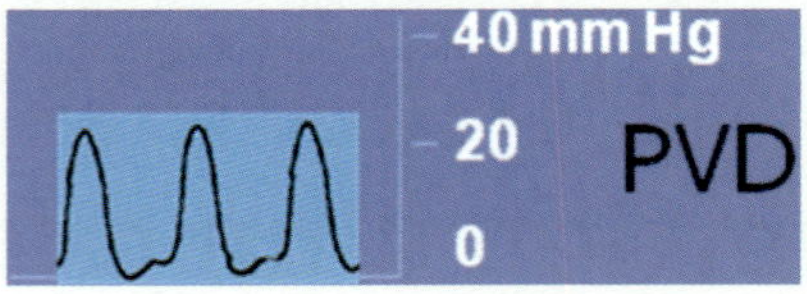

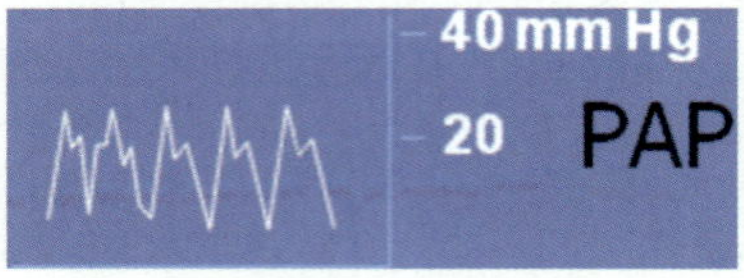

Pression artérielle pulmonaire de 17 à 32
de systolique et de 9 à 19 mmHg de diastolique
mmHg pression de l'artère pulmonaire :
20/8 mmHg (moyenne 12 mmHg)

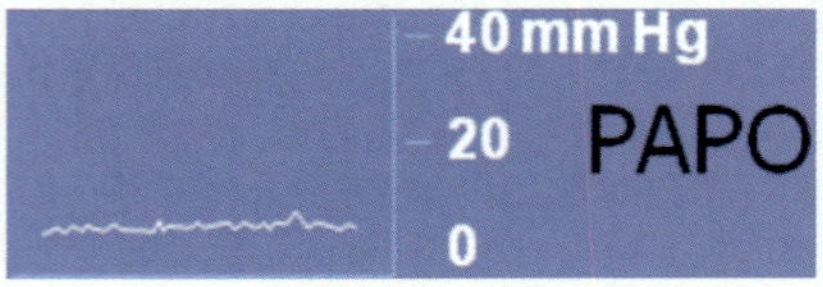

La PAPO se mesure durant 'interpretation du flux dans un secteur dépendant d'une artère pulmonaure de gros calibre.
La PAPO est une pression veineuse pulmonaire, reflétant la pression de l'oreillette gauche de façon amortie et retardée.
Pression artérielle pulmonaire occluse de 8 à 12 mmHg

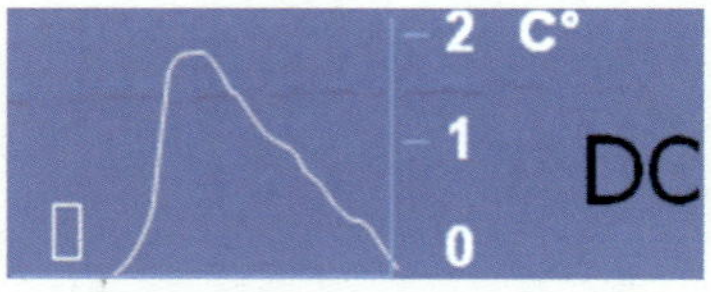

Le débit cardiaque est normalement situé entre 4 à 8 litres par minute.
Sa mesure par la Swan utilise le principe de tharmodilution et est autorisée dans les modèles les plus récents. Le rapporteur à lea surface corporelle permet de s'affranchir du poids et de la taille (**index cardiaque**)
Le débit s'adapte aux besoins métaboliques qui dépendent de la taille, du poids, de l'activité musculaire, de la température et du sexe

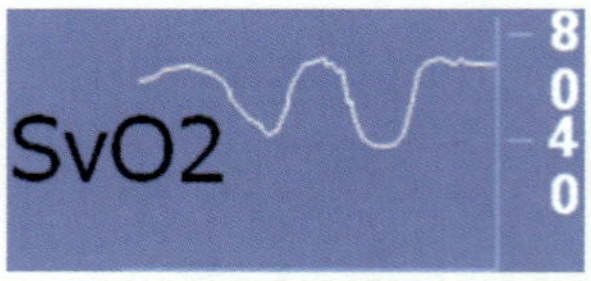

La SVO_2 normale doit être supérieure à 70 %
Elle permet de calculer le contenu veineux en oxygène.
La SVO_2 indique la proportion d'hémoglobine transportant de l'O_2 dans le sang veineux mêlé.
Elle est le reflet de la qualité d'O_2 non extraite par les tissus après satisfaction des besoins métaboliques de l'organisme. Elle permet d'apprécier l'existence d'un déséquilibre entre les besoins et les apports en oxygène. Sa baisse traduit une chute du débit cardiaque ou de l'hémoglobine. Elle est la seule méthode permettant d'évaluer de façon continue d'adéquation du DC au besoins en oxygène

Fig. 5.L *Analyse des différentes courbes lors de la progression dans les cavités cardiaques.*

Après la pose, il convient de demander une radiographie du thorax pour vérifier la bonne position du cathéter.

LORS DES MESURES, IL CONVIENT DE RESPECTER QUELQUES PRINCIPES SIMPLES

- Toujours dégonfler le ballonnet après avoir réalisé une mesure,
- ne jamais surgonfler le ballonnet (arrêter l'insufflation dès la capillarisation ou «amortissement» de la courbe de PAP),
- ne jamais mobiliser la sonde en arrière avec le ballonnet gonflé (risque de rupture de l'AP).

Avantage et inconvénient du cathéter de Swan-Ganz

Avantages de la Swan : monitorage continu et précis.

Inconvénients : technique invasive qui expose le patient à des risques importants de traumatisme, d'arythmies, de perforations, de rupture de l'artère pulmonaire, de thromboses. Comme tous les dispositifs, il expose le patient à un risque infectieux. La volémie est assez mal évaluée par la Swan. Elle ne peut être posée chez un nourrisson.

Techniques alternatives de monitorage du débit cardiaque

Toutes ces techniques évaluent l'éjection du cœur gauche et ne donnent que peu ou pas du tout (analyse de l'onde de pouls) d'information sur le cœur droit ou l'oxygénation. Chaque technique a donc son champ d'application selon les questions cliniques posées. L'échographie cardiaque n'est pas évoquée ici : bien qu'elle permette un examen exhaustif du cœur, il s'agit d'une évaluation à un moment donné (photographie) et non d'un monitorage.

C4 Mettre en œuvre des actions à visée diagnostique et thérapeutique

Le doppler oesophagien

Il mesure la vélocité sanguine dans l'aorte descendante (soit 70 % du débit cardiaque). Le débit est calculé grâce à l'estimation du diamètre de l'aorte en regard du site de mesure du flux. Il nécessite le positionnement d'une sonde de Doppler dans l'œsophage. La sonde peut être introduite par la bouche chez des patients anesthésiés et ventilés mécaniquement. La voie nasale est évitée en raison du risque d'épistaxis, mais le développement d'une sonde plus fine et souple rend cette voie utilisable chez le patient non intubé. Elle est ensuite enfoncée dans l'œsophage jusqu'à ce que son extrémité soit située dans le tiers moyen et orientée de façon à ce qu'un signal de flux aortique caractéristique soit audible et visible. Il faut rechercher le meilleur pic de vélocité possible en modifiant la profondeur d'insertion de la sonde de façon à garantir le meilleur alignement possible avec le flux. Son utilisation est simple avec un apprentissage rapide. Cette technique est peu invasive, facilement reproductible, et permet un monitorage continu du débit cardiaque. La limite est que cette méthode est opérateur dépendant. Elle nécessite une anesthésie générale garantissant la tolérance de la sonde et donc par conséquent une ventilation mécanique. L'accès à la tête et à l'œsophage est évidemment indispensable. La technique souffre du risque de déplacement fréquent de la sonde qui impose la vérification régulière du signal. Cette technique est inutilisable en cas de dissection aortique, clampage aortique et chirurgie ou brûlure caustique de l'œsophage.

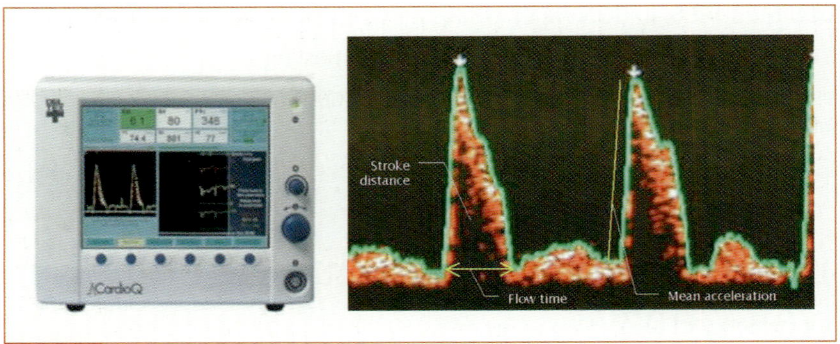

Fig. 5.M *Doppler oesophagien.*

Le PICCO© (pulse contour cardiac output)

Le système PICCO nécessite une association d'un cathéter veineux central et d'un cathéter artériel « Pulsion » placé en fémoral ou en radial (idéalement les troncs artériels périphériques les plus proches du cœur). La pression artérielle sanglante est enregistrée en continu. Tout d'abord, chaque voie est munie d'une sonde thermique pour la réalisation d'une thermodilution transpulmonaire. Cette méthode permet de calculer le débit cardiaque par deux méthodes de mesure distinctes :

- Une méthode intermittente servant de calibration : le débit cardiaque est mesuré par thermodilution transpulmonaire qui diffère de celle du cathéter pulmonaire (transcardiaque). Le site d'injection du bolus froid nécessite la présence d'un cathéter veineux central (veine cave supérieure ou inférieure), le site de recueil de la température nécessite un cathéter artériel. Cette technique permet le calcul du débit cardiaque moyen par minute.
- Une technique de mesure du débit cardiaque continu qui repose sur la technique d'analyse de l'onde de pouls proprement dite, qui permet l'estimation du volume d'éjection systolique (contour d'impulsion). L'analyse de la courbe de pression artérielle permet de mesurer le débit cardiaque en continu, un index de contractilité ventriculaire gauche et de prédire la réponse hémodynamique au remplissage vasculaire à l'aide des variations de la pression artérielle pulsée. Le débit cardiaque continu est égal au volume d'éjection systolique (VES) multiplié par la fréquence cardiaque. Le VES est obtenu par intégration, systole par systole, de l'air sous la courbe de pression artérielle que l'on multiplie par un facteur de calibration.

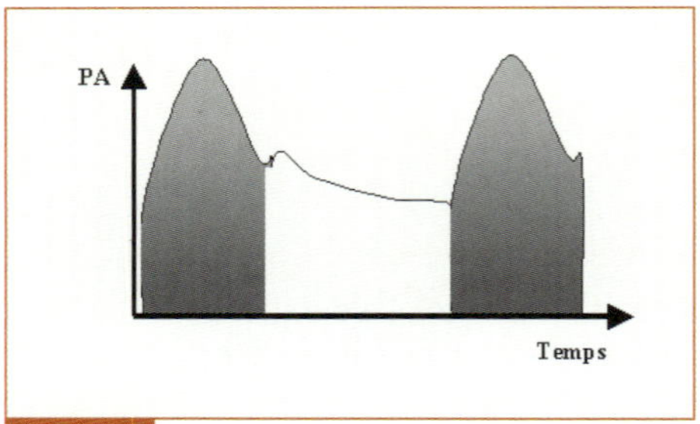

Fig. 5.N *Analyse de l'onde de pression artérielle.*

Le Vigiléo©

Il analyse l'onde de pouls et recueille cette onde avec un capteur spécifique (le FLoTrac©). Ce capteur est connecté sur le cathéter artériel du patient et relié au moniteur Vigiléo©. Le moniteur analyse l'onde de pouls selon des algorithmes prédéfinis et fonctionne sans aucune calibration. Cette analyse repose sur une analyse « statistique » des caractéristiques de la forme de l'onde de pouls combinées à des paramètres biométriques, et une estimation de la compliance régionale aortique de chaque patient. Simple d'utilisation et surtout non dépendant d'un opérateur cette technique est une méthode continue du débit cardiaque à partir de l'estimation du VES. Elle reste malgré tout invasive et nécessite un cathéter artériel.

Son principal inconvénient est le retentissement des variations du tonus vasculaire, chaque modification des doses de catécholamines rend l'interprétation des chiffres transitoirement difficile.

Le NICO© (non invasive cardiac output)

C'est une méthode qui utilise le principe de Fick appliqué au CO_2. Il estime la valeur du débit sanguin pulmonaire. Il comporte un dispositif d'analyse du CO_2 branché sur le circuit du respirateur. Ce dispositif repose sur un capteur de CO_2 «plein flux» (absorption infrarouge), un débitmètre à usage unique pour la mesure instantanée et du débit inspiratoire et expiratoire, un pneumotachomètre mesurant la pression différentielle dans les voies aériennes ainsi qu'une valve ouvrant ou fermant par intermittence l'accès à la boucle de ré-inhalation partielle. Le principe de la mesure repose sur la valeur du débit sanguin pulmonaire à partir des variations de CO_2. Cette technique est simple à mettre en œuvre mais nécessite une intubation trachéale. La mesure est discontinue et impose une ventilation mécanique contrôlée en permanence avec une adaptation parfaite du patient.

Annexe E
La mort encéphalique

La notion de mort cérébrale est décrite pour la première fois en 1959 grâce aux travaux de Mollaret et Goulon qui définissent la mort comme la mort de l'encéphale. Cette notion amène en corollaire l'idée de prélèvement d'organes à cœur battant. En France, la mort cérébrale, bien que décrite dès 1959, ne sera reconnue officiellement qu'en 1968, dans la circulaire légalisant le prélèvement d'organes sur un sujet en état de mort encéphalique. Cette activité de prélèvement n'a cessé d'augmenter.

Mécanismes de l'état de mort encéphalique et conséquences

C1 Évaluer une situation clinique et établir un diagnostic dans le domaine infirmier

Les éléments anatomo-physiologiques étudiés dans le chapitre 5 *Défaillance neurologique* montrent bien que la survie du cerveau est étroitement liée au maintien d'un débit cérébral et d'un apport continu en oxygène. Tout arrêt circulatoire dans le cerveau et dans le tronc cérébral induit la destruction irréversible des substances grise et blanche. Cette destruction aboutit à la disparition de plusieurs commandes centrales et de régulations. Par contre, le reste de l'organisme reste parfaitement fonctionnel si la réanimation est bien conduite.

La dysrégulation nerveuse sympathique d'origine centrale entraîne une perte du tonus sympathique et parasympathique mais aussi une déplétion en catécholamines. Ces mécanismes aboutissent à une instabilité hémodynamique et métabolique avec notamment une hypotension artérielle et une bradycardie. Les troubles ventilatoires sont essentiellement liés à la cause de l'état de mort encéphalique supprimant la commande centrale. La thermorégulation est aussi altérée entraînant une vasodilatation périphérique, une abolition de la thermogenèse et du frisson avec comme conséquence une hypothermie profonde.

La régulation hormonale est perturbée et concourt à l'apparition d'un diabète insipide qui provoque dès lors une hypovolémie (qui majore l'instabilité hémodynamique). Ce diabète insipide est directement lié à l'absence de l'ADH (hormone anti-diurétique). Il génère également une hypokaliémie et une hypernatrémie. Une hyperglycémie est souvent présente et vient majorer la polyurie et par conséquent l'hypovolémie.

Bien comprendre ces altérations permet de mieux envisager la prise en charge infirmière d'un patient en état de mort encéphalique.

Le diagnostic de l'état de mort encéphalique

Le diagnostic de l'état de mort encéphalique repose sur des critères cliniques définis dans le décret n° 96-1041 du 2 décembre 1996 :

Art R 671-7-1. « Le constat de mort ne peut être établi que si les trois critères cliniques suivants sont simultanément présents :

- « absence totale de conscience et d'activité motrice » qui peut être objectivée par une absence de réactivité aux aspirations pharyngées ou trachéales.
- « abolition de tous les réflexes du tronc cérébral » notamment des réflexes photomoteur, cornéen, vestibulaire et occulo-cardiaque.
- « absence totale de ventilation spontanée » qui est vérifiée par une épreuve d'hypercapnie.

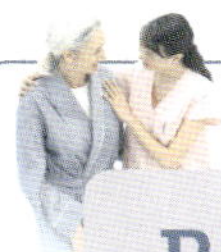

Surveillance infirmière

Rôle infirmier : objectiver l'absence totale de ventilation spontanée par l'épreuve d'apnée

L'hypercapnie est le plus puissant stimulus de la ventilation. L'objectif est vérifier la réalité de l'absence de ventilation spontanée. C'est pour cette raison que le patient, après avoir été pré-oxygéné et préalablement ventilé en normocapnie, va être déconnecté du ventilateur sous couvert d'une oxygénothérapie efficace contrôlée par la SpO_2. Ainsi, sa capnie va augmenter. En cas de mort encéphalique, cette hypercapnie jusqu'à 60 mmHg n'entraînera aucun déclenchement de ventilation spontanée du patient.

- Assurer au préalable un pré-oxygénation en FiO_2 à 100 % pendant 15 minutes.
- Effectuer le débranchement du respirateur et placer une sonde à oxygène afin d'assurer une oxygénation à un débit à 10 Litres par minutes pendant 20 minutes.
- Observer une absence de mouvements respiratoires malgré une hausse de la capnie à des valeurs de $PaCO_2$ > 60 mmHg.

C1 *Évaluer une situation clinique et établir un diagnostic dans le domaine infirmier*

Le décret 96-1041 du 2 décembre 1996 impose la recherche de la confirmation **du caractère irréversible de la destruction encéphalique.**

Points-clés

« Pour attester du caractère irréversible de la destruction encéphalique il doit être recouru :
soit à deux électroencéphalogrammes nuls et aréactifs effectués à un intervalle minimal de quatre heures, réalisés avec amplification maximale sur une durée d'enregistrement de trente minutes et dont le résultat doit être immédiatement consigné par le médecin qui en fait l'interprétation ;
soit à une angiographie objectivant l'arrêt de la circulation encéphalique et dont le résultat doit être immédiatement consigné par le radiologue qui en fait l'interprétation. »

Il faut noter que l'EEG est incompréhensible en présence d'une hypothermie ou en cas de prise de toxique ou de substances sédatives (comme par exemple la présence de benzodiazépines).

C'est pourquoi le diagnostic doit éliminer des causes réversibles d'un coma telles que la présence d'une hypothermie, de toxiques, d'un trouble métabolique (hypoglycémie, hyponatrémie, hyperurémie).

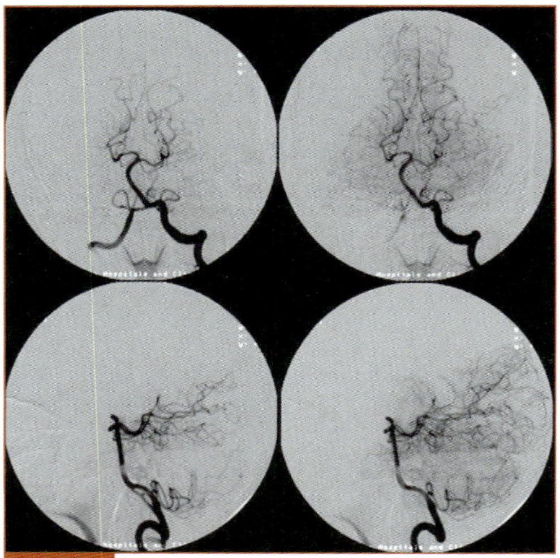

Fig. 5.01 *Artériographie normale.*

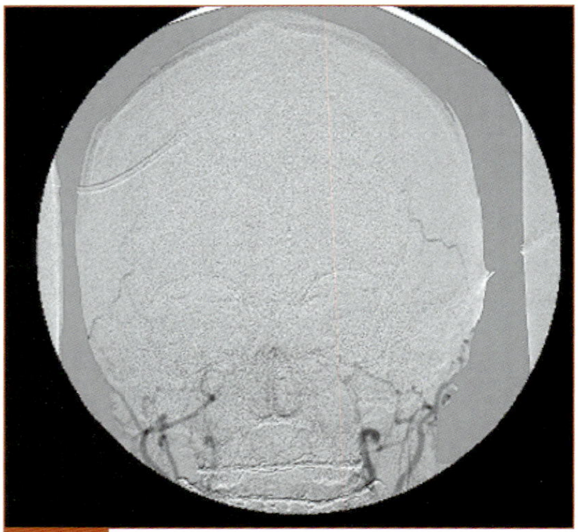

Fig. 5.2 *Mort encéphalique (absence de perfusion cérébrale).*

Le don d'organe : une activité bien encadrée

Le prélèvement d'organe en France est très encadré et régi par la loi de Bioéthique du 6 août 2004. Par ailleurs, un organisme indépendant, l'Agence de la biomédecine mise en place en 2005 (en remplacement de l'Établissement français des greffes) gère les activités de prélèvement et de greffe d'organes, de tissus et de cellules, et élargit ses responsabilités aux domaines de la procréation, de l'embryologie et de la génétique humaine.

Elle gère la liste nationale des malades en attente de greffe et le registre national des refus au prélèvement. Elle élabore des règles de répartition des organes et coordonne les prélèvements d'organes.

Elle répartit et attribue les greffons en France et à l'international. Elle évalue les activités et organise les comités d'experts autorisant le prélèvement sur donneur vivant. Elle développe l'information sur le don d'organes et de tissus.

Les principes du don d'organes

Le don d'organe repose sur des principes simples de consentement présumé, de gratuité et d'anonymat.

Le consentement

« Le prélèvement d'éléments du corps humain et la collecte de ses produits ne peuvent être pratiqués sans le consentement préalable du donneur. Ce consentement est révocable à tout moment ».

Toute personne est présumée consentante au don d'organe dès lors qu'elle n'en à pas exprimé le refus de son vivant. Tel est le principe de la loi Caillavet du 22 décembre 1976. Les lois de Bioéthique du 29 juillet 1994 et du 6 août 2004 ont procédé de la même façon. La règle posée est une présomption de consentement au prélèvement après le décès. Est présumée consentante, toute personne qui, de son vivant, n'a pas fait connaître son opposition au prélèvement.

Si le médecin n'a pas directement connaissance de la volonté du défunt, il doit s'efforcer de recueillir auprès des proches l'opposition au don d'organes éventuellement exprimée de son vivant par le défunt, par tout moyen. Pour les enfants, l'autorisation des deux parents ou du tuteur légal est obligatoire.

En pratique, en situation dramatique de décès inattendu d'un proche, les familles s'opposent fréquemment au don. Le taux de refus avoisine les 30 %, alors que 90 % des français déclarent qu'ils acceptent de donner leurs organes en cas d'accident.

Ce don impose la gratuité

Le code civil dispose que : « Le corps humain, ses éléments et ses produits ne peuvent faire l'objet d'un droit patrimonial ».

La loi du 6 août 2004 : « les frais afférents au prélèvement ou à la collecte sont intégralement pris en charge par l'établissement de santé chargé d'effectuer le prélèvement ou la collecte ». Ces dispositions sont évidemment applicables au don d'organes.

Et repose sur le principe de l'anonymat

« Aucune information permettant d'identifier à la fois celui qui a fait don d'un élément ou d'un produit de son corps et celui qui l'a reçu ne peut être divulguée. Le donneur ne peut connaître l'identité du receveur ni le receveur celle du donneur ».

Dans la pratique

Le médecin réanimateur, le plus souvent accompagné d'une infirmière coordinatrice de prélèvement d'organe, organise un entretien avec la famille. Il doit toujours se tenir dans un lieu adapté, à distance de la zone de soins. Cet entretien a pour objectif d'annoncer le décès du patient. Cet entretien doit avoir été amorcé au préalable afin que les proches acceptent la gravité de la situation. L'annonce du décès est toujours un traumatisme fort pour les proches.

Après l'annonce du décès, un entretien complémentaire vise à délivrer une information sur le prélèvement d'organe et à rechercher la non-opposition au don d'organe du vivant du patient. Cet entretien est difficile et doit être conduit avec beaucoup de délicatesse. Les proches ne doivent pas être mis en position de décideur car cette approche peut être culpabilisante. C'est un dialogue visant à un recueil de témoignage et cherchant à obtenir la position du défunt lui-même et non des proches concernant le don d'organe.

Cette dialectique est parfois difficile à instaurer car d'autres arguments viennent troubler le jugement de la famille concernant l'acceptation du décès. En effet, l'apparence du patient en état de mort encéphalique n'est pas différente d'un patient de réanimation classique. L'aspect du défunt peut donner l'impression qu'il n'est pas mort. Là encore, le rôle pédagogique de l'équipe sur la notion de mort cérébrale doit être bien clair.

Des dispositions légales et administratives doivent être effectuées :

- L'infirmière coordinatrice de prélèvement interroge le registre national des refus tenu par l'Agence de la biomédecine.
- Le procès verbal de « constat de mort encéphalique d'un sujet soumis à une réanimation prolongée » est rédigé en quatre exemplaires, mentionnant l'identité de la personne, la date et l'heure du décès, citant les signes cliniques et l'examen utilisé pour établir le diagnostic et son résultat. Ce procès verbal est signé par deux médecins dont l'un est chef de service (ou son remplaçant dûment autorisé. Notons qu'aucun des deux médecins ne peut être impliqué dans l'activité de greffe.

- La demande d'autorisation de prélèvement d'organes à but thérapeutique doit être remplie par le médecin, l'infirmière coordinatrice et un agent de l'administration.
- L'Agence de la biomédecine recherche des équipes de prélèvement selon les règles de répartition, elle recherche un (des) receveur(s) pour une transplantation isogroupe ABO en fonction du degré de priorité (pronostic vital faible à court terme, enfants de moins de 16 ans...).

Les contre-indications du prélèvement d'organe

Les maladies virales (HTLV 1 & 2, VIH), un état septique généralisé non-contrôlé, la présence d'une tumeur maligne, l'existence d'une toxicomanie IV non-sevrée et des antécédents de maladie neurologique contaminante (Creutzfeld Jacob) contre-indiquent la possibilité d'un prélèvement d'organe.

Il faut ajouter à ces contre-indications des obstacles non-médicaux tels que l'absence d'identité du patient en état de mort encéphalique, l'opposition du procureur de la République en cas de mort suspecte (suicide, crime ou agression, accident du travail...), et bien entendu le refus du patient notifié sur le registre national des refus.

Dans la pratique, le taux de refus par les proches d'un prélèvement d'organes reste stable en France (30 % en 2006), malgré les progrès importants dans le recensement des EME depuis dix ans.

Les causes de refus par les proches sont de deux ordres :

- soit une mauvaise compréhension par les proches du principe du prélèvement d'organes, idée d'une atteinte à l'intégrité corporelle du défunt, scrupules religieux;
- soit une difficulté éprouvée par les professionnels de santé à proposer un prélèvement d'organes aux proches du patient.

Principe de prise en charge d'un patient en état de mort encéphalique : rôle infirmier

C6 *Communiquer et conduire une relation dans un contexte de soins*

Cette prise en charge est spécifique car elle revêt des aspects purement réanimatoires d'un patient intubé et ventilé pour lequel de nombreux mécanismes régulateurs sont perturbés (*cf. Physiopathologie d'un patient en état de mort encéphalique*). Mais ces aspects techniques des soins sont alourdis par une charge émotionnelle, les patients sont souvent des sujets jeunes dont les circonstances du passage en état de mort encéphalique sont dramatiques. La gestion de la famille et du deuil qu'elle doit accomplir, en même temps que la prise en charge du patient en vue du prélèvement multiorganes, est parfois source de remise en cause. L'accompagnement des proches du défunt est un exercice difficile.

Les patients pris en charge en état de mort encéphalique sont transférés sur un site spécialisé qui possède l'agrément pour réaliser un prélèvement multiorganes. Les objectifs de prise en charge dans ces services suivent des protocoles très spécifiques. Les infirmières sont spécialement formées à ces prises en charge, notamment par l'équipe d'infirmières coordinatrices du prélèvement d'organe présente sur l'établissement.

Il faut pourtant connaître les objectifs thérapeutiques de prise en charge de ces patients :

- **Maintenir une hématose de qualité**

C1 Évaluer une situation clinique et établir un diagnostic dans le domaine infirmier

C4 Mettre en œuvre des actions à visée diagnostique et thérapeutique

L'objectif est de permettre une oxygénation de qualité des tissus, mais aussi de maintenir la fonction ventilatoire et de préserver le poumon si celui-ci peut être prélevé.

- Assurer une ventilation contrôlée conventionnelle (Pplateau < 30 mmHg) avec un air réchauffé et humidifié (si possible) ;
- régler le respirateur pour obtenir une capnie comprise entre 35 et 40 mmHg avec une FIO_2 pour maintenir une SpO_2 supérieure à 95 % ;
- assurer le maintien d'une hémoglobine supérieur à 10 g/dl, au besoin effectuer une transfusion en CMV négatif (tant que le statut sérologique du donneur n'est pas connu) ;
- assurer des aspirations trachéo-bronchiques aseptiques et uniquement à la demande ;
- contrôler la qualité de l'hématose par des gaz du sang (sur prescription médicale).

– **Maintenir une pression de perfusion**
  - Servir et aider à la pose d'un cathéter artériel en raison de l'instabilité hémodynamique fréquente et des prélèvements itératifs (chapitre 4.4 Monitorage) ;
  - assurer le maintien de la volémie par l'administration de solutés de remplissage type macromolécules type cristalloides et gélatine fluide (Plasmion®). CI des hydroxy-éthyl-amidons (néphrose osmotique) ;
  - assurer le monitorage de la volémie soit par la pose d'un cathéter central (PVC) ou d'une sonde de doppler œsophagien (cf. Chapitre 4.4 le monitorage) ;
  - assurer des apports hydro-électrolytique avec une base d'un sérum glucosé à 2,5 % à raison de 2 litres pour 24 heures et dont les apports électrolytiques correspondent aux besoins (biologie sanguine).

– **Assurer le maintien de la pression artérielle et du débit cardiaque par l'administration de drogues vasoactives type noradrénaline**

  (cf. chapitre 5 *Comprendre et savoir manipuler les catécholamines*). Leur utilisation, surtout à forte dose, sera une contre-indication au prélèvement du pancréas et/ou du cœur.

– **Dépister l'apparition du diabète insipide et mettre en place son traitement**
  - Mesurer la diurèse horaire ;
  - mesurer la densité urinaire (bandelette ou mieux densitomètre) ;
  - compenser la polyurie si elle est présente avec une compensation horaire par un sérum glucosé à 2,5 % ;
  - sur prescription médicale, administrer le Minirin® (la Desmopressine est le traitement du diabète insipide) à la posologie de 1 à 2 µg IVD ou SC/6 à 12 heures) ;
  - assurer un contrôle glycémique et instaurer une insulinothérapie en fonction du protocole prescrit par le médecin afin de limiter la polyurie osmotique qui complique l'hypovolémie.

– **Assurer le réchauffement du patient avec une couverture chauffante à air pulsée**

– **Poursuivre l'antibiothérapie s'il y a lieu en fonction de l'étiologie de prise en charge**

– **Effectuer le bilan sanguin**
  - Groupe ABO/Rhésus, RAI ;
  - gaz du sang, lactates ;
  - NFS-plaquettes ;
  - bilan d'hémostase complet (TP, TCA, fibrinogène, D-dimères, complexes solubles) ;
  - glycémie, ionogramme sanguin, Ca^{2+}, PO_4^{2-}, Mg^{2+} ;
  - urée, créatinine ;
  - bilan hépatique complet ;
  - amylase, lipase ;

- troponine, CPK, LDH ;
- sérologies : HIV 1 & 2, Antigénémie p24, HTLV 1 & 2, hépatites B & C, CMV, EBV, Toxoplasmose, VDRL-TPHA (syphilis) ;
- hémocultures ;
- recherche de toxiques : benzodiazépine, barbituriques, carbamates, antidépresseurs tricycliques, alcoolémie ;
- un tube sec à visée médico-légale.

– **Assurer le prélèvement biologique des urines**
- Ionogramme et protéinurie sur échantillon ;
- ECBU ;
- un prélèvement à visée médico-légale.

– **Prévoir les examens cliniques suivants**
- Une radiographie pulmonaire de face (en double) ;
- une échographie abdominale ;
- une fibroscopie bronchique avec PDP ;
- échographie cardiaque ;
- Un ECG (en double).

– **Si le diagnostic de mort encéphalique n'est pas effectué**
- Prévoir de réaliser l'épreuve de débranchement ;
- prévoir les EEG et/ou l'artériographie.

Les statistiques

En 2009, 3081 sujets en état de mort encéphalique ont été recensés, 1481 ont été prélevés et 1600 non prélevés. Les causes de décès étaient l'accident vasculaire cérébral (1758), des causes traumatiques (775) et d'autres causes (548). Parmi les 51,9 % de sujets non prélevés, l'opposition au prélèvement représente 32,2 % des raisons. L'âge moyen du donneur était de 51 ans et c'était un homme dans 61 % des cas. En 2009, 4580 patients ont été greffés (cœur, poumon, foie, rein, pancréas, intestin).

Le chariot d'urgence 6

Afin de faciliter la prise en charge en urgence du patient, un chariot contenant le matériel, les médicaments et les fluides nécessaires à la réanimation est disponible dans tous les services de soin. Son contenu est clairement indiqué. Il comporte une dotation minimale uniforme, définie en concertation avec l'équipe médicale et paramédicale. Son agencement est identique d'un service à l'autre. Les chariots sont préférés aux valises mais certains services font le choix de s'équiper en sacs d'intervention identiques à ceux utilisés dans les unités mobiles d'hospitalisation au sein des SMUR.

C1 *Évaluer une situation clinique et établir un diagnostic dans le domaine infirmier*

C4 *Mettre en œuvre des actions à visées diagnostique et thérapeutique*

C9 *Organiser et coordonner des interventions soignantes*

Présentation

Toutes les formes de chariot sont possibles en fonction des possibilités et pour les adapter au mieux à l'environnement du service. Trois facteurs sont importants pour leur conception : ergonomie, mobilité et rationalité. Ils sont robustes, faciles à déplacer et à entretenir. Exclusivement dédiés à la prise en charge des urgences vitales, ils sont accessibles 24 heures/24. Leur localisation est signalisée et connue de tous.

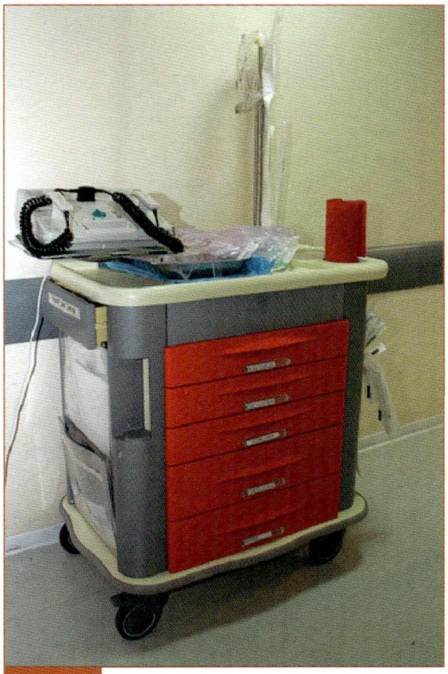

Fig. 6.1 *Le chariot d'urgence.*

Les chariots d'urgence doivent être présentés aux étudiants infirmiers, au personnel vacataire ou assurant une mission intérimaire dès la prise de poste. Leur nombre est déterminé par les contraintes de lieux.

La dotation minimale uniforme comporte le matériel nécessaire à la ventilation, à la pose d'une voie veineuse et d'une perfusion, à la protection du personnel et au respect des règles d'hygiène. La composition de cette dotation minimale est proposée dans les Recommandations pour l'organisation de la prise en charge des urgences vitales intra-hospitalières de la SFAR (Société française d'anesthésie et de réanimation).

Le rangement du chariot peut être organisé selon le principe anglo-saxon : ABCDEF. À chaque lettre correspond un étage ou un tiroir :

- A : *Airway* = Liberté des voies aériennes.
- B : *Breathing* = Ventilation.
- C : *Circulation* = Circulation.
- D : *Drugs* = Médicaments.
- E : *ECG* = Électrocardiogramme.
- F : *Fibrillation* = Défibrillateur/DSA ;

A. Matériel nécessaire à l'airway

Ce tiroir comprend le plateau d'intubation, le matériel pour l'aspiration, l'oxygénothérapie et l'abord gastrique.

B. Matériel nécessaire au breathing

Ce tiroir comprend l'insufflateur (BAVU) prêt à fonctionner, avec des masques de différentes tailles et des raccords. La bouteille d'oxygène sera en complément. La canule de Guédel vient compléter ce dispositif.

C. Circulation

Ce tiroir comprend le nécessaire à perfusion : asepsie, cathlons, tubulures, solutés de base et de remplissage, seringues, brassard à tension avec stéthoscope...

D. Drugs (drogues ou médicaments d'urgence)

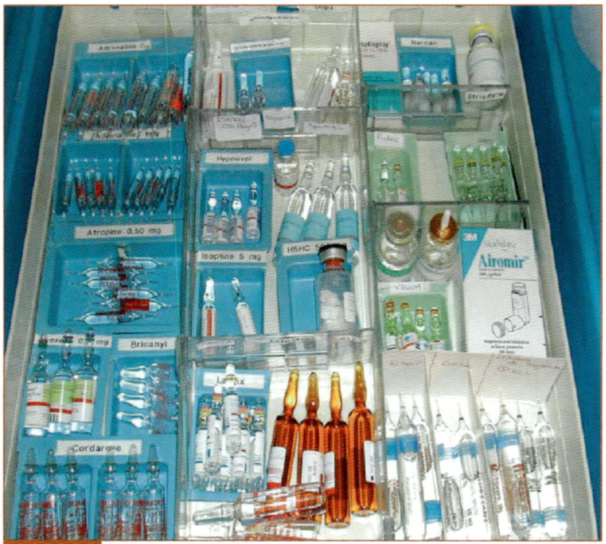

Fig. 6.2 *Les médicaments du chariot d'urgence.*

Il faut éviter d'encombrer le chariot avec des médicaments qui ne sont pas strictement nécessaires. Les médicaments seront sélectionnés en fonction du service et des pathologies rencontrées. Il est impératif de vérifier périodiquement et régulièrement la date de péremption des médicaments (voir dotation minimale du chariot d'urgence).

E. ECG

Un appareil permettant la surveillance électrocardioscopique du patient est nécessaire. Il peut également surveiller automatiquement la SpO_2, la pression artérielle et être combiné à un défibrillateur. Il faudra veiller à la présence d'électrodes (non périmées), des câbles, de brassards de différentes tailles.

F. Fibrillation (défibrillateur)

Pour la défibrillation, un défibrillateur manuel ou un défibrillateur semi-automatique (DSA) doit équiper le chariot d'urgence. Si le défibrillateur est manuel, il est nécessaire d'avoir du gel spécial pour éviter les brûlures lors du choc électrique externe, des batteries fonctionnelles, les câbles et les palettes opérationnels en permanence. Sa vérification est quotidienne (procédure de test à respecter en raison des risques lors du test).

Si le défibrillateur est un DSA, un simple contrôle du voyant de fonctionnement suffit. Il est accompagné de rasoir, de compresses et d'électrodes sous emballage, stockées à plat, avec une date de péremption.

On trouvera également des matériels divers comme une lampe pour les réflexes pupillaires, un sac-poubelle, des gants et lunettes de protection, des ciseaux, un marteau réflexe, du sparadrap, un collecteur d'aiguilles, de la solution hydro-alcoolique...

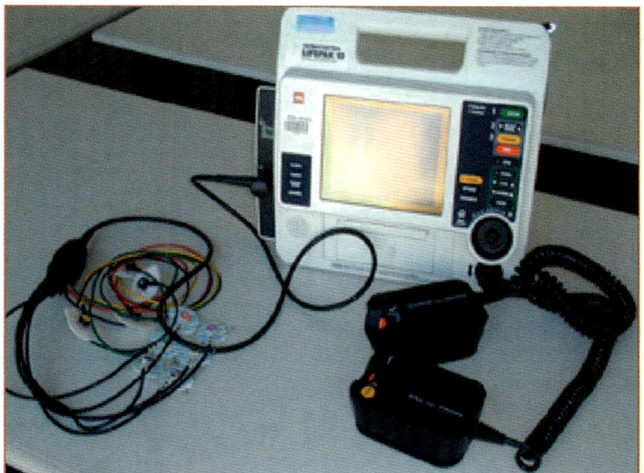

Fig. 6.3 *Défibrillateur manuel.*

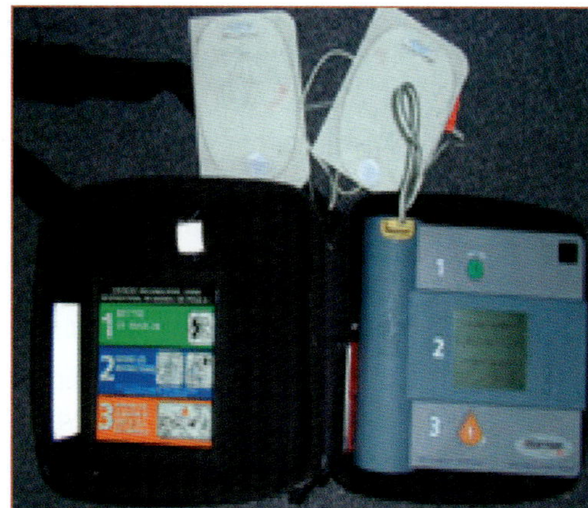

Fig. 6.4 *DSA.*

Entretien et vérification

Des procédures de maintenance préventive et curative concernant ce matériel, notamment le défibrillateur, sont écrites. Après chaque utilisation, la vérification porte sur la conformité avec la liste de contrôle (inventaire du chariot), attestée par la mise en place d'un scellé autocassable. Une vérification périodique de la péremption des médicaments est faite par le personnel infirmier sous la responsabilité du cadre de santé et le cas échéant, du pharmacien. La traçabilité de la maintenance quelle que soit sa nature est consignée dans un registre. Tout délai dans le réapprovisionnement peut être gravement préjudiciable au malade et engage la responsabilité des soignants.

Surveillance

infirmière

Dotation minimale du chariot d'urgence

Selon :
- la Société française d'anesthésie et de réanimation ;
- le Samu de France ;
- la Société française de cardiologie ;
- la Société francophone de médecine d'urgence ;
- la Société de réanimation de langue française.

Le chariot d'urgence doit comporter :
- Défibrillateur semi-automatique (DSA), si possible débrayable en mode manuel.
- Bouteille d'oxygène à manodétendeur intégré, vérifiée et prête à l'emploi.
- Médicaments : adrénaline, dérivés nitrés (injectable et spray), atropine, lidocaïne, amiodarone, furosémide, soluté glucosé à 30 %, benzodiazépine injectable, bêta2-adrénergiques (spray et solution pour aérosol), solutés de perfusion conditionnés en poche souple (NaCl à 0,9 %, colloïdes de synthèse).
- Matériel de ventilation : canules de Guédel n° 2 et 3, masques faciaux n° 3 à 6, ballon autoremplisseur à valve unidirectionnelle et filtre antibactérien, masques pour aérosol, sondes à oxygène, tuyaux de connexion, masques à haute concentration.
- Matériel pour accès veineux et injections : seringues de 5 et de 10 mL, jeu d'aiguilles, cathéters courts 14-16-18-20-22 G, perfuseurs avec robinets à 3 voies, compresses stériles, solution antiseptique, garrot, champs adhésifs transparents, adhésif de fixation, gants non stériles, container à aiguilles, lunettes de protection, solution hydro-alcoolique.
- Matériel d'aspiration : système d'aspiration vérifié et prêt à l'emploi, sondes d'aspiration trachéo-bronchiques, sondes pour aspiration gastrique, seringue de Guyon (50 mL à embout conique), sac à urine non stérile, raccords biconiques.
- Plan dur pour massage cardiaque.

La bouteille d'oxygène

Description

Le volume de la bouteille est de 2 ou 5 litres (le plus couramment). Le corps de la bouteille contient de l'oxygène sous forme comprimée. La pression de l'oxygène à l'intérieur de la bouteille est indiquée en bar en permanence par le manomètre. Neuves, les bouteilles sont remplies à 200 bars. Cette pression diminue avec l'utilisation de la bouteille et reflète la quantité d'oxygène restant.

La pression de sortie d'oxygène est régulée par un détendeur. Le haut de la bouteille (détendeur, robinets, manomètre) est protégé par un capot qui fait office de poignée.

Lors de l'utilisation, la bouteille sera soit accrochée par la poignée (à un bord de lit, une ridelle de brancard), soit attachée (au chariot d'urgence), soit posée à plat à terre (pour éviter sa chute).

Pour calculer la quantité d'oxygène disponible dans la bouteille, il faut multiplier le volume de la bouteille (en litres) par la pression restante (en bars).

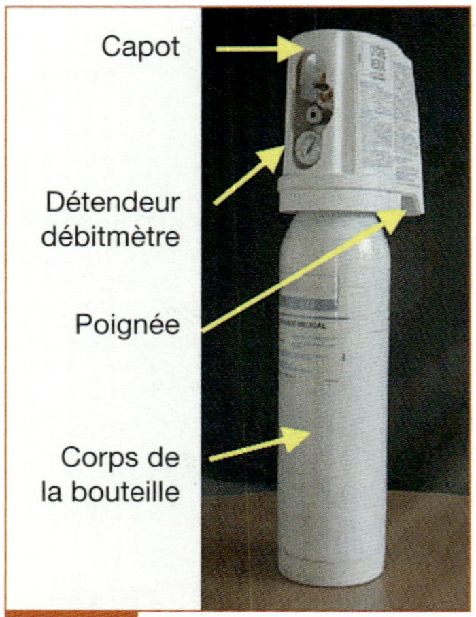

Fig. 6.5 *La bouteille d'oxygène.*

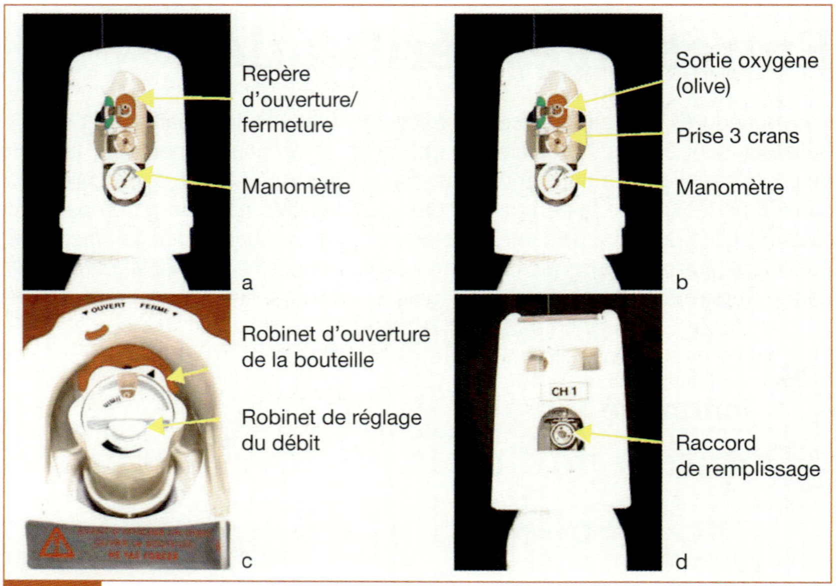

Fig. 6.6 *Le détendeur.*

Points-clés

Méthode de calcul de la quantité d'O_2 dans la bouteille et autonomie

1. Quantité d'oxygène dans la bouteille (en litres) = Pression de la bouteille (en bars) x Volume de la bouteille (en litres).
2. Calculer l'autonomie permet de savoir combien de temps on peut utiliser une bouteille avec un patient recevant un débit d'oxygène fixe. On divise la quantité d'oxygène restant dans la bouteille (en litres) par le débit réglé (en litres par minute).
3. Autonomie (en minutes) = Quantité d'oxygène (en litres) / Débit (en litres/minute).

Pour mettre en service la bouteille, il faut actionner le robinet d'ouverture. Les repères visuels permettent de savoir si la bouteille est en position fermée (0 ou couleur rouge) ou ouverte (1 ou couleur verte). Ensuite, il faut sélectionner le débit d'oxygène prescrit avec le robinet de réglage du débit. Le tuyau d'oxygène, relié au masque du patient ou à un insufflateur, se branche sur la sortie d'oxygène (olive). Il est possible de brancher un tuyau spécial sur la prise à 3 crans pour y relier un respirateur de transport.

Les bouteilles doivent être vérifiées et remplacées si elles contiennent moins de 50 bars. Le remplissage est souvent assuré par le fabricant. La bouteille est entièrement vérifiée tous les 5 ans. La date du dernier contrôle est gravée sur l'extérieur.

infirmiers

Acte et surveillance

Usage des bouteilles à oxygène et bonnes pratiques

Utilisation de l'oxygène

La posologie est fonction de l'état clinique du patient. Elle sera prescrite par un médecin. Dans le cadre de l'urgence, une oxygénothérapie pourra être débutée. Un patient en détresse respiratoire en ventilation spontanée peut recevoir par masque 6 à 8 litres par minute d'oxygène, à adapter selon son état.
En cas d'arrêt respiratoire ou cardio-respiratoire, le débit sera de 15 litres par minute.

Précautions d'emploi

Lors d'une utilisation prolongée (plus de 6 heures) à haute concentration (100 %), il existe un risque de pneumopathie par sécheresse des gaz inspirés, et exceptionnellement de fibroplasie rétrolentale (atteinte vasculaire de la rétine avec risque de cécité chez l'enfant de moins de 2 ans).

Consignes de conservation et stockage

Les bouteilles doivent être protégées des intempéries, des sources de chaleur (température supérieure ou égale à 50 °C) et conservées dans un local aéré ou ventilé, propre et sans matières inflammables.
Les bouteilles pleines et les bouteilles vides doivent être conservées séparément.
Les bouteilles conservées ou transportées doivent être installées dans un emplacement permettant de les protéger des chutes et des chocs.
Il ne faut jamais nettoyer les bouteilles avec des produits combustibles, spécialement des corps gras.

Consignes de manipulation et d'utilisation

Comme l'oxygène est un comburant qui accélère la combustion, il ne faut pas fumer, ne pas l'approcher d'une flamme, de tout produit inflammable (aérosol, solvants, essence, alcool…).
Ne jamais graisser, ni lubrifier une bouteille d'oxygène (risque d'inflammation).
Le bon état du matériel doit être régulièrement vérifié.
Vérifier la date limite d'utilisation de l'oxygène figurant sur le conditionnement.
Vérifier la date de ré-épreuve de l'emballage gravée sur la bouteille (tous les 5 ans).
Manipuler le matériel avec des mains propres, exemptes de graisse.
Utiliser des tuyaux de raccordement spécifiques à l'oxygène.
Utiliser la bouteille couchée pour prévenir des chutes.

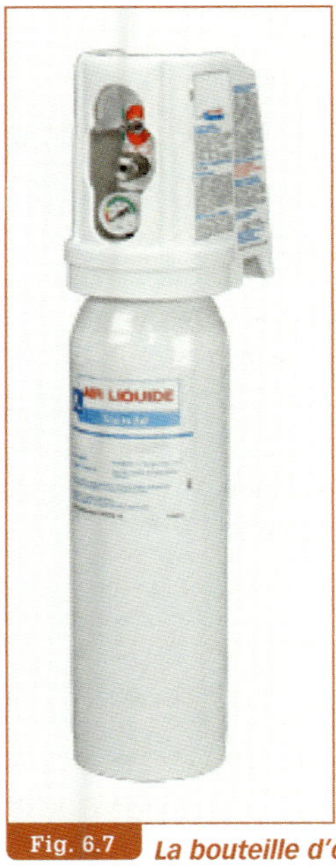

Fig. 6.7 *La bouteille d'oxygène.*

Points-clés

Le chariot d'urgence est un :
- dispositif mobile ;
- dont l'emplacement invariable est signalé ;
- qui doit être facilement accessible et connu de tous ;
- uniquement réservé à l'urgence vitale ;
- scellé si possible ;
- dont le contenu est vérifié périodiquement.

Les médicaments utilisés en situation d'urgence 7

Ce chapitre traite de l'ensemble des médicaments entrant dans la composition usuelle du chariot d'urgence qui permettent de traiter la plupart des situations d'urgence.

Les médicaments cardiovasculaires

Traiter un état de choc, une hypotension

CATÉCHOLAMINES

L'adrénaline, la noradrénaline (*Lévophed*), la dobutamine (*Dobutrex*), la dopamine et l'éphédrine étant des médicaments fréquemment utilisés en réanimation, ils nécessitent des connaissances spécifiques en termes de surveillance infirmière. Ils ont largement été traités au chapitre 5, *Utilisation des catécholamines*, et ne sont pas abordés ici.

Traiter une bradycardie

ATROPINE SULFATE (ATROPINE)

C'est un parasympathicolytique. Pour mémoire, le système sympathique est cardio-accélérateur alors que le système parasympathique est lui cardiofrénateur. Le rythme cardiaque est assuré par le nœud sinusal qui impose intrinsèquement un rythme rapide. Ce rythme rapide est en permanence contrebalancé par le tonus dominant du parasympathique qui a pour action de freiner le rythme cardiaque. L'atropine est un médicament qui inhibe ce tonus parasympathique, et permet d'augmenter la fréquence cardiaque en libérant l'action du système sympathique. Outre le fait qu'elle accélère le rythme cardiaque, l'atropine diminue les sécrétions salivaires, provoquant une sensation de sécheresse buccale et réduit les sécrétions bronchiques. Sur l'œil, l'atropine entraîne une mydriase.

Utilisation : l'atropine en situation d'urgence est préconisée lors de bradycardie dite sinusale. C'est le médicament de choix du traitement des malaises vagaux.

Posologie : l'injection de 0,5 mg à 1 mg suffit à rétablir une fréquence cardiaque acceptable.

Contre-indications : en cas d'adénome de la prostate, de glaucome à angle fermé, et chez le coronarien pour lequel la tachycardie est synonyme de hausse de la consommation en oxygène du myocarde (MVO2) et de diminution du temps diastolique qui permet la perfusion des coronaires.

Surveillance infirmière

Surveillance infirmière face à une bradycardie

– Surveiller le rythme cardiaque sur l'électrocardioscope : en cas d'alarme, déclencher l'enregistrement de l'ECG, palper le pouls et rechercher une urgence vitale. Appeler le médecin et rester auprès du malade.

– Assurer le réglage des alarmes du scope (fréquence cardiaque et pression artérielle).

– Objectiver la régression de la bradycardie et son retentissement hémodynamique et assurer l'efficacité du traitement

– Évaluer les autres grandes fonctions : la conscience et la respiration.

– Dépister les effets secondaires : sécheresse des muqueuses (bouche) de la peau, tachycardie, mydriase.

Traiter un trouble du rythme

AMIODARONE (*CORDARONE*)

C'est un puissant antiarythmique de classe 3 qui prolonge la période réfractaire électrique de façon homogène et la repolarisation de tous les tissus cardiaques. C'est le médicament de choix pour la tachycardie ventriculaire des urgences cardiaques. L'amiodarone possède une action frénatrice du système sympathique à la fois sur les récepteurs alpha et bêta, et diminue ainsi la tachycardie à l'effort. Son effet inotrope négatif est modéré. Il induit une dilatation coronarienne et une réduction de la consommation en oxygène du myocarde (MVO2). Cependant la *Cordarone* possède des effets secondaires liés à une accumulation lente dans le tissu graisseux et musculaire ; la paroi auriculaire n'est saturée qu'après un mois [Comprimés à 200 mg, ampoules à 150 mg.]

Utilisation : trouble du rythme supraventriculaire, réduction de l'arythmie complète par fibrillation ventriculaire.

Posologie : 5 mg/kg en intraveineux sur 5 à 30 minutes pour une dose dite de charge, puis prise d'un relais en perfusion continue à la dose usuelle d'une ampoule sur 8 heures. **Ne jamais injecter en intraveineux direct.**

Contre-indications : la voie IV directe, les bradycardies sinusales, les troubles de la conduction type bloc auriculo-ventriculaire de 2e et 3e degrés, les hypotensions et bas débits sévères, les troubles de la thyroïde et les allergies à l'iode. Au long cours, il existe un risque de pneumopathie interstitielle.

Surveillance infirmière

Surveillance infirmière d'un patient sous *Cordarone* :

– Préparer la *Cordarone* avec du sérum glucosé G5 %.

– Surveiller le rythme cardiaque sur l'électrocardioscope qui permet d'évaluer la régression des troubles du rythme.

– Assurer le réglage des alarmes du scope (fréquence cardiaque et pression artérielle).

– Surveiller la pression artérielle pour dépister la survenue d'hypotension et de collapsus.

– Surveiller l'apparition d'une insuffisance cardiaque engendrée par des anti-arythmiques : pouls rapide et filant associé à une chute de la tension artérielle, baisse du débit cardiaque.

– Surveiller par des bilans biologiques : le taux sanguin des hormones thyroïdiennes T3 et T4 et surveillance du ionogramme sanguin.

LIDOCAÏNE (*XYLOCAÏNE*)

C'est un antiarythmique, agissant surtout à l'étage ventriculaire, particulièrement sur les fibres de Purkinje. Son action est quasi immédiate par voie intraveineuse, durant vingt à trente minutes.

Utilisation : prévention et traitement des troubles du rythme ventriculaire (tachycardie ventriculaire par exemple), notamment à la phase aiguë de l'infarctus du myocarde, au cours des traitements digitaliques, etc. Elle se présente sous forme de seringue à 2 % *Xylocard* (5 mL = 100 mg), ou de flacon de *Xylocaïne* à 1 % (20 mL = 200 mg).

Posologie : la *Xylocaïne* s'injecte en bolus intraveineux direct de 1 à 1,5 mg/kg (ne pas dépasser cette dose), puis un relais par perfusion continue de 20 à 50 µg/kg/minute.

Contre-indications :

Surveillance infirmière

Surveillance infirmière lors de l'administration de lidocaïne

- Surveillance continue de l'ECG.
- Dépistage des signes annonciateurs de surdosage : nervosité, agitation, tremblements, nystagmus, logorrhée, céphalées, nausées, acouphènes, goût métallique dans la bouche.
- Détection des signes de surdosage : tachypnée, hypotension puis convulsions, dépression respiratoire, troubles du rythme et de la conduction cardiaque, collapsus cardio-vasculaire pouvant évoluer vers la mort par apnée ou arrêt cardiaque.

Traiter un trouble de la conduction

ISOPRÉNALINE (*ISUPREL*)

C'est un agoniste béta-adrénergique pur non sélectif qui est sympathomimétique avec des effets sur les récepteurs β1 et β2. Il est essentiellement inotrope et chronotrope positif et renforce la force de contraction du myocarde. Les effets β2 se traduisent par une vasodilatation artérielle et une bronchodilatation.

Utilisation : traitement du bloc auriculo-ventriculaire du 3e degré avant pose d'un pacemaker. Il accélère le rythme cardiaque. Torsades de pointe après la recharge en magnésium et potassium. Intoxications aux bêtabloquants.

Posologie : il se présente en ampoules de 0,2 mg par mL ou de 1 mg pour 5 mL. La dose de charge se situe entre 0,20 à 0,60 mg en intraveineux direct et la dose d'entretien est de 0,3 mg/h (0,05-0,1 mg/kg/min) à la seringue électrique. Cette dose peut être augmentée au besoin en fonction de la tolérance et de la réponse hémodynamique.

Contre-indications : en cas de tachycardie sinusale, d'hyperexcitabilité auriculaire ou ventriculaire, en cas d'insuffisance coronaire aiguë (car l'*Isuprel* augmente la consommation en oxygène du myocarde, il est tachycardisant et risque de provoquer une nécrose myocardique et des troubles de rythme), en cas de cardiomyopathie obstructive et de rétrécissement aortique serré.

Éviter les associations avec les catécholamines et les digitaliques en raison du risque de survenue d'un trouble du rythme. L'association avec des IMAO provoque un risque d'augmentation des effets de l'isoprénaline. Enfin, l'*Isuprel* antagonise les bêtabloquants.

Acte et surveillance

infirmiers

Administration d'isoprénaline et surveillance

- Préparer l'Isuprel avec du sérum glucosé G5 %.
- Surveiller le rythme cardiaque sur l'électrocardioscope qui permet d'évaluer la régression de la bradycardie ou de la torsade de pointe et de l'efficacité de l'Isuprel sur la fréquence cardiaque.
- Assurer le réglage des alarmes du scope (fréquence cardiaque mais aussi pression artérielle).
- Surveiller la pression artérielle pour dépister la survenue d'hypotension et de collapsus.
- Evaluer les autres grandes fonctions : la conscience et la respiration.

Traiter une tachycardie paroxystique

TRIPHOSADÉNINE OU ADÉNOSINE TRIPHOSPHATE (ATP) (*STRIADYNE*)

Utilisation : antiarythmique parasympathomimétique, il ralentit et bloque la conduction auriculo-ventriculaire. C'est un bradycardisant ayant des effets vagomimétiques puissants. De plus, il est coronarodilatateur. Il est indiqué dans les tachycardies paroxystiques *supra*-ventriculaires et les tachycardies jonctionnelles (maladie de Bouveret). Ampoule de 20 mg/2 mL.

Posologie : l'utilisation se fait en IV flash du fait de sa demi-vie courte à la dose de 10 m à 20 mg.

Contre-indications : le bloc auriculo-ventriculaire du 3e degré, l'insuffisance coronarienne, l'asthme, le sujet âgé, les antécédents d'AVC, d'arythmie.

Acte et surveillance

infirmiers

Traiter une tachycardie paroxystique

- S'assurer d'une surveillance électrocardioscopique en continu (les troubles du rythme peuvent survenir après injection de Striadyne).
- Assurer le réglage des alarmes du scope.
- Préparer avant l'injection une seringue d'atropine préparée (0,5 mg) car il peut survenir une pause sinusale pouvant durer quelques secondes.
- D'abord s'assurer de la qualité de la voie afin de pouvoir injecter l'atropine, si besoin.
- Assurer l'administration d'oxygène (lunette ou masque).
- Injecter la *Striadyne* seulement dans les conditions de sécurité en bolus (demi-vie très courte du produit) : penser à bien rincer la tubulure.
- Avoir le chariot d'urgence à portée de main.

Traiter un trouble de la repolarisation / un angor

ISOSORBIDE DINITRATE (*RISORDAN*)

C'est un dérivé nitré ayant pour action des effets vasodilatateurs sur les artères coronaires. C'est donc un anti-angoreux (on dit aussi anti-angineux même si le terme est désuet). Le Risordan, est par ailleurs, un vasodilatateur veineux mais aussi vasodilatateur artériel à fortes doses.

Utilisation : il est indiqué dans l'angor, le syndrome coronaire aigu et l'œdème aigu du poumon d'origine cardiogénique.

Posologie : il se présente en ampoule de 10 mg/10 ml. Sa dilution n'est pas nécessaire. Il s'utilise en intraveineux direct par injection lente mais surtout en pousse-seringue électrique.

Contre-indications : hypersensibilité aux dérivés nitrés, hypotension artérielle. Prudence en cas d'hypovolémie.

Surveillance infirmière

Traiter un trouble de la repolarisation/angor par *Risordan*

– S'assurer d'une surveillance électrocardioscopique en continu.

– Assurer le réglage des alarmes du scope (pression artérielle et fréquence cardiaque).

– Surveiller la pression artérielle de façon rapprochée (cinq minutes) lors de l'installation du traitement pour dépister la survenue d'hypotension et de collapsus.

– Dépister les effets indésirables liés à la vasodilatation : céphalée (vasodilatation cérébrale), bouffée de chaleur, nausées et vomissements.

– Assurer une surveillance accrue en cas d'association avec d'autres anti-hypertenseurs : en effet, le *Risordan* majore l'hypotension en cas d'association avec d'autres vasodilatateurs, bêtabloquants et diurétiques.

– Éviter de l'associer avec d'autres produits en raison de précipitation par incompatibilité physico-chimique.

TRINITRINE (NITROGLYCÉRINE) (*LÉNITRAL*)

Il agit avant tout comme un vasodilatateur veineux : il diminue donc la précharge, la pression veineuse centrale, le tonus veineux, la pression dans l'artère pulmonaire. La pression capillaire pulmonaire et télédiastolique du ventricule gauche sont aussi diminuées. Il augmente le débit coronarien et diminue le travail du myocarde (baisse de la consommation en oxygène du myocarde). Il ne possède pas d'effet sur la fréquence cardiaque mais il peut induire paradoxalement une tachycardie par une stimulation sympathique liée à la baisse du débit cardiaque. Inversement, il peut en cas de forte dose induire une hypotension majeure et une bradycardie. Il possède des effets relaxants sur le tonus utérin et est proposé lors de souffrance fœtale aiguë en lien avec une hyperactivité utérine au cours du travail.

Utilisation : le *Lénitral* est utilisé principalement dans le traitement de l'angor, mais aussi dans les crises hypertensives sévères et l'infarctus du myocarde. Pour l'angor, l'utilisation en spray peut anticiper la voie intraveineuse. Il peut être prescrit dans le cadre d'un OAP.

Posologie : il se présente en ampoule de 2 mL à 3 mg, mais le plus souvent en ampoule de 10 ml à 15 mg. Il s'utilise à la seringue électrique sous contrôle et monitorage de la pression artérielle, aux posologies de 0,5 à 1 mg/heure, dilué dans du NaCl 0,9‰. En spray, il s'agit de flacon aérosol : 1 dose = 0,4 mg

Contre-indications : hypersensibilité, pression artérielle systolique basse ou, chez l'hypertendu, inférieure au tiers de sa pression habituelle, hypertension intracrânienne.

Surveillance infirmière

Traiter un trouble de la repolarisation/angor par trinitrine en IVSE

Les précautions sont strictement les mêmes que pour le *Risordan*.

TRINITRINE SUBLINGUALE (*NATISPRAY* FORT)

C'est un vasodilatateur à prédominance veineuse réduisant le retour veineux, la précharge ventriculaire gauche et le travail cardiaque, diminuant ainsi la consommation d'oxygène myocardique, avec une activité spasmolytique au niveau des artères coronaires. Les dérivés nitrés agissent aussi sur les artérioles aux fortes doses (vasodilatation artériolaire avec diminution de la pression artérielle). Sa résorption est très rapide par voie sublinguale, son action est rapide mais brève : il agit en 2 à 5 minutes pendant 10 à 30 minutes.

Utilisation : le *Natispray* fort s'utilise pour le traitement curatif de la crise d'angor, le traitement préventif à très court terme de la crise d'angor et l'œdème aigu du poumon d'origine cardiaque. Il se présente sous forme de flacon pressurisé de 200 doses de 0,40 mg chacune.

Posologie : une pulvérisation sublinguale à répéter 1 à 2 fois en cas de crise.

Contre-indications : hypersensibilité à la trinitrine et hypotension artérielle.

infirmière

Surveillance

Traiter un trouble de la repolarisation par trinitrine en spray sublingual

- Surveillance hémodynamique.
- Dépistage des effets indésirables tels que des céphalées, une érythrose faciale, des sueurs, des nausées, une hypotension et un malaise par hypotension orthostatique (surtout chez la personne âgée ou hypovolémique).
- Repérer les signes de surdosage : vasodilatation généralisée avec possibilité de collapsus cardio-vasculaire.
- Voir *Risordan*.

Traiter une hypertension artérielle

NICARDIPINE (*LOXEN*)

C'est un inhibiteur calcique qui inhibe la pénétration intracellulaire du calcium et donc joue un rôle sur la musculature lisse des vaisseaux en provoquant une vasodilatation artérielle et veineuse rapide. Par la diminution des résistances périphériques et de la pression artérielle, le Loxen provoque une augmentation réflexe de la fréquence cardiaque.

Utilisation : maniable, le Loxen est indiqué dans le traitement des poussées hypertensives en titration. Il possède des effets secondaires importants à type de céphalées, d'hypotension, de tachycardie modérée, de polyurie transitoire, d'allergie et de douleurs angineuses. C'est aussi un relaxant utérin.

Posologie : le *Loxen* se présente sous forme d'ampoules à 5 ou 10 mg (1 mg/mL) ou gélules à 20 mg ou LP 50 mg. Dose d'attaque : 10 mg au maximum à passer en IV 1 mg par minute, ou en perfusion continue (4 à 5 mg/heure) en fonction de la pression artérielle. Le relais se fait per os : une gélule, une heure avant l'arrêt de la perfusion.

Contre-indications : en cas de grossesse, lors du travail physiologique, d'allaitement et d'allergie connue. Potentiellement, on parle de vol coronaire avec un risque d'ischémie cardiaque paradoxale liée à la tachycardie induite par le *Loxen* et la hausse de la consommation en oxygène du myocarde. Il s'utilise aussi en cas de menace d'accouchement prématuré (MAP).

infirmière

Surveillance

Traiter une HTA par une nicardipine

– S'assurer d'une surveillance électrocardioscopique en continu afin de dépister la survenue d'une tachycardie réflexe, une bradycardie.

– Assurer le réglage des alarmes du scope dans les limites de la pression artérielle souhaitée : il ne faut jamais faire chuter trop brutalement la tension artérielle chez un hypertendu sous peine de collapsus cardiovasculaire.

– Surveiller la pression artérielle de façon rapprochée (cinq minutes) lors de l'installation du traitement pour dépister la survenue d'hypotension et de collapsus. Au besoin et si l'hypertension est majeure, la surveillance tensionnelle peut devenir continue grâce à la pose d'une pression artérielle sanglante.

– Vérifier le degré de remplissage du patient et l'optimiser car la vasodilatation induite associée à une hypovolémie serait délétère pour le patient.

– Être très prudent en cas de prise d'autres antihypertenseurs.

– Titrer le *Loxen*, c'est-à-dire injecter prudemment jusqu'à obtention des effets souhaités.

– Dépister les effets indésirables liés à la vasodilatation (chute de la tension, tachycardie réflexe).

URAPIDIL (*EUPRESSYL*)

C'est un médicament alpha-1-bloquant en périphérique et central qui permet une régulation centrale de la pression artérielle.

Utilisation : l'*Eupressyl* est utilisé dans les urgences hypertensives résistantes. Il se présente en ampoule de 25 mg (5 mL) et 50 mg (10 mL). Il a relativement moins d'effets veineux tout en diminuant l'hypertension artérielle pulmonaire. Parce qu'il a moins d'effets sur la vasoconstriction hypoxique, il n'existe que peu d'effets nocifs dans les échanges gazeux, contrairement aux autres vasodilatateurs. Il peut s'utiliser en cas d'hypertension intracrânienne.

Posologie : il s'utilise à des posologies de 12,5 à 25 mg à renouveler en intraveineux direct toutes les cinq minutes, puis possibilité de prendre un relais à la seringue électrique.

Contre-indications : l'allergie connue et le rétrécissement aortique sévère (comme pour tout vasodilatateur) constituent les principales contre-indications.

infirmière

Surveillance

Traiter une HTA par urapidil

Les surveillances sont superposables aux *Loxen*.

Traiter un œdème aigu pulmonaire/une insuffisance cardiaque aiguë congestive

FUROSÉMIDE (*LASILIX*)

C'est un diurétique puissant, hypokaliémiant, inhibant la réabsorption du sodium et du chlore principalement au niveau de l'anse de Henlé. Il a une action diurétique rapide, brève et persistante en cas d'insuffisance rénale, et aussi à très fortes doses un effet hypocalcémiant par augmentation de la calciurèse. Il agit dans un délai de 5 à 15 minutes, durant 2 à 3 heures par voie veineuse. Il se présente sous forme d'ampoules de 20 mg pour 2 mL ou de 250 mg pour 25 mL. Il s'utilise pur.

Utilisation : il est utilisé en cas d'œdème aigu du poumon, d'insuffisance cardiaque aiguë, de poussées hypertensives, mais aussi d'hypercalcémies sévères (après remplissage) et d'hyponatrémies par hypersécrétion.

Posologie : 2 à 3 ampoules par jour en IV lente ou IM. L'injection peut être renouvelée devant un résultat insuffisant pour traiter un œdème aigu du poumon. Pour le traitement de la poussée hypertensive, la posologie sera adaptée de manière à ce que la baisse de la pression artérielle ne dépasse pas 25 % du niveau initial dans l'heure qui suit le début du traitement intraveineux. Un relais au pousse-seringue électrique est possible.

Contre-indications : allergie aux sulfamides, insuffisance rénale aiguë, encéphalopathie hépatique, obstruction sur les voies urinaires, hypovolémie, déshydratation, hypokaliémie ou hyponatrémie sévères, grossesse.

infirmière

Surveillance

Traiter un OAP

- Hémodynamique, tracé ECG.
- Détection de troubles hydro-électrolytiques (hypokaliémie, déshydratation, hypovolémie,...), de troubles métaboliques.
- Risque en cas de surdosage, d'ototoxicité, de torsades de pointe.

Traiter une hypovolémie :

SOLUTÉS DE REMPLISSAGE

Voir chapitre sur les défaillances cardio-vasculaires.

Les antidotes

Traiter un surdosage en benzodiazépine :

FLUMAZENIL (*ANEXATE*)

C'est un antagoniste compétitif des benzodiazépines. Il a une action très rapide (30 à 60 secondes) après injection IV, une demi-vie de 30 minutes. Sa durée d'action est inférieure à celle de la majorité des benzodiazépines avec une diminution de l'effet après 45 minutes pour disparaître en 2 heures. Il faut donc toujours prévoir le relais en cas d'injection d'un bolus. Il peut entraîner des nausées, des vomissements. Il y a possibilité d'anxiété et de palpitation si l'injection est trop rapide. On peut rencontrer un syndrome de sevrage chez les patients traités chroniquement par benzodiazépines. Il se présente sous forme d'ampoule de 1 mg pour 10 ml.

Utilisation : l'*Anexate* est utilisé pour une intoxication, un surdosage aux benzodiazépines.

Posologie : on injecte 0,1 à 0,2 mg en intraveineux lent (en 15 secondes) puis si besoin 0,1 à 0,2 mg toutes les 45 secondes.

Contre-indications : épilepsie connue (surveillance EEG).

Surveillance infirmière

Traiter un surdosage en benzodiazépine

– Surveiller l'état de conscience et la respiration du patient.

– Dépister les effets indésirables, un syndrome de sevrage.

Traiter un surdosage en morphinique

■ NALOXONE (*NARCAN*)

C'est un antagoniste pur, spécifique et compétitif des morphiniques. Il agit en 30 à 120 secondes, durant 20 à 45 minutes. Il se présente sous forme d'ampoule dosée à 0,40 mg pour 1 mL.

Utilisation : il est utilisé en cas de surdosage, d'intoxication aux morphiniques et pour faire une épreuve diagnostique dans certains comas toxiques.

Posologie : il faut faire une dilution à 0,04 mg/mL, soit 1 ampoule diluée dans 9 ml de sérum physiologique. On injecte 1 à 2 µg/kg toutes les minutes jusqu'à l'obtention d'une ventilation efficace (soit 2 à 4 mL pour un patient de 80 kg).

Contre-indications : hypersensibilité à la naloxone.

Surveillance infirmière

Traiter un surdosage en morphinique

– Surveiller la fréquence respiratoire et l'hémodynamique du patient.

– Dépister les signes dus aux trop fortes doses : nausées, vomissements, frissons, hyperventilation voire hypertension artérielle, OAP.

– Détecter un syndrome de sevrage pouvant survenir chez les sujets en état de dépendance aux opiacés.

Traiter un surdosage en paracétamol

■ N-ACÉTYLCYSTÉINE (*FLUIMUCIL*)

C'est l'antidote du paracétamol. L'intoxication au paracétamol survient sous la forme d'une insuffisance hépatique aiguë pour des doses supérieures à 6 g/j (sa posologie normale est de 3 g/j maximum). Il se présente sous forme injectable en flacons de 5 g pour 25 mL

Utilisation : Intoxication aiguë par le paracétamol.

Posologie : La dose de charge est de 150 mg/kg dans 250 mLde sérum glucosé à 5 % perfusée en 15 min. Puis la dose de 50 mg/kg dilués dans 500 ml de sérum glucosé à 5 % est perfusée en 4 heures. Enfin, la dose de 100 mg/kg diluées dans 1 litre de sérum glucosé à 5 % est perfusée en 16 heures.

infirmière

Surveillance

Traiter un surdosage au paracétamol

– Surveillance hémodynamique, cutanée…

– Surveiller les débits prescrits.

– Risque de réaction anaphylactoïde : urticaire, œdème facial ou laryngé, bronchospasme, flush, hypotension artérielle, collapsus cardiovasculaire.

Les médicaments neurologiques

Traiter une crise convulsive

CLONAZÉPAM (*RIVOTRIL*)

C'est un psychotrope de la famille des benzodiazépines avec des effets anticonvulsivants, anxiolytiques, sédatifs, myorelaxants. Son action est immédiate par voie veineuse, durant 2 à 3 heures. Il se présente sous forme d'ampoule de 1 mg pour 2 mL

Utilisation : il est utilisé pour la crise d'épilepsie dans toutes ses formes et l'état de mal épileptique.

Posologie : une ampoule en injection intraveineuse lente renouvelable 4 à 6 fois par 24 heures.

Contre-indications : allergie aux benzodiazépines, insuffisance hépatique.

infirmière

Surveillance

Traiter une crise convulsive

– Surveillance de l'efficacité du médicament avec régression des convulsions.

– Apparition possible de somnolence, hypotonie…

– Détection de surdosage : somnolence, coma et dépression respiratoire.

– Surveillance de la rétention ou incontinence urinaire, d'un éventuel encombrement du patient par hypersécrétion de mucus.

– Détecter un phénomène rebond avec une exacerbation de l'anxiété, un trouble du comportement, une amnésie antérograde, une hypotonie musculaire, une myasthénie, une diplopie, des éruptions cutanées.

– Risque d'accumulation chez les sujets âgés et les insuffisants hépatiques.

Traiter un état de mal épileptique

DIAZÉPAM (*VALIUM*)

C'est un antiépileptique/anxiolytique de la famille des benzodiazépines, avec des propriétés myorelaxante, anxiolytique, sédative, hypnotique, anticonvulsivante et amnésiante. Il se présente sous forme d'ampoules de 10 mg pour 2 mL Il s'utilise non dilué. Dans une seringue de 2 mL 1 mg représentera 0,2 mL

Utilisation : il est utilisé pour traiter l'état de mal convulsif, mais aussi en traitement d'urgence des convulsions fébriles du nourrisson et de l'enfant et pour la crise d'agitation, le delirium tremens et la crise d'angoisse paroxystique.

Posologie : elle est de 0,1 à 0,2mg/kg par injection, soit 1 à 2 ampoules en IM ou IV lente. Pour un état de mal épileptique, elle est de 2mg/min en perfusion veineuse rapide jusqu'à 20mg puis en perfusion veineuse lente avec 100mg de *Valium* dans 50 mLde solution glucosée à raison de 40 mLheure. Pour les convulsions fébriles du nourrisson et de l'enfant, on utilise 0,5mg/kg de *Valium* en intrarectale. (Le midazolam par voie orale est également utilisable dans cette indication e l'absence de voie veineuse).

Contre-indications : insuffisance hépatique, myasthénie.

infirmière

Surveillance

Traiter un état de mal épileptique

- Fréquence respiratoire car risque de dépression respiratoire.
- Comportement du patient.
- Détecter un phénomène rebond avec une exacerbation de l'anxiété, un trouble du comportement, une amnésie antérograde, une hypotonie musculaire, une myasthénie, une diplopie, des éruptions cutanées.
- Risque d'accumulation chez les sujets âgées et les insuffisants hépatiques.

NB : Le médicament antiépileptique donné en association avec la benzodiazépine sera de la phénytoïne/fosphénytoïne ou du phénobarbital.

PHÉNOBARBITAL (*GARDÉNAL*)

Utilisation : le phénobarbital est utilisé en intraveineux à la posologie de 15mg/kg à un débit de perfusion maximum de 100mg/min. Le Gardénal est un barbiturique, anticonvulsivant, sédatif.

Contre-indications : il est contre-indiqué chez l'insuffisant respiratoire sévère. Il induit une dépression de la vigilance, qui peut gêner l'appréciation de l'état neurologique, et une dépression respiratoire modérée.

Le phénobarbital a un délai d'action rapide qui permet de juger en pratique de sa pleine efficacité 20 minutes après le début de la perfusion.

PHÉNITOÏNE (*DILANTIN*)

Utilisation : il est utilisé dans les états de mal convulsif car c'est un excellent anticonvulsivant et anti-arythmique de classe Ib. Il peut être utile lors de trouble du rythme ventriculaire au cours d'une intoxication digitalique (ampoules de 250mg/5ml, dilution exclusivement dans du sérum salé isotonique).

Contre-indications : allergie connue aux hydantoïnes et bloc auriculo-ventriculaire non appareillé.

Posologies

Dose de charge

- Nouveau-né : 8 à 12mg/kg en 20 à 60 minutes ;
- enfant et sujet âgé : 10 à 15mg/kg en 20 à 60 minutes ;
- adulte : 18mg/kg en 20 à 60 minutes (pas plus de 50mg/minute).

Entretien

- Nouveau-né : 3 à 5mg/kg/24 heures ;
- adulte : 7 à 10mg/kg/24 heures.

Effets secondaires

- Confusion mentale, nystagmus, céphalées ;
- collapsus cardio-vasculaire en cas d'injection rapide (fibrillation ventriculaire, dépression de la conduction ventriculaire et auriculaire) ;
- troubles digestifs.

Traiter une hypertension intracrânienne

MANNITOL

C'est un diurétique osmotique avec effet anti – œdémateux cérébral. Il se présente sous forme de poche de perfusion de 250 ml à 10 % (enfant) et à 20 % (adulte). Il s'utilise pur (1 g pour 100 ml). Son indication est formelle en cas de signe d'engagement cérébral menaçant (anisocorie, signes de localisation et de décérébration, poussée d'HTA).

Utilisation : il est utilisé en cas d'hypertension intracrânienne, d'origine traumatique ou non.

Posologie : elle est de 0,25 g/kg soit 2,5 ml/kg, ou 1,25 ml/kg en privilégiant la forme concentrée chez l'adulte pour limiter l'apport volumique.

Contre-indications (relatives) : déshydratation intracellulaire, hyperosmolarité.

infirmière

Surveillance

Traiter une HTIC

– État neurologique du patient (conscience, pupilles, score de Glasgow),
– hémodynamique,
– diurèse,
– risque d'aggravation d'un processus hémorragique intra cérébral (hématome sous ou extra dural, ou intra cérébral).

Les médicaments respiratoires

Traiter une crise d'asthme

SALBUTAMOL POUR INHALATION OU AÉROSOL (*VENTOLINE*)

C'est un bronchodilatateur bêta-2 mimétique à action rapide et de courte durée par voie inhalée. Son effet agoniste spécifique des récepteurs bêta-2 des muscles lisses des bronches entraîne une bronchodilatation, avec peu d'effet sur les récepteurs bêta-1 cardiaque. Son action est quasi immédiate et dure 4 à 8 heures. Elle se présente sous forme de flacon aérosol de 200 bouffées (100 µg/bouffée) ou d'unidose de 5 mg pour 2,5 mLpour la nébulisation.

Utilisation : elle est utilisée en cas de crise d'asthme.

Posologie : 2 bouffées renouvelables au bout de 2 minutes pour la forme inhalation. Pour une séance par nébulisation, 5 à 10 mg (1 à 2 doses) avec un masque nébuliseur et une source d'oxygène en 10-15 minutes, renouvelable toutes les 20 à 30 minutes en fonction du résultat clinique et de la tolérance du traitement.

Contre-indications : allergie, intolérance au médicament, prudence en cas d'ischémie myocardique (tachycardie induite).

Surveillance infirmière

Traiter une crise d'asthme par salbutamol

- Diluer le salbutamol avec du sérum physiologique pour obtenir un volume total de 5 ml pour la nébulisation.
- Efficacité du traitement avec amélioration de la dyspnée expiratoire sifflante et normalisation de la fréquence respiratoire.
- Possibilité de tachycardie sinusale modérée, de tremblements des extrémités, de céphalées.
- Vérifier la bonne prise du traitement : le patient doit agiter l'appareil puis mettre l'embout dans sa bouche en orientant le fond de la cartouche vers le haut, puis inhaler après expiration, au cours d'une inspiration profonde, suivie si possible d'une apnée d'une dizaine de secondes.
- Oxygénothérapie et corticothérapie sont débutées avec le traitement en cas d'asthme aigu grave.

TERBUTALINE (*BRICANYL*)

C'est un bronchodilatateur bêta-2 mimétique à action rapide et de courte durée par voie inhalée, qui exerce une action stimulante sur les récepteur bêta-2 du muscle lisse bronchique, assurant une bronchodilatation rapide, significative en quelques minutes, persistant pendant 4 à 6 heures. Il se présente sous forme d'unidose de 5 mg pour 2 mL our la nébulisation, sous forme d'ampoule de 0,5 mg pour 1 ml pour la forme injectable.

Utilisation : il s'utilise pour le traitement symptomatique de l'asthme aigu grave.

Posologie : 5 à 10 mg, soit 1 à 2 doses de 2 mLpar nébulisation avec un masque nébuliseur et une source d'oxygène en 10-15 minutes, renouvelable toutes les 20 à 30 minutes en fonction du résultat clinique et de la tolérance du traitement. Par voie intraveineuse, 1 µg/kg/min en IV lent sur 5 à 10 minutes pour les cas très graves, ou au pousse-seringue électrique, en débutant entre 0,25 mg/heure et 0,5 mg/heure. La dose sera adaptée toutes les 10 minutes en fonction de l'évolution clinique et de la tolérance du produit, sans dépasser 1,5 mg/heure.

Contre-indications : intolérance au médicament.

Surveillance infirmière

Traiter une crise d'asthme par terbutaline

- Diluer la terbutaline dans du sérum physiologique pour obtenir un volume total de 5 mLpour la nébulisation.
- Surveillance électrocardioscopique en continue.
- Surveillance de la kaliémie (risque d'hypokaliémie), de la glycémie.
- Voir Salbutamol.

BROMURE D'IPRATROPIUM (*ATROVENT*)

C'est un bronchodilatateur anticholinergique par voie inhalée, d'efficacité moindre que les bêta-2 mimétiques, à utiliser en association. Il se présente sous forme d'unidose de 0,5 mg dans 1 ou 2 mL

Utilisation : traitement symptomatique de l'asthme aigu grave en association avec un bêta-2 mimétique d'action rapide.

Posologie : 0,5 mg par nébulisation en complément du bêta-2 mimétique, renouvelable toutes les 20 à 30 minutes en fonction de l'état clinique du patient.

Contre-indications : hypersensibilité au médicament.

infirmière

Surveillance

Traiter une crise d'asthme par atrovent

- Surveiller les effets atropiniques.
- *Idem* que pour les bêta-2 mimétiques.

L'HÉMISUCCINATE D'HYDROCORTISONE (HSHC)

C'est un corticoïde naturel, avec un effet glucocorticoïde prédominant et une action anti-inflammatoire. Il se présente sous forme de flacon de 500 mg.

Utilisation : il s'utilise lors d'une détresse ventilatoire (asthme aigu grave, œdème laryngé) mais aussi pour un choc anaphylactique, en complément de l'adrénaline, pour des réactions allergiques et inflammatoires sévères.

Posologie : 100 à 200 mg renouvelables une fois en IVD. Quand il est indiqué en cas d'état de choc : 10 à 20 mg/kg renouvelables à la demande.

infirmière

Surveillance

Traiter une crise d'asthme par HSHC

- Le flacon de 500 mg est à diluer dans 10 ml de G5 % ou de sérum physiologique.
- Surveillance des effets de la corticothérapie générale.

Le sulfate de Magnésium : il inhibe la contraction des muscles lisses. On peut l'utiliser en aigu, en cas d'échec des traitements précédents bien menés (1 à 2 g de sulfate de magnésium IV en 20 minutes). Dans la crise, il peut, en nébulisation, augmenter l'effet des bêta-2-agonistes.

Les médicaments pour corriger des troubles hydro-électrolytiques

Traiter une hypocalcémie/hyperkaliémie

CHLORURE DE CALCIUM À 10 %

Il permet un apport de calcium en intraveineux. Il se présente sous forme d'ampoule de 1 g pour 10 ml. Si l'on souhaite limiter l'apport de chlore en cas d'acidose hyperchlorémique associée, il existe du gluconate de calcium à 10 %.

Utilisation : il s'utilise en cas d'hypocalcémie aiguë ou d'hyperkaliémie menaçante.

Posologie : une ampoule pure en intraveineux lent (10 à 15 min).

Contre-indications : ne pas utiliser si traitement par digitaliques.

Surveillance infirmière

Traiter une hypocalcémie

- Surveillance électrocardioscopique et hémodynamique.
- Surveillance du point d'injection.

Traiter une hypercalcémie ou une hyponatrémie

FUROSÉMIDE (*LASILIX*)

Voir plus haut.

Traiter une hypoglycémie

GLUCOSÉ À 30 % OU G30 %

C'est du sérum glucosé à 30 % intraveineux qui permet un apport rapide de glucose. Son action est immédiate. Il se présente sous forme d'ampoule de 10 mL

Utilisation : il s'utilise pour traiter une hypoglycémie sévère et symptomatique.

Posologie : une ampoule en intraveineux lent.

Surveillance infirmière

Traiter une hypoglycémie par G 30%

- Surveiller la glycémie capillaire (risque d'hyperglycémie).
- Surveillance de la voie veineuse car le G30 % est veinotoxique.
- Administrer ensuite des glucides par voie orale afin de prévenir une récidive de l'hypoglycémie.

GLUCAGON (*GLUCAGEN*)

C'est une hormone glycogénolytique, hyperglycémiante qui mobilise le glycogène hépatique qui est libéré alors dans le sang sous forme de glucose. Il n'est donc pas efficace chez les patients dont les réserves hépatiques en glycogène sont épuisées, en cas de jeûne prolongé, d'insuffisance adrénergique, d'hypoglycémie chronique ou induite par l'alcool. Il se présente sous forme de flacon de poudre à 1 mg à dissoudre.

Utilisation : il permet de traiter les hypoglycémies sévères qui peuvent survenir chez les diabétiques insulinotraités. Il est aussi recommandé dans les intoxications aux bêta-bloquants. Le glucagon active la synthèse d'AMP cyclique et augmente la contractilité et le rythme cardiaque même en présence de fortes concentrations en bêta-bloquants.

Posologie : la dose de 1 mg est préconisée, en sous-cutané ou intramusculaire.

En cas d'intoxication, le glucagon doit être administré précocement : l'effet d'une dose de 5 mg IV en 1 minute apparaît 5 à 10 min après l'administration et persiste pendant 15 à 30 minutes. Si aucun effet n'est observé, on peut administrer une dose plus importante (jusqu'à 10 mg). Si la réponse est satisfaisante, on peut administrer le glucagon en perfusion à la dose de 1 à 5 mg/h.

Contre-indications : hypersensibilité au glucagon.

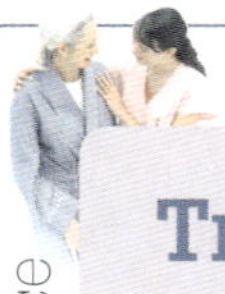

infirmière

Surveillance

Traiter une hypoglycémie par glucagon

- Dissoudre la poudre dans le solvant (eau ppi).
- Surveiller la reprise de conscience du patient qui doit apparaître au bout de dix minutes.
- Administrer ensuite des glucides par voie orale afin de reconstituer les réserves hépatiques de glycogène et de prévenir une récidive de l'hypoglycémie.
- Si le patient ne réagit pas au bout de dix minutes après l'injection, il faut administrer du glucose par voie intraveineuse.
- Surveiller nausées, vomissements, glycémie capillaire, conscience.

Les médicaments pour préparer une anesthésie générale

Un myorelaxant d'action rapide

SUCCINYLCHOLINE (*CÉLOCURINE*)

C'est un myorelaxant ou curare dépolarisant de délai d'action court (1 minute), de durée courte (5 minutes). En se fixant, il entraîne une activation des récepteurs à l'acétylcholine, avec une dépolarisation initiale, visible par les fasciculations du patient, puis un blocage de la transmission neuromusculaire (curarisation). Elle se présente sous forme d'ampoule de 100 mg pour 2 mL

Utilisation : elle est utilisée en cas d'intubation difficile et d'intubation en urgence avec estomac plein (séquence rapide ou *crash induction* des anglo-saxons).

Posologie : 1 à 2 mg/kg en IV.

Contre-indications : elle est contre-indiquée en cas d'hypersensibilité connue au suxaméthonium ou aux curares, d'antécédent personnel ou familial, d'hyperthermie maligne, d'hyperkaliémie (brûlures étendues après 48 heures, traumatisme musculaire (crush), paraplégie ou hémiplégie dans la phase subaiguë, syndrome de dénervation, tétanos), d'insuffisance rénale ou d'absence de matériel de réanimation cardio-pulmonaire.

Surveillance infirmière

Préparer et utiliser la *Célocurine*

- Dilution d'une ampoule dans 10 ml dans une seringue de 10 ml, soit une concentration de 10 mg/ml.
- Utilisé par voie IV pour l'intubation à séquence rapide 30 à 60 secondes après l'injection chez l'adulte et provoque une paralysie totale de la musculature volontaire pendant 5 minutes en moyenne.
- Surveillance ECG (risque de bradycardie, d'arythmie, de troubles du rythme) et hémodynamique (risque d'hypotension).
- Surveillance de la kaliémie (médicament hyperkaliémiant), d'un état de choc (risque de choc anaphylactique).
- Dépistage des signes de l'hyperthermie maligne (hyperthermie, hypercapnie, rigidité musculaire avec parfois simple spasme des masséters, tachycardie, troubles du rythme, polypnée, cyanose…).

Un hypnotique

ÉTOMIDATE (*HYPNOMIDATE*)

C'est un hypnotique non barbiturique d'action courte avec peu d'effet cardio-vasculaire. Il a un délai d'action de 45 secondes, et une durée de 3 à 5 minutes. Il se présente sous forme d'ampoule de 20 mg pour 10 mL

Utilisation : il est utilisé pour l'anesthésie générale d'un patient fragile sur le plan cardio-vasculaire (cardiaque, personne âgée,…) et l'anesthésie générale de courte durée.

Posologie : pour l'induction d'une anesthésie générale : 0,2 à 0,4 mg/kg en IV.

Contre-indications :

Surveillance infirmière

Préparer et utiliser l'étomidate

- Utilisation pure, sans dilution.
- Patient avec surveillance ECG, hémodynamique et SpO_2 en continue.
- Matériel de réanimation à proximité.
- Risque de dépression de l'activité corticosurrénalienne en administration prolongée.
- Risque de douleur à l'injection, hypotension.
- Possibilité d'hypersialorrhée, de mouvements myocloniques (anesthésique dissociatif).

MIDAZOLAM (*HYPNOVEL*)

C'est un hypnotique et sédatif d'action rapide, de la famille des benzodiazépines avec des effets anxiolytique, sédatif, hypnotique, anticonvulsivant, myorelaxant et amnésiant. Son délai d'action est de 2 minutes, sa durée d'action, de 10 à 20 minutes de narcose, de 1 à 2 heures de sédation. Il se présente sous forme d'ampoule de 5 mg pour 5 mL

Utilisation : il s'utilise pour une prémédication ou une sédation.

Posologie : pour une prémédication, 0,1 mg/kg IV (parfois sublingual). Pour une induction, 0,2 à 0,3 mg/kg en bolus (entretien avec 50 % de la dose d'induction horaire). Pour une sédation, 2,5 à 10 mg/h en continu. Réduction des doses de moitié chez la personne âgée ou le patient en mauvais état général. Par contre, son principal inconvénient est la variabilité et le caractère imprédictible des effets sédatifs d'un patient à l'autre.

Contre-indications : patient en état de choc, hypersensibilité.

infirmière

Surveillance

Préparer et utiliser l'hypnovel

- Utilisation du médicament pur.
- Surveiller la respiration car risque de dépression respiratoire.
- Surveillance hémodynamique car risque d'hypotension par vasodilatation et de diminution du retour veineux.
- Surveillance de l'état cutané (risque de *rash* cutané, d'urticaire, de prurit).
- Le patient est sous surveillance continue (ECG, pressions artérielle, SpO2). Un matériel de réanimation est toujours à disposition.

PROPOFOL (*DIPRIVAN*)

C'est un hypnotique d'action rapide et de courte durée, avec des actions myorelaxantes et anticonvulsivantes. Le délai d'action est de 30 à 40 secondes, la durée d'action est de 5 à 10 minutes. Il s'utilise pur, les ampoules sont dosées à 10 mg/ml (200 mg dans 20 mL).

Utilisation : c'est un agent anesthésique intraveineux d'action rapide, utilisable pour l'induction et l'entretien de l'anesthésie et pour la sédation en réanimation d'un patient stabilisé, singulièrement pour une séquence rapide sans curare (contre indication à la Célocurine).

Posologie : la dose d'induction est de 2 à 3 mg/kg injectée en 30 secondes (dose diminuée de moitié chez le sujet âgé, injectée en 1 à 2 min, avec titration). La dose d'entretien est une réinjection de 0,5 à 1 mg/kg pour les anesthésies ne dépassant pas 30 minutes. Au-delà de 30 minutes, il faut utiliser un pousse-seringue électrique avec des doses variant de 5 à 15 mg/kg/h. Pour une sédation, on utilisera 1 à 2 mg/kg/h au pousse-seringue électrique. La posologie est habituellement diminuée avec l'association d'un morphinique (50 %).

Contre-indications : hypersensibilité à l'un des constituants, hypovolémie, état de choc, patient coronarien ou insuffisant cardiaque non stabilisé.

infirmière

Surveillance

Préparer et utiliser le propofol

- Patient en surveillance continue (ECG, pression artérielle, SpO_2...) ;
- matériel de réanimation à proximité ;
- apnée possible avec dépression des réflexes laryngés ;
- surveiller l'hypotension artérielle, la bradycardie, les nausées, vomissements ;
- douleur possible au point d'injection, céphalées possibles au réveil.

KETAMINE (*KETALAR*)

C'est un hypnotique non barbiturique psychodysleptique, d'action rapide qui a la particularité de provoquer une analgésie de surface, de conserver les réflexes pharyngo-laryngés et d'être bronchodilatateur. Il augmente le débit cardiaque par effet inotrope positif et n'aggrave pas l'hypotension. Il se présente sous forme d'ampoule de 50 mg pour 5 mL ou de 250 mg pour 5 mL.

Utilisation : le *Ketalar* s'utilise pour un patient instable sur le plan hémodynamique ou en état de choc (notamment les tamponnades), pour l'induction et la sédation de la crise d'asthme grave (intubation/ventilation), pour l'analgésie du grand brûlé (l'analgésie de surface permet de réduire la consommation de morphinique), pour la pédiatrie.

Posologie : pour l'induction, on injecte une dose initiale de 1 à 4,5 mg/kg en IV lent sur 60 secondes (en moyenne, une dose de 2 mg/kg détermine une anesthésie de 5 à 10 min). On peut aussi injecter en IM une dose initiale de 6,5 à 13 mg/kg (en moyenne, une dose de 10 mg/kg provoque une anesthésie durant 12 à 25 minutes). Pour l'entretien, en IV : 1 à 3 mg/kg/h au pousse-seringue électrique, ou réinjection d'une dose comprise entre la moitié et la totalité de la dose d'induction en IM et IV.

Contre-indications : le *Kétalar* est contre-indiqué en cas d'hypersensibilité à l'un des composants, d'hypertension artérielle, d'angor instable, d'infarctus du myocarde récent (car il entraîne une augmentation de la consommation en oxygène du myocarde), d'insuffisance cardiaque sévère. Les contre-indications relatives sont l'accident vasculaire cérébral ou l'antécédents d'AVC récent ou de traumatisme crânien (car la kétamine provoque une élévation de la pression intra-crânienne, dont les effets sont contrebalancés par l'hypertension ou la préservation de la PA induite), et une plaie du globe oculaire.

Surveillance infirmière

Préparer et utiliser la kétamine

- surveillance continue du patient (ECG, pression artérielle, SpO2...);
- matériel de réanimation à proximité;
- surveiller les effets indésirables : tachycardie, HTA, dépression respiratoire, myoclonies, diplopie, nystagmus, érythème, douleur au point d'injection, élévation de la pression intra crânienne, augmentation de la pression intra oculaire, augmentation des sécrétions bronchiques;
- prévenir l'effet psychodysleptique par l'administration de benzodiazépines.

Un morphinique

Voir chapitre sur la douleur.

LE FENTANYL ET LE SUFENTANIL

Utilisation : ce sont des agonistes morphiniques purs. Très puissants par rapport à la morphine, doués d'une forte liposolubilité et passant la barrière hémato-encéphalique.

Délai d'action court et pharmacocinétique peu modifiée par l'insuffisance rénale et hépatique (sauf s'il existe une diminution du débit sanguin hépatique).

Ils ne provoquent pas d'histaminolibération et se caractérisent par une bonne stabilité hémodynamique, sauf en cas d'hypovolémie Tous deux sont dépresseurs respiratoires, ils peuvent être responsables d'une rigidité thoracique.

Posologie :

- Pour le fentanyl : **sédation**.
  - Utilisé seul : 1 à 3 µg/kg/h;
  - en association : 0,5 à 2 µg/kg/h.
- Pour le sufentanil : **sédation.**
  - Utilisé seul : 0,3 à 2 µg/kg/h;
  - en association : 0,2 à 1 µg/kg/h.

La prise en charge des patients douloureux en situation d'urgence

8

La prise en charge de la douleur dans un contexte d'urgence, comme toute prise en charge de ce type, fait référence à la loi du 4 mars 2002 relative aux droits des malades. Ce texte précise que «toute personne a le droit de recevoir des soins visant à soulager sa douleur. Celle-ci doit être en toute circonstance prévenue, évaluée, prise en compte et traitée». La prise en charge de la douleur s'inscrit alors dans une obligation légale.

Une instance, le Comité de lutte contre la douleur (CLUD) veille à son application. En effet, les CLUD coordonnent les actions, recueillent les informations cliniques et les besoins de l'établissement, afin de proposer une stratégie cohérente et adaptée devant aboutir à la prise en compte effective de toutes les douleurs. Ils suscitent et animent au sein et à l'extérieur de l'établissement une véritable «culture douleur». Ils mettent en œuvre un ou plusieurs projets d'action, en se fondant sur des standards reconnus (protocoles, recommandations, outils d'évaluation...), de façon à ce que la prise en charge de la douleur devienne une attitude systématique. Ils s'assurent de la qualité de l'évaluation de la douleur en organisant l'acquisition et la généralisation de l'utilisation des instruments de mesure de l'intensité de la douleur, la formation des personnels à leur utilisation et la mention des résultats de l'évaluation dans les dossiers de soins et/ou sur les pancartes. Ils participent à l'information des patients : diffusion de brochures mentionnant les modalités de prise en charge de la douleur chronique dans l'établissement; enquêtes sur la satisfaction des patients en matière de douleur notamment aux urgences, en période post-opératoire.

Dans ce chapitre, seule la douleur aiguë est abordée, depuis sa physiopathologie à sa prise en charge.

Définition de la douleur

La douleur se définit comme étant une «expérience sensorielle et émotionnelle désagréable associée à un dommage tissulaire réel ou potentiel, ou décrite en termes d'un tel dommage» (*International Association for the Study of Pain*).

Cette douleur aiguë est un signe clinique et se différencie de la douleur chronique qui est un syndrome. Comme tout signe clinique, cette douleur est un signe d'alerte et permet le maintien de l'intégrité de l'organisme. La douleur est un motif fréquent de consultation aux urgences.

Mais la douleur est aussi source de complications et constitue une agression qui va générer plusieurs conséquences néfastes telles que :

- de l'angoisse et de l'anxiété;
- des conséquences délétères immédiates sur le plan neurologique, circulatoire, respiratoire, et métabolique;
- l'entretien d'un cercle vicieux avec l'inflammation;
- des conséquences tardives (neuroplasticité et mémoire de la douleur);
- elle représente un risque avéré de développement d'un syndrome douloureux chronique.

C1 Évaluer une situation clinique et établir un diagnostic dans le domaine infirmier

Les conséquences de la douleur sur l'organisme

Conséquences respiratoires	Tachypnée, hypoventilation réflexe, inhibition du réflexe de la toux.
Conséquences circulatoires	Tachycardie, hypertension artérielle, augmentation de la consommation en oxygène du myocarde.
Conséquences métaboliques et humorales	Hyperglycémie, hypercatabolisme protidique.
Conséquences neuro-psychologiques	Agitation, trouble comportementaux, décompensation des pathologies psychiatriques sous jacentes, syndromes dépressifs et post-traumatiques.
Conséquences psychologiques	Anxiété, dépression, angoisse, mémorisation.

Le traitement sera toujours celui de la cause de la douleur, mais ne pas soulager le patient par un traitement antalgique symptomatique en attendant le traitement étiologique est une attitude non éthique et non conforme au cadre législatif.

Les quatre priorités nationales 2006-2010 de prise en charge de la douleur

1. Améliorer la prise en charge des douleurs des populations les plus vulnérables notamment des enfants et des adolescents, des personnes handicapées, des personnes âgées et en fin de vie.

2. Améliorer la formation pratique initiale et continue des professionnels de santé pour mieux prendre en compte la douleur des patients.

3. Améliorer les modalités de traitement médicamenteux et d'utilisation des méthodes non pharmacologiques pour une prise en charge de qualité.

4. Structurer la filière de soins de la douleur, en particulier celle de la prise en charge des douleurs chroniques dites rebelles, pour rendre plus efficace le dispositif.

Douleurs aiguë et chronique

La douleur *aiguë* est un « symptôme », elle se définit comme une sensation douloureuse de courte durée (comme celle qui fait suite à un traumatisme modéré), soit plus durable mais réversible lorsque la lésion causale a été traitée.

La douleur *chronique* s'apparente à une « maladie », c'est-à-dire un syndrome clinique à part entière caractérisé par la longueur de sa durée d'évolution.

Composantes de la douleur

La douleur comporte quatre composantes qui sont importantes à prendre en compte afin d'envisager sa prise en charge. Il s'agit de :

La composante sensori-discriminative : elle correspond à notre capacité d'analyser la nature (brûlure, piqûre) et la localisation, l'intensité et la durée du stimulus.

La composante affectivo-émotionnelle : cette composante affecte toute perception douloureuse d'un caractère désagréable. Elle peut se prolonger en anxiété et dépression. Cette composante est déterminée par le stimulus nociceptif mais aussi par le contexte dans lequel le stimulus est appliqué (incertitude de l'évolution de la maladie, contexte violent…).

La composante cognitive : qui désigne l'ensemble des processus mentaux susceptibles d'influencer la perception de la douleur et les réactions comportementales qu'elle détermine : attention, diversion de l'attention, interprétation et valeurs attribuées à la douleur, anticipation, références à des expériences douloureuses antérieures personnelles ou observées, décisions sur le comportement à adopter.

La composante comportementale : elle englobe l'ensemble des manifestations verbales et non verbales observables chez la personne qui souffre. Elle est réglée par les apprentissages antérieurs, l'environnement familial et culturel et les standards sociaux (âge, sexe).

Concept de la souffrance globale

La souffrance peut être globalisée par la somme de plusieurs douleurs que sont la douleur somatique, la souffrance morale (détresse psychologique, dépression, isolement, incompréhension, peur de l'avenir…), la souffrance sociale (exclusion, marginalité, interruption de l'activité professionnelle) et la souffrance spirituelle (tourments, doutes existentiels). Cette notion de souffrance est très présente dans les services d'urgence qui ont historiquement une mission d'accueil des souffrances diverses.

Évaluation de la douleur

C1 *Évaluer une situation clinique et établir un diagnostic dans le domaine infirmier*

La douleur est donc un vécu personnel subjectif et complexe, difficilement quantifiable. La douleur doit être évaluée à l'aide d'échelles simples, fiables et reproductibles. Cette notion est essentielle dans la mesure où la douleur est un phénomène subjectif qui n'a pas de concordance anatomoclinique ni de marqueur biologique. La notion de variabilité interindividuelle de la réponse aux antalgiques rend compte de la nécessité d'une évaluation répétée dans le temps. Enfin, dans la prise en charge thérapeutique, il convient de prendre en compte ces différentes dimensions.

Objectif de prise en charge de la douleur

- Reconnaître la douleur pour adapter le traitement.
- Contrôler l'intensité de la douleur et ses fluctuations.
- Contrôler l'efficacité du traitement.
- Prévenir et/ou dépister les effets secondaires du traitement.

Les échelles de l'évaluation de la douleur

Les échelles unidimensionnelles sont des échelles globales car elles **ne mesurent que l'intensité de la douleur** : échelle visuelle analogique (EVA), échelle numérique (EN), et échelle verbale simple (EVS). Ces échelles sont utilisables chez l'adulte et chez l'enfant à partir de 5 ans, principalement pour la douleur aiguë post-opératoire ou traumatique. Elles sont simples, rapides à remplir, ce qui permet des mesures répétées et rapprochées pour apprécier la réponse au traitement.

L'AUTO-ÉVALUATION

Elle consiste à demander directement au patient le niveau de sa douleur.

L'échelle visuelle analogique (EVA) est une réglette en plastique de dix centimètres graduée en millimètres, qui est présentée au patient horizontalement (ou verticalement). Sur la face présentée au patient, se trouve un curseur qu'il mobilise le long d'une ligne droite dont l'une des extrémités correspond à « absence de douleur », et l'autre à « douleur maximale imaginable ».

Le patient positionne le curseur à l'endroit qui situe le mieux sa douleur.

L'autre face indique, par la position du curseur placé par le patient, l'intensité de la douleur, qui est mesurée en millimètres (de zéro à dix).

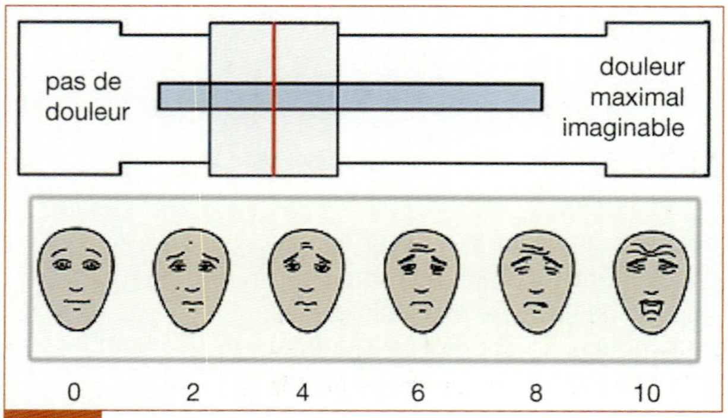

Fig. 8.1 *Schéma d'une EVA.*

Il convient d'expliquer l'échelle et de **vérifier la compréhension de l'outil** par le patient.

L'échelle numérique (EN) est une échelle sensible, reproductible, fiable et validée aussi bien dans les situations de douleur aiguë que de douleur chronique. Elle est presque aussi sensible que l'EVA, elle lui est très proche par ses modalités d'utilisation et ses limites. L'EN est le plus souvent présentée oralement. L'infirmière demande au patient de quantifier sa douleur sur une échelle virtuelle allant de 0 (« douleur absente ») à 10 (« douleur maximale imaginable »). Elle peut présenter aussi une note de 0 à 100 que choisit le patient pour exprimer l'intensité de la douleur, 0 étant l'absence de douleur et 100 la douleur insupportable.

L'échelle verbale simple (EVS) : parfois plus accessible au patient car moins abstraite. Elle lui propose une série de qualificatifs hiérarchisés allant de douleur absente à douleur intense en passant par douleur faible et modérée.

Tableau 8.1 Evaluation quantitative de la douleur.

Évaluation quantitative (Intensité au moment même de l'évaluation, habituelle, maximale, minimale)		
	Échelle visuelle analogique (EVA)	
Pas de douleur		
	Échelle numérique (EN)	
Pas de douleur	0 1 2 3 4 5 6 7 8 9 10	Pire douleur possible

Résumé des différentes échelles d'auto-évaluation :

Tableau 8.2 Evaluation de la douleur chez le patient communicant.

ÉVALUATION DE LA DOULEUR CHEZ LE PATIENT COMMUNIQUANT ÉCHELLES UNIDIMENSIONNELLES		
ÉCHELLE	**DESCRIPTION**	**INTÉRÊT**
Échelle Visuelle Analogique (EVA)	0-30 mm : douleur faible 30-70 mm : douleur modérée > 70 mm : douleur forte à insupportable	Échelle de référence adaptée dès l'âge de 5 ans Simple Grand nombre de réponses possibles. Mesure de l'intensité douloureuse et de l'efficacité thérapeutique.
Échelle Numérique (EN)	0 : douleur absente 10 : la douleur maximum imaginable.	Enfant 0 = pas mal du tout, 10 = très mal, Simple, rapide.
Échelle Verbale Simple (EVS)	0 : douleur absente 1 : douleur faible 2 : douleur modérée 3 : douleur forte 4 : douleur extrêmement forte	Simple Réservée aux patients à faible capacité d'abstraction

L'HÉTÉRO-ÉVALUATION

Ces échelles sont utilisées lorsque le patient ne peut utiliser les moyens d'auto-évaluation. Le principe repose sur une évaluation par un observateur. L'hétéro-évaluation est envisagée lorsque le patient est trop jeune, trop âgé, handicapé, ou mal réveillé. Ces échelles apprécient le retentissement de la douleur sur le comportement, sur les constantes physiologiques. La plupart de ces échelles dites multidimensionnelles concernent l'évaluation de la douleur chronique (cancérologie, soins palliatifs) et ne sont pas toujours applicables à l'urgence.

L'échelle comportementale

Elle mesure par niveau le comportement du patient :

Tableau 8.3 Le comportement du patient.

Niveau 1	Patient calme, sans expression verbale ou comportementale de la douleur.
Niveau 2	Patient exprimant sa douleur verbalement ou par son comportement.
Niveau 3	Manifestations extrêmes de la douleur (cris, pleurs, agitation majeure) ou immobilité et prostration.

Autres paramètres d'évaluation

D'autre paramètres peuvent entrer en compte : il s'agit de la mesure de la demande ou de la consommation en antalgique. Cette mesure indirecte évalue la sévérité d'une douleur à condition de faire la part de ce qui revient au comportement douloureux spontané, au mode de prescription et à la personnalité du patient (anxiété).

Traitement de la douleur aux Urgences, en réanimation ou en salle de surveillance post-interventionnelle

C4 *Mettre en œuvre des actions à visée diagnostique et thérapeutique*

infirmiers

Acte et surveillance

L'infirmière qui prend en charge le patient doit veiller à :

- Assurer une évaluation initiale de la douleur par les moyens d'auto-évaluation ou d'hétéro-évaluation. Prendre en charge les causes de la douleur : traiter la cause en appliquant rapidement les prescriptions médicales en respectant les différents paliers de l'OMS.
- Éviter les gestes douloureux inutiles et les regrouper, si possible, sur une même intervention. Prévoir pour les ponctions de l'Emla, qui est une crème ou un patch d'anesthésiques locaux (lidocaïne et prilocaïne) qui agit par diffusion transcutanée, permettant une anesthésie locale de la peau saine sur une profondeur de 3 mm après 1 heure de pose et de 5 mm après 2 heures.
- Prendre en charge la douleur psychologique : laisser s'exprimer l'angoisse et le stress, rassurer, expliquer les principes de prise en charge et informer. Une attitude calme et une écoute empathique basée sur l'explication de la démarche diagnostique et thérapeutique permet de réduire les phénomènes d'anxiété.
- Assurer un confort thermique : réchauffer le patient en cas d'hypothermie. Le frisson majore la douleur de part la mobilisation qu'il induit. L'hypothermie est plus qu'un inconfort, elle détériore certains mécanismes physiologiques tels que la coagulation, le système immunitaire, le processus de cicatrisation. Cependant, l'application d'un gel « froid » localement permet de réduire les phénomènes inflammatoires locaux par vasoconstriction et associe un effet anesthésique local sur les terminaisons nerveuses (contusions, douleurs musculaires, piqûres, brûlures ou morsures). Ces gels peuvent aussi être chauffés et, dès lors, ont seulement un effet antalgique.

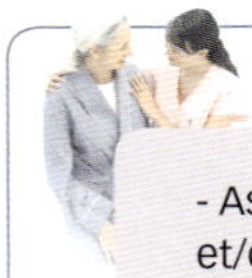

infirmiers

Acte et surveillance

- Assurer une immobilisation et/ou la mise en place de position antalgique : certaines thérapeutiques non médicamenteuses simples s'avèrent très efficaces et sont trop souvent négligées, il s'agit de pouvoir immobiliser des suspicions de fractures ou luxations. La mise en place de colliers cervicaux, d'attelles gonflables ou rigides confortables, de tractions adhésives dans les fractures fémorales doit être réalisée dès que possible.
- Envisager certaines techniques d'anesthésie loco-régionale (ALR) adaptées à l'urgence (les blocs périphériques) qui se caractérisent par leur absence de retentissement général (hémodynamique, ventilatoire, neurologique central).
- L'administration d'une inhalation de mélange équimolaire protoxyde d'azote/oxygène (N2O/O2) à visée analgésique peut être envisagée dans le cadre d'un service d'urgences.

C4 *Mettre en œuvre des actions à visée diagnostique et thérapeutique*

Conduite du choix de l'antalgique

Le choix de l'antalgique se fait en fonction de l'intensité de la douleur, l'innocuité du traitement, sa mise en œuvre rapide et son caractère réversible. On recherche les moindres effets indésirables pour un effet antalgique d'installation rapide. Il convient de respecter les différents paliers définis par l'Organisation mondiale de la santé. Cette dernière a établi une échelle d'emploi des analgésiques selon l'intensité de la douleur évaluée. L'*International association for the study of pain* (IASP) préconise la prescription d'opioïdes, d'emblée, pour toute douleur par excès de nociception supérieure à 6 sur l'échelle visuelle analogique (EVA).

Les différents paliers de l'OMS

Les antalgiques sont classés en trois paliers par l'OMS, selon leur puissance.

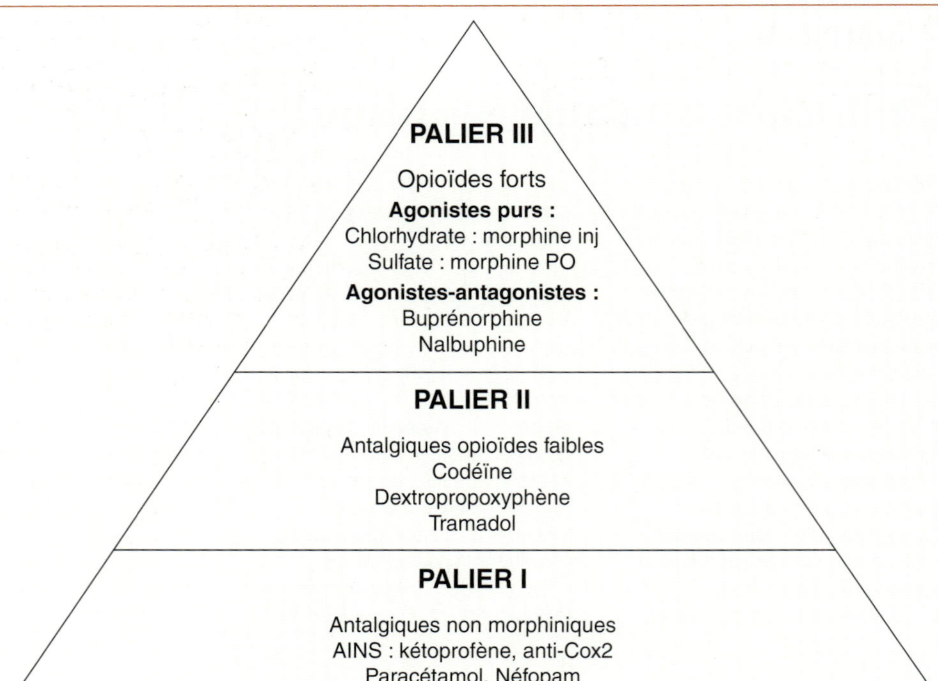

Fig. 8.2 *Différents paliers de l'OMS.*

Les analgésiques du palier I parfois appelés «analgésiques périphériques» ou «non morphiniques», ont la puissance antalgique la plus faible. (AINS : kétoprofène, anti cox-2, paracétamol, proparacétamol).

Les analgésiques du palier II sont dits «centraux ou morphiniques faibles», car ils sont actifs sur la perception de la douleur au niveau cérébral. (Codéïne, Dextropropoxyphène, Néfopam, Tramadol.)

Ils sont utilisés seuls (par exemple le Tramadol), ou en association avec les analgésiques de palier I (par exemple codéine-paracétamol).

Les analgésiques du palier III regroupent des agonistes morphiniques forts et des agonistes antagonistes. On distingue le «niveau 3a», quand les agonistes morphiniques forts sont administrés par voie orale et le «niveau 3b» quand ils le sont par voie parentérale ou centrale.

Tableau 8.4 Les différents médicaments antalgiques.

ANTALGIQUE DU PALIER I (ANALGÉSIQUES NON OPIOÏDES)			
Molécules (DCI)	Nom commercial et voie administration	Pic d'action	Effets indésirables – contre-indications – interactions médicamenteuses
Paracétamol **Mode d'action** : essentiellement central. **Indication** : antalgique de première intention, seul ou en association avec d'autres antalgiques.	***Dafalgan*** **Per-os**	*1-2 heures*	**Effets indésirables** : réactions cutanées allergiques; thrombopénies allergiques exceptionnelles; hépato toxicité possible à doses *supra*-thérapeutique ou en cas d'atteinte hépatique préalable, chez l'alcoolique. **Contre-indications** : insuffisance hépatique; allergie au paracétamol (rare).
Antidote si intoxication/ surdosage : N acétyl cystéïne (*Mucomyst*)	***Perfalgan*** **IV 15 à 30 mn**	*30 minutes à 1 heure*	*Idem*. Hypotension transitoire à l'injection trop rapide.
AINS : **Mode d'action** : antalgiques périphériques (palier I), antipyrétique, anti-inflammatoire, antalgique et inhibition de l'agrégation plaquettaire par inhibition de la cyclo-oxygénase qui diminue la synthèse des prostaglandines.	***Voltarène* ou *Diclofénac*** **Per-os, IM, IV** ***Profénid* IV** 1 ampoule dans 100 ml de NaCl 9‰ ou de G5 %; IVL de 20 mn	*30 minutes à 2 heures* *30 minutes à 2 heures*	**Effets indésirables : digestifs** avec nausées, vomissements, diarrhée, ulcère gastro-duodénal, perforation et hémorragie digestive. **allergiques** : prurit, éruption cutanée, asthme, voire choc anaphylactique, photosensibilisation; **neurologiques** : céphalées, vertiges, acouphènes, troubles visuels, somnolence, asthénie, insomnie; **insuffisance rénale** par néphrite interstitielle, nécrose tubulaire; **hématologiques** : agranulocytose, aplasie médullaire, thrombopénie, anémie hémolytique; **cytolyse hépatique**. **Contre-indications** : ulcère gastro-duodénal; saignement digestif récent; insuffisances rénale ou hépatique sévères; hypertension portale; antécédent d'allergie aux AINS ou à l'aspirine; grossesse; allaitement. **Interactions médicamenteuses** : ils ne doivent être associés ni entre eux ni avec l'aspirine. Ils majorent la toxicité du méthotrexate, l'effet des anticoagulants, et l'action des sulfamides; ils réduisent l'activité des antihypertenseurs, des diurétiques.

ANTALGIQUE DU PALIER II (OPIACÉS FAIBLES)			
Molécules (DCI)	**Nom commercial et voie administration**	**Pic d'action**	**Effets indésirables – contre-indications – interactions médicamenteuses**
Paracétamol Codéine **Mode d'action** : la codéine et un alcaloïde dérivé de la morphine. Elle se fixe sur les mêmes récepteurs que ceux de la morphine (agoniste des récepteurs μ), mais avec une faible affinité (dix fois moins puissante). Action antalgique et antitussive, avec tous les effets indésirables des morphiniques. **Indication** : douleur d'intensité moyenne. Association avec le paracétamol.	***Dafalgan codéine*** ***Efferalgan Codéiné***	*1-2 heures* *30 min à 1 heure*	**Contre-indications** : allergie à la codéine. Trouble respiratoire, neurologique ou hémodynamique. Constipation. Syndrome abdominal aigu d'étiologie non déterminée ; auxquelles s'ajoutent celles du paracétamol en cas d'association. **Interactions médicamenteuses** : avec les benzodiazépines, les neuroleptiques, les antihistaminiques : majoration des effets indésirables, en particulier de la sédation et de la dépression respiratoire. Association contre-indiquée avec les autres morphiniques. **Dépister les signes de surdosage** : somnolence importante, myosis, dépression respiratoire.
Dextropopoxyphène **Mode d'action** : dérivé morphinique de synthèse (palier II). Morphinique faible de puissance d'action antalgique de 1/5e à 1/10e de celle de la morphine. **Indication** : douleur d'intensité moyenne. Association avec le paracétamol. Attention retrait du marché programmé !	***Diantalvic*** gélule 30 mg + 400 mg de paracétamol	*1 heure à 2 heures*	**Effets indésirables** : nausées, vomissements, constipation : rares. Allergie rare. Hypoglycémie exceptionnelle, en cas de jeûne. Jamais de dépression respiratoire aux doses usuelles. Pas de propriétés toxicomanogènes aux doses thérapeutiques. **Contre-indications** : allergie au dextropropoxyphène. Insuffisances hépatique ou rénale auxquelles s'ajoutent celles du paracétamol en cas d'association. **Dépister les signes de surdosage** : une somnolence et une constipation. En cas de surdosage important (tentative de suicide ou ingestion accidentelle) : convulsions, hallucinations, confusion, dépression respiratoire classique des morphiniques.
Tramadol **Mode d'action** : analgésique morphinique mineur (palier II). Action par fixation sur les récepteurs μ et par inhibition du recaptage de la noradrénaline et de la sérotonine. Effet dépresseur respiratoire et toxicomanogène plus faible que la morphine. **Indication** : douleurs modérées à intenses.	***Topalgic*** ***Contramal*** ampoule 2 mL = 100 mg *Tramadol* 50 mg à 100 mg IVL Existe en **IV et per-os**	*2 heures*	**Effets indésirables** : réaction anaphylactique, urticaire, œdème de Quincke, choc anaphylactique. Convulsions chez des patients présentant un facteur de risque. Effets indésirables des opioïdes : nausées, vomissements, somnolence, céphalées, vertiges, hypersudation, sécheresse buccale, constipation en cas de prise prolongée, plus rarement douleurs abdominales, rash, asthénie, euphorie, troubles mineurs de la vision, possibilité de dépression respiratoire chez des sujets à risque. **Contre-indications** : hypersensibilité connue au *Tramadol* ou aux opiacés. Intoxication aiguë ou surdosage avec des produits dépresseurs du système nerveux central (alcool, hypnotiques, autres analgésiques). Traitement par les IMAO. Épilepsie non contrôlée par un traitement. Insuffisance respiratoire sévère. Insuffisance hépato-cellulaire grave. Grossesse, allaitement. À utiliser avec précaution chez des malades présentant une hypertension intracrânienne. **Interactions médicamenteuses** : associations contre-indiquées avec les IMAO sélectifs ou non, les morphiniques agonistes-antagonistes. Associations déconseillées avec les médicaments abaissant le seuil épileptogène (antidépresseurs, neuroleptiques, analgésiques centraux et locaux), et l'alcool. **Dépister les signes de surdosage** : signes cliniques : myosis, vomissements, collapsus cardio-vasculaire, dépression respiratoire, coma et convulsions.

ANTALGIQUE DU PALIER II (OPIACÉS FAIBLES)			
Molécules (DCI)	**Nom commercial et voie administration**	**Pic d'action**	**Effets indésirables – contre-indications – interactions médicamenteuses**
Nefopam **Mode d'action** Antalgique non morphinique d'action centrale. Active les voies monoaminergiques descendantes inhibitrices de la douleur, principalement au niveau *supra*-spinal. Il ne se fixe pas de façon significative sur les récepteurs morphiniques. Il possède des propriétés anticholinergiques faibles, mais pas d'effet dépresseur respiratoire. **Indication** Douleurs modérées à intenses.	***Acupan*** Ampoule 20 mg 1 ampoule dans 100 ml en 30 à 45 minutes pour prévenir les effets indésirables.	*1 heure*	**Effets indésirables** : sueurs, somnolence, nausées avec ou sans vomissements ; effets atropiniques : sécheresse buccale, tachycardie, palpitations, vertiges, rétention d'urine, excitabilité, irritabilité. **Contre-indications** : convulsions ou antécédents de troubles convulsifs ; troubles urétro-prostatiques ; glaucome. Utiliser avec prudence en cas d'insuffisance hépatique ou rénale. Utilisation déconseillée chez la femme enceinte ou allaitante. **Interactions médicamenteuses** : association à éviter : sympathomimétiques ou anticholinergiques (majoration des effets indésirables). **Dépister les signes de surdosage** : signes cliniques : myosis, vomissements, collapsus cardio-vasculaire, dépression respiratoire, coma et convulsions.

Le MEOPA ou kalinox est un mélange équimolaire qui permet une analgésie de surface, c'est un gaz euphorisant et amnésiant qui possède peu d'effets indésirables. Son utilisation est facile. Il est contre-indiqué dans les instabilités hémodynamiques, les troubles de la conscience, le pneumothorax, l'occlusion intestinale et l'hypertension intracrânienne. Il est indiqué pour des gestes peu douloureux, comme des pansements et procure une analgésie de surface : les effractions cutanées deviennent peu ou pas douloureuses. Anxiolyse souvent associée à une euphorie mais suggestibilité accrue : les consignes de détente, de calme sont renforcées sous MEOPA, association possible à des techniques d'hypnose. Sédation consciente : l'état de conscience est modifié, le sujet reste vigil, réagit avec l'environnement et peut dialoguer avec l'infirmière. Modifications des perceptions sensorielles (maintenir un environnement calme).

ANTALGIQUE DU PALIER I (OPIACÉS)			
Molécules (DCI)	**Nom commercial et voie administration**	**Pic d'action**	**Effets indésirables – contre-indications – interactions médicamenteuses**
Morphine **Mode d'action** Antalgique morphinique majeur de référence. Action au niveau du système nerveux central et périphérique par liaison au niveau des récepteurs morphiniques : agonistes mu et kappa. Effet antalgique dose-dépendant et sans plafonnement. **Indication** Douleurs intenses : la voie IV permet une action rapide.	***Chlorhydrate de morphine IV*** Ampoules 10 mg/1 mL 20 mg/1 mL 50 mg/5 mL 100 mg/5 mL 200 mg/10 mL 400 mg/10 mL	*1-2 heures* *30 min à 1 heure*	**Effet indésirables** : nausées, vomissements, constipation à partir de 24 heures d'utilisation. Rétention urinaire. Dépression respiratoire : en cas de surdosage. Effet de sédation : la somnolence excessive est un signe de surdosage : **le patient doit toujours rester en état d'être réveillé**. Manifestations dysphoriques (sujets âgés), confusion mentale, vertiges, augmentation de la pression intra-crânienne (induite par l'hypoventilation). Prurit. Myosis. Possibilité d'altération de l'hémodynamique avec un ralentissement de la fréquence cardiaque et de diminution de la pression artérielle. **Contre-indications** : insuffisance respiratoire, insuffisance hépato-cellulaire sévère, traumatismes crâniens et hypertension intracrânienne non contrôlés (CI relative), états convulsifs, intoxication alcoolique aiguë, delirium tremens, allergie connue aux différents produits, état hémodynamique précaire. **Interactions médicamenteuses** : ne pas associer à d'autres morphiniques en particulier à la nalbuphine (*Nubain*). Ne jamais remplacer la morphine par du *Nubain* car on antagonise alors la morphine. Potentialise les effets sédatifs et dépresseurs respiratoires des benzodiazépines, des neuroleptiques et des antidépresseurs. En cas d'association avec les benzodiazépines IV la surveillance intensive est indispensable. **Dépister les signes de surdosage** : la somnolence excessive (patient difficile à réveiller) précède toujours la bradypnée et la désaturation en oxygène. Stimuler le patient, voire le ventiler au masque en oxygène pur et injecter la naloxone (*Narcan*).

ANTALGIQUE DU PALIER I (OPIACÉS)			
Molécules (DC2)	**Nom commercial et voie administration**	**Pic d'action**	**Effets indésirables – contre-indications – interactions médicamenteuses**
Nalbuphine **Mode d'action** Antalgique morphinique semi-synthétique **agoniste-antagoniste.** Ses propriétés pharmacologiques imposent donc de respecter un intervalle libre entre l'administration de ces produits et celle des agonistes (morphine et morphinomimétiques) afin d'éviter tout phénomène de compétition. **Indication** Douleur modérée à sévère. La nalbuphine possède un effet plafond qui peut être exploité afin d'éviter tout risque de dépression respiratoire.	***Nubain*** Ampoule 2 mL dosée à 20 mg Utilisation en IV lente, en sous cutanée	*Pic d'action*	**Effets indésirables** : sédation rare. Dysphorie et hallucinations. Nausées, vomissements. Rétention urinaire rare mais possible. Myosis. Dépression respiratoire exceptionnelle aux doses conseillées. Peu d'action sur le système cardio-vasculaire. Douleur à l'injection. **Contre-indications :** atteinte neurologique, atteinte respiratoire, état hémodynamique précaire. **Jamais d'association avec la morphine qu'elle antagonise.** **Interactions médicamenteuses :** potentialisation des effets sédatifs et dépresseurs respiratoires des benzodiazépines, neuroleptiques, antidépresseurs. L'utilisation de nalbuphine ne contre-indique pas l'emploi de morphiniques agonistes (morphine, fentanyl…) ultérieurement, même sans délai si l'analgésie est insuffisante. Par contre, le ***Nubain*** utilisé après la morphine est inefficace et annule les effets de celle-ci. **Surdosage :** quand l'effet plafond est atteint, il y a un risque de somnolence excessive mais en général pas de dépression respiratoire.

ANTALGIQUE DU PALIER II (OPIACÉS)			
Molécules (DC2)	**Nom commercial et voie administration**	**Pic d'action**	**Effets indésirables – contre-indications – interactions médicamenteuses**
Buprémorphine **Mode d'action** Antalgique morphinique semi-synthétique **agoniste partiel qui est plus puissante que la morphine**, l'efficacité thérapeutique est moindre. **Indication** Douleur modérée à sévère.	***Temgesic*** Ampoule 1 mL Dosée à 0,3 mg	*Voie IV : pic à 60 minutes* *Voie SC, IM : pic à 90 minutes* *Sublingual : pic à 2 h*	**Effet indésirables** : somnolence, dysphorique. Dépression respiratoire lente mais prolongée et **non antagonisable par la *naloxone*,** nausées, vomissements. Ralentissement du transit chez la personne âgée. Rétention d'urine possible. Myosis. **Contre-indications :** insuffisance respiratoire ; insuffisance hépatique. **Interactions médicamenteuses :** potentialisation des effets dépresseurs respiratoires des benzodiazépines, des neuroleptiques et des barbituriques. Association contre-indiquée avec les autres morphiniques (diminution de leur effet antalgique)

C1 *Évaluer une situation clinique et établir un diagnostic dans le domaine infirmier*

Action pharmacologique de morphinique

La morphine procure une analgésie intense, constante, efficace sur toutes les douleurs et qui est dose dépendante.

Les effets de la morphine sont multiples et doivent être connus de l'infirmière pour dépister la survenue des effets indésirables. La morphine entraîne :

Une dépression respiratoire : c'est un phénomène progressif débutant par la sédation somnolence et se caractérise par une dépression de la réponse des centres bulbaires à l'hypoxie et à l'hypercapnie. Cette dépression est dose dépendante et apparaît dès la plus faible dose.

L'apnée est d'origine centrale par dépression bulbaire mais peut être d'origine occlusive (voies aériennes supérieures), perte de la synchronisation entre muscle inspiratoire et du larynx par blocage des muscles laryngés (souvent patient obèse, apnée du sommeil rapportée en postopératoire avec désaturation).

La dépression respiratoire et l'apnée sont indissociables. Certains facteurs influencent cette dépression comme par exemple l'âge, la personne âgée étant plus sensible, l'obésité et l'association avec des neuroleptiques ou des benzodiazépines.

À l'inverse la persistance de la douleur antagonise la dépression respiratoire (qui est un phénomène progressif débutant par la sédation somnolence).

Une bronchoconstriction est liée à une histamino-libération et entraîne une dyspnée asthmatiforme.

Une dépression du centre de la toux expose au risque d'encombrement trachéo-bronchique notamment en ventilation spontanée.

Des effets sur le système nerveux qui se manifestent par une inhibition du système nerveux central qui procure une analgésie mais aussi une sédation. **Cette sédation précède toujours la dépression respiratoire.** Elle s'exprime par une altération de la vigilance et une perte de conscience intermittente.

Paradoxalement, il peut y avoir aussi une excitation du système nerveux central qui se manifeste par un myosis, des nausées et des vomissements.

Des effets psychomoteurs qui se traduisent par une sédation mais parfois, sur terrain particulier, il peut y avoir une agitation psychomotrice.

Des effets psychoaffectifs qui se traduisent le plus souvent par une euphorie (impression de bien-être) mais possible dysphorie (impression générale de malaise), angoisse, hallucination.

Des effets cardiovasculaires : pas ou peu d'action vasculaire mais une bradycardie sinusale est possible. Cependant, il faut faire attention chez les sujets hypovolémiques chez qui la stimulation sympathique est importante, l'équilibre parasympathique-sympathique peut être fragilisé en faveur du versant parasympathique donc risque de collapsus.

Des effets sur l'appareil digestif avec une relaxation du sphincter œsophagien (donc considération estomac plein si traitement chronique aux morphiniques), un retard de la vidange gastrique par spasme du pylore et une hausse du PH gastrique. La morphine entraîne une diminution de la motilité intestinale et du transit (constipation possible).

Il peut y avoir des nausées et des vomissements qui sont fréquentes (20 à 60 % des cas) et dont l'incidence est la même quelle que soit la voie d'administration. Le niveau élevé de la douleur renforce l'action émétique des morphiniques.

Des effets sur le rein : les récepteurs aux opiacées participent au contrôle hydroélectrolytique. Les récepteurs μ sont antidiurétiques et possèdent une action sur l'ADH, la morphine augmente l'ADH, donc diminue la diurèse.

Des effets sur la vessie : la hausse du tonus des fibres circulaires favorise la rétention urinaire par globe vésical : le sondage urinaire est le moyen le plus simple pour éviter ces désagréments. Ces spasmes existent sur l'ensemble des voies urinaires (manque d'efficacité dans les coliques néphrétiques).

Des effets pupillaires : présence d'un myosis par stimulation du système nerveux central.

Des effets biliaires : une cholestase dose-dépendante est possible pour tous les morphiniques. Il existe aussi une contraction des voies biliaires et du sphincter d'Oddi notamment (attention en présence de calculs des voies biliaires).

Des effets de tolérance et d'accoutumance : en cas de traitement durable, il faut augmenter les doses pour maintenir les mêmes effets (après quelques jours de traitement). Une dépendance physique est possible avec un syndrome de sevrage qui se manifeste par des signes cliniques comme des sueurs, une tachycardie, des nausées et des vomissements, une agressivité, une agitation. La dépendance psychique se traduit par un état de compulsion pour bénéficier des effets psychotropes.

C4 Mettre en œuvre des actions à visée diagnostique et thérapeutique

Principe de la titration morphinique

L'objectif d'un traitement antalgique est d'obtenir rapidement une analgésie efficace. Cependant, la sensibilité et les besoins au traitement morphinique peuvent être très variables d'un patient à un autre. Les effets indésirables surviennent parfois pour des doses proches des doses thérapeutiques. C'est pourquoi lors de la mise en place d'un traitement morphinique, on procède souvent à une titration. Cette titration consiste à administrer des bolus IV répétés de morphine après évaluation de la douleur jusqu'à obtenir le soulagement du patient. La titration intraveineuse est possible aussi bien en préhospitalier, aux urgences, en salle de surveillance postinterventionnelle, dans les unités de soins intensifs ou en réanimation. Classiquement, on procède à l'administration de bolus de faible dose avec des intervalles d'administration courts. Les recommandations de la Société française d'anesthésie et de réanimation préconisent l'administration de bolus initial toutes les cinq minutes jusqu'à l'obtention d'un score sur l'EVA/EN inférieure à 3/10.

C4 Mettre en œuvre des actions à visée diagnostique et thérapeutique

Surveillance d'un traitement morphinique

L'IDE DOIT RÉGULIÈREMENT SURVEILLER :

- l'efficacité du traitement par l'évaluation (EVA, EVS, EN) doit être régulièrement évaluée par un outil adapté à l'âge et au niveau de compréhension du patient.
- Dépister l'apparition de la somnolence qui précède la dépression respiratoire (les effets sédatifs précèdent la dépression) en évaluant le niveau de conscience grâce à l'échelle suivante :

Tableau 8.5 Score de sédation.

	SCORE DE SÉDATION
S0	Patient éveillé.
S1	Somnolent par intermittence. Facilement réveillable.
S2	Somnolent la plupart du temps. réveillable par stimulation verbale.
S3	Somnolent la plupart du temps. réveillable par stimulation tactile.

- Dépister une dépression respiratoire : par la mesure du score de respiration suivant :

Tableau 8.6 Score de respiration.

	SCORE DE RESPIRATION
R0	Respiration Régulière et FR > 10/cycles par minute.
R1	Ronflement et FR > 10/cycles par minute.
R2	Respiration irrégulière, obstruction. Tirage et – ou FR < = à 10/cycles par minute.
R3	Pause, apnée…

- Dépister la survenue de nausées.
- Détecter la survenue de la rétention vésicale.
- Dépister la survenue d'un prurit.

Conduite à tenir en cas de dépression respiratoire aux morphiniques

C4 Mettre en œuvre des actions à visée diagnostique et thérapeutique

En cas de dépression respiratoire objectivée par une hypoventilation, une bradypnée (inférieure ou égale à 7, score de respiration supérieur ou égal à 2), une sédation importante (S2 ou S3 sur l'échelle de sédation), l'infirmière doit absolument :

- alerter le médecin, demander de l'aide ;
- arrêter l'administration du morphinique ;
- stimuler le patient ;
- administrer de l'oxygène 10 l/mn ;
- préparer et administrer sur prescription médicale la *Naloxone* : diluer une ampoule de 1 mL de naloxone dans 9 mL de sérum physiologique pour avoir 40 µg/mL.

La *Naloxone* ou *Narcan* Le chlorhydrate de *Naloxone* est un antagoniste pur, spécifique et compétitif des morphinomimétiques dont il antagonise les effets : dépression respiratoire, somnolence, myosis, bradycardie, hypotension et également analgésie.

C'est le traitement de la dépression respiratoire secondaire à un surdosage en morphinomimétiques.

Il se présente sous forme de solution injectable à 0,4 mg. Il est administré par voie intraveineuse. On procède par titration de 1 mL par 1 mL (soit 40 µg toutes les 3 minutes, jusqu'à restauration d'une fréquence respiratoire > 10 cycles/mn). Un entretien par perfusion continue à la seringue électrique de *Naloxone* doit être mis en place car une remorphinisation secondaire est prévisible, il sera adapté au contexte clinique de chaque patient.

En cas de dépression respiratoire, la surveillance du patient doit être accrue et repose sur :

- la fréquence respiratoire et l'échelle de respiration,
- l'échelle de sédation,
- l'échelle d'évaluation de la douleur,
- le diamètre pupillaire,
- le dépistage des effets indésirables.

Cet antidote peut cependant lever de façon brutale l'analgésie avec une stimulation sympathique intense, il faut être particulièrement fin dans le dosage chez le coronarien, l'insuffisant cardiaque et l'hypertendu.

L'accueil et la prise en charge des familles lors d'une situation de soins critiques

9

L'hospitalisation en réanimation ou aux urgences constitue pour le patient et la famille une situation de stress. La souffrance, la douleur, la précarité de l'état de santé, l'hospitalisation dans un milieu inconnu et agressif de part l'activité qui y règne ainsi que le bruit des alarmes, instaurent un climat encore plus anxiogène que dans un autre service.

Le verbe accueillir est issu du latin populaire *accolligere* qui signifie « recueillir ». Dès le XIIIe siècle, il prend le sens de « recevoir (quelqu'un) bien ou mal ». Il s'agit pour le personnel paramédical de l'unité d'adapter la prise en charge en fonction de l'état de santé du patient et des besoins exprimés. Cette prise en charge fait référence à son rôle propre, mais aussi aux textes réglementaires qui préservent les droits du patient, qu'il convient de rappeler ici.

Rappel des droits du patient

Pour bien comprendre ces notions d'accueil et de communication aux familles, il faut resituer le cadre législatif.

La loi « relative aux droits des malades et à la qualité du système de santé », adoptée le 4 mars 2002 (dite « loi Kouchner »), codifie les **droits de la personne hospitalisée**, qui se fondent sur :

- le droit fondamental à la protection de la santé,
- le droit à la protection contre toute discrimination,
- le respect de la dignité de la personne malade,
- l'égalité d'accès à la prévention et aux soins,
- le respect de la vie privée et du secret des informations relatives au patient,
- le droit de recevoir des soins visant à soulager la douleur, la douleur devant être prévenue, évaluée, prise en compte et traitée,
- le droit à une vie digne jusqu'à la mort.

(voir annexe Charte de la personne hospitalisée)

Communication aux familles

C6 *Communiquer et conduire une relation dans un contexte de soins*

La communication, que ce soit dans les services d'urgence, de réanimation, en salle de déchoquage ou en salle de surveillance interventionnelle, représente la pierre angulaire de la relation de confiance qui s'établit entre les soignants et le soigné ainsi que sa famille. Il est très important que cette relation de confiance s'établisse dès le premier contact. L'accueil doit être attentif aussi bien à l'égard du patient que de son entourage.

La loi du 4 mars 2002 demande aux différents acteurs de santé d'obtenir le consentement du patient pour les différents actes thérapeutiques et diagnostiques. Une information précise doit être délivrée en expliquant les risques encourus par le patient s'il accepte ces soins, mais aussi les risques encourus s'il les refuse.

Les mineurs ou majeurs sous tutelle ont le droit de recevoir eux-mêmes une information et de participer à la prise de décision les concernant d'une manière qui soit adaptée.

Notion de personne de confiance

Lors de toute hospitalisation, il est proposé au malade majeur de désigner par écrit une personne de confiance : ce peut être un parent, un proche ou le médecin traitant. Cette désignation est valable pour la durée de l'hospitalisation à moins que la personne n'en décide autrement. **Cette démarche est souvent impossible pour des patients hospitalisés en état critique** en réanimation ou aux urgences (patient inconscient). Le patient dans un contexte d'urgence n'a souvent pas la même autonomie qu'un patient d'hospitalisation classique. Le contexte, la gravité et les conditions de prise en charge font qu'il ne peut pas toujours accepter ou s'opposer aux thérapeutiques mises en œuvre. Pour autant, l'équipe se doit de conserver une attention particulière aux droits du patient. L'information doit être exposée au patient et/ou à sa famille de manière claire et compréhensible et sans ambiguïté, ce qui constitue alors un facteur d'adhésion aux thérapeutiques mises en place.

Réalisation de l'entretien auprès des familles

Le premier entretien auprès des familles se fait dès que le patient est pris en charge et stabilisé. Il comporte une stratégie assez simple qui consiste à faire parler les familles sur ce qu'ils ont compris de l'état du patient. Le projet thérapeutique est annoncé ainsi que la démarche clinique. Les investigations programmées sont annoncées et leurs intérêts explicités. Cependant, les relations avec les proches et notamment les membres de la famille peuvent être source d'insatisfaction, de conflits voire de violence. La violence est un mécanisme de défense en réponse à une agression ou une frustration. La violence est différente de l'agressivité, car c'est un comportement visant, consciemment ou non, à nuire, contraindre, dégrader et/ou détruire.

Des moyens simples permettent d'éviter certaines situations conflictuelles. Ainsi, le fait de réaliser l'entretien dans une salle dédiée à cet effet, l'identification des différents personnels, la désignation d'un interlocuteur privilégié au sein des proches, la remise d'un livret d'accueil adapté à chaque unité sont des gages de qualité qui permettent de désamorcer les situations conflictuelles. Des horaires élargis de visite rassurent souvent les proches.

La notion de prise en charge des grandes fonctions vitales doit être évoquée notamment en cas de recours à des suppléances invasives (intubation, ventilation, drainages, pose de cathéters). Dans cette perspective, et avant de laisser la famille voir le patient, il convient d'expliquer l'environnement auquel ils vont être confrontés. Certaines situations peuvent être choquantes et traumatisantes.

Le pronostic vital, s'il est engagé, doit être évoqué par le médecin en charge du patient pour permettre aux proches de réaliser la gravité de la situation.

Stratégie de communication : une équipe pluridisciplinaire

Les entretiens futurs avec les proches doivent être beaucoup plus formalisés. Ainsi l'entretien suivant se fixe plutôt sur rendez-vous avec l'équipe médicale. Cette méthodologie permet de préparer les informations que l'on souhaite délivrer. L'équipe médicale quotidienne permet de fixer la stratégie de communication et la nature des informations à délivrer auprès de la famille. La présence de l'équipe paramédicale aux staffs médicaux est donc un gage de cohérence concernant la nature des informations à apporter aux familles.

Place de l'infirmière dans la communication

L'équipe infirmière, en général, est très sollicitée par les familles directement lors des visites. L'information ainsi délivrée par l'équipe infirmière n'est jamais neutre et doit donc toujours être d'une prudence relative. Les informations courantes peuvent être communiquées, dans un langage clair, simple et sans ambiguïté. Les informations plus spécifiques, les résultats d'analyse et leurs interprétations, les thérapeutiques mises en place doivent être transmises par l'équipe médicale. À ce propos, il est intéressant de rappeler les principes du secret professionnel.

Le secret professionnel

(Inclus dans le Code de la santé publique, en l'article R 4312-4 du décret 2004-802 du 29/07/04 paru au J.O. du 09/08/04.)

Points-clés

Article R. 4312-4

1. *« Le secret professionnel s'impose à tout infirmier ou infirmière et à tout étudiant infirmier dans les conditions établies par la loi.*

2. *Le secret couvre non seulement ce qui lui a été confié, mais aussi ce qu'il a vu, lu, entendu, constaté ou compris.*

3. *L'infirmier ou l'infirmière instruit ses collaborateurs de leurs obligations en matière de secret professionnel et veille à ce qu'ils s'y conforment. »*

L'obligation du secret professionnel couvre non seulement les faits confiés par le patient au personnel mais aussi ceux que le personnel peut découvrir dans l'exercice de sa profession (toutes les informations médicales : diagnostic, traitement, examen clinique et paraclinique, type de soin), qu'il soit compris, déduit, entendu.

Le secret professionnel s'applique envers tous les membres de la famille, y compris dans le cas d'une greffe d'organe (donneur/receveur). C'est au médecin et au patient de décider ensemble à qui révéler des indications le concernant.

Une grande vigilance doit être de mise dans certaines situations exceptionnelles. Ainsi, aucune information ne doit être délivrée aux journalistes, à la police (sauf sur réquisition), à l'employeur, au médecin des compagnies d'assurance. Ces demandes d'information doivent être renvoyées directement au chef de service qui décidera des suites à donner. Aucune information concernant le patient ne peut être donnée par téléphone.

NOTION DE DÉMARCHE DE SOINS FAMILIALE

La famille d'un patient hospitalisé en réanimation a besoin :

- d'information, de savoir ce qui peut être fait pour la personne malade, être informée de l'état exact et des conditions dans lesquelles se trouve le patient ;
- d'accompagner le malade et pouvoir l'aider, pour être utile à la personne ;
- d'être soulagée de son anxiété en pouvant extérioriser ses émotions, d'être acceptée, soutenue, réconfortée.

S'attarder sur les besoins de la famille (ou au sens plus large, l'entourage) en même temps que ceux du malade permet que cette dernière soit d'un meilleur soutien pour le patient. Une famille moins perturbée transmettra moins d'angoisse. Cette démarche de soins familiale considère le patient dans sa globalité, c'est à dire appartenant à un groupe, à une famille, et nécessitant une aide de la part des professionnels médicaux et paramédicaux.

C6 *Communiquer et conduire une relation dans un contexte de soins*

Le patient en fin de vie en réanimation ou aux urgences

La plupart des décès (80 %) surviennent à l'hôpital et majoritairement en réanimation. Un malade sur trois qui décède à l'hôpital a passé au moins trois jours en réanimation dans sa dernière semaine de vie.

Le cadre légal de la fin de vie en réanimation est précisé par la loi n° 2002-303 du 4 mars 2002 relative aux droits des malades précise que : « La personne malade a droit au respect de sa dignité ».

La loi n° 2005-370, relative aux droits des malades et à la fin de vie (communément appelée « loi Leonetti »), a été adoptée par le parlement le 22 avril 2005 et précise le cadre légal des pratiques médicales chez des patients en fin de vie. On parle de **limitation ou de l'arrêt des thérapeutiques actives**.

La loi indique que « ces actes [médicaux] ne doivent pas être poursuivis par une obstination déraisonnable. [...] Si le médecin constate qu'il ne peut soulager la souffrance d'une personne, en phase avancée ou terminale d'une affection grave et incurable, quelle qu'en soit la cause, qu'en lui appliquant un traitement qui peut avoir pour effet secondaire d'abréger sa vie, il doit en informer le malade [...], la personne de confiance [...], la famille ou, à défaut, un des proches. La procédure suivie est inscrite dans le dossier médical ».

La Société de réanimation de langue française rappelle, dans des recommandations du 22 septembre 2009 concernant la limitation et arrêt des traitements en réanimation adulte, que :

1. *« Toute injection de produits avec intentionnalité de décès, comme l'injection de curares, de sédatifs en bolus à hautes doses chez un patient non ventilé ou l'injection de chlorure de potassium, est un acte d'euthanasie. Elle n'est jamais justifiable et est juridiquement qualifiable d'homicide volontaire » (Art. 221-1 du Code pénal).*

2. *« Le médecin n'a pas le droit de provoquer délibérément la mort » (Art. 38 du Code de déontologie médicale, art. R4127-38 du Code de la santé publique).*

Limitation ou l'arrêt des thérapeutiques actives

La limitation ou l'arrêt des thérapeutiques actives est **une décision médicale** et impose une **réflexion collégiale** ainsi qu'une consultation des proches du patient. En effet, le personnel paramédical (kinésithérapeutes, aides-soignantes, infirmières, cadres de santé et psychologues), par sa vision clinique et par les relations privilégiées avec le patient et son entourage, peut éclairer la discussion de limitation thérapeutique. Il est donc indispensable que ces soignants prennent part aux discussions. Cette limitation doit être le fruit d'un processus de réflexion au sein des services communément appelé réunion éthique. Elle donne lieu à un débriefing, à une circulation de toutes les informations recueillies par l'ensemble de l'équipe et doit permettre une véritable réflexion en amont des décisions. Cet espace permet également l'expression des difficultés et implique les acteurs dans les décisions.

La responsabilité de la décision de limitation ou d'arrêt des traitements et de son application incombe au médecin en charge du malade. La responsabilité du personnel infirmier est, par définition, également engagée lorsque celui-ci est associé à l'application de la prescription de limitation ou d'arrêt de traitements. Les conclusions apparaissent clairement dans le dossier médical.

« Lorsqu'une personne, en phase avancée ou terminale d'une affection grave et incurable, quelle qu'en soit la cause, est hors d'état d'exprimer sa volonté, le médecin peut décider de limiter ou d'arrêter un traitement inutile, disproportionné ou n'ayant d'autre objet que la seule prolongation artificielle de la vie de cette personne, après avoir respecté la procédure collégiale définie par le Code de déontologie médicale et consulté la personne de confiance [...], la famille ou, à défaut, un de ses proches et, le cas échéant, les directives anticipées de la personne. Sa décision, motivée, est inscrite dans le dossier médical ».

La réflexion d'arrêt thérapeutique se fonde sur l'état du patient et son aptitude à passer un cap aigu. Elle s'appuie sur l'ensemble des données cliniques, para cliniques et biologiques du patient.

La limitation ou l'arrêt des thérapeutiques actives peut être une simple limitation d'un traitement (comme ne pas augmenter la posologie de catécholamines) ou ne pas prescrire de nouveau traitement (comme ne pas recourir à l'intubation en cas de défaillance respiratoire). Mais elle peut aussi recourir à l'arrêt d'une thérapeutique en cours.

En situation d'urgence où une réflexion collégiale est impossible (au minimum entre deux médecins et le personnel paramédical en charge du patient), le processus de décision de limitation ou d'arrêt de thérapeutique est non applicable, sauf si le pronostic est compromis dans les heures qui viennent.

La traçabilité de la décision doit être effective et est un gage de qualité en termes d'information et de communication. Elle montre une totale transparence. Ce document rend compte des éléments qui motivent la décision et comporte le nom et les fonctions des participants.

Une fois la décision prise, le patient et sa famille devront être accompagnés. La démarche s'apparente à une démarche de soin palliatif où l'accompagnement du mourant mais aussi de la famille est primordial. Cet accompagnement se centre sur les soins de confort. Les actes douloureux ne doivent plus être nécessaires. L'analgésie doit être optimale. Les monitorages invasifs sont retirés. L'anxiolyse par des moyens médicamenteux doit être assurée, ce qui n'empêche aucunement de pouvoir permettre au patient d'exprimer, s'il le peut, ses angoisses. La famille doit pouvoir rendre visite au patient sans restriction stricte sur les horaires et le nombre de personnes. Le contact avec le patient et ses proches doit être privilégié et l'intimité des visites doit être garantie. Les habitudes religieuses doivent être respectées.

Les familles doivent continuer à être informées de la même façon qu'avant la prise de décision de l'arrêt thérapeutique.

L'annonce du décès

C6 *Communiquer et conduire une relation dans un contexte de soins*

L'annonce du décès est une démarche difficile pour les soignants qui appréhendent ces moments chargés d'émotions, et sont souvent démunis. Les attitudes requises sont difficiles à codifier et dépendent le plus souvent de la faculté de l'annonçant et des proches à dire ou à écouter. Cette annonce doit être faite avec le temps et la sollicitude nécessaire, dans un endroit calme, sans précipitation, avec les silences et les espaces adaptés. Le plus souvent dans un contexte d'urgence et de réanimation, un avis d'aggravation permet de préparer psychologiquement les familles.

La toilette mortuaire

La toilette mortuaire est l'une des marques essentielles du respect porté au corps du malade décédé. L'attention portée à la propreté du corps doit rendre plus supportable l'image souvent saisissante de la personne qui vient de perdre la vie. Elle doit être effectuée selon les procédures de l'hôpital mais doit également être adaptée aux demandes (religieuses ou non) de la famille ou du patient de son vivant.

L'infirmière veille lors de la toilette mortuaire

- Retirer tous les dispositifs médicaux et les bijoux. (Tout ce qui a de la valeur a été au préalable déposé au coffre, mais si ce n'est pas le cas, alors le faire à deux personnes).
- Laver corps.
- Refaire les pansements qui doivent être propres et occlusifs.
- Assurer l'occlusion des orifices, stomies, mettre une protection anatomique.
- Occlure les yeux et remettre les dentiers.
- Fermer la bouche à l'aide d'une mentonnière.
- Le défunt doit être rasé puis coiffé de façon habituelle.

- Installer le patient à plat sur un oreiller.
- Identifier le patient avec un bracelet d'identification placé au poignet.
- Rassembler le vestiaire du patient.
- Vider la chambre ou le box d'accueil de tout le matériel médical.
- Installer des fauteuils ou des chaises autour du lit.

La présentation du corps à la famille

Il est nécessaire que les équipes soignantes organisent la possibilité pour la famille d'avoir un ultime contact physique avec le défunt, dans la chambre où il a traversé ses derniers instants.

En effet, la vue du corps est un élément qui peut être important dans le travail de deuil. Il est nécessaire d'accompagner la famille jusqu'à la chambre et de lui laisser ce temps d'intimité auprès du patient décédé, tout en restant disponible. Suite à ces moments de recueillement, il est nécessaire d'expliquer à la famille les démarches qui vont suivre et notamment qu'il faut aller aux admissions avec le livret de famille. Il faut également leur demander leur souhait par rapport au départ du corps.

Violence dans les services aigus (urgences, réanimation)

L'hôpital, qui a été longtemps un lieu d'asile, n'échappe plus au phénomène d'insécurité et de violence. Les urgences constituent un lieu de soins et de prise en charge de toutes les crises. Elles sont une interface ouverte entre la ville et l'hôpital. Elles cristallisent bien souvent une agressivité liée à une attente importante, à un désaccord avec les prescriptions et la prise en charge thérapeutique ou simplement à un état d'ébriété ou d'intoxications.

La violence est un mécanisme de défense en réponse à une agression ou à une frustration. La violence est vécue comme une atteinte physique, morale de l'individu dans la mesure où l'intégrité de celui-ci est perturbée. Plusieurs facteurs concourent à la survenue de situations violentes. **Ces facteurs doivent être identifiés par l'infirmière afin de prévenir la survenue de situations violentes**.

- L'organisation même du service peut être source de conflits dans la mesure où des problématiques de planification et d'organisation du service se répercutent sur l'activité et sa fluidité.
- La variabilité de l'activité sur l'année, mais aussi sur le moment de la journée, favorise également les crises organisationnelles et augmente les délais de prise en charge et génère donc des tensions pour les patients mais aussi pour les équipes. On souligne trop rarement la charge de travail intense qui peut conduire les professionnels de santé à des réactions parfois non adaptées. L'insatisfaction dans la qualité de la prise en charge génère aussi chez le soignant une frustration qui, si elle s'inscrit dans la durée, risque de nuire à la qualité des relations entre les personnels eux-mêmes et avec les patients.
- L'architecture du service peut revêtir une importance non négligeable dans le climat de tension et de violence. La vue de brancards entassés dans le couloir, des espaces communs petits et encombrés produisent un sentiment d'enfermement.
- L'environnement des urgences peut paraître agressif et hostile pour le patient.
- Le manque d'information et l'absence de communication sont des facteurs générateurs d'incompréhension et de conflit. L'impossibilité pour les soignants de répondre aux demandes exigeantes des patients. L'information insuffisante ou inadaptée de la part des soignants à la personne soignée, entraînent souvent une sensation d'infantilisation et une frustration pour le patient.

- La souffrance du patient, la douleur non prise en charge dans des délais raisonnable exacerbe le sentiment d'impuissance et d'abandon pour le patient et/ou l'entourage.
- Les bruits sont omniprésents aux urgences et participent à une surenchère sonore où, pour se faire entendre, il est nécessaire d'élever la voix.
- La personnalité des patients, leurs histoires personnelles, l'alcoolisation ou la prise de stupéfiants, la présence d'une pathologie psychiatrique sont des éléments favorisant la survenue des violences à l'hôpital.
- L'atteinte à l'intégrité du patient, le déshabillage, les soins invasifs, sont des événements vécus comme une agression pour le patient.
- Le manque d'expérience des soignants face aux situations critiques, d'agressivité ou de stress favorise le glissement vers une perte de contrôle de la situation.
- La fatigue et l'épuisement professionnel, le manque de reconnaissance, d'écoute et de soutien de la part de l'encadrement sont autant de facteurs humains favorisant les attitudes agressives de la part des soignants.

Dynamique du processus de violence

C6 *Communiquer et conduire une relation dans un contexte de soins*

C1 *Évaluer une situation clinique et établir un diagnostic dans le domaine infirmier*

La violence procède d'une dynamique que l'infirmière doit connaître et repérer. La violence commence par une accumulation émotionnelle. S'ensuit alors une augmentation de la tension nerveuse (anxiété, agitation psychomotrice). La personne approche de l'état de panique (pas de solution au problème), puis il y a passage à l'acte violent (évacuation de la tension de manière incontrôlée) qui se résout par une phase de détente (teintée de honte et de culpabilité).

Le passage à l'acte dans le processus de violence est imprévisible, impulsif, inattendu. Il est plus ou moins adapté, et si son but est encore perceptible, sa finalité l'est beaucoup moins. Il est toujours en réponse à un élément déclenchant, une situation de tension intérieure ou un événement extérieur. Enfin, il comporte souvent une dimension agressive, transgressive, voire délictueuse, et chargée d'une forte charge affective.

La prévention de la violence

Cette prévention repose sur des concepts simples. Ainsi, il faut :

- organiser la présence des personnels sur les pics d'activité, générateurs de stress et de tension pour les agents, et d'attente pour les patients, pour diminuer la charge de travail ;
- favoriser une cohésion de l'équipe par un effectif suffisant, complémentaire et pluridisciplinaire ;
- organiser les locaux qui doivent être accueillants et permettre une vision directe et globale et disposer de locaux spécifiques pour pouvoir isoler des patients agressifs ou perturbateurs ;
- avoir des professionnels formés à l'accueil qui soient attentifs et à l'écoute. L'infirmière organisateur de l'accueil permet de graduer les urgences et d'avoir une vision générale du service et de la file d'attente des patients.

C1 Évaluer une situation clinique et établir un diagnostic dans le domaine infirmier

La gestion d'une situation violente

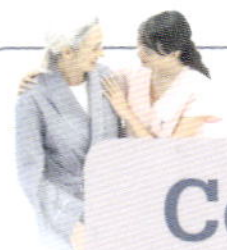

infirmière

Surveillance

Conduite à tenir face à une situation violente

Dans le cadre d'une situation violente, l'infirmière doit adopter certaines règles de sécurité. Il convient :

- d'identifier les signes précurseurs chez un patient pouvant devenir violent :
  - attitudes autoritaires,
  - agitation, allées et venues dans les couloirs des Urgences,
  - refus d'attendre,
  - antécédents connus d'agressions,
  - repérer la gestuelle et les attitudes non verbales, le regard,
  - déni de l'institution et des soignants.
- D'examiner un patient menaçant à deux ou avec une aide à proximité, ne pas être seul.
- D'avoir des équipes mixtes (homme-femme) mais aussi en termes d'expérience professionnelle.
- De respecter une distance de sécurité, ne pas toucher le patient.
- D'isoler le patient.
- De ne jamais laisser un patient agressif seul.
- D'identifier les antécédents psychiatriques et médicaux.
- De décrypter les mots de la personne et de tenter de comprendre sa vision. De replacer le patient dans le contexte des Urgences mais aussi dans le temps, l'espace.
- D'exprimer clairement les délais d'attente, les difficultés, le projet thérapeutique.
- De faire preuve d'adaptation tout en adoptant une attitude ferme.
- De garder une distance «morale» en évitant les familiarités et en étant courtois et respectueux, tout en exigeant le même respect.
- D'assumer sa position, sa fonction de soignant.
- De pouvoir passer le relais à un collègue en cas de conflit.
- La contention physique est une prescription médicale qui nécessite une surveillance régulière car elle peut exposer à des lésions traumatiques.
- La sédation sur prescription médicale peut limiter le temps de contention.

La violence à l'hôpital est souvent minimisée et banalisée. Cependant, elle génère des souffrances psychiques des personnels qui peuvent conduire à des troubles post-traumatiques, à l'épuisement professionnel des agents et, en conséquence, à un impact négatif sur la qualité des soins.

Mécanismes de défense pour les soignants soumis au stress et à la violence

Les soignants mettent eux aussi en place des mécanismes de défense car les situations qu'ils vivent les ramènent vers une situation vécue et douloureuse, ou parce que c'est leur moyen d'exprimer leur souffrance. Ces attitudes sont, selon Martine Ruzniewski :

– Le mensonge : il est souvent utilisé par le soignant lorsqu'il est surpris par une question à laquelle il ne s'attendait pas et qui le dérange, car il ne sait pas quoi répondre.

– La banalisation : le soignant reste dans le concret, il ne s'occupe que des symptômes et met de côté tout l'aspect psychique, se crée une distance qui n'est alors absolument plus thérapeutique.

– L'esquive : c'est détourner la conversation pour parler d'autre chose, sans répondre à ce qui était attendu par l'interlocuteur; c'est un signe d'impuissance.

– La fausse réassurance : c'est à nouveau une façon de tronquer la vérité en ne parlant que des choses positives.

– La rationalisation : ne pas rendre abordable le discours au malade en utilisant des mots compliqués pour gagner du temps et protéger du diagnostic pouvant apporter de la souffrance.

- L'évitement : il se traduit par une réelle fuite.
- La dérision : tourner les situations à l'humour pour masquer sa propre douleur.
- La fuite en avant : dire tout et sans ménagement car l'angoisse de la situation est trop lourde à porter pour le soignant; il se décharge de ce qu'il sait pour ne plus être le seul à souffrir.
- L'identification projective : le soignant se met totalement à la place de la famille et souffre comme elle.

Il paraît évident que la souffrance des autres provoque chez soi une souffrance, car chez les soignants, celle-ci renvoie à l'incapacité de toujours pouvoir faire quelque chose et remet en question un idéal de vie professionnel que l'on s'est forgé en choisissant de faire ce métier. S'installe alors un sentiment réel de culpabilité lié au fait de ne pas savoir-faire ou de ne pas pouvoir faire.

Cahier d'entraînement

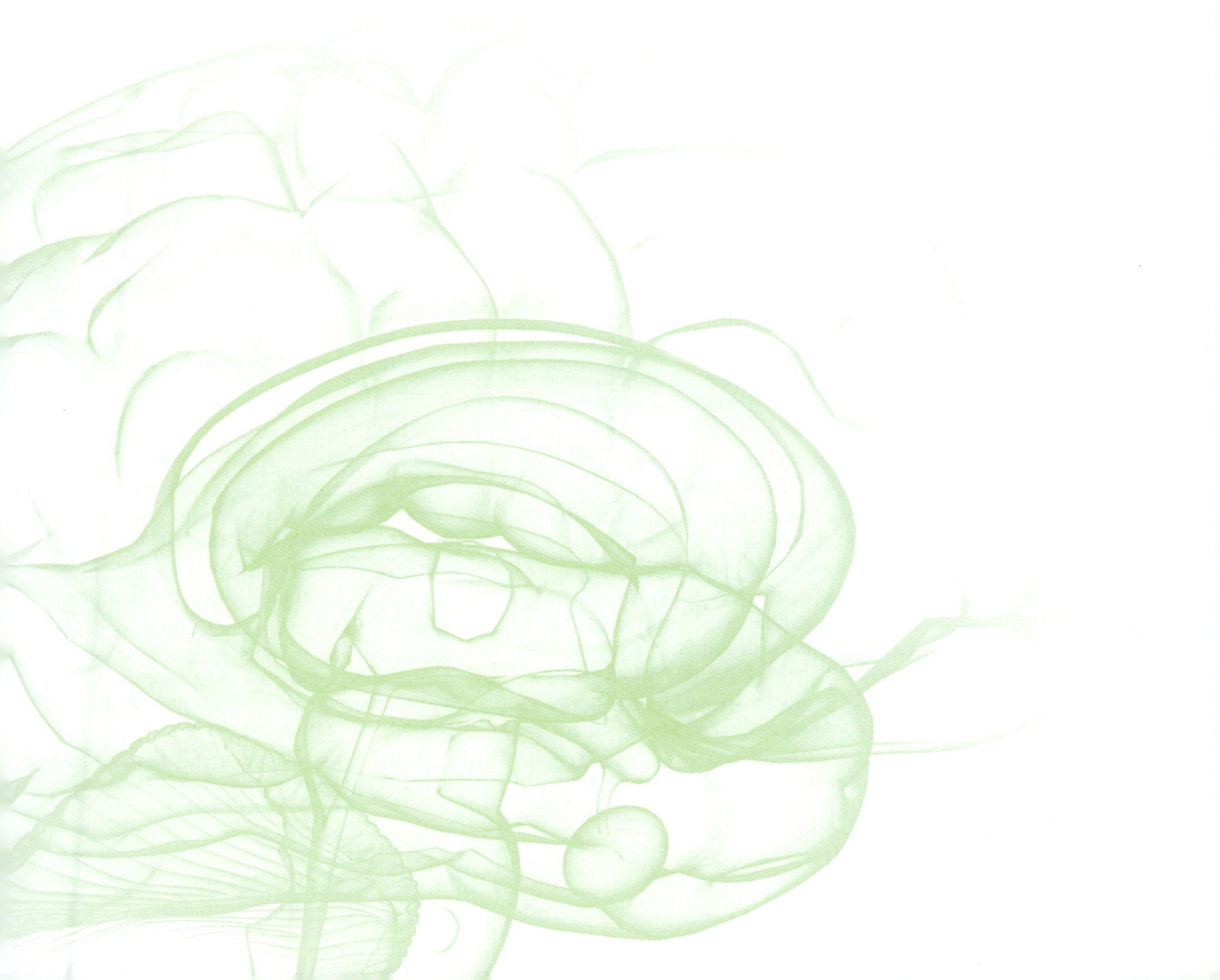

Sujets

Questions

CHAPITRE 1 – URGENCES VITALES ET PREMIERS SECOURS

1. Citer les signes de l'arrêt cardio-respiratoire.
2. Indiquer la conduite à tenir face à une obstruction totale des voies aériennes chez un adulte.
3. Donner la conduite à tenir face à une brûlure grave.
4. Indiquer les signes d'un traumatisme osseux.
5. Citer les modes de contamination chimique dans le risque NRBC.
6. Citer les critères de gravité d'une brûlure.
7. Donner la conduite à tenir face à une hémorragie externe.
8. Citer les risques que présente une personne inconsciente qui ventile, sur le dos.
9. Donner les principaux maillons de la chaîne de survie pour la prise en charge d'un arrêt cardio-respiratoire.

CHAPITRE 2 – URGENCE HOSPITALIÈRE

1. Expliciter les cinq différents niveaux de tri utiles à l'infirmier d'accueil et d'orientation (ou organisateur de l'accueil) au service des urgences.
2. Indiquer les données indispensables à recueillir par l'Infirmier organisateur des urgences lors de l'accueil d'un patient
3. Citer les éléments spécifiques de l'accueil d'un patient âgé de deux ans.
4. Citer les précautions réglementaires à prendre en cas de prise en charge d'un patient mineur non accompagné.
5. Citer les précautions à prendre lors du transfert du patient depuis le brancard du SMUR vers le brancard des urgences. Indiquer les spécificités pour un patient intubé ventilé.
6. Citer les actions à mener lors de la prise en charge infirmière d'un patient suicidant.
7. Citer les éléments de la conduite à tenir face un état d'agitation aux urgences.

CHAPITRE 5 – DÉFAILLANCE RESPIRATOIRE

1. Indiquer la fonction commune de l'appareil respiratoire et circulatoire.
2. Définir la cyanose sur le plan clinique et biologique.
3. Définir et indiquer les valeurs normales du débit cardiaque et de la pression artérielle.
4. Indiquer les valeurs normales des gaz du sang en air ambiant.
5. Définir les mécanismes physiologiques de la défaillance respiratoire. Expliquer les conséquences de cette défaillance.
6. Définir l'intérêt de la pression expiratoire positive sur un ventilateur de réanimation. Expliquer brièvement ses effets indésirables.
7. Citer l'intérêt de la mesure du CO_2 expiré par un capnographe.
8. Définir les traumatismes potentiellement induit par la ventilation mécanique. Indiquer les conséquences de ces atteintes.
9. Citer les principaux mécanismes d'action du décubitus ventral pour un patient atteint d'une hypoxémie sévère lors du syndrome de détresse respiratoire aiguë.

CHAPITRE 5 – VENTILATION

1. Citer les objectifs d'une intubation.
2. Expliquer l'intérêt de la préoxygénation avant la réalisation d'une intubation. Décrire les modalités de sa réalisation.
3. Expliquer l'intérêt du monitorage de la pression du ballonnet de la sonde d'intubation.
4. Indiquer les risques potentiels pour le patient lors de la mobilisation de la sonde d'intubation. Indiquer les éléments de surveillance lors de la réalisation du soin de cordon de la sonde d'intubation.
5. Citer les signes cliniques à rechercher lors d'une défaillance respiratoire.

6. Décrire la conduite à tenir en cas de dysfonctionnement majeur du respirateur.
7. Expliquer l'intérêt d'une sédation en réanimation chez un patient intubé ventilé.
8. Expliquer les facteurs favorisant la survenue de complications infectieuses chez un patient intubé.
9. Identifier le rôle de l'infirmier dans la prévention des pneumopathies induites par la ventilation mécanique :
10. Identifier les risques et les complications de l'aspiration trachéale.
11. Définir le pneumothorax et citer les signes cliniques.
12. Citer les indications de la nécessité d'une trachéotomie en réanimation.
13. Décrire le rôle infirmier lors d'un changement de canule de trachéotomie.

CHAPITRE 5 – CIRCULATION ET MONITORAGE

1. Donner la définition générique d'un état de choc.
2. Décrire les signes communs des états de choc.
3. Expliquer le rôle de l'infirmier dans la surveillance de l'administration des solutés de remplissage au décours d'un choc hémorragique.
4. Citer les manifestations cutanéo-muqueuses et pulmonaires du choc anaphylactique.
5. Définir le choc septique. Indiquer les facteurs favorisant la survenue d'un choc septique.
6. Décrire la conduite pratique d'une antibiothérapie dans le choc septique.
7. Définir le rôle infirmier dans la gestion des alarmes d'un scope multiparamétrique en réanimation.
8. Citer les facteurs de baisse de la fiabilité ou d'erreur lors de la mesure de saturation pulsée en oxygène.
9. Identifier les risques liés à l'utilisation de catécholamines. En déduire les conséquences.
10. Identifier les axes de surveillance infirmière liés à l'utilisation de catécholamines.

CHAPITRE 5 – DÉTRESSE NEUROLOGIQUE

1. Définir le coma.
2. Donner la définition du score de Glasgow
3. Indiquer les éléments du score de Glasgow et leurs valeurs respectives.
4. Expliciter les répercussions potentielles du coma sur la fonction respiratoire en expliquant les mécanismes de survenue et l'attitude thérapeutique.
5. Indiquer le rôle infirmier devant un patient comateux en phase initiale.
6. Définir la pression intracrânienne et donner sa valeur normale. Définir l'hypertension intracrânienne.
7. Citer les signes cliniques de l'hypertension intracrânienne.
8. Citer les facteurs favorisant la survenue d'agressions cérébrales secondaires d'origines systémique (ACSOS).
9. Identifier l'intérêt du monitorage de la pression intracrânienne.

CHAPITRE 5 – INSUFFISANCE RÉNALE

1. Définir l'insuffisance rénale aiguë.
2. Expliquer les conséquences de l'insuffisance rénale aiguë.
3. Citer les produits néphrotoxiques.
4. Définir l'hyperkaliémie. Indiquer les signes électriques identifiables à l'ECG. Indiquer le risque lié à l'hyperkaliémie.
5. Citer les traitements possibles de l'hyperkaliémie.
6. Définir l'épuration extra-rénale.

Situations intégratives

CHAPITRE 5 – RÉANIMATION

Mme R, femme de 60 ans, est opérée d'un volumineux méningiome pariétotemporal droit. Elle est réveillée rapidement (Glasgow à 15, une heure après la chirurgie).

1. **Décrire votre prise en charge lors de l'accueil et la surveillance à la sortie du bloc opératoire.**
2. **Deux heures après, Mme R. présente une altération de la conscience et ne répond plus aux ordres simples : évaluer la situation.**
3. **Indiquer votre attitude pratique.**

CHAPITRE 5 – RÉANIMATION

Vous recevez dans le service de réanimation où vous travaillez, un jeune homme de 18 ans qui présente :

- des céphalées depuis une heure,
- une agitation,
- un purpura sur le thorax (quelques lésions purpuriques),
- un état hémodynamique et respiratoire stable.

1. **Décrire l'accueil du patient.**
2. **Effectuer une évaluation de la situation.**
3. **Indiquer l'attitude pratique et la surveillance.**

CHAPITRE 5 – RÉANIMATION

Vous prenez en charge M. H., jeune homme de 25 ans qui a été admis en réanimation neurochirurgicale après un traumatisme crânien sévère suite à un accident de la voie publique. Il revient d'un scanner lorsque vous prenez votre service. Il est perfusé, son état s'améliore de jour en jour. Il est porteur d'une canule de trachéotomie à ballonnet. Il est conscient et en ventilation spontanée sous O_2.

1. **Décrire l'accueil et surveillance au retour de l'examen.**
2. **Le soir, vous le découvrez cyanosé, polypnéïque, agité, confus : réaliser une évaluation de la situation. Indiquer l'attitude pratique.**

CHAPITRES 4 ET 5 – ACCIDENT DE LA VOIE PUBLIQUE

Vous travaillez au service des urgences de l'hôpital. Vous accueillez M. Stéphane L. transporté dans votre service par les pompiers suite à un accident de la voie publique.

Histoire de la maladie

M. L., âgé de 27 ans, sans antécédents médicaux ni chirurgicaux, a été victime d'un accident de scooter alors qu'il se rendait de son domicile à son travail. L'accident est survenu à 8 h 30. M. L. a été percuté par une voiture à un carrefour. À l'arrivée des pompiers, l'examen clinique révèle une douleur importante au niveau du fémur gauche avec une impotence fonctionnelle et une augmentation du volume de la cuisse. Le patient n'a jamais perdu connaissance et portait un casque lors de l'accident. Les constantes prises par les pompiers montrent une fréquence respiratoire à 18 par minute et une fréquence cardiaque à 95 battements par minute. Après immobilisation du membre inférieur dans une attelle, la régulation demande aux premiers secours d'effectuer le transfert de M. L. rapidement vers le service des urgences car le véhicule de service mobile d'urgence et de réanimation est déjà occupé sur une intervention.

1. **Procéder à l'identification et à la justification des éléments significatifs de la situation à l'arrivée aux urgences.**
2. **Indiquer en justifiant la catégorie de tri proposée par l'IOA.**

À son arrivée, l'IAO note les données suivantes :

M. L présente une douleur importante lors de la mobilisation pour le transfert sur le brancard. L'attelle est laissée en place. Le pantalon a été découpé par l'équipe des premiers secours et montre un membre inférieur gauche tuméfié avec une cuisse volumineuse et très douloureuse. Le membre gauche est en adduction et en rotation externe.

Sur le plan hémodynamique, l'examen montre une pression artérielle de 100/60 mmHg et une fréquence cardiaque de 130 battements par minute.

Sur le plan ventilatoire :

- une fréquence respiratoire de 26 cycles par minute ; une saturation pulsée (SpO2) à 96 % ;
- une polypnée sans cyanose ni signe de détresse respiratoire ;
- une température à 36 °C : il a froid et les vêtements sont trempés car il pleuvait. Il a mal et se dit très inquiet pour sa jambe « cassée » et stressé par l'hôpital.

3. **Déterminer les problèmes réels et potentiels au regard des données recueillies par l'IAO.**

■ CHAPITRES 4 ET 5 – L'ŒDÈME AIGU DU POUMON (OAP)

Vous travaillez au service des urgences de l'hôpital. Vous accueillez Mme M. transportée dans votre service par sa fille.

Histoire de la maladie

Mme M., 83 ans, présente à son arrivée les signes suivants :

Une dyspnée importante avec des râles crépitants. Elle n'arrive pas à s'exprimer et tousse. Elle présente une cyanose des lèvres et des extrémités ainsi que des sueurs profuses.

Les constantes sont rapidement prises et montrent une pression artérielle à 190/110 mmHg et des pulsations cardiaques à 120 battements par minute. Elle est apyrétique. Elle est agitée, et anxieuse.

Mme M. est hypertendue traitée mais avoue ne pas toujours prendre sont traitement « pour le cœur » et ne le prendre que quand « ça va moins bien ». Sa fille, très inquiète, ne sait plus le traitement qu'elle prend habituellement. Elle a été opérée d'une vésicule biliaire il y a vingt ans et ne présente pas d'allergie. Elle présente une surcharge pondérale. Sa fille nous informe qu'elle vit seule et qu'elle est veuve, mais qu'elle est autonome, encore dynamique pour son âge.

1. **Procéder à l'identification et à la justification des éléments significatifs de la situation à l'arrivée aux urgences.**
2. **Indiquer en justifiant la catégorie de tri proposée par l'IOA.**

Le médecin des urgences fait réaliser les prescriptions suivantes :

Les examens (ECG et la radio pulmonaire) qui attestent l'hypertrophie cardiaque et l'œdème pulmonaire.

Les troponines sont subnormales, l'ionogramme sanguin est normal et le taux de BNP est élevé.

La gazométrie montre une PaO_2 sous 8 L/mn d'oxygène : 67 mm Hg ; $PaCO_2$: 48 mm Hg.

Pose d'une voie veineuse (cathéter court avec prolongateur et robinet trois voies) avec un soluté glucosé 5 % : 500 mL, en débit lent (garde-veine).

Lasilix : 1 ampoule IVD lente de 20 mg.

Lénitral (dérivé nitré) : protocole : 1 mg/h, solution de 1 mg/mL (ampoule de 15 mg pour 10 ml à diluer dans du soluté glucosé à 5 %).

Oxygène : 12 l/mn par masque à haute concentration.

3. **Déterminer les problèmes réels et potentiels au regard des données recueillie par l'IAO.**

■ CHAPITRES 4 ET 5 – CRISE CONVULSIVE

M. Nicolas, 46 ans, est transporté ce jour aux urgences. Il est accompagné de son ami Claude avec qui il travaille. Ce dernier explique que M. Nicolas est très contrarié ces derniers temps par différents dossiers qui ont pris du retard et qui entraînent une surcharge importante de travail. M. Nicolas présente des signes de fatigue importante, une irritabilité, des maux de tête répétés.

M. Claude dit ne pas avoir vu Nicolas chuter mais l'avoir entendu pousser un cri, puis avoir entendu un choc.

M. Claude dit : « Quand je suis entré dans le bureau, M. Nicolas avait perdu connaissance, puis s'est mis à avoir des contractures musculaires et des secousses importantes, il bavait, avait les yeux révulsés et saignait de la bouche. J'ai dégrafé sa chemise et appelé les secours. Il y avait du sang sur le sol, le coin de son bureau était cassé ».

À l'arrivée des pompiers, M. Nicolas a repris connaissance, et ne se souvient de rien. Il a uriné et semble confus. Il présente une plaie du scalp qui saigne abondamment, les pompiers réalisent un pansement compressif. Ce dernier est très imbibé de sang.

M. Nicolas est installé en salle accueil des urgences vitales (SAUV). À peine mis sur le brancard, il perd conscience et recommence à avoir des contractures.

Le médecin arrive et prescrit du *Rivotril* IV 1 mg, puis une autre dose de 1 mg ; la crise cesse après cette injection.

Les constantes mesurées sont : une pression artérielle de 120/75 mmHg, des pulsations cardiaques à 90 par minute, une fréquence respiratoire à 15 cycles par minute avec une saturation mesurée à SpO_2 = 92 %, ainsi qu'une température à 38 °C.

M. Claude a prévenu la femme de M. Nicolas qui va arriver.

1. **Identifier et justifier les éléments significatifs de la situation à l'arrivée au service des urgences. Indiquer les signes en faveur de la crise convulsive.**
2. **Déduire à l'aide du texte le bilan circonstanciel que l'on peut faire dans ce type de situation.**
3. **Citer les examens à envisager.**
4. **Au regard des données du chapitre sur la détresse neurologique, citer les agressions**

Situations intégratives (suite)

cérébrales secondaires d'origine systémique (ACSOS) pouvant majorer la souffrance cérébrale.

5. **Énoncer, en les justifiant, les actions menées pour la prise en charge de ce patient.**
6. **Construire une fiche pratique au regard des signes cliniques en s'aidant de vos connaissances du chapitre *Urgences vitales* (chapitre 1), du chapitre *Défaillance neurologique* (chapitre 5) ou des *Médicaments d'urgence* (chapitre 7)**

CHAPITRES 4 ET 5 – CRISE D'ASTHME

Mme Cécilia S., 56 ans, se présente aux urgences accompagnée de sa sœur, cette nuit à 3h30, pour des difficultés respiratoires intenses avec malaise, évolution depuis minuit.

Histoire de la maladie

Asthmatique bien connue par son médecin, elle présente un asthme modéré jusqu'à présent, évoluant depuis l'âge de 9 ans. Elle a récemment subi un stress psychologique important à l'occasion de son divorce. Jusqu'à présent, l'évolution de son asthme n'avait été émaillée que de trois crises cédant facilement à une corticothérapie orale notamment, associée à l'ensemble de la thérapeutique inhalée habituelle.

À l'arrivée aux urgences Mme Cécilia S. présente une orthopnée, des sueurs, une cyanose, et le thorax est bloqué en inspiration. La patiente très asthénique ne peut parler.

Sa fréquence respiratoire est à 32 cycles/minute. L'examen clinique permet de noter l'abolition bilatérale du murmure vésiculaire à l'auscultation pulmonaire, une tachycardie à 128 pulsations/min avec de nombreuses extrasystoles, une pression artérielle à 190/100 mmHg.

Le débit expiratoire de pointe est impossible à effectuer. L'interrogatoire de sa sœur révèle que depuis dix jours environ la dyspnée s'est progressivement aggravée, nécessitant l'administration d'une vingtaine de bouffées de bêta-2-mimétiques par jour alors qu'habituellement elle n'en prend environ que 8 à 10 bouffées par jour.

Malgré cela, Mme S. n'avait pas voulu consulter son médecin en raison d'un désintérêt de ses problèmes de santé depuis ses ennuis conjugaux. Sa sœur signale d'autre part au médecin traitant qu'elle « s'auto-médique » depuis quinze jours environ en absorbant 2 à 3 comprimés de Valium associés à du Tranxene 5 mg (3 x 1 cp/jour), et qu'elle a absorbé quelques heures avant de se coucher deux sachets d'aspirine à 500 mg pour des céphalées.

1. **Identifier et justifier les éléments significatifs de la situation à l'arrivée au service des urgences.**
2. **Indiquer, en la justifiant, la catégorie de tri proposé par l'IOA.**
3. **Énoncer les signes de gravités de la crise d'asthme.**
4. **Déduire de la situation clinique les examens simples et rapides susceptibles d'être réalisés en urgence pour cette patiente.**
5. **Indiquer les objectifs thérapeutiques et l'intérêt des traitements suivants prescrits par le médecin de la salle d'accueil des urgences vitales :**
   - oxygénothérapie à haute concentration 12 l/mn en attendant la nébulisation ;
   - aérosol de Bricanyl 5 mg/5 ml à renouveler toutes les quinze à vingt minutes en l'absence d'amélioration, associé à de l'Atrovent 0,5 mg/5 ml (pas plus de trois nébulisations) ;
   - 60 mg de méthylprednisolone (*Solumedrol*) ;
   - en l'absence d'amélioration, une ampoule de sulfate de magnésium IV à la seringue électrique à passer en vingt minutes.
6. **Déterminer les problèmes réels et potentiels au regard des données recueillies.**

Corrigés

Questions

CHAPITRE 1 – URGENCES VITALES ET PREMIERS SECOURS

1. **Citer les signes de l'arrêt cardio-respiratoire.**

Les signes de l'arrêt cardio-respiratoire sont : victime inconsciente (qui ne répond ni aux questions simples ni aux ordres simples, qui ne bouge pas, ne réagit pas aux stimuli), qui ne respire pas durant dix secondes (ou qui respire de façon franchement anormale, qui « gasp ») et qui n'a pas de pouls carotidien (ou huméral chez le nourrisson).

2. **Indiquer la conduite à tenir face à une obstruction totale des voies aériennes chez un adulte.**

Il faut faire jusqu'à cinq claques dans le dos entre les deux omoplates pour tenter de décoller le corps étranger, de provoquer le réflexe de toux et de le faire expulser. Si c'est inefficace, faire jusqu'à cinq compressions abdominales (méthode de Heimlich) au niveau du creux de l'estomac pour comprimer l'air des poumons par le diaphragme et expulser le corps étranger par effet piston. Les manœuvres sont arrêtées dès leur efficacité, la reprise de la ventilation spontanée du patient, qui est alors installé en position demi-assise au repos. Un conseil médical est demandé. Si les manœuvres sont inefficaces, alterner cinq claques dans le dos, cinq compressions abdominales et ainsi de suite jusqu'à efficacité, tant que le patient est conscient.

3. **Donner la conduite à tenir face à une brûlure grave.**

Face à un patient qui se brûle, il faut d'abord assurer la protection, éloigner le danger (s'éloigner de la source de chaleur et se mettre en sécurité). Refroidir le plus tôt possible la surface brûlée durant dix minutes à l'eau tempérée ruisselante. Retirer les vêtements du patient, sauf ceux qui adhèrent. Retirer bagues, bijoux... Allonger le brûlé, sauf gêne respiratoire, sur la région non brûlée, si possible sur un drap propre. Alerter le SAMU. Protéger les brûlures par un emballage propre. Effectuer une surveillance rapprochée du patient.

4. **Indiquer les signes d'un traumatisme osseux.**

Les signes laissant suspecter le traumatisme osseux sont une douleur localisée vive, une impotence fonctionnelle, une déformation de la zone traumatisée, un hématome, un œdème.

5. **Citer les modes de contamination chimique dans le risque NRBC.**

Les modes de contamination chimique sont par voie cutanée et par voie respiratoire.

6. **Citer les critères de gravité d'une brûlure.**

Les critères de gravité d'une brûlure sont :
- brûlure du premier degré très étendu, surtout chez le jeune enfant, le nourrisson, la personne âgée, l'immunodéprimée, le dénutrie ou le diabétique,
- brûlure du deuxième degré avec une surface totale supérieure à celle de la moitié de la paume de la main de la victime,
- brûlure du troisième degré dans tous les cas, localisation particulière avec risques vitaux, fonctionnels et esthétiques (visage, cou, main, articulations, orifices naturels),
- brûlure d'origine électrique ou chimique, traumatisme ou inhalation de fumée associés.

7. **Donner la conduite à tenir face à une hémorragie externe.**

Face à une hémorragie externe, il faut assurer la protection (suppression du danger, port de gants), effectuer une compression manuelle directe de la plaie qui saigne avec la main et les doigts protégés par des gants, avec des compresses stériles ou un carré de tissu (mouchoir propre plié) ou de papier (paquet de mouchoirs jetables) pour arrêter l'hémorragie. Ensuite, allonger la victime, alerter ou faire alerter les secours médicalisés, assurer la surveillance des fonctions vitales du patient et surveiller l'efficacité de la compression en vérifiant l'absence de saignement.

8. **Citer les risques que présente une personne inconsciente qui ventile, sur le dos.**

Une personne inconsciente qui ventile, retrouvée sur le dos, présente des risques d'inhalation par perte des réflexes de sécurité des voies aériennes (toux, déglutition) et des risques d'obstruction des voies aériennes par chute de la langue en arrière.

9. **Donner les principaux maillons de la chaîne de survie pour la prise en charge d'un arrêt cardio-respiratoire.**

Les principaux maillons de la chaîne de survie sont le bilan/alerte précoce, la réanimation cardio-pulmonaire de base, la défibrillation précoce et la réanimation médicalisée.

CHAPITRE 2 – URGENCE HOSPITALIÈRE

1. **Expliciter les cinq différents niveaux de tri utiles à l'infirmier d'accueil et d'orientation (ou organisateur de l'accueil) au service des urgences.**

Les 5 niveaux de tri sont :

– TRI 1. Intervention médicale et paramédicale immédiate : pronostic vital engagé par une détresse vitale majeure justifiant une technique de réanimation immédiate.

– TRI 2. Intervention paramédicale immédiate et intervention médicale dans les vingt minutes : atteinte patente d'un organe vital ou lésion traumatique avec pronostic vital ou fonctionnel engagé dans les heures suivantes. Le pronostic vital ou fonctionnel est menacé de façon patente à court terme (inférieur à vingt-quatre heures).

– TRI 3. Intervention médicale dans les soixante minutes ± suivie par une intervention paramédicale : défaillance viscérale ou pronostic fonctionnel possiblement menacé en cas de retard de la prise en charge.

– TRI 4. Prise en charge médicale en moins de cent vingt minutes : consultation avec acte diagnostique ou thérapeutique. Situation médicale stable, le pronostic vital ou fonctionnel n'est pas engagé.

– TRI 5. Prise en charge médicale en moins de deux cent quarante minutes : consultation.

2. **Indiquer les données indispensables à recueillir par l'Infirmier organisateur des urgences lors de l'accueil d'un patient**

Les éléments indispensables à recueillir sont :

– le motif d'entrée ;

– les symptômes exprimés et leur intensité ;

– les circonstances de survenue de ces symptômes ainsi que leur évolution dans le temps que l'on résume souvent sous la terminologie d'histoire de la maladie » ;

– les antécédents médicaux et chirurgicaux ;

– l'existence d'un traitement en cours avec par exemple :

- les antidiabétiques, qui exposent à une dysrégulation glycémique,
- les anti-hypertenseurs (β bloquants, IEC, inhibiteurs calciques), qui exposent à majorer l'instabilité tensionnelle en cas de choc,
- les anticoagulants et antiagrégants plaquettaires, qui exposent à des risques de saignements majorés en cas de traumatismes,
- les contraceptifs oraux pour les femmes ;

– la recherche de la notion d'allergie ;

– l'évaluation de la douleur (intensité, localisation, caractéristique) ;

– les habitudes de vie et l'autonomie du patient avant sa venue aux urgences ;

– les coordonnées du médecin traitant ;

– le recueil des informations administratives (des coordonnées de la famille et des personnes à prévenir, de la carte vitale) ;

– les paramètres vitaux sont mesurés et notés : il s'agit des paramètres de base, également appelés « constantes ».

3. **Citer les éléments spécifiques de l'accueil d'un patient âgé de deux ans.**

Les éléments spécifiques sont :

– Un recueil de données fait avec le(s) parent(s) ou le tuteur légal.

– Demander le carnet de santé quand il est disponible : il renseigne sur l'ensemble des antécédents du patient et l'existence d'allergie éventuelle.

– S'il existe, le traitement en cours est à noter.

– La notion de poids est fondamentale en pédiatrie. C'est une constante indispensable à prendre.

– Déshabiller l'enfant, ce qui permet une évaluation de l'état général.

– Noter le comportement, et observer les signes tels que la présence de sourire et de gazouillis ou de babillage, l'existence du tonus et le maintien de l'alimentation sont des signes plutôt favorables. À l'inverse, l'existence de pleurs, de geignements, de fatigue, la perte du tonus et de l'appétit voire l'existence d'une intolérance alimentaire sont des signes péjoratifs.

– Rechercher des signes de fièvre, de nausées et de vomissements, d'éruption cutanée, de toux.

4. **Citer les précautions réglementaires à prendre en cas de prise en charge d'un patient mineur non accompagné.**

Les précautions à prendre sont :

– S'assurer que toutes les mesures utiles sont prises pour que les personnes exerçant l'autorité parentale soient prévenues.

– Si elles ne peuvent pas être jointes et qu'une intervention chirurgicale urgente est nécessaire, elle peut être réalisée. La décision d'opérer est signée et horodatée par le médecin qui pratique l'intervention et appose la mention « nécessité d'opérer en urgence ».

– Le chef de service ou de pôle constate la nécessité de l'urgence et en informe le directeur de l'établissement ou son représentant, qui contresigne la décision médicale et mentionne l'impossibilité avérée de joindre le représentant légal du mineur. L'administration, quant à elle, informe le procureur de la République.

5. **Citer les précautions à prendre lors du transfert du patient depuis le brancard du SMUR vers le brancard des urgences. Indiquer les spécificités pour un patient intubé ventilé.**

Les précautions à prendre sont :

– Être impérativement en nombre suffisant.

– Le transfert s'effectue en monobloc strict (alignement cou-tronc), en cas de lésion traumatique du rachis avec collier cervical en place (ce dernier ne doit être enlevé qu'après réalisation du bilan radiologique).

– Conserver les éléments du monitorage mis en place par l'équipe du SMUR.

– Prendre le relais sur le monitorage du service d'accueil une fois le patient installé.
– Assurer une continuité de l'oxygénothérapie et de la ventilation du patient.
– Les critères de sécurité doivent être respectés : les ridelles sont remontées, les contentions disponibles si besoin.
– Les voies d'abord sont identifiées, les fixations et les pansements sont contrôlés, le reflux de chaque perfusion est réalisé.
– Le relais des thérapeutiques doit être entrepris rapidement.
– Les alarmes du monitorage sont adaptées à l'état clinique du patient, en fonction des objectifs thérapeutiques.
– Le déshabillage doit être complet et impose de découper les vêtements si la mobilisation du patient est contre-indiquée.
– Les prothèses dentaires, les lentilles de contact et/ou les lunettes doivent être ôtées et identifiées, puis mises avec le vestiaire du patient.

Les spécificités pour un patient intubé ventilé sont :
– Assurer le relais sur le ventilateur du service d'accueil.
– Régalages des paramètres de ventilation fait par le médecin.
– Brancher le capnographe pour permettre de vérifier la bonne ventilation du patient.
– Demander une auscultation pulmonaire rapidement pour dépister toute mobilisation accidentelle de la sonde d'intubation lors du transfert.
– Vérifier la qualité de la fixation de la sonde d'intubation et noter le niveau du repère à l'arcade dentaire.
– Monitorer la pression du ballonnet de la sonde d'intubation secondairement.
– Demander un contrôle radiologique pulmonaire de référence qui sera réalisé en même temps que le reste du bilan radiographique.

6. **Citer les actions à mener lors de la prise en charge infirmière d'un patient suicidant.**

Les actions à mener lors de la prise en charge infirmière d'un patient suicidant sont :
– Évaluer rapidement l'urgence d'une intervention, le niveau de souffrance et le degré d'intentionnalité. Les soins physiques pour les traumatismes majeurs sont dispensés en première intention. La souffrance psychique du patient doit être analysée à travers son état émotionnel, en particulier par la présence d'un état de stress aigu.
– Assurer la prise en charge somatique : réaliser l'ensemble des soins d'urgence (cette prise en charge n'est pas détaillée ici puisqu'elle dépend du degré d'urgence et du mode de tentative de suicide). Cette prise en charge somatique reprend des principes simples et symptomatiques : traiter des troubles de conscience, un coma, une détresse respiratoire, une détresse cardio-circulatoire, un polytraumatisme (en cas de défenestration), une plaie.
– Assurer une surveillance infirmière régulière concernant le comportement et les paramètres cliniques usuels (conscience, paramètres ventilatoires et circulatoires).
– Faire évaluer le suicidant par le psychiatre afin de définir le mode de prise en charge le plus approprié. La présence de troubles psychiatriques nécessite l'instauration d'un traitement spécifique (antidépresseurs dans les dépressions, antipsychotiques dans les états psychotiques).
– Administrer le traitement symptomatique de la crise d'angoisse par l'administration sur prescription médicale de Valium 5-10 mg, par exemple.
– Traiter l'état d'agitation sur prescription médicale (administration d'un antipsychotique sédatif : Loxapac 50 mg-100 mg, ou Tercian 50-100 mg).
– Assurer les soins de manière à la fois directive et empathique en laissant à la personne le temps de s'exprimer.
– Avoir une attitude de bienveillance, d'écoute, de dialogue.
– Instaurer un climat de confiance pour permettre au patient d'exprimer sa souffrance.
– Laisser le sujet pleurer ou exprimer son désespoir, son désarroi, ses frustrations ou sa colère.
– Distinguer les patients en crise psychique, qui sont souvent en proie à une souffrance intense et ne peuvent réfléchir ou s'exprimer de façon posée.
– Éviter les jugements de valeur.
– Identifier et évaluer les facteurs de vulnérabilité et les facteurs précipitants qui ont conduit à la tentative de suicide.
– Identifier les soutiens dans l'entourage.
– Recenser ces aides impliqués ou potentiels, famille, entourage.
– Relever leurs coordonnées et proposer de les contacter et de les informer.
– Évaluer la capacité du patient à coopérer.

7. **Citer les éléments de la conduite à tenir face un état d'agitation aux urgences.**

Les éléments de la conduite à tenir face un état d'agitation aux urgences sont :
– Éloigner l'entourage (surtout si l'agitation est relationnelle).
– Se présenter clairement dans sa fonction (infirmier des urgences), se positionner en tant que soignant.
– Évaluer rapidement le caractère de dangerosité de la situation qui repose sur :
- une opposition à toute relation de la part du patient,
- contact impossible à établir,
- une impulsivité ou une absence de contrôle de la part du patient,
- une majoration des troubles du fait de l'intervention du personnel paramédical ou médical,

- un passage à l'acte (violence physique ou verbale, crise d'agitation extrême),
- l'existence d'une intoxication associée (alcool ou drogues) ou d'un délire avec ou sans hallucination.

– Éloigner du patient toute source d'objet dangereux.
– Appeler les agents de sécurité ou les forces de l'ordre : assurer un nombre suffisant d'aides afin d'éviter une agression.
– Appeler le médecin.
– Appliquer si besoins une contention physique sur prescription médicale.
– Assurer un traitement médicamenteux si besoin (tranquillisants ou neuroleptique) qui est alors prescrit d'emblée (voie IM).
– Établir une relation sécurisante et dédramatisante.
– Assurer une écoute bienveillante mais non complice.
– Favoriser l'expression des problèmes générant l'angoisse du patient.
– Effectuer un examen soigneux afin d'éliminer une cause organique.
– Prévoir le bilan sanguin sur prescription médicale.
– Faire systématiquement une mesure de la glycémie capillaire.
– Orienter vers un service de psychiatrie en cas de :

- bouffée délirante aiguë,
- épisode maniaque,
- épisode floride d'une schizophrénie,
- paranoïa.

– Prévoir éventuellement une hospitalisation à la demande d'un tiers ou hospitalisation d'office.

CHAPITRE 5 – DÉFAILLANCE RESPIRATOIRE

1. Indiquer la fonction commune de l'appareil respiratoire et circulatoire.

La fonction commune est d'assurer l'apport d'oxygène aux tissus : l'apport extérieur d'O_2 est assuré par la ventilation. L'air inhalé au niveau des poumons arrive dans les alvéoles, lieu de la diffusion et des échanges gazeux permettant d'assurer l'hématose. À cette étape, l'O_2 passe dans la circulation qui permet le transport vers les tissus pour être utilisé par les cellules au cours de la respiration cellulaire.

2. Définir la cyanose sur le plan clinique et biologique.

La cyanose est :

Sur le plan clinique : une coloration bleutée des muqueuses et des téguments, en rapport avec une désaturation de l'hémoglobine en oxygène. La cyanose s'observe surtout au niveau des lèvres, des lobes des oreilles et des régions sous-unguéales.

Sur le pan biologique, elle apparaît quand la quantité d'hémoglobine réduite dépasse 5 g/100 ml de sang capillaire. Elle dépend donc d'une quantité absolue d'hémoglobine et non d'un pourcentage, ce qui explique la possibilité de son absence en cas d'anémie. Ce n'est pas un signe fiable pour apprécier la sévérité d'une hypoxie.

3. Définir et indiquer les valeurs normales du débit cardiaque et de la pression artérielle.

Le débit cardiaque (DC) est le volume de sang éjecté par le ventricule en une minute. **Sa valeur normale au repos se situe entre 5 et 7 l/min,** ce qui équivaut à dire que le débit cardiaque est le volume d'éjection systolique (VES), que multiplie la fréquence cardiaque. La formule du débit cardiaque : **DC = VES x FC**

La pression artérielle (PA) est la pression qui règne dans les artères pendant la circulation sanguine. Elle entraîne une traction sur la paroi des vaisseaux appelée tension artérielle (TA). La PA dépend en grande partie du débit cardiaque (DC), c'est-à-dire, comme nous l'avons défini au dessus, de la fréquence cardiaque et du volume d'éjection systolique. **PA = DC x RVS** (avec DC qui est le débit cardiaque, et RVS qui sont les résistances périphériques – artérielles)

Valeurs normales :

– systolique : 110 à 140 mmHg,
– moyenne : 70 à 90 mmHg,
– diastolique : 60 à 80 mmHg.

4. Indiquer les valeurs normales des gaz du sang en air ambiant.

Les valeurs normales des gaz du sang sont :

pH	7,38 – 7,43
PaO_2	90 – 100 mmHg
$PaCO_2$	38 – 42 mmHg
CO2 total	20 – 35 mmol/L
Bicarbonates (HCO_3) Excès de base (BE)	21 – 28 mmol/L – 2 – 2
Saturation en O_2	95 – 100 %
lactate	< 2 mmol/l

5. Définir les mécanismes physiologiques de la défaillance respiratoire. Expliquer les conséquences de cette défaillance.

Les mécanismes physiologiques de la défaillance respiratoire sont :

– Une faillite des mécanismes assurant l'hématose entraînant une incapacité de l'appareil respiratoire à répondre aux besoins en oxygène de l'organisme.
– L'hypoxémie est constante et entraîne une souffrance tissulaire.
– Le défaut d'élimination du CO_2 entraîne une hypercapnie (augmentation de la pression partielle en CO_2 dans le sang artériel) du fait de son accumulation dans l'organisme. Une acidose gazeuse apparaît si la survenue est rapide.
– Les conséquences sont une souffrance cellulaire et un épuisement respiratoire pouvant conduire à l'arrêt cardio-respiratoire hypoxique.

6. **Définir l'intérêt de la pression expiratoire positive sur un ventilateur de réanimation. Expliquer brièvement ses effets indésirables.**

La pression expiratoire positive sur un ventilateur de réanimation.

La pression expiratoire positive (PEEP ou PEP) est un réglage facultatif que l'on peut associer à l'ensemble des modes ventilatoires disponibles sur le respirateur. Cette PEP est introduite lorsque l'on souhaite maintenir une pression résiduelle positive dans les voies aériennes pendant l'expiration. L'objectif est de maintenir ouvertes les alvéoles qu'un processus physiopathologique a tendance à occlure (atélectasies, processus inflammatoire ou septique). L'alvéole est la zone fonctionnelle où s'effectuent les échanges gazeux. Chaque alvéole collabée prive l'organisme d'une zone d'échange et aggrave par conséquent l'hypoxie par la création d'un effet *shunt*. La PEP se règle classiquement entre 5 à 15 cmH_2O.

Les effets indésirables de la PEP.

Sur l'appareil cardio-vasculaire, l'effet indésirable est de provoquer une diminution du débit cardiaque par la diminution du retour veineux induite par l'augmentation de la pression intrathoracique. Le réglage d'une PEP élevée peut être responsable d'une chute de la pression artérielle.
Sur l'appareil respiratoire, une PEP mal adaptée peut créer une surdistension et majorer le risque de barotraumatisme.

7. **Citer l'intérêt de la mesure du CO_2 expiré par un capnographe.**

Le CO_2 expiré dépend du métabolisme cellulaire et du transport par le sang mais aussi de la qualité de l'élimination par le poumon. Toute modification de la quantité de CO_2 expiré rend compte d'un trouble métabolique (lié à la production de CO_2), d'un trouble de la circulation (lié au transport du CO_2) ou un trouble de la ventilation (lié à l'élimination du CO_2). La valeur normale du CO_2 expiré ou pression partielle en fin d'expiration (*end tidal*, ET) $PETCO_2$ est de 40 mmHg.
La $PETCO_2$ permet de vérifier rapidement le positionnement trachéal de la sonde d'intubation mais aussi d'adapter le réglage du ventilateur dans l'objectif d'une normoventilation. Elle permet également la détection d'une obstruction et dans ce cas-là, l'aspect de la courbe est modifiée. Elle permet finalement la détection d'un débranchement du circuit (absence de courbe) ou la détection d'une embolie gazeuse (chute brutale des valeurs).

8. **Définir les traumatismes potentiellement induit par la ventilation mécanique. Indiquer les conséquences de ces atteintes.**

Les traumatismes potentiellement induit par la ventilation mécanique sont de deux ordres :
– les barotraumatismes qui se définissent par une surdistension alvéolaire liée à des pressions d'insufflation excessives et pouvant provoquer des lésions alvéolaires majeures. Le barotraumatisme a des causes mécaniques liées à un réglage inapproprié du respirateur, et des causes directement liées à la pathologie pulmonaire du malade ;
– Le volotraumatisme, qui se définit par une surdistension des alvéoles pulmonaires générée par des volumes d'insufflation démesurés par rapport à la capacité pulmonaire totale du patient.
Les conséquences de ces atteintes sont, microscopiquement, des lésions alvéolaires diffuses ou localisées, et, macroscopiquement, la survenue de pneumothorax, de pneumopéritoine ou de pneumopéricarde voire d'emphysème sous-cutané.

9. **Citer les principaux mécanismes d'action du décubitus ventral pour un patient atteint d'une hypoxémie sévère lors du syndrome de détresse respiratoire aiguë.**

Les principaux mécanismes d'action du décubitus ventral pour un patient atteint d'une hypoxémie sévère lors du syndrome de détresse respiratoire aiguë sont :
– une diminution de l'hétérogénéité du rapport ventilation/perfusion ;
– une amélioration de la ventilation des régions dorsales les mieux perfusées (recrutement) et une meilleure vascularisation des régions antérieures qui sont les mieux ventilées ;
– un meilleur drainage des sécrétions bronchiques ;
– une augmentation de la capacité résiduelle fonctionnelle ;
– une amélioration de la compliance thoracique ;
– une redistribution de l'œdème alvéolo-interstitiel facilitant sa résorption avec des effets additifs des autres mesures thérapeutiques (manœuvres de recrutement alvéolaire, PEP, NO…).

■ CHAPITRE 5 – VENTILATION

1. **Citer les objectifs d'une intubation.**

Objectif 1. Maintenir la perméabilité des voies aériennes en cas d'obstacle, d'œdème de la glotte, de coma avec chute de la langue en arrière.
Objectif 2. Prévenir l'inhalation de liquide gastrique : la sonde d'intubation est la seule interface qui rend relativement étanche les voies aériennes. À cette fin, elle est munie d'un ballonnet qui, une fois gonflé, permet de sécuriser les voies aériennes en les isolant de tout liquide gastrique, sécrétions pharyngées mais aussi de sang, en cas de traumatisme de la face, d'épistaxis ou d'hémorragie digestive haute.
Objectif 3. Assurer une ventilation assistée : la sonde d'intubation est une interface entre le respirateur et le patient qui permet de délivrer la ventilation. Elle est donc le dernier recours quand la détresse respiratoire menace le pronostic vital, mais également en cas de défaillance hémodynamique majeure (exemple : état de choc).

2. **Expliquer l'intérêt de la préoxygénation avant la réalisation d'une intubation. Décrire les modalités de sa réalisation.**

La préoxygénation a pour objectif de remplacer l'air contenu dans les poumons par de l'oxygène. Elle va ainsi créer une réserve en oxygène améliorant la tolérance de l'apnée induite par l'administration des médicaments de l'anesthésie qui vont faciliter l'intubation orotrachéale.

Modalités de réalisation

Cette préoxygénation impose une administration d'O_2 pur à un débit élevé (12 à 15 l/min) pendant suffisamment de temps (3 à 5 minutes) à l'aide du BAVU®. Il est essentiel d'assurer une parfaite étanchéité notamment entre le masque et les voies aériennes supérieures du patient.

3. **Expliquer l'intérêt du monitorage de la pression du ballonnet de la sonde d'intubation.**

L'intérêt du monitorage de la pression du ballonnet de la sonde d'intubation permet de :
– prévenir une pression excessive du ballonnet de la sonde d'intubation, qui expose au risque de lésions trachéales par ischémie et nécrose de paroi dues à une irrigation insuffisante;
– prévenir une pression trop faible (ballonnet dégonflé) qui expose au risque d'inhalation bronchique et de pneumopathie par inhalation.

4. **Indiquer les risques potentiels pour le patient lors de la mobilisation de la sonde d'intubation. Indiquer les éléments de surveillance lors de la réalisation du soin de cordon de la sonde d'intubation.**

Les risques potentiels pour le patient lors de la mobilisation de la sonde d'intubation sont :
– risque d'intubation sélective responsable d'atélectasie ou au contraire positionnement du ballonnet au niveau des cordes vocales et troubles de l'étanchéité;
– risque d'auto-extubation ou retrait involontaire de la sonde d'intubation. Cette extubation pouvant exposer le patient au minimum à des lésions des cordes vocales avec œdème jusqu'à des conséquences beaucoup plus sévères telle qu'une hypoxémie pouvant conduire au décès.

Les éléments de surveillance lors de la réalisation du soin de cordon de la sonde d'intubation sont :
– à chaque soin de cordon noter impérativement sur la pancarte de surveillance : le soin et le repère de l'arcade dentaire;
– il faut signaler toute anomalie de l'état cutané, anomalie liée au cordonnet (oreilles, nez, lèvres, commissures labiales, joues, occiput).

5. **Citer les signes cliniques à rechercher lors d'une défaillance respiratoire.**

Recherche de signes respiratoires :
– Mise en jeu des muscles respiratoires accessoires :
  • tirage intercostal, sus sternal, sus claviculaire;
  • creusement des espaces intercostaux;
  • respiration abdominale paradoxale avec creusement inspiratoire abdominal;
  • battement des ailes du nez.
– Altération de la fréquence respiratoire :
  • polypnée ou tachypnée (Fréquence respiratoire > 30/min);
  • bradypnée (Fréquence respiratoire < 10/min);
– Altération de l'amplitude respiratoire :
  • superficielle : petit volume courant et polypnée;
  • ample et profonde.
– Cyanose.
– Désaturation (saturation pulsée en oxygène (SpO_2) < à 90 %).
– Impossibilité de parler.
– Présence d'expectoration.
– Présence de sifflements.
– Impossibilité de tousser.
– Sueurs.

Recherche des signes neurologiques :
– agitation,
– troubles de conscience;
– coma (score de Glasgow).

Recherche des signes hémodynamiques :
– tachycardie (> 120 pulsations/min),
– bradycardie (< 50 pulsations/min),
– signes de choc.

6. **Décrire la conduite à tenir en cas de dysfonctionnement majeur du respirateur.**

En cas de dysfonctionnement majeur du respirateur, il faut :
– garder son calme;
– rassurer le patient s'il est conscient;
– appeler de l'aide et faire alerter le médecin;
– désadapter la sonde d'intubation du respirateur;
– reprendre le patient en ventilation manuelle à l'aide de l'insufflateur connecté à une source d'oxygène.;
– assurer une ventilation avec une fréquence adaptée (12-15 par minute) et avec des volumes courants adaptés;
– les critères d'efficacité sont l'obtention de mouvements thoraciques (gonflement à chaque insufflation puis retour à la position initiale) et l'amélioration de la coloration des téguments et de la SpO2;
– faire changer de respirateur;
– rebrancher le patient au nouveau respirateur après réglage effectué par le médecin;
– évaluer l'adaptation du patient au nouveau respirateur (coloration des téguments, régression de la cyanose, saturation mesuré (SpO_2);
– effectuer des transmissions sur le dossier concernant cet événement indésirable;
– réaliser une déclaration de matério-vigilance en informant le service biomédical.

7. **Expliquer l'intérêt d'une sédation en réanimation chez un patient intubé ventilé.**

La sédation en réanimation chez un patient intubé ventilé permet de lui éviter tout stress et de diminuer le métabolisme et sa consommation en oxygène (surtout si une curarisation est associée). La ventilation mécanique est initiée le plus souvent en réanimation pour palier à la dette en oxygène source de multiples défaillances de l'organisme. La sédation joue donc un rôle de protection en limitant toute consommation inutile en oxygène qui pourrait majorer la souffrance cellulaire.

L'analgésie du patient assure son confort lors de soins. Elle limite les phénomènes de stimulations sympathiques lors des gestes invasifs que constituent les aspirations trachéales itératives, les ponctions sanguines multiples, les réfections de pansements quotidiens en réanimation.

Elle joue un rôle de protection cérébrale pour les patients cérébrolésés pour lesquels toute stimulation douloureuse peut induire une hausse majeure de la pression intracrânienne. Celle-ci va accentuer l'hypoperfusion cérébrale préexistante et donc engendrer des lésions cérébrales potentiellement irréversibles.

Enfin, elle limite les phénomènes de mémorisation et de désordres neuropsychiques décrits après un séjour prolongé en réanimation tels que des insomnies, des cauchemars et des hallucinations.

8. Expliquer les facteurs favorisant la survenue de complications infectieuses chez un patient intubé.

Les facteurs favorisant la survenue de complications infectieuses liées à la canulation des voies aériennes supérieures sont :

– **L'arrêt du tapis mucociliaire**, qui joue un rôle de filtre contre les particules et les bactéries.

– **L'arrêt de l'humidification** et du réchauffement des gaz inhalés, qui favorise la présence de sécrétions épaisses. Ces sécrétions engendrent un risque d'obstruction des voies aériennes supérieures par des bouchons muqueux et favorisent les broncho-pneumopathies.

– **La colonisation buccale** et notamment le développement des plaques dentaires sont des facteurs qui favorisent la colonisation bactérienne pulmonaire.

– **L'existence de micro-reflux gastriques** passifs majore également les risques de pneumopathie. Le monitorage du ballonnet de la sonde d'intubation permet de prévenir les inhalations en optimisant la protection des voies aériennes supérieures.

– **L'existence de sinusites, d'otites et de mastoïdites** augmente aussi la survenue de pneumopathie lors de la ventilation de longue durée.

– **Un biofilm bactérien** va se développer sur la sonde d'intubation elle-même pouvant favoriser à terme une pneumopathie. Des aspirations trachéales répétées et non motivées peuvent mobiliser ces germes et les disséminer dans les poumons.

Les pneumopathies peuvent également être surinfectées par des **germes manuportés lors des soins**, notamment lors des aspirations endotrachéales.

9. Identifier le rôle de l'infirmier dans la prévention des pneumopathies induites par la ventilation mécanique :

Dans la prévention des pneumopathies induites par la ventilation mécanique, l'infirmier doit :

– Assurer une hygiène rigoureuse de l'environnement de la chambre de réanimation (voir chapitre hygiène) :
- utiliser des circuits de ventilation propres et décontaminés si le matériel est réutilisable ;
- privilégier l'utilisation de matériel à usage unique ;
- avoir une hygiène des mains rigoureuse ;
- utiliser largement une solution hydro-alcoolique pour le lavage des mains ;
- disposer de gants, de bavettes et de tabliers pour effectuer les soins courants, se protéger des projections par des lunettes ;
- disposer d'une signalisation spécifique en cas d'isolement ou de contamination du patient ;
- prévoir une gestion spécifique du linge et des déchets en cas d'isolement.

– Assurer des soins d'hygiène des voies aériennes supérieures :
- soins de bouche et brossage dentaire pour prévenir la plaque dentaire,
- soins de sinus si besoin.

– Prévenir de la stase des sécrétions bronchiques :
- assurer des aspirations orotrachéales atraumatiques et adaptées (cf. aspiration trachéale) ;
- assurer une kinésithérapie précoce ;
- envisager des changements de position permettant le drainage des zones pulmonaires déclives (sur prescription médicale) ;
- assurer le réchauffement l'humidification des gaz inhalés permettant la fluidification et donc le drainage des sécrétions ;
- garantir une analgésie efficace pour prévenir l'inhibition de la toux liée à la douleur.

– Assurer des prélèvements bactériologiques en cas d'infection bronchopulmonaire :
- effectuer des prélèvements pulmonaires protégés (sur prescription médicale) afin de documenter l'infection pulmonaire ;
- effectuer des hémocultures en cas de fièvre supérieure à 38,5 °C ou d'hypothermie inférieure à 36 °C.

– Prévenir l'apparition de micro-inhalations de liquide gastrique dans les bronches :
- mettre la sonde gastrique en aspiration en dehors d'une reprise d'une alimentation entérale ;
- vérifier le gonflage du ballonnet de la sonde d'intubation (prévention des micro-inhalations passives) ;
- installer le patient en position demi-assise si possible.

10. Identifier les risques et les complications de l'aspiration trachéale.

L'hypoxémie et la désaturation associées au dé-recrutement peuvent induire une bradycardie, des troubles du rythme voire un arrêt cardiaque réflexe.

L'aspiration peut induire une hypertension artérielle et une augmentation de la pression intracrânienne liée à la stimulation sympathique et à la toux réflexe provoquée.

L'aspiration peut exposer à un bronchospasme, aux traumatismes de la muqueuse trachéobronchique, à des douleurs et à un pneumothorax.

L'aspiration endotrachéale est une effraction des voies respiratoires. Comme tout geste invasif, elle représente un risque potentiel d'infection nosocomiale. Le risque réside dans la colonisation de l'appareil respiratoire par des agents pathogènes de l'environnement.

11. Définir le pneumothorax et citer les signes cliniques.

Le pneumothorax correspond à épanchement d'air dans la cavité pleurale, avec pour conséquence un collapsus partiel ou complet du poumon. Le pneumothorax peut être spontané. Il est dit primaire quand on ne retrouve pas de maladie pulmonaire apparente, ou secondaire quand il est lié à une complication d'une maladie du poumon cliniquement décelable. Il peut s'agir d'un pneumothorax traumatique lié à une plaie pénétrante, un traumatisme fermé ou à un geste iatrogène (exemple : pose d'un cathéter sous clavier).

Les signes cliniques sont inconstants et non spécifiques. Ils s'expriment par une douleur thoracique, une dyspnée, un emphysème sous-cutané, une sensation de mouvement intrathoracique. Il y a diminution du murmure vésiculaire homolatéral.

Des signes de mauvaise tolérance devront être systématiquement recherchés, comme une détresse ventilatoire (cyanose, apparitions de sueurs, dyspnée, polypnée superficielle, signes de lutte, désaturation) mais aussi des signes circulatoires (tachycardie, hypotension).

12. Citer les indications de la nécessité d'une trachéotomie en réanimation.

La trachéotomie en réanimation s'envisage en cas :

– De relais d'une intubation au long court.

– De difficulté de sevrage (après échec du sevrage sur sonde d'intubation) ou de ventilation mécanique de longues durées en réanimation ou chez le patient en insuffisance respiratoire chronique sévère. Dans ces cas précis, la mise en place d'une trachéotomie possède des avantages important par rapport à une sonde d'intubation classique qui sont :

- la réduction de l'espace-mort anatomique (de 50 à 150 ml),
- la réduction des résistances lors d'une ventilation mécanique,
- une meilleure tolérance de la prothèse pour le patient,
- une diminution des besoins en sédation (liée à la meilleure tolérance),
- une meilleure élimination des sécrétions trachéobronchiques.

– De patient comateux, pour prévenir les troubles de la déglutition avec inhalation. Tout comme nous l'avons évoqué pour l'intubation, le ballonnet protège les voies aériennes des inhalations de liquides gastriques. La reprise d'une alimentation entérale est alors possible jusqu'à récupération d'un état de conscience satisfaisant.

– De pathologies neurologiques dégénératives.

13. Décrire le rôle infirmier lors d'un changement de canule de trachéotomie.

Lors d'un changement de canule de trachéotomie, l'infirmier doit :

– Vérifier le fonctionnement de l'aspiration trachéale et la présence de la pince de Laborde.

– Disposer de canules de taille différente et du matériel d'intubation vérifié et fonctionnel.

– S'assurer de la présence du chariot d'urgence à portée de main.

– S'assurer du réglage des alarmes (scope et ventilateur).

– S'assurer de la présence du réanimateur dans l'unité.

– Mettre le billot sous les épaules afin de rendre l'orifice de trachéotomie plus accessible : le patient est mis en décubitus dorsal et son cou est mis en hyper-extension pour dégager la trachée vers l'avant.

– Se laver les mains (port de gants non stériles, de lunettes et d'un masque).

– Préparer la nouvelle canule : vérifier l'intégrité du ballonnet et contrôler l'état général de la canule.

– Lubrifier la canule (à l'eau stérile ou à la xylocaïne visqueuse) sur le rebord extérieure de la canule.

– Prévenir le patient, le rassurer.

– Augmenter les apports en oxygène (surtout en cas de mauvaise tolérance).

– Aspirer les sécrétions.

– Détacher le collier.

– Nettoyer l'orifice avec compresses et savon liquide (sans oublier le cou).

– Rincer avec les compresses et l'eau stérile.

– Veiller à bien sécher avec des compresses afin d'éviter la macération.

– Retirer la canule.

– Introduire la nouvelle canule (avec son mandrin suivant le modèle) en effectuant un quart de tour puis retirer rapidement le mandrin.

– En cas de difficultés d'insertion de la nouvelle canule, appeler le réanimateur sans perdre de temps.
– Aspirer si besoin les sécrétions.
– Gonfler le ballonnet (si besoin en fonction de la canule).
– Vérifier la pression du ballonnet à l'aide d'un manomètre : elle ne doit pas excéder 25 à 35 cmH2O.
– Rebrancher le patient au respirateur ou à l'oxygène.
– Fixer le collier sans trop serrer.
– Refaire le pansement.
– Assurer des transmissions (type de canule, déroulement du soin, tolérance du patient).

CHAPITRE 5 – CIRCULATION ET MONITORAGE

1. Donner la définition générique d'un état de choc.

On définit le choc comme une altération de la perfusion tissulaire entraînant une inadéquation entre les apports et les besoins en oxygène de l'organisme. Cette inadéquation est liée à une insuffisance circulatoire résultant de la défaillance de l'une ou plusieurs composantes du système circulatoire.

2. Décrire les signes communs des états de choc.

Les signes communs des états de choc sont :

Au niveau cérébral	Confusion, agitation, désorientation, obnubilation, convulsions, altération de la conscience, coma.
Au niveau hémodynamique	Tachycardie : le pouls est dit rapide et filant. La pression artérielle peut être conservée au début. La pression artérielle est basse secondairement avec une différentielle pincée ou élargie.
Au niveau respiratoire	Polypnée superficielle, tachypnée. Signes de détresse respiratoire avec tirage, cyanose des lèvres et des extrémités, signes d'épuisement respiratoire.
Au niveau cutané	Marbrures, pâleur, froideur des extrémités et des genoux, sueurs froides, augmentation du temps de recoloration au niveau des ongles et du lobe des oreilles.
Au niveau rénal	Oligurie ou oligo-anurie (diurèse inférieure à 20 ml par heure).
Au niveau digestif	Ischémie avec douleurs abdominales. Risque d'ulcère de stress et d'hémorragie digestive. Nécroses tissulaires conduisant à l'infarctus mésentérique.

3. Expliquer le rôle de l'infirmier dans la surveillance de l'administration des solutés de remplissage au décours d'un choc hémorragique.

Lors de l'administration des solutés de remplissage l'infirmier doit :
– S'assurer de la fiabilité de la voie d'abord, de la qualité du débit du cathéter périphérique court ainsi que de sa perméabilité (vérification du reflux présent).
– Contrôler le débit de la perfusion qui doit être adapté en fonction de la cause et de l'importance de l'hypovolémie et de la fonction myocardique.
– Réaliser des prélèvements sanguins lors de la pose de la voie veineuse avec la réalisation d'un groupage sanguin et la recherche d'agglutinines irrégulières, afin de permettre des commandes de produits sanguins.
– Réaliser le prélèvement d'une hémostase initiale, car cette dernière peut être faussée par certains produits de remplissage, par hémodilution ou effets indésirables des solutés.
– Assurer si possible le réchauffement des solutés transfusés sous peine d'exposer le patient à une hypothermie. Assurer le monitorage de la température centrale.
– Assurer une surveillance hémodynamique par la mesure de la pression artérielle et de la fréquence cardiaque. Éventuellement un monitorage invasif ou non invasif permettant d'apprécier le débit cardiaque
– S'assurer de l'efficacité du traitement en rapport avec les objectifs thérapeutiques.
– S'assurer de la régression des signes cliniques du choc : normalisation de la fréquence cardiaque, régularisation de la pression artérielle, régression des signes cutanés et des signes respiratoires.
– Réaliser un bilan entrée/sortie et vérifier la reprise d'une diurèse horaire qui doit être au moins égale à 50 ml par heure (ou 0,5 ml/kg) et qui témoigne d'une reprise d'une perfusion rénale adéquate pour la production d'urine.
– Comptabiliser les apports afin d'éviter les œdèmes de surcharge et les effets indésirables (en fonction des produits utilisés) et la tolérance clinique doit être évaluée.
– Dépister les effets indésirables notamment les manifestations allergiques mais aussi les signes de surcharge (expectoration mousseuse saumonée, apparition de râles crépitants, cyanose, désaturation, polypnée et dyspnée).

– Assurer une mesure de l'hémoglobine de façon régulière par la réalisation de micro-prélèvements capillaires, permettant la mesure de la concentration d'hémoglobine (hémoglobinométrie – type Hémocue®).

– Assurer le prélèvement d'un bilan d'hémostase et une numération plaquettaire qui permettent de dépister les effets secondaires sur l'hémostase; permettre l'indication d'une prescription de plasma frais congelé, de fibrinogène et de plaquettes.

4. **Citer les manifestations cutanéo-muqueuses et pulmonaires du choc anaphylactique.**

Les manifestations cutanéo-muqueuses

L'œdème de Quincke, qui est une infiltration hypodermique (atteinte du tissu sous-cutané) dont l'expression clinique est une tuméfaction non érythémateuse, peu prurigineuse. On observe fréquemment cette atteinte au niveau palpébral et sur le pourtour des lèvres.

L'apparition d'une dysphonie et d'une hypersalivation par troubles de la déglutition sont des signes de gravité. Le risque majeur est l'asphyxie quand l'œdème siège au niveau laryngé.

Les autres signes cutanés sont de type de prurit palmo-plantaire et d'éruption urticarienne maculo-papuleuse généralisée, accompagnée d'érythème intense.

Les manifestations pulmonaires

Une rhinorrhée, une toux sèche et des éternuements. Elles peuvent plus fréquemment s'exprimer par une polypnée en rapport avec l'hypoxie et l'hypovolémie liées au choc.

Plus graves sont les signes d'hyperréactivité bronchique, un bronchospasme accompagné d'une hypersécrétion.

5. **Définir le choc septique. Indiquer les facteurs favorisant la survenue d'un choc septique.**

Le choc septique est une insuffisance de perfusion tissulaire en relation avec une réaction inflammatoire consécutive à une infection initiée par un agent pathogène (le plus souvent une bactérie, mais aussi une levure, un parasite ou un virus).

Cette infection peut être localisée, il s'agit alors de foyers suppurants tels qu'on les rencontre dans les abcès, les cellulites, les péritonites ou dans les pneumopathies. Elle peut être systémique, c'est-à-dire correspondre à un passage dans la circulation d'un germe normalement présent ou non (par exemple dans les voies aériennes supérieures, ou le tube digestif).

Les facteurs favorisant la survenue d'un choc septique sont :

– liés au terrain du patient (âge extrême, malnutrition, immunodéprimé, cancéreux, asplénie, grossesse, maladie chronique hépatique, cardiaque, rénale, diabète, éthylisme, brûlure, polytraumatisme…)

– liés à un traitement (patient sous antibiotiques, environnement hospitalier, irradiation, traitement immunosuppresseur, circonstances post-opératoires…).

6. **Décrire la conduite pratique d'une antibiothérapie dans le choc septique.**

L'antibiothérapie lors du choc septique doit être orientée grâce à :

– l'identification de la porte d'entrée,

– le caractère nosocomial ou communautaire de l'infection,

– la connaissance de la sensibilité des germes responsables,

– le terrain du patient (exemples : immunodépression ou sujet présentant une flore anormale).

S'il existe une incertitude dans le diagnostic, il convient d'utiliser une molécule dite « à large spectre ».

– L'antibiothérapie consiste en une bithérapie pour :
  - élargir le spectre,
  - obtenir une synergie de bactéricidie,
  - éviter l'émergence de mutants résistants.

– La voie d'administration est :
  - intraveineuse.
  - à forte posologie.
  - la fréquence est déterminée par la demi-vie de l'antibiotique.

7. **Définir le rôle infirmier dans la gestion des alarmes d'un scope multiparamétrique en réanimation.**

Dans la gestion des alarmes d'un scope multiparamétrique, l'infirmier doit :

– sélectionner les paramètres utiles à mesurer (les paramètres inutiles doivent être désactivés pour ne pas créer d'alarmes inutiles);

– régler les limites d'alarmes en fonction des valeurs normales mais avec une adaptation à l'état du patient (de sorte que l'alarme sonne pour des événements discriminants et significatifs);

– connaître les valeurs normales des différents paramètres pour pouvoir les interpréter;

– réagir à la moindre variation, alerter l'équipe médicale.

8. **Citer les facteurs de baisse de la fiabilité ou d'erreur lors de la mesure de saturation pulsée en oxygène.**

Les facteurs de mesure non fiable ou erronée de la mesure de saturation pulsée en oxygène sont :

– Une vasoconstriction périphérique liée soit à une hypothermie soit à un état de choc sévère rendant la mesure quasi impossible à prendre.

– Un état d'agitation, des convulsions, des tremblements ou des frissons rendant la mesure difficile.

– Les anomalies de l'hémoglobine (carboxyhémoglobine, méthémoglobine) donnent des valeurs de SpO_2 surestimées par rapport à la valeur de saturation artérielle en oxygène.

– La présence de vernis qui peut induire des valeurs erronées.

– Évaluer la qualité du signal grâce à la courbe de pléthysmographie : si cette dernière est parasitée ou non présente, alors l'IDE ne peut pas confirmer la fiabilité de la mesure de la SpO_2.

– Des interférences lumineuses

9. Identifier les risques liés à l'utilisation de catécholamines. En déduire les conséquences.

Les risques liés à l'utilisation de catécholamines
Risque de bolus accidentels qui peuvent être liés soit à la mauvaise manipulation de la seringue, soit à une administration de façon concomitante à un autre produit, ou sur une perfusion en débit libre. Cette situation ne doit jamais se produire. C'est pour cette raison que l'on place les catécholamines sur une voie de perfusion dédiée et exclusive. En effet, les conséquences de ces bolus peuvent aller de la poussée hypertensive à l'arrêt cardio-circulatoire par fibrillation ventriculaire.
L'autre risque est l'arrêt accidentel dans la continuité de l'administration des catécholamines. Cet incident se rencontre lors de clampages inopportuns de robinets, de coudure de ligne de perfusion, d'arrêt accidentel de la seringue, d'erreur dans le code de programmation de la seringue ou un défaut d'alimentation électrique (pas de relais de la batterie).
La continuité du traitement impose la gestion d'une stratégie de relais (manuel ou programmation de seringues électriques) qui est le plus souvent déterminé par un protocole au sein du service. Les bicarbonates, par ailleurs, inactivent les catécholamines; c'est pourquoi il faut éviter leur perfusion sur la voie centrale des catécholamines.

Conséquences
Ces circonstances sont à proscrire absolument car elles sont responsables d'à-coups tensionnels gravissimes sur la perfusion et le débit du patient.

10. Identifier les axes de surveillance infirmière liés à l'utilisation de catécholamines.

Surveiller l'efficacité du traitement :
– Évaluer son retentissement sur la fonction cardiaque (pression artérielle et fréquence cardiaque). Si un cathétérisme droit type Swan-Ganz est présent, faire des points hémodynamiques en notant le débit cardiaque et les pressions droites. L'objectif est la restauration d'une pression artérielle moyenne dont l'objectif thérapeutique se situe entre 60 mmHg et 80 mmHg en fonction des sujets.
– Évaluer la régression des signes du choc.
– Évaluer la reprise de la diurèse. Le sondage urinaire est indispensable pour apprécier la diurèse horaire, dont la reprise est un excellent signe de re-perfusion régionale. La diurèse horaire doit être supérieure à 0,7 ml par kg.
– Évaluer l'état de conscience (si le patient n'est pas sédaté) et l'amélioration de la circulation cutanée (régression des marbrures).
Évaluer la survenue d'effets indésirables liés aux catécholamines :
– Rechercher la survenue d'arythmie par le monitorage électrocardioscopique.
– Dépister une ischémie myocardique liée à la tachycardie et la hausse de la consommation en oxygène du myocarde qui survient essentiellement sous adrénaline. Ce dépistage est permis par le monitorage du segment ST sur certain électrocardioscope. (Cf. Monitorage, p. 197)
– Prévenir la survenue de variations hémodynamiques en respectant les règles de mise en route et des relais de catécholamines précédemment énoncés.
– Réaliser des mesures de la glycémie capillaire pour contrôler la survenue des hyperglycémies induites par les catécholamines.
– Assurer une surveillance des extrémités et des tissus périphériques pour dépister l'ischémie tissulaire, surtout pour des fortes doses de catécholamines.

CHAPITRE 5 – DÉTRESSE NEUROLOGIQUE

1. Définir le coma.

Le coma se définit comme une altération de la conscience et de la vigilance non réversible après stimulation externe. Un coma est l'expression d'une défaillance de la formation réticulée activatrice ascendante (FRAA).
Le coma se caractérise par une absence d'éveil, de vie de relation, de réaction adaptée à des stimuli externes auxquels peuvent s'ajouter des troubles neurovégétatifs en fonction de l'origine du coma. Ces atteintes neurovégétatives peuvent avoir des expressions respiratoires et/ou cardiovasculaires.

2. Donner la définition du score de Glasgow

Le score de Glasgow est une échelle permettant d'évaluer la profondeur du coma. Cette échelle comprise entre 3 et 15 points évalue trois paramètres qui sont : **l'ouverture des yeux, la réponse verbale et la réponse motrice**. Cette échelle est facile à mettre en œuvre et reproductible, ce qui en fait un outil simple et robuste et de ce fait largement utilisé.

3. Indiquer les éléments du score de Glasgow et leurs valeurs respectives.

Stimulations	Score
Réponse à l'ouverture des yeux	
Spontanée	4
À l'appel	3
À la douleur	2
Rien	1
Réponse motrice	
Sur commande	6
À la stimulation douloureuse :	
Orientée (appropriée)	5
Évitement – Retrait	4
Flexion de décortication	3
Extension de décérébration	2
Rien	1
Réponse verbale	
Orientée	5
Confuse	4
Inappropriée, incohérente	3
Incompréhensible	2
Rien	1

4. **Expliciter les répercussions potentielles du coma sur la fonction respiratoire en expliquant les mécanismes de survenue et l'attitude thérapeutique.**

Les répercussions potentielles du coma sur la fonction respiratoire

Le coma entraîne une détresse respiratoire quasi constante qui provoque une hypoxémie.

Les mécanismes de cette dépression sont multiples avec :

– Une obstruction des voies aériennes supérieures liées à une hypotonie entrainant la chute de la langue en arrière de la cavité buccale.

– Une inhalation bronchique du fait de la perte de la compétence glottique et d'une abolition du réflexe de la toux. Cette inhalation engendre une pneumopathie d'inhalation.

– Une dépression respiratoire peut être directement liée à l'atteinte de la commande du centre de la respiration avec une altération de la fréquence respiratoire, de la spirométrie et de l'amplitude respiratoire.

L'attitude pratique thérapeutique

Ces troubles respiratoires nécessitent la mise en place de gestes d'urgence tels que la libération des voies aériennes et une ventilation efficace (mise en place d'une canule de Guédel, mise en position latérale de sécurité et/ou intubation trachéale avec mise en place d'une assistance respiratoire).

5. **Indiquer le rôle infirmier devant un patient comateux en phase initiale.**

L'infirmier devant un patient comateux en phase initiale doit :

– Apprécier rapidement les fonctions vitales.
– Apprécier l'état de conscience.
– Apprécier la fonction ventilatoire : fréquence respiratoire, ampliation thoracique.
– Apprécier la fonction cardiovasculaire : prendre le pouls, prendre si possible la tension artérielle, vérifier la présence d'un pouls fémoral, ou carotidien.
– Prendre si possible de la température centrale.
– Mesurer la glycémie.
– Vérifier la liberté des voies aériennes.
– Basculer prudemment la tête en arrière.
– Enlever les prothèses dentaires et extraire d'éventuels corps étrangers évident.
– Procéder si besoin à une aspiration des mucosités.
– Mettre en position latérale de sécurité.
– Mettre une sonde de Guédel.
– Assurer une oxygénation.
– Appeler de l'aide, alerter l'équipe médicale.
– Approcher le chariot d'urgence.

6. **Définir la pression intracrânienne et donner sa valeur normale. Définir l'hypertension intracrânienne.**

À l'état physiologique, la pression qui règne au sein de la boite crânienne (pression intracrânienne, PIC) est stable. La valeur normale en décubitus de la pression intracrânienne est :

– de 10-15 mmHg chez l'adulte,
– de 3 à 7 mmHg chez l'enfant.

Toute augmentation de l'un de ces volumes engendre une augmentation de la pression intracrânienne.

Cette hausse de pression entraîne une hypertension intra crânienne, ou HTIC.

7. **Citer les signes cliniques de l'hypertension intracrânienne**

Les signes cliniques de l'hypertension intracrânienne

– **La céphalée** est l'un des signes cliniques le plus constant et le plus spécifique de l'HTIC. Elle est d'intensité et de durée variable suivant la cause de l'HTIC. Ces céphalées sont rebelles aux traitements antalgiques habituels.

– Les **vomissements** sont typiquement décrits « en jet » et brutaux

– Les **troubles de la vigilance** sont assez constants. Ils varient entre l'obnubilation, la lenteur d'idéation, la baisse de l'attention. Une diplopie, un flou visuel, une impression vertigineuse lors des changements de position, sont des signes qui peuvent être associés.

– Les signes liés à la cause.

8. **Citer les facteurs favorisant la survenue d'agressions cérébrales secondaires d'origines systémique (ACSOS).**

Les ACSOS d'origine systémique (ou extracérébrales) doivent être identifiées et traités. Il s'agit de troubles vasculaires tels qu'une hypo- ou hypertension, de troubles ventilatoires conduisant à une hypoxémie, une hypo- ou hypercapnie. Les perturbations métaboliques tels que l'hyperglycémie ou l'hyponatrémie sont également des causes fréquentes d'ACSOS. L'anémie majore également les souffrances cérébrales ischémiques.

Les ACSOS d'origines intracrâniennes sont essentiellement l'HTIC, l'oedème cérébral, les hématomes mais aussi le vasospasme ou spasme d'un vaisseau cérébral. Enfin, l'hydrocéphalie et l'épilepsie sont des facteurs importants d'agressions.

9. **Identifier l'intérêt du monitorage de la pression intracrânienne :**

Le monitorage de la pression intracrânienne permet :

– Une aide au diagnostic : elle permet d'évaluer et d'objectiver de manière fiable et continue l'apparition d'une HTIC, sa gravité et son évolution. Elle permet d'évaluer et de monitorer de façon indirecte la pression de perfusion cérébrale (il suffit de connaitre la PAM puisque la PPC = PAM-PIC).

– C'est une aide thérapeutique qui permet d'optimiser et d'adapter le traitement de l'HTIC et d'éviter des traitements probabilistes et leurs effets secondaires. C'est une aide à la décision d'une

éventuelle indication chirurgicale. Enfin, quand la dérivation ventriculaire lui est associée, elle autorise un drainage du liquide céphalorachidien.
– C'est un élément pronostique de la survie des patients en réanimation.

■ CHAPITRE 5 – INSUFFISANCE RÉNALE

1. **Définir l'insuffisance rénale aiguë.**

L'insuffisance rénale aiguë se définit comme la défaillance brutale (quelques heures à quelques jours) des fonctions rénales qui se traduit par une augmentation rapide de l'urée et de la créatinine sanguine (rétention des déchets azotés), pouvant avoir des conséquences vitales à court terme. Il s'agit d'une urgence vraie. Elle traduit la perte de l'homéostasie hydroélectrolytique et acidobasique et/ou l'accumulation de déchets organiques.

2. **Expliquer les conséquences de l'insuffisance rénale aiguë.**

Les conséquences de l'insuffisance rénale aiguë
– **Le risque de rétention azotée** expose le patient à des altérations de la conscience (encéphalopathie urémique);
– **Le risque d'hyperkaliémie** est consécutif à une absence de l'excrétion rénale est génère un risque vital par arrêt cardiaque en cas de kaliémie supérieure à 7mmol/L.
– **La surcharge volémique** par rétention hydrosodée est majeure en cas d'oligurie. Cette surcharge volémique peut engendrer un œdème pulmonaire (OAP) notamment en cas de dysfonction cardiaque gauche associée.
– **L'acidose métabolique** par rétention des ions acides H^+ et des acides organiques. Le patient va tenter de compenser, s'il le peut encore cette acidose en hyperventilant.
– **Les perturbations de l'hémostase** sont essentiellement liées à l'altération de la fonction plaquettaire ou thrombopathie, et favorisent les risques de saignement ou, à l'inverse, des thrombus.
– **L'anémie** est d'installation variable. Elle est liée au défaut de sécrétion d'érythropoïétine. Elle aggrave des défaillances multiviscérales présentes.
– **Des sensibilités particulières à certains médicaments** : certains médicaments sont néphrotoxiques et peuvent créer ou aggraver une IRA existante.

3. **Citer les produits néphrotoxiques.**

Les produits néphrotoxiques sont :
– les aminosides,
– les anti-inflammatoires non stéroïdiens (AINS),
– certaines chimiothérapies,
– des produits de contraste,
– le l'amphotéricine B,
– la ciclosporine.

4. **Définir l'hyperkaliémie. Indiquer les signes électriques identifiables à l'ECG. Indiquer le risque lié à l'hyperkaliémie.**

L'hyperkaliémie :
– est définie par une kaliémie supérieure à 4,5 mmol/L.
– est une urgence vitale lorsqu'elle est supérieure à 6-7 mmol/L.
Le signe à l'ECG :
– augmentation d'amplitude des ondes T (étroites, pointues, symétriques) associant des troubles de la conduction auriculo-ventriculaire ou intraventriculaire (élargissement du QRS);
– tachycardie ventriculaire;
– fibrillation ventriculaire.
Elle expose au risque d'arrêt cardiaque et nécessite une épuration extra rénale. Le traitement doit être immédiat, mené en milieu de réanimation sous surveillance électrocardioscopique continue.

5. **Citer les traitements possibles de l'hyperkaliémie.**

Les traitements possibles de l'hyperkaliémie sont :
– La perfusion de **sérum glucosé 30 %** (500 ml) auquel on ajoute 30 UI **d'insuline rapide**. Ce soluté est à perfuser en 30 minutes (l'absence d'OAP). L'entrée du glucose dans les cellules sous l'effet de l'insuline fait entrer en même temps le potassium.
– **Le bicarbonate** molaire (ampoule à 84‰) ou semi molaire (42‰)
– Une injection de **gluconate de calcium** à 10 % (1 g/10 ml IV), indiquée dans les hyperkaliémies menaçantes (attention, il précipite avec le bicarbonate de sodium).
– **Le Kayexalate** est une résine échangeuse de cations.
– Les diurétiques (notamment le furosémide), en l'absence d'obstacle, peuvent aider à éliminer le potassium si la diurèse est préservée.
– Très exceptionnellement, on peut proposer l'injection de **bêtastimulant.**

6. **Définir l'épuration extra-rénale.**

L'épuration extra-rénale correspond à une technique **d'épuration sanguine extracorporelle en suppléance de la fonction rénale** (élimination des déchets tels que l'urée, la créatinine, l'acide urique et certaines toxines, régulation hydroélectrolytique). L'épuration extrarénale permet de remplacer la fonction rénale soit de manière définitive (hémodialyse chronique), soit de manière transitoire, dans l'attente d'une récupération de la fonction rénale (hémodialyse aiguë).

Situations intégratives

CHAPITRE 5 – RÉANIMATION

1. **Décrire votre prise en charge lors de l'accueil et la surveillance à la sortie du bloc opératoire.**

Prise en charge lors de l'accueil et la surveillance à la sortie du bloc opératoire.

L'exérèse d'une tumeur cérébrale est une chirurgie intracrânienne particulièrement minutieuse qui peut évoluer rapidement, en postopératoire, vers des complications liées au fait que la boite crânienne est une enveloppe inextensible.

Préparation de la chambre

– Vérifier le matériel : respirateur vérifié et réglé même si la patiente est extubée.
– Aspiration trachéale fonctionnelle et testée.
– Monitorage : électrocardioscope, appareil à tension et oxymétrie de pouls.
– Matériel pour pose d'une voie veineuse et soluté de remplissage.
– Disposer du chariot d'urgence à portée de main avec défibrillateur.

Installation au retour du bloc

– Installer le patient en position, si possible la tête à 30°.
– Monter les ridelles.
– Assurer l'oxygénation : O2 humidifié à 3 l/mn au masque (patiente extubée).
– Analyse clinique de la patiente :
- Apprécier la coloration pour dépister une cyanose, l'apparition de sueurs signe d'hypoxie et d'hypercapnie.
- Sur le plan ventilatoire : mesurer la fréquence respiratoire, l'amplitude et le rythme de la respiration. Mesurer la saturation pulsée en oxygène.
- Sur le plan neurologique : apprécier l'état de conscience (score de Glasgow), l'absence d'agitation, l'état de pupilles.

– Assurer le monitorage hémodynamique (fréquence cardiaque, pression artérielle).
– Vérifier la perméabilité des voies veineuses périphériques.
– Inspecter l'état du pansement qui doit être occlusif, compressif (craniotomie), propre et sec, et les éventuels redons.
– Évaluer la douleur et les nausées (patiente en postopératoire immédiat).
– Vérifier la mise en route et la poursuite du traitement anticonvulsivant.
– Vérifier la présence de bas antithrombose, programmer la première injection d'héparine (HBPM pour la prévention antithrombotique).
– Installer la sonnette à portée de main et une ardoise avec du matériel pour écrire.
– Assurer le réconfort psychologique.
– Respecter la pudeur tout le long de la prise en charge.
– Noter les constantes sur la feuille de surveillance : pression artérielle, fréquence cardiaque, conscience, signes neurologiques, état des pupilles, fréquence respiratoire, coloration, sueurs, gène respiratoire (surtout inspiratoire), encombrement, miction et diurèse, température centrale, douleur.
– Noter le score de Glasgow, qui doit être stable ou s'améliorer dans les heures qui suivent l'intervention.
– Dans le cadre de la neurochirurgie, il convient d'assurer la pression artérielle moyenne supérieure à 70 mmHg.

Surveillance

Une fois les premières constantes relevées, la surveillance portera sur l'évaluation des grandes fonctions vitales toutes les quinze ou trente minutes au départ, puis au moins horaire dans les premières vingt-quatre heures :

Surveillance hémodynamique : la pression artérielle moyenne doit rester au-dessus de 70 mmHg afin de maintenir une pression de perfusion cérébrale (PPC) suffisante surtout en présence d'une hypertension intracrânienne potentielle (selon la formule PPC = PAM-PIC).

Mesurer la diurèse pour évaluer la perfusion rénale mais aussi l'absence d'un diabète insipide, signe indirect d'aggravation neurologique.

Surveillance respiratoire : la SpO2 doit être supérieure à 92 % afin d'éviter toute hypoxémie ; la fréquence respiratoire doit être d'environ à 12 à 14 cycles par minute, afin de supprimer toute hypercapnie, source d'œdème cérébral.

Surveillance de l'état neurologique : le score de Glasgow, les signes de localisation (dont l'état des pupilles), et la survenue de convulsions sont à surveiller afin de dépister rapidement l'apparition d'une complication (œdème cérébral, hématome, accident vasculaire cérébral), à l'origine d'une possible ischémie cérébrale.

2. **Deux heures après, Mme R. présente une altération de la conscience et ne répond plus aux ordres simples : évaluer la situation.**

Devant un opéré de chirurgie intracrânienne dont la conscience s'altère en postopératoire, il faut d'emblée penser à une complication liée à l'intervention. Il peut s'agir soit :

– d'un œdème postopératoire périlésionnel, majoré par une hyperhydratation, une hypoxie ou une hypercapnie ;
– d'un hématome du foyer opératoire : rechercher un signe de localisation, une HTA ;
– d'un accident vasculaire cérébral ischémique ou hémorragique.

Cependant d'autres causes de troubles de conscience sont à rechercher

- Une sédation importante liée à une redistribution des morphiniques administrés au bloc opératoire, une sédation liée à la titration morphinique en postopératoire.
- Un trouble métabolique : une hypoglycémie qui doit être dépistée par la mesure d'une glycémie capillaire.
- Un ionogramme permet de dépister des troubles ioniques (trouble de la natrémie…).
- Une hypoperfusion par hypotension responsable d'un bas débit cérébral.
- Un état post-critique après une crise convulsive.

3. Indiquer votre attitude pratique.

- Appeler l'équipe médicale : le réanimateur et le chirurgien.
- Apprécier l'état neurologique et donner une cotation du coma (score de Glasgow, signes focaux, examen des pupilles).
- Il faut absolument apprécier l'existence d'une conservation des réflexes de déglutition avec protection des voies aériennes supérieures : dans le cas contraire, il faut prévoir le matériel d'intubation pour que le médecin puisse intuber le patient.
- Vérifier rapidement les constantes : pression artérielle moyenne (au-dessus de 70 mmHg) et SpO2 (supérieure à 92 %), fréquence respiratoire.
- Mesurer la glycémie.
- Mettre la patiente en PLS, poursuivre l'oxygénothérapie en attendant l'arrivée du médecin.
- Envisager un scanner afin de contrôler le foyer opératoire et indiquer la nécessité d'une reprise chirurgicale.
- Faire prévenir les proches par le chirurgien ou le réanimateur.

CHAPITRE 5 – RÉANIMATION

1. Décrire l'accueil du patient.

L'apparition d'un syndrome méningé chez un sujet jeune doit toujours faire redouter l'apparition d'une méningite fulminante, rapidement mortelle.

Accueil en secteur de réanimation

- L'accueil se fait dans une chambre de réanimation, préalablement équipée, en présence du médecin responsable. La préparation proprement dite de la chambre comprend :
  - le matériel de réanimation respiratoire : matériel d'intubation, respirateur vérifié et préréglé, dispositifs d'arrivée d'O_2 avec débitlitre, circuits d'oxygénation avec masque à usage unique.
  - Le matériel d'aspiration : vide mural avec régulateur vérifié, sondes d'aspiration et canule de gros calibre.
  - Le matériel de perfusion : potences et paniers de perfusion, cathéters courts de gros calibre, solutés de remplissage.
  - Le kit de sondage vésical et le matériel de recueil de la diurèse, horaire en particulier.
  - Le matériel permettant la réalisation d'une ponction lombaire : matériel pour anesthésie locale, aiguille, introducteur et trois tubes.
  - Le matériel de monitoring : électrocardioscope, SpO_2, PNI, température centrale.
  - Les tubes et le matériel de prélèvement divers.
- Déléguer l'admission en urgence et l'inventaire au collègue infirmier et aide-soignant disponible et/ou cadre infirmier.
- Demander le numéro de la personne à prévenir et les coordonnées du médecin traitant.

2. Effectuer une évaluation de la situation.

Il s'agit d'un jeune homme présentant des signes évocateurs de méningite (deux signes majeurs : céphalées et vomissements) dans un contexte d'agitation.

Cette hypothèse doit être confirmée en recherchant :

- une hyperthermie,
- une raideur méningée.

Son état immédiat n'est pas préoccupant mais le purpura thoracique **doit rendre très méfiant** quant à une évolution plus rapide (comme par exemple un purpura fulminans dû à une méningococcémie).

D'autres causes avec troubles neurologiques pourraient être évoquées :

- une hémorragie méningée,
- une intoxication médicamenteuse ou aux substances illicites.

3. Indiquer l'attitude pratique et la surveillance.

Prendre les constantes de départ :

- prendre les constantes hémodynamiques et respiratoires,
- apprécier la coloration pour dépister une cyanose, l'apparition de sueurs signe d'hypoxie et d'hypercapnie,
- sur le plan ventilatoire : mesurer la fréquence respiratoire, l'amplitude et le rythme de la respiration,
- mesurer la saturation pulsée en oxygène,
- sur le plan neurologique : apprécier l'état de conscience, l'agitation, examen des pupilles.

Poser une voie d'abord périphérique de bon calibre ; en profiter pour faire le bilan sanguin de départ :

- NFS, plaquettes, TP, TCA, fibrinogène, ionogramme, urée, créatinémie, Ca, phosphore ;
- faire un bilan bactériologique avec des hémocultures et un examen cytobactériologique des urines (ECBU) ;
- demander une radiographie pulmonaire de contrôle ;
- réaliser un ECG.

Mettre immédiatement sous O_2 avec un masque à oxygène.

Rassembler le matériel pour réaliser la ponction lombaire : attention, car le patient peut présenter un trouble de la coagulation, mais elle est *a priori* impérative.

Mise en route en urgence de l'antibiothérapie, après réalisation du bilan bactériologique et sur prescription médicale (adaptation en fonction des résultats de la ponction lombaire).

La surveillance porte sur les grandes fonctions :

Hémodynamique : à la recherche d'un choc septique débutant : assurer une évaluation de l'état hémodynamique : pression artérielle, fréquence cardiaque, présence de marbrures, diurèse.

Respiratoire : à la recherche d'une détresse respiratoire : mesurer la fréquence respiratoire, l'amplitude et le rythme de la respiration. Mesurer la saturation pulsée en oxygène, la survenue d'une cyanose.

Neurologique : score de Glasgow, état des pupilles, signe d'agitation, de confusion.

Surveillance de la température et de l'apparition de frissons.

Cette surveillance doit être extrêmement régulière et rapprochée en raison du risque évolutif que représente le purpura fulminans. Penser à la protection du personnel en cas de méningococcémie.

CHAPITRE 5 – RÉANIMATION

1. **Décrire l'accueil et surveillance au retour de l'examen.**

Vérification de la chambre avant le retour de l'examen :

- Reconditionner la chambre en l'absence du patient.
- Élément de monitorage : électrocardioscope, appareil à tension et oxymétrie de pouls.
- Dispositif d'oxygénation avec raccords adaptés et nez artificiel à usage unique.
- Dispositif d'aspiration mural fonctionnel avec sondes d'aspiration de diamètre adapté à la taille de la canule (CH16, CH14 en général), gants de soins à usage unique, lunette de protection.
- Canule de trachéotomie de rechange de diamètre identique et disposer d'un lubrifiant.
- Avoir une pince à trois branches (dite « de Laborde ») à portée de main.

Au retour du scanner

- Installer le patient en position, si possible la tête à 30°.
- Monter les ridelles.
- Assurer l'oxygénation : O_2 humidifié à 3 L/mn, (filtre antibactérien sur la canule de trachéotomie).
- Apprécier la coloration pour dépister une cyanose, l'apparition de sueurs signe d'hypoxie et d'hypercapnie.
- Sur le plan ventilatoire : mesurer la fréquence respiratoire, l'amplitude et le rythme de la respiration.
- Mesurer la saturation pulsée en oxygène.
- Sur le plan neurologique : apprécier l'état de conscience, l'absence d'agitation.
- Assurer le monitorage hémodynamique.
- Vérifier la présence de bas anti-thrombose.
- Installer la sonnette à portée de main et une ardoise avec du matériel pour écrire.
- Assurer le réconfort psychologique.
- Respecter la pudeur tout le long de la prise en charge.
- Noter les constantes sur la feuille de surveillance : pression artérielle, fréquence cardiaque, conscience, signes neurologiques, fréquence respiratoire, coloration, sueurs, gène respiratoire surtout inspiratoire, encombrement, miction et diurèse, température, douleur, plainte particulière.
- Vérifier la bonne position de la canule de trachéotomie.
- Vérifier le gonflage et pression du ballonnet.
- Vérifier l'absence d'encombrement et réaliser une aspiration trachéale, si besoin.
- Assurer la toilette buccale.
- Assurer l'humidification des voies aériennes.
- Évaluer la qualité de l'hématose.
- Évaluer la perméabilité de la canule.
- Noter la fréquence des aspirations, l'aspect et la qualité des aspirations.
- Dépister les signes d'infection : mesurer la température centrale.
- Dépister les signes d'encombrement.

2. **Le soir, vous le découvrez cyanosé, polypnéïque, agité, confus : réaliser une évaluation de la situation. Indiquer l'attitude pratique.**

Analyse de la situation

Signes en faveur de la détresse respiratoire : cyanosé, polypnéïque, agité, confus.

Cause à évoquer rapidement : l'obstruction de canule est une complication classique et à redouter.

Attitude pratique

- **Analyse de l'aggravation**

Aggravation chez un patient traumatisé crânien porteur d'une canule de trachéotomie.

- **Conduite pratique**

Appeler de l'aide.

Avant même l'arrivée du renfort, le premier geste qui est en général salvateur devant une asphyxie aiguë, c'est le **rétablissement de l'*airway***.

- **Dans ce cas précis, il faut :**

Décanuler et apporter de l'O_2 à fort débit (que la canule paraisse perméable ou non).

Aspirer à travers l'orifice de la trachéotomie.

Être prêt éventuellement à faire face à une régurgitation ou un vomissement (les VAS ne sont plus protégées par le ballonnet de la sonde de trachéotomie).

Remettre une canule neuve, après l'avoir vérifiée, dans les règles d'asepsie pour la mise en place : intérêt de la pince de Laborde en cas de difficulté.

Apporter de l'O_2 à fort débit.

Si la situation s'améliore, le geste a été salvateur : être vigilant à l'encombrement bronchique chez ce patient, assurer des transmissions efficaces.

Dans le cas contraire, il convient de rechercher une autre cause.

Remarque : il faut impérativement disposer d'un dossier de transmission afin de savoir si la décanulation ne pose pas de problème insoluble (recanulation impossible par bourgeon ou sténose, réintubation impossible, etc.).

■ CHAPITRE 4 ET 5 – ACCIDENT DE LA VOIE PUBLIQUE

1. Procéder à l'identification et à la justification des éléments significatifs de la situation à l'arrivée aux urgences.

Identification des données significatives	Justification de l'intérêt de ces données
Âge : 27 ans.	Sujet jeune — notion d'âge importante dans tout problème de santé.
Pas d'antécédents médicaux et chirurgicaux.	Élément important qui implicitement indique l'absence de risque aggravant la prise en charge initiale.
Poids : 65 kg pour 1m73.	Rapport staturo-pondéral normal.
Transporté par les pompiers aux urgences. **Marié** sans enfants.	Pas de famille présente. Notion importante : avertir la personne à prévenir.
Accident de scooter : heure de survenue de l'accident **8 h 30.**	Patient non à jeun : élément à prendre en compte en cas de nécessité d'intubation en urgence, risque d'inhalation bronchique du contenu gastrique.
Accident sur le trajet domicile-travail, sur la voie publique.	Accident du travail : aspect médico-légal. Respect strict du secret professionnel surtout si l'employeur ou une compagnie d'assurance appelle pour des renseignements. Demande possible de dosage d'alcoolémie de la part des services de police mais uniquement sur réquisition du procureur de la République.
Accident avec **mécanisme de chute. Pas de perte de connaissance Port du casque.**	Importance de cet élément dans l'évaluation neurologique. Le port de casque et l'absence de connaissance sont des éléments favorables du pronostic.
Douleur importante au niveau du fémur gauche avec une impotence fonctionnelle et une augmentation du volume de la cuisse.	Sémiologie traumatique faisant évoquer une fracture « impotence fonctionnelle-douleur-déformation » ; signe en faveur d'une fracture du fémur gauche.
Fréquence respiratoire : 18 cycles par minute.	Pas de signe en faveur d'une détresse respiratoire.
Fréquence cardiaque à 95 battements par minute.	Augmentation des pulsations cardiaques en rapport avec le traumatisme (douleur et pertes sanguines).

2. Indiquer en justifiant la catégorie de tri proposée par l'IOA.

Tri 1. Prise en charge médicale immédiate **en salle d'accueil des urgences vitales (SAUV)** car le pronostic vital est engagé, **justifiant une technique** de réanimation immédiate.

3. Déterminer les problèmes réels et potentiels au regard des données recueillies par l'IAO.

RÉEL	POTENTIEL
Douleur importante lors de la mobilisation pour le transfert sur le brancard. Membre inférieur gauche tuméfié avec une cuisse volumineuse et très douloureuse.	Confirmation des signes en faveur d'une fracture du fémur gauche. Probable saignement dans la cuisse : signe en faveur d'une hémorragie post-traumatique.
Sur le plan hémodynamique l'examen montre : – une tension artérielle de 100/60, – une fréquence cardiaque de 130 battements par minute.	Confirmation de l'amorce d'une aggravation vers un état de choc : dégradations des constantes hémodynamiques, chute tensionnelle et tachycardie réflexe pour compenser l'hypovolémie.
Sur le plan ventilatoire : – une fréquence respiratoire de 26 par minute, – une saturation pulsée (SPO_2) à 96 %, – une polypnée sans cyanose ni signe de détresse respiratoire autre que la tachypnée.	Confirmation de l'aggravation à l'arrivée avec début de dégradation de la fonction ventilatoire potentiellement en lien avec : – la douleur, – le début d'un choc hypovolémique, – pas de réelle hypoxie.
Une hypothermie relative à 36 °C.	Liée à l'environnement de prise en charge initiale : voie publique, prise en charge sous la pluie mais aussi liée au traumatisme.
Un stress et une peur.	Liés à la douleur, le contexte d'urgence, le traumatisme.

Données cliniques pour comprendre et pour agir

“ Déterminer les problèmes réels et potentiels et mise en œuvre d'actions adaptées. ”

C1 *Évaluer une situation clinique et établir un diagnostic dans le domaine infirmier*

- **État de choc hypovolémique lié à une fracture du fémur. Diagnostic infirmier : débit cardiaque diminué**[1].

➢ *Signes cliniques en faveur de l'état de choc hémorragique compensé*

– Hypotension à 100/60 mmHg,
– tachycardie à 130 battements par minute,
– polypnée,
– augmentation très importante du volume de la cuisse (NB : une fracture du fémur peut saigner jusqu'à deux litres dans la cuisse).

Voir chapitre 5, Défaillance circulatoire

➢ *Signes cliniques en faveur de la fracture du fémur*

– Douleur,
– impotence fonctionnelle,
– déformation et volume de la cuisse très augmenté.

➢ *Conséquences éventuelles en l'absence de traitement*

– Hypovolémie avec hypoperfusion tissulaire engendrant une souffrance tissulaire,
– choc hémorragique,
– au maximum arrêt cardiorespiratoire.

➢ *Actions infirmières*

– Installer le patient sur le brancard en position demi-assise afin de favoriser la ventilation du patient, libérer les voies aériennes et assurer l'oxygénation du patient par la pose d'un masque à oxygène.
– Évaluer l'état clinique du patient en permanence avec notamment :
– Assurer une communication et maintenir le contact verbal avec le patient. L'urgence de la situation, la brutalité de survenue de l'accident et la douleur engendrent potentiellement un état de stress qui risque de perturber la prise en charge du patient.

Voir chapitre 5, Défaillance neurologique

– Apprécier l'état de conscience par le score de Glasgow, et l'apparition d'une agitation, d'une confusion sont des signes d'aggravation du choc hémorragique.
– Évaluer la fonction respiratoire :
  - Objectif : dépister la survenue d'une détresse respiratoire.
  - Observer la fréquence respiratoire, son rythme, son amplitude.

Voir chapitre 5, Défaillance respiratoire

1. D'après Carpenito-Moyet, Manuel de diagnostics infirmiers – Masson

Données cliniques pour comprendre et pour agir

- Observer la coloration des téguments (absence d'une cyanose, de marbrure, de sueurs) : assurer un déshabillage du patient doux et prudent (douleur à la mobilisation) pour pouvoir inspecter le membre traumatisé et rechercher d'autre lésions associées.

– Installer le monitorage : recueillir les paramètres paracliniques, apprécier le retentissement de l'anémie liée au saignement et de la douleur sur l'organisme.

– Mesurer la pression artérielle : dépister une hypotension artérielle, un collapsus.

– Mesurer la fréquence cardiaque : apprécier le niveau de compensation de l'hypovolémie (tachycardie possible à la phase initiale du choc hémorragique compensé (pouls rapide et filant), mais aussi apprécier le retentissement de la douleur sur l'organisme (tachycardie reflexe liée à la douleur).

C4 *Mettre en œuvre des actions à visée diagnostique et thérapeutique*

– Mesurer la fréquence respiratoire et la saturation pulsée en oxygène afin d'évaluer le retentissement du choc en cours d'installation et de l'anémie (diminution de l'apport en oxygène aux tissus).

– Mettre le patient sous oxygène dans le but d'améliorer l'apport tissulaire en oxygène et de maintenir une oxygénation adaptée. Ici l'état de choc est lié à une inadéquation entre les besoins et les apports en oxygène par anémie consécutive à la spoliation d'un volume sanguin séquestré dans la cuisse.

– Poser deux voies d'abord de bon calibre afin de compenser les pertes sanguines volume à volume soit par cristalloïdes ou colloïdes, soit par l'administration de concentrés érythrocytaires.

C1 *Évaluer une situation clinique et établir un diagnostic dans le domaine infirmier. Évaluer le processus traumatique*

– Administrer sur prescription médicale des solutés de remplissage vasculaire et/ou de culot globulaires (commande en urgence de culots globulaires (groupe O Rh négatif).

– Réaliser les prélèvements biologiques qui seront prescrits par le médecin et permettront d'objectiver et d'évaluer les pertes sanguines (numération formule sanguine).

C9 *Organiser et coordonner les interventions soignantes*

– Mesurer l'hémoglobine par la méthode de micro-prélèvement type Hémocue® afin d'avoir une idée de l'hémoglobinémie à l'arrivée du patient aux Urgences et avant l'administration de solutés de remplissage (risque de dilution). Prélever également une hémostase ainsi qu'un ionogramme sanguin pour avoir des valeurs de référence en cas de passage au bloc opératoire en urgence.

– Réaliser le contrôle du groupage sanguin et une recherche d'agglutinines irrégulières (RAI) par deux personnes différentes à deux moments différents.

C4 *Mettre en œuvre des actions à visée diagnostique et thérapeutique*

Fracture du fémur gauche

Voir chapitre 5, Prise en charge des patients douloureux

➢ *Signes cliniques*

– Impotence fonctionnelle,
– douleur à la mobilisation,
– membre inférieur gauche tuméfié avec une cuisse volumineuse et très douloureuse,
– rotation.

➢ *Causes*

Processus traumatique : accident de la voie publique.

➢ *Conséquences éventuelles en l'absence de traitement*

Pronostic fonctionnel compromis en l'absence d'un traitement rapide : complication à type de paralysie par défaut de vascularisation, atteinte d'un nerf ou d'un vaisseau due à la compression ou l'étirement par la fracture.

C1 *Évaluer une situation clinique et établir un diagnostic dans le domaine infirmier*

➢ *Actions infirmières*

– Assurer l'immobilisation de la jambe par l'attelle.

– Éviter toute mobilisation inutile ou intempestive.

– Dépister les éventuelles complications vasculo-nerveuses : prise de pouls pédieux sur le membre inférieur gauche, observation de la couleur et de la chaleur du membre gauche (en le comparant au membre droit)

C6 *Communiquer et conduire une relation dans un contexte de soins*

– Coordonner l'intervention des équipes de radiologie, du chirurgien :

– appeler le service de radiologie pour réaliser le bilan radiologique de la fracture du fémur et une radiographie pulmonaire et un électrocardiogramme dans le cadre de la prise en charge du patient au bloc opératoire;

Données cliniques pour comprendre et pour agir

– appeler le chirurgien orthopédique (en ayant récupéré les radiographies rapidement) ;
– appeler le médecin anesthésiste en vue d'une consultation pré-anesthésique.

Douleurs aiguës[2] liées à la fracture du fémur gauche

Voir partie 2 chapitre 5 Monitorage

➢ *Signes cliniques*
– Impotence fonctionnelle,
– douleur à la mobilisation,
– tachycardie,
– tachypnée.

➢ *Causes*
La douleur est liée directement à la fracture.

➢ *Conséquences éventuelles en l'absence de traitement*
Majoration de la tachycardie.

➢ *Actions infirmières*
– Évaluer la douleur avec l'EVA, l'EVS ou l'EN.
– Administrer sur prescription des antalgiques : ici, ne pas hésiter à réaliser une titration morphinique en association avec d'autres médicaments (paliers 1 et 2 pour obtenir une synergie).
– Rassurer et expliquer la prise en charge de la douleur.
– Assurer l'immobilisation de la jambe par l'attelle.
– Éviter toute mobilisation inutile ou intempestive.

Hypothermie[3] relative

➢ *Signes cliniques*
Température à 36 °C.

➢ *Causes*
Elle est liée à l'exposition sur la voie publique, la pluie, le traumatisme (l'hypovolémie relative induit une redistribution du sang vers les organes nobles au détriment des tissus périphériques, d'où la sensation de froid).

➢ *Conséquences éventuelles à moyen terme*
Majoration de la douleur liée aux frissons (mouvements involontaires).
Majoration des troubles de la coagulation, diminution de la cicatrisation par l'hypothermie.

➢ *Actions infirmières*
– Assurer le réchauffement par la mise en place d'une couverture à air pulsé ou d'une couverture de survie.

Hypothèse de diagnostic infirmier
Peur de perte d'autonomie associée à une angoisse de l'hospitalisation.

➢ *Signes*
Se dit « inquiet pour sa jambe cassée » et « stressé par l'hôpital ».

➢ *Causes*
Brutalité de l'événement, traumatisme physique et psychologique, peur de l'inconnu, angoisse de la perte de l'autonomie (sujet jeune) ; ces peurs et angoisses sont majorées par la douleur, la notion de pronostic fonctionnel de la jambe, la notion de choc hémorragique potentiel.

➢ *Actions infirmières*
– Faire verbaliser M. L. sur ses inquiétudes.
– Faire preuve d'écoute, d'attention et d'empathie.
– Après entretien avec le patient, demander au médecin la possibilité de prescrire un anxiolytique (en fonction de l'état clinique).
– Expliquer les thérapeutiques, les soins et actions conduites.
– Rassurer M. L.
– Lui demander le numéro d'une personne à prévenir (faire venir une présence rassurante). Le transmettre au médecin et/ou au cadre de santé afin qu'il appelle.
– Assurer un confort physique.
– Les infirmières et les aides-soignantes vont instaurer un climat de confiance auprès du patient.

---

2. Carpenito-Moyet, Manuel de diagnostics infirmiers – Masson
3. D'après Carpenito-Moyet, Manuel de diagnostics infirmiers – Masson

■ CHAPITRE 2 – L'ŒDÈME AIGU DU POUMON (OAP)

1. **Procéder à l'identification et à la justification des éléments significatifs de la situation à l'arrivée aux urgences.**

Identification des données significatives	Justification de l'intérêt de ces données
Âge : 83 ans.	Sujet âgé – Notion d'âge importante dans tout problème de santé
Hypertendue, ne respectant pas toujours son traitement. Ne connaît pas le nom du traitement qu'elle doit prendre. Pas de notion d'allergie.	Antécédents médicaux d'une **hypertension artérielle**, mal équilibrée.
Antécédents de vésicule biliaire.	**Antécédents chirurgicaux.**
Poids et taille : non spécifiés.	On note une surcharge pondérale.
Transportée par sa fille.	Fille présente : ceci permet d'obtenir l'ensemble des informations administratives pour l'admission ainsi que des éléments sur les conditions de vie de la patiente (cette dernière dyspnéique ne peut parler). La fille de Mme M. peut transmettre le nom et les coordonnées du médecin traitant pour connaître le traitement de Mme M.
Veuve.	Notion importante : vit seule, autonome à son domicile.
Dyspnée importante, râles crépitants : oriente vers une dyspnée d'origine pulmonaire. Cyanose des lèvres et des extrémités : signe d'hypoxémie. Sueurs profuses : signes d'hypercapnie, n'arrive pas à s'exprimer et tousse.	**Signes de la détresse respiratoire avec mise en jeu du pronostic vital.**
Difficultés à parler. Anxiété, agitation : signes d'hypoxie cérébrale.	**Signes de gravité d'une détresse respiratoire.**
Une pression artérielle mesurée à 190/110 mmHg. Prise inconstante du traitement antihypertenseur.	**Signes d'hypertension artérielle** Signe d'un mauvais équilibre du traitement et d'une non observance du traitement.
Fréquence cardiaque à 120 battements par minute.	Tachycardie en lien avec la détresse respiratoire.

2. **Indiquer en justifiant la catégorie de tri proposée par l'IOA.**

Tri 1 : prise en charge médicale immédiate **en salle d'accueil des urgences vitales (SAUV)** car le pronostic vital est engagé **justifiant une technique** de réanimation immédiate : OAP sur une poussée hypertensive chez une patiente âgée hypertendue mal équilibrée.

3. **Déterminer les problèmes réels et potentiels au regard des données recueillie par l'IAO.**

Données cliniques pour comprendre et pour agir

« Déterminer les problèmes réels et potentiels et mise en œuvre d'actions adaptées »

▪ **Dyspnée cardiogénique liée à l'œdème aigu du poumon consécutif à une poussée d'une hypertension mal équilibrée.**

Diagnostic infirmier : Respiration inefficace, perturbation des échanges gazeux

C1 *Évaluer une situation clinique et établir un diagnostic dans le domaine infirmier*

➢ *Signes cliniques en faveur de l'OAP*

– Hypertension artérielle à 190/110 mmHg,
– tachycardie à 120 battements par minute,
– dyspnée,
– toux,
– râle crépitant,
– sueurs,
– cyanose des lèvres et des extrémités.

➢ *Signes de gravité*

– Agitation, anxiété,
– difficulté à s'exprimer.

Voir chapitre 5, Défaillance circulatoire et respiratoire

➢ *Conséquences éventuelles en l'absence de traitement*

– Majoration de la dyspnée,
– hypoxémie majeure allant jusqu'à l'asphyxie,
– au maximum arrêt cardio-respiratoire.

➢ *Actions infirmières*

– **Installer le patient** sur le brancard en position demi-assise afin de favoriser sa ventilation et libérer les voies aériennes.
– Alerter le médecin et rapprocher le chariot d'urgence, vérifier le plateau d'intubation, la présence de l'ambu et d'une aspiration fonctionnelle.
– **Oxygéner la patiente avec un masque à haute concentration à raison de 15 litres par minute.**
– Évaluer l'état clinique du patient en permanence notamment :
– **Assurer une communication** et maintenir le contact verbal avec la patiente.
– L'œdème aigu du poumon provoque une sensation d'étouffement qui génère un état de stress qui risque de perturber la prise en charge du patient : rassurer Mme M.

Voir chapitre 5, Défaillance respiratoire

– **Apprécier l'état de conscience** par le score de Glasgow et surveiller l'évolution de l'agitation qui, si la prise en charge est efficace, doit régresser.
– **Évaluer la fonction respiratoire :**
  • objectif : apprécier la dyspnée, sa régression ou son évolution ;
  • observer la fréquence respiratoire, son rythme, son amplitude ;
  • observer la coloration des téguments (régression de la cyanose, et des sueurs).

Voir chapitre 5, Monitorage

– **Installer le monitorage :** recueillir les paramètres paracliniques, apprécier l'évolution de l'hémodynamique.
– Mesurer la pression artérielle : évaluer l'hypertension artérielle et son évolution.
– Mesurer la fréquence cardiaque : apprécier la tachycardie (nota : bien sécher les téguments pour une adhérence optimale des patchs du scope).
– Mesurer la fréquence respiratoire et la saturation pulsée en oxygène afin d'évaluer le retentissement de l'OAP et sa gravité (diminution de l'apport en oxygène aux tissus par altération de l'hématose).
– Mettre la patiente sous oxygène dans le but d'améliorer l'apport tissulaire en oxygène et de maintenir une oxygénation adaptée à raison de six litres par minute à adapter en fonction de la clinique et de la saturation pulsée en oxygène (SpO_2). L'OAP provoque une inadéquation entre les besoins et les apports en oxygène car l'œdème du poumon empêche la bonne réalisation des échanges gazeux.
– Poser une voie d'abord afin de pouvoir administrer le traitement, avec un soluté de G5 % 500 ml à débit lent pour ne pas aggraver l'OAP.

Données cliniques pour comprendre et pour agir

– Administrer sur prescription médicale l'ampoule de *Lasilix* dosée à 20 mg en IVD : le Lasilix®, ou furosémide, est un diurétique puissant, hypokaliémiant. Il a une action diurétique rapide qui va permettre de drainer l'œdème pulmonaire et de corriger l'hypertension artérielle.
Pour ce traitement diurétique la diurèse doit être monitorée. Mme M. étant encore consciente et autonome, le sondage urinaire ne s'impose pas. L'hémodynamique doit être mesurée à intervalle régulier.
– Administrer le Lénitral à la posologie de 1 mg par heure à la seringue électrique : (ampoule de 15 mg pour 10 mL à diluer dans du soluté glucosé à 5 %), vasodilatateur veineux qui peut en cas de forte dose induire une hypotension majeure et une bradycardie.
– Assurer l'innocuité du traitement et dépister les effets indésirables :
- s'assurer d'une surveillance électrocardioscopique en continu ;
- assurer le réglage des alarmes du scope (pression artérielle et fréquence cardiaque) ;
- surveiller la pression artérielle de façon rapprochée (cinq minutes) lors de l'installation du traitement pour dépister la survenue d'hypotension et de collapsus (majorée du fait de l'association de deux thérapeutiques) ;
- surveiller la diurèse (risque d'hypovolémie et d'hypokaliémie potentielle liée au diurétique). Le ionogramme de référence permet de connaître la kaliémie de départ de la patiente.

– Dépister les effets indésirables liés à la vasodilatation : céphalée (vasodilatation cérébrale), bouffées de chaleur, nausées et vomissements.
– Assurer l'efficacité du traitement :
- régression de la dyspnée,
- régression de la cyanose et des sueurs,
- régression des signes d'agitation,
- la parole redevient possible.

– Réaliser l'ECG afin de dépister les lésions associées à l'OAP et de confirmer le diagnostic.
– Appeler l'équipe mobile de radiologie pour réaliser la radiographie du thorax au brancard en urgence. L'objectif est de confirmer l'OAP.
– Réaliser les prélèvements biologiques qui seront prescrits par le médecin et permettront d'objectiver et d'évaluer la dyspnée : les gaz du sang et les BNP ainsi que les troponines, un ionogramme sanguin.
– Mesurer la température afin de mettre en évidence une infection pulmonaire qui pourrait être la cause initiale de l'œdème aigu du poumon. Ici, Mme M. est apyrétique.

Agitation angoisse face à la mort

➢ *Signes cliniques*
– Agitation,
– anxiété.

Causes
Sensation d'étouffement liée à l'OAP.

➢ *Actions infirmières*
– Rassurer et expliquer les principes du traitement, la coopération est indispensable notamment pour la tolérance du masque à haute concentration.
– Rassurer la fille de Mme M.

Non observance du traitement

➢ *Signes cliniques*
– Hypertension artérielle sévère présente malgré un traitement.
– Traitement non connu, ni de la patiente, ni de sa fille.

➢ *Causes*
Mauvaise compréhension des impératifs du traitement qui est un traitement « au long cours ».
Méconnaissance des risques d'un arrêt d'un traitement (risque d'effet rebond pour certaines thérapeutiques).
Méconnaissance des conséquences de l'hypertension artérielle sur l'organisme.

➢ *Conséquences éventuelles en l'absence de traitement*
La non observance du traitement expose au risque de complications sévères (OAP, accidents vasculaires, insuffisance coronarienne, insuffisance cardiaque…).

Données cliniques pour comprendre et pour agir

➢ *Actions infirmières*

Après la prise en charge de l'épisode aigu, il faut entreprendre une démarche éducative concernant l'importance de l'observance du traitement.

Cette démarche doit impérativement être initiée précocement pour une meilleure adhérence au projet thérapeutique et doit reposer sur :

– l'évaluation des informations assimilées par Mme M. concernant sa pathologie (que sait-elle de sa pathologie, qu'en a-t-elle compris ?).

– L'acceptation du traitement au « long cours ».

– La compréhension des risques en cas de non observance et de récidive de l'épisode d'œdème aigu du poumon.

– Associer la fille de Mme M. à la démarche éducative

– Assurer la prise d'un rendez-vous chez le cardiologue selon l'avis du médecin des urgences.

– Assurer des transmissions efficaces concernant les démarches thérapeutiques et éducatives initiées aux urgences.

CHAPITRE 4 – CRISE CONVULSIVE

1. Identifier et justifier les éléments significatifs de la situation à l'arrivée au service des urgences. Indiquer les signes en faveur de la crise convulsive.

Identification des données significatives	Justification de l'intérêt de ces données
Âge : 46 ans. Pas de notion poids, taille.	Sujet d'âge moyen.
– A perdu connaissance, – contractures musculaires, – secousses importantes, – il bavait, – yeux révulsés, – saignait de la bouche, – a repris connaissance, – ne se souvenait de rien, – avait uriné, – semblait confus.	Signes en faveur de la crise convulsive Déroulement d'une crise typique avec déroulement stéréotypé : Début brutal : perte de connaissance immédiate, précédée parfois d'un cri avec chute et ses conséquences traumatiques. Phase tonique : contractures généralisées, apnée et révulsions des yeux. Durée brève (20 secondes). Phase clonique : durée brève avec des secousses musculaires violentes, brutales généralisées avec risque de morsure de la langue. Troubles végétatifs spectaculaires : cyanose, mousse aux lèvres, mydriase bilatérale, pouls accéléré, HTA. Phase de relâchement (résolutive) : avec miction (perte d'urine) et respiration stertoreuse, précédant le coma postcritique, amnésie totale.
– Plaie du scalp, – coin du bureau cassé, – bruit sourd.	Saignement important lié à la chute. Notion de choc sur le coin du bureau.
Accompagné de son collègue de travail.	Ce qui permet d'obtenir l'ensemble des informations administratives pour l'admission ainsi que des éléments de l'histoire de la maladie, les traitements en cours et sur les conditions de vie du patient (ce dernier est confus). Pas d'antécédent, pas de prise médicamenteuse.
Marié	Épouse en route pour l'hôpital.
Notion de fatigue importante et de surmenage. Notion d'irritabilité. Notion de maux de tête répétés.	Existence de symptômes prédictifs de la crise (prodromes).

2. **Déduire à l'aide du texte le bilan circonstanciel que l'on peut faire dans ce type de situation.**

Réaliser un bilan circonstanciel

Témoins présents pour décrire la crise : parents, amis… et surtout la chronologie de la crise.

Dans le cas concret, M. Claude décrit précisément la crise.

Lieu : voie publique ou domicile.

Dans le cas concret, le lieu : survenue de la crise convulsive au bureau, sur le lieu du travail (déclaration d'accident du travail : attention aux appels potentiels de l'employeur de M. Nicolas).

Notion de traumatisme : chute de sa hauteur, d'un échafaudage, morsure de langue, perte d'urine, traumatismes associés (fracture, luxation).

Dans le cas concret le traumatisme est la chute du patient de sa hauteur : la tête présente une plaie du scalp à explorer : notion de traumatisme crânien lors de la chute à envisager (s'est cogné la tête sur le bureau ?).

Existence de symptômes prédictifs de la crise (prodromes) tels que des céphalées, un angor, des vertiges, des vomissements.

Dans le cas concret, il existe des céphalées.

Notion de terrain et antécédents : épileptique connu, diabétique, cardiaque, angiome, cancer.

Dans le cas concret, le patient ne présente aucun antécédent.

Notion de traitements : insuline, antidépresseurs, nivaquine, bêtabloquants, antiépileptiques…

M. Nicolas ne prend pas médicament.

Resituer le contexte : fatigue, prise d'alcool (haleine), prise de drogues, sevrage traitement, intoxication au CO…

Ici contexte de fatigue, stress, contrariété.

3. **Citer les examens à envisager.**

Les examens à envisager sont :

Rapidement, une glycémie capillaire ainsi qu'un ionogramme sanguin, urée, créatinine pour rechercher un trouble ionique et métabolique.

Un scanner cérébral car c'est une crise inaugurale chez un patient de 46 ans (rechercher une tumeur, un accident vasculaire cérébral…) avec notion de traumatisme crânien (chute et plaie du scalp).

4. **Au regard des données du chapitre sur la détresse neurologique, citer les agressions cérébrales secondaires d'origine systémique (ACSOS) pouvant majorer la souffrance cérébrale.**

- Lutter contre l'hypertension intracrânienne,
- lutter contre l'hypotension et l'hypovolémie,
- lutter contre l'acidose, l'hyperthermie et l'hypercapnie ou l'hypocapnie,
- lutter contre l'hypoxie,
- lutter contre l'œdème cérébral (mannitol) si besoin,
- corriger une anémie,
- corriger une hyponatrémie.

5. **Énoncer, en les justifiant, les actions menées pour la prise en charge de ce patient.**

Données cliniques pour comprendre et pour agir

“ Déterminer les problèmes réels et potentiels et mise en œuvre d'actions adaptées ”

C1 *Évaluer une situation clinique et établir un diagnostic dans le domaine infirmier*

▪ **Crise convulsive qui expose au risque de confusion aiguë, risque de chute, risque de suffocation**[4].

➢ *Signes cliniques en faveur de la crise convulsive*

- Perte de connaissance,
- contractures musculaires,
- secousses importantes,
- bave et yeux révulsés,
- saignait de la bouche : atteste de la morsure (trismus),
- reprise de conscience,
- ne se souvenait de rien : amnésie,
- perte d'urine,
- confusion.

4. Diagnostic infirmier : Lynda Juall Carpenito-Moyet

Données cliniques pour comprendre et pour agir

➢ *Signes de gravité*
Crise qui se répète en l'absence de traitement.

➢ *Conséquences éventuelles en l'absence de traitement*
– Risque d'hypoxie par chute de la langue en arrière,
– risque d'inhalation bronchique,
– risque de souffrance cérébrale majeure,
– au maximum, arrêt cardio-respiratoire.

➢ *Actions infirmières*
– **Installer le patient** sur le brancard en position latérale de sécurité.
– **Assurer la sécurité, monter les barrières du brancard.**
– Alerter le médecin et rapprocher le chariot d'urgence, vérifier le plateau d'intubation, la présence de l'ambu et d'une aspiration fonctionnelle.

A : *airway*, assurer la liberté des voies aériennes supérieures :
– assurer une subluxation de la mâchoire,
– assurer le retrait des prothèses dentaires,
– mettre en place une canule de Guédel pour éviter les morsures et surtout la chute de la langue en arrière,
– protéger le rachis cervical avec un collier cervical et le crâne.

Voir chapitre 5, Défaillance respiratoire

B : Breathing, prise en charge ventilatoire :
– évaluer la fréquence ventilatoire, l'amplitude et la symétrie de la ventilation,
– évaluer l'hypoxie par la coloration cutanée des lèvres et des extrémités : recherche d'une cyanose,
– apporter de l'oxygène au masque,
– avoir un ballon auto-remplisseur à valve unidirectionnelle (BAVU) à portée de mains.

Voir chapitre 5, Monitorage

C : prise en charge Circulatoire :
– évaluer la fonction circulatoire avec une prise de pouls périphérique,
– évaluer la coloration et la chaleur cutanée ainsi que temps de recoloration cutanée,
– évaluer l'existence de marbrures.

D : évaluer un trouble métabolique et infectieux
Par la réalisation d'un Dextro ou glycémie capillaire (à réaliser systématiquement) et une prise de la température.

E : Évaluation neurologique
– évaluer par le score de Glasgow pour apprécier l'état de conscience, critère d'efficacité de la prise en charge,
– apprécier l'état des pupilles,
– évaluer l'existence de signes de déficits neurologiques.

Évaluer la fonction respiratoire :
– Objectif : apprécier l'hypoxie.
– Mesurer la fréquence respiratoire, son rythme, son amplitude et la saturation pulsée en oxygène afin d'évaluer le retentissement de l'hypoxémie et sa gravité (diminution de l'apport en oxygène aux tissus par altération de l'hématose. La fréquence du patient est à quinze cycles par minute avec une désaturation à 92 %.
– Observer la coloration des téguments (régression de la cyanose, et des sueurs).
– Apprécier l'existence de ronflements, vérifier les voies aériennes.
– Mettre le patient sous oxygène dans le but d'améliorer l'apport tissulaire en oxygène et de maintenir une oxygénation adaptée à raison de douze litres par minute à adapter en fonction de la clinique et de la saturation pulsée en oxygène (SpO_2).
– Installer le monitorage : recueillir les paramètres paracliniques, apprécier l'évolution de l'hémodynamique.
– Mesurer la pression artérielle : évaluer la pression artérielle et son évolution : ici, stabilité de ce paramètre à 120/75 mmHg.
– Mesurer la fréquence cardiaque : apprécier la tachycardie. Ici,
administrer la prescription dans le but de contrôler les crises.
– Poser une voie d'abord afin de pouvoir administrer le traitement. (sérum physiologique).
– Utilisation initiale de benzodiazépines Clonazepam (*Rivotril*) : en intraveineux direct (IVD) 1 mg puis 1 mg, poursuivi jusqu'à l'arrêt de la crise

Données cliniques pour comprendre et pour agir

- Assurer l'innocuité du traitement et dépister les effets indésirables :
  - S'assurer d'une surveillance électrocardioscopique en continu.
  - Assurer le réglage des alarmes du scope (pression artérielle et fréquence cardiaque).
- Dépister les effets indésirables liés aux benzodiazépines ;
- Dépression respiratoire.
- Assurer l'efficacité du traitement :
  - Régression de la crise convulsive.
  - Amélioration de l'état de conscience et du score de Glasgow.
  - Absence de nouvelle crise.
  - Amélioration de la SpO_2.
- Réaliser les examens biologiques :
  - Réaliser une glycémie capillaire rapidement.
  - Rechercher un trouble ionique et métabolique : ionogramme sanguin, urée, créatinine.
- Mesurer la température afin de mettre en évidence une infection qui pourrait être un facteur.

Demander un scanner cérébral car c'est une crise inaugurale chez un patient de 46 ans (rechercher une tumeur, un accident vasculaire cérébral…) avec une notion de chute de sa hauteur et de traumatisme du crâne sur le coin du bureau.

Corriger le risque de survenue d'agressions cérébrales secondaires d'origine systémique et :

- lutter contre l'hypertension intracrânienne,
- lutter contre l'hypotension et l'hypovolémie,
- lutter contre l'acidose, l'hyperthermie et l'hypercapnie ou l'hypocapnie,
- lutter contre l'œdème cérébral (mannitol si besoin),
- lutter contre l'hypoxie,
- corriger une anémie,
- corriger une hyponatrémie.

Une plaie du cuir chevelu

➢ *Signes cliniques*

Hémorragie extériorisée.

➢ *Causes*

Plaie consécutive au choc du crâne contre le bureau lors de la chute.

➢ *Actions infirmières*

- Assurer une compression temporaire avec un pansement américain.
- Nettoyer dès que possible la plaie avec un désinfectant.
- Rincer abondamment à l'eau stérile.
- Demander l'avis médical immédiat en cas d'hémorragie active (compression d'attente).
- Assurer un tamponnement doux ou vaporisation à la Biseptine.
- Réaliser un pansement humide légèrement compressif en attendant l'examen médical.
- Préparer un plateau à suture.
- Prévoir au besoin un examen cranio-facial en fonction de la localisation du traumatisme.

Un excès de stress (facteur déclenchant la convulsion)

➢ *Signes cliniques*

- Notion de fatigue importante et de surmenage.
- Notion d'irritabilité.
- Notion de maux de tête répétés.

➢ *Actions infirmières*

Après la prise en charge de l'épisode aigu, il faut entreprendre une démarche éducative concernant l'importance de :

- respecter l'arrêt de travail,
- se reposer, éviter le surmenage,
- dormir et éviter le manque de sommeil,
- ne pas prendre de médicaments potentiellement convulsivants (tricycliques),
- ne pas pratiquer d'activité dangereuse,
- éviter la consommation d'alcool.

6. **Objectifs pédagogiques : construire une fiche pratique au regard des signes cliniques du cas concret Crise convulsive. Il faut s'aider des données du chapitre sur les Gestes d'urgence, la prise en charge de la défaillance neurologique et les médicaments d'urgence.**

Définition

Dysfonction cérébrale suite à une agression s'accompagnant d'une hyperexcitabilité excessive des neurones.
On distingue :
– La crise d'épilepsie isolée (nécessite un traitement préventif des récidives, et si première crise, un bilan étiologique).
– L'état de mal convulsif (met en jeu le pronostic vital) : activité convulsive prolongée et répétitive, deux à trois épisodes convulsifs sans retour à la conscience ou convulsion unique durant plus de vingt minutes.

Déroulement d'une crise typique avec déroulement stéréotypé

Début brutal : perte de connaissance immédiate, précédée parfois d'un cri avec chute et ses conséquences traumatiques.
Phase tonique : contractures généralisées, apnée et révulsions des yeux. Durée brève (vingt secondes).
Phase clonique : durée brève avec des secousses musculaires violentes, brutales généralisées avec risque de morsure de la langue.
Troubles végétatifs spectaculaires : cyanose, mousse aux lèvres, mydriase bilatérale, pouls accéléré, HTA.
Phase de relâchement (résolutive) : avec miction (perte d'urine) et respiration stertoreuse, précédant le coma post-critique, amnésie totale.

Réaliser un bilan circonstanciel

Témoins présents : (pour décrire la crise) parents, amis… et surtout la chronologie de la crise.
Lieu : voie publique ou domicile.
Notion de traumatisme : chute de sa hauteur, d'un échafaudage, morsure de langue, perte d'urine, traumatismes associés (fracture, luxation).
Existence de symptômes prédictifs de la crise (prodromes) tels que des céphalées, un angor, des vertiges, des vomissements.
Notion de terrain et antécédents : épileptique connu, diabétique, cardiaque, angiome, cancer.
Notion de traitements : insuline, antidépresseurs, nivaquine, bêtabloquants, antiépileptiques…
Resituer le contexte : fatigue, prise d'alcool (haleine), prise de drogues, sevrage de traitements, intoxication au CO…

Prise en charge d'une crise convulsive

A : *airway*, assurer la Liberté des voies aériennes supérieures

– Assurer une subluxation de la mâchoire,
– assurer le retrait des prothèses dentaires,
– mettre en place une canule de Guédel pour éviter les morsures et surtout la chute de la langue en arrière,
– protéger le rachis cervical avec un collier cervical et le crâne.

B : *breathing*, prise en charge Ventilatoire

– Évaluer la fréquence ventilatoire, l'amplitude et la symétrie de la ventilation,
– évaluer l'hypoxie par la coloration cutanée des lèvres et des extrémités : recherche d'une cyanose,
– apporter de l'oxygène au masque,
– avoir un ballon auto-remplisseur à valve unidirectionnelle (BAVU) à portée de mains.

C : prise en charge Circulatoire

– Évaluer la fonction circulatoire avec une prise de pouls périphérique.

D : évaluer la coloration et la chaleur cutanée ainsi que temps de recoloration cutanée

– Évaluer l'existence de marbrures.

E : évaluer un trouble métabolique et infectieux

Par la réalisation d'un **D**extro ou glycémie capillaire (à réaliser systématiquement) et une prise de la température.

F : évaluation neurologique

– Évaluer par le score de Glasgow,
– apprécier l'état des pupilles,
– évaluer l'existence de signes de déficits neurologiques.

Réaliser un bilan des lésions associées

– Rechercher un traumatisme crânien, un traumatisme du rachis, un traumatisme thoracique ou abdominal.
– Examiner les membres et le bassin.
– Examiner l'état cutané.

Réaliser rapidement un bilan évolutif

Noter la durée de la crise, le nombre de crises, la reprise éventuelle d'un état de conscience normale entre les crises.

Objectifs des thérapeutiques

Contrôler les crises

Poser une voie veineuse périphérique avec comme vecteur un Ringer Lactate ou un sérum physiologique.
Utilisation d'abord de benzodiazépines : en intraveineux direct (IVD) puis, au besoin, en perfusion à la seringue autopulsée (SAP), poursuivies jusqu'à l'arrêt de la crise.
– Clonazepam (*Rivotril*) : 1 à 2 mg en IVD lente jusqu'à 12 mg/j.
– Diazépam (*Valium*) : mg
- Adulte : 10 mg/inj sans dépasser 100 – 120mg/24 h en IVD lente.
- Enfant : 0.05 mg/kg en IVD lente ou intrarectale renouvelable après 20 à 60 minutes.

Assurer un traitement de relais des crises

– Ttraitement prolongé à base de *Gardenal* (100 mg/mn IV sans dépasser 10 mg/kg pour éviter les rechutes ; ou de *Dilantin* (phénytoine) 15 mg/kg en IV à la seringue autopulsée.

Réanimer le patient

En cas de crise prolongée, l'intubation doit être réalisée afin d'éviter l'hypoxie et d'assurer la protection des voies aériennes supérieures.

Corriger le risque de survenue d'agressions cérébrales secondaires d'origine systémique

- Lutter contre l'hypertension intracrânienne,
- lutter contre l'hypotension et l'hypovolémie,
- lutter contre l'acidose, l'hyperthermie et l'hypercapnie ou l'hypocapnie,
- lutter contre l'œdème cérébral (mannitol si besoin),
- lutter contre l'hypoxie,
- corriger une anémie,
- corriger une hyponatrémie.

Rechercher la cause

Chez l'épileptique connu

L'arrêt intempestif du traitement est une cause classique mais il entraîne souvent des crises isolées. Certaines circonstances peuvent avoir un rôle déclenchant telles qu'un état infectieux, une prise médicamenteuse, un sevrage alcoolique.

Pour une crise inaugurale

Il convient de penser à des affections neurologiques comme un traumatise crânien, un accident vasculaire cérébral, une tumeur cérébrale mais aussi à des intoxications ou à la découverte d'une pathologie sous-jacente provoquant une anoxie cérébrale.

Les examens à réaliser

Réaliser les examens biologiques

- Réaliser une glycémie capillaire rapidement et systématiquement ;
- rechercher un trouble ionique et métabolique : ionogramme sanguin, urée, créatinine ;
- mesurer la natrémie dans un contexte de déshydratation ou d'hyperhydratation ;
- mesurer la calcémie dans un contexte d'atteinte osseuse tumorale ou endocrinienne (hyperparathyroïdie) ;
- mesurer les gaz du sang en cas de suspicion d'alcalose sévère (vomissements…) ;
- procéder à des recherches toxicologiques qui doivent être guidées par l'interrogatoire et les données de l'examen clinique ;
- faire des dosages médicamenteux au besoin chez l'épileptique en cas de non observance du traitement.

Les autres examens complémentaires utiles

La ponction lombaire est réalisée en cas de syndrome méningé fébrile. Elle ne se réalise qu'en l'absence de signes de localisation et avec un score de Glasgow supérieur ou égal à 12.

L'EEG : ne présente pas d'intérêt en urgence pour les crises convulsives d'autant que 50 % des résultats sont faussement négatifs, et près de 2 % faussement positifs.

Tomodensitométrie du crâne (scanner) est une urgence dans les cas suivants : altération de la conscience, crise comitiale, signes de localisation, toute apparition secondaire de signes (altération de la conscience ou céphalées), plaie cranio-cérébrale, embarrure.

Un scanner cérébral doit être réalisé dans les vingt-quatre premières heures en cas d'apparition de signes de détérioration clinique, d'une augmentation des valeurs de pression intracrânienne ou en l'absence d'amélioration clinique. La TDM peut être négative dans 50 % des cas et seule l'IRM (dans un second temps) permet d'identifier les lésions cérébrales en cause.

L'examen radiologique du rachis cervical s'impose car tout patient ayant un traumatisme crânien grave doit être considéré comme un traumatisé du rachis cervical : il faut procéder à un scanner de la charnière cervico-occipitale, scanner centré sur la charnière cervico-dorsale, cliché cervical conventionnel de face et de profil.

Un scanner centré sur le massif facial permet de préciser l'existence des fractures faciales, ou une atteinte de l'étage antérieur et du toit du rocher.

Démarche éducative : recommandations au patient

- Arrêter le travail ;
- se reposer, éviter le surmenage ;
- dormir et éviter le manque de sommeil ;
- ne pas prendre de médicaments potentiellement convulsivants (tricycliques) ;
- ne pas pratiquer d'activité dangereuse ;
- éviter la consommation d'alcool.

■ CHAPITRES 4 ET 5 – CRISE D'ASTHME

1. **Identifier et justifier les éléments significatifs de la situation à l'arrivée au service des urgences.**

Identification des données significatives	Justification de l'intérêt de ces données
Âge : 56 ans. Pas de notion poids, taille.	Sujet d'âge moyen.
Difficultés respiratoires intenses avec malaise.	Antécédents : asthme modéré jusqu'à présent, évoluant depuis l'âge de 23 ans. Trois crises d'asthme importantes en 23 ans, cédant facilement. Dyspnée s'aggravant progressivement depuis dix jours (une vingtaine de bouffées de bêta-2-mimétiques par jour alors qu'habituellement elle n'en prend environ que huit à dix bouffées par jour).
Signes de gravité.	Orthopnée, des sueurs, une cyanose, le thorax est bloqué en inspiration. Patiente très asthénique. Fréquence respiratoire à 32 cycles par minute. Ne peut parler. L'abolition bilatérale du murmure vésiculaire à l'auscultation pulmonaire. Une tachycardie à 128/mn en lien avec la détresse respiratoire. Nombreuses extrasystoles : signe alarmant. Une pression artérielle à 190/100 mmHg : hypertension artérielle en lien avec la crise d'asthme. URGENCE VITALE
Accompagnée de sa sœur.	Sœur présente : ce qui permet d'obtenir l'ensemble des informations administratives pour l'admission ainsi que des éléments de l'histoire de la maladie, les traitements en cours et sur les conditions de vie de la patiente (cette dernière, dyspnéique, ne peut parler).
Divorcée.	Notion d'un stress psychologique important à l'occasion de son divorce. Notion d'un désintérêt de ses problèmes de santé depuis ses ennuis conjugaux.
Notion d'automédication depuis quinze jours.	Prise de : **Valium** : benzodiazépine, traitement symptomatique des manifestations anxieuses sévères et/ou invalidantes et des troubles du sommeil. **Tranxène** : un anxiolytique, benzodiazépines employées comme tranquillisant, possédant d'autre part des propriétés sédatives, hypnotiques (facilitant le sommeil), anticonvulsivantes et amnésiantes (inhibant la mémoire).

2. **Indiquer, en la justifiant, la catégorie de tri proposé par l'IOA.**

Tri 1 : prise en charge médicale immédiate **en salle d'accueil des urgences vitales (SAUV) car** le pronostic vital est engagé **justifiant une technique** de réanimation immédiate : crise d'asthme aiguë grave [signes de gravité présents : cyanose, FR > 30/min, sueurs, tirage, parole quasi impossible, FC > 120 pulsations/min, extrasystole, thorax bloqué…]

Points-clés

Pour comprendre :

1. L'asthme aigu grave peut ˆêtre défini de la façon suivante : crise inhabituelle dans son intensité, résistante au traitement usuel et mettant en jeu le pronostic vital du patient.

2. On distingue la crise d'aggravation progressive (parfois sur plusieurs jours), qui ne répond pas ou insuffisamment au traitement classique du bronchospasme suraigu pouvant conduire au décès du patient en quelques heures, voire en quelques minutes.

– La triade : l'asthme associe trois atteintes provoquant une diminution de la lumière bronchique et sur laquelle devra agir le traitement :
– Le spasme bronchique : secondaire à une contraction des muscles lisses des parois bronchiques.
– L'œdème de la paroi.
– L'hypersécrétion bronchique : sécrétion d'un mucus épais aggravant l'obstruction bronchique.

3. Les conséquences ventilatoires sont majeures et s'expriment par une dyspnée expiratoire.

3. Énoncer les signes de gravités de la crise d'asthme.

Les signes de gravité de la crise d'asthme sont les suivants : (les signes observés chez la patiente sont soulignés en jaune)

Signes fonctionnels

- Difficulté à parler, `a tousser ;
- distension et réduction de la mobilité thoracique ;
- polypnée sifflante avec freinage expiratoire (fréquence respiratoire à 32 cycles/minute) ;
- orthopnée ;
- respiration abdominale associée `a une mise en œuvre des muscles respiratoires accessoires (tirages sus sternal et intercostal) ;
- cyanose, sueur ;
- diminution du débit expiratoire de pointe ou impossible à réaliser ;
- agitation, troubles de la conscience.
- Signes cliniques
- Pulmonaires : sibilants bilatéraux diffus, parfois abolition du murmure vésiculaire. Silence auscultatoire.
- Cardio-vasculaires : tachycardie, HTA, pouls paradoxal, cœur pulmonaire aigu : turgescence des jugulaires, reflux hépato-jugulaire, hépatomégalie douloureuse, collapsus.

4. Déduire de la situation clinique les examens simples et rapides susceptibles d'être réalisés en urgence pour cette patiente.

La mesure du débit expiratoire de pointe (DEP) : mesure pronostique et diagnostique. Si la DEP est inférieure à 150 L/mn, on parle d'asthme aigu grave (mesure par *Peak flow*) ; ici, il n'est pas immédiatement réalisable mais dès que le traitement améliore l'état de la patiente, il doit être envisagé afin de permettre une évaluation de l'efficacité du traitement.

Points-clés

La gravité initiale et les décisions concernant l'orientation du patient sont pour une large part basées sur le DEP (qui s'exprime en pourcentage par rapport à la théorie) ou au DEP optimal si celui ci est connu du patient.

- Pour un débit de pointe > 50 %, on parle de crise modérée ;
- Pour un débit de pointe entre 30 et 50 %, on parle de crise sévère ;
- Pour un débit de pointe < 30 % ou < 150 L/mn, on parle d'un asthme aigu grave.

La réalisation de gaz du sang (GDS) : pour évaluer l'hypoxémie, l'hypercapnie, l'acidose respiratoire (pH inférieur à 7,41, $PaCO_2 > 40$, $PaO_2 < 60$ mm Hg) et mixte en mesurant le taux de lactate.

L'électrocardiogramme (ECG) : pour évaluer les conséquences de l'asthme sur la fonction cardiaque.

La radiographie des poumons : afin d'évaluer l'état pulmonaire, avoir une radiographie de référence, dépister une complication (pneumothorax, pneumo médiastin) ou un facteur déclenchant (foyer infectieux).

5. Indiquer les objectifs thérapeutiques et l'intérêt des traitements suivants prescrits par le médecin de la salle d'accueil des urgences vitales :

Les objectifs thérapeutiques de ce traitement reposent sur :

- la correction de l'hypoxémie,
- la levée du bronchospasme,
- le traitement de l'œdème et de la réaction inflammatoire,
- le traitement de l'hypersécrétion bronchique.

Oxygénothérapie à haute concentration 12 L/mn en attendant la nébulisation :

Apport indispensable pour traiter l'hypoxémie liée à la crise d'asthme ; dans le contexte d'urgence vitale, l'administration s'effectue grâce au masque à haute concentration. L'objectif thérapeutique est de ramener la saturation oxyhémoglobinée > 92 %.

Aérosol de Bricanyl 5 mg/5 mL : c'est un bronchodilatateur bêta-2-mimétique à action rapide et de courte durée par voie inhalée, qui exerce une action stimulante sur les récepteurs bêta-2 du muscle lisse bronchique, assurant une bronchodilatation rapide, significative en quelques minutes, persistant pendant quatre à six heures.

Aérosol d'Atrovent : c'est un bronchodilatateur anticholinergique par voie inhalée, d'efficacité moindre que les bêta-2-mimétiques, à utiliser en association.

La méthylprénisolone (*Solumedrol*) : intérêt anti-inflammatoire avec l'objectif de diminuer l'œdème et l'hypersécrétion bronchique. Les corticoïdes permettent la potentialisation de l'effet des bêta-2-agonistes sur le muscle lisse et réduisent la production de mucus. L'administration doit être précoce en raison de l'action pharmacologique qui est retardée (> 6 heures).

Surveillance : glycémie, pression artérielle, kaliémie, modification de l'humeur (anxiété, insomnie, agitation).

Le sulfate de magnésium : il inhibe la contraction des muscles lisses. On peut l'utiliser en aigu, en cas d'échec des traitements précédents bien menés (1 à 2 g de sulfate de magnésium IV en vingt minutes). Dans la crise, il peut, en nébulisation, augmenter l'effet des bêta-2-agonistes.

6. Déterminer les problèmes réels et potentiels au regard des données recueillies.

Données cliniques pour comprendre et pour agir

“ Déterminer les problèmes réels et potentiels et mise en œuvre d'actions adaptées ”

C1 *Évaluer une situation clinique et établir un diagnostic dans le domaine infirmier*

- **Dyspnée d'origine pulmonaire liée à un asthme aigu grave**

➢ *Signes cliniques en faveur de l'asthme aigu grave*
Cf. question 1.

➢ *Signes de gravité*
Cf. question 3.

➢ *Conséquences éventuelles en l'absence de traitement*
– Majoration de la dyspnée,
– hypoxémie majeure allant jusqu'à l'asphyxie,
– au maximum arrêt cardio-respiratoire.

Voir chapitre 5, Défaillance circulatoire et 4.1 défaillance respiratoire

➢ *Actions infirmières*

Installer le patient
Sur le brancard, en position demi-assise afin de favoriser la ventilation du patient et libérer les voies aériennes.
Assurer la sécurité, monter les barrières du brancard.
Alerter le médecin et rapprocher le chariot d'urgence, vérifier le plateau d'intubation, la présence de l'ambu et d'une aspiration fonctionnelle.
Oxygéner la patiente avec un masque à haute concentration à raison de douze litres par minute, puis dès que possible assurer l'aérosolothérapie.
Évaluer l'état clinique du patient en permanence, notamment :
– **assurer une communication** et maintenir le contact verbal avec la patiente. L'asthme aigu grave provoque une sensation d'étouffement qui génère un état de stress qui risque de perturber la prise en charge du patient : rassurer Mme S.
– **apprécier l'état de conscience** par le score de Glasgow et surveiller l'évolution de l'agitation qui, si la prise en charge est efficace, doit régresser.
– **évaluer la fonction respiratoire :**
  • objectif : apprécier la dyspnée, sa régression ou son évolution ;
  • évaluer le débit expiratoire de pointe (DEP) ;
  • observer la fréquence respiratoire, son rythme, son amplitude ;
  • observer la coloration des téguments (régression de la cyanose, et des sueurs).

Installer le monitorage
– Recueillir les paramètres paracliniques, apprécier l'évolution de l'hémodynamique.
– Mesurer la pression artérielle : évaluer l'hypertension artérielle et son évolution.
– Mesurer la fréquence cardiaque : apprécier la tachycardie et les extrasystoles qui représentent une menace vitale pour la patiente.

Voir chapitre 5 Défaillance respiratoire

– Mesurer la fréquence respiratoire et la saturation pulsée en oxygène afin d'évaluer le retentissement de l'hypoxémie et sa gravité (diminution de l'apport en oxygène aux tissus par altération de l'hématose).
– Mettre la patiente sous oxygène dans le but d'améliorer l'apport tissulaire en oxygène et de maintenir une oxygénation adaptée à raison de 12 litres par minute à adapter en fonction de la clinique et de la saturation pulsée en oxygène (SpO_2). (Ici l'asthme provoque une inadéquation entre les besoins et les apports en oxygène par un mécanisme obstructif) ou administration d'aérosol médicamenteux avec un débit de 6 à 8 L/min.

Voir chapitre 5 Monitorage

– Poser une voie d'abord afin de pouvoir administrer le traitement. L'hydratation est souhaitable et la correction d'une hypovolémie associée peut être réalisée.
– Administrer sur prescription **Cf. question 5** sur la justification des prescriptions
– Assurer l'innocuité du traitement et dépister les effets indésirables :
– S'assurer d'une surveillance électrocardioscopique en continu (stabilisation de la tachycardie et des extrasystoles).
– Assurer le réglage des alarmes du scope (pression artérielle et fréquence cardiaque).
– Surveiller la pression artérielle.
– Dépister les effets indésirables liés au bêta-2-mimétiques : tachycardie possible.

EuroMillions

Minimum 15 millions€ à gagner*

COCHEZ 5 NUMÉROS + 2 ÉTOILES PAR GRILLE

2€

1	2	3	4	5
6	7	8	9	10
11	12	13	14	15
16	17	18	19	20
21	22	23	24	25
26	27	28	29	30
31	32	33	34	35
36	37	38	39	40
41	42	43	44	45
46	47	48	49	50

+ 1 2 3 4 5 6 7 8 9 10 11

SYSTEME **FLASH** ☐

2€

1	2	3	4	5
6	7	8	9	10
11	12	13	14	15
16	17	18	19	20
21	22	23	24	25
26	27	28	29	30
31	32	33	34	35
36	37	38	39	40
41	42	43	44	45
46	47	48	49	50

+ 1 2 3 4 5 6 7 8 9 10 11

SYSTEME **FLASH** ☐

2€

1	2	3	4	5
6	7	8	9	10
11	12	13	14	15
16	17	18	19	20
21	22	23	24	25
26	27	28	29	30
31	32	33	34	35
36	37	38	39	40
41	42	43	44	45
46	47	48	49	50

+ 1 2 3 4 5 6 7 8 9 10 11

SYSTEME **FLASH** ☐

2€

1	2	3	4	5
6	7	8	9	10
11	12	13	14	15
16	17	18	19	20
21	22	23	24	25
26	27	28	29	30
31	32	33	34	35
36	37	38	39	40
41	42	43	44	45
46	47	48	49	50

+ 1 2 3 4 5 6 7 8 9 10 11

SYSTEME **FLASH** ☐

2€

1	2	3	4	5
6	7	8	9	10
11	12	13	14	15
16	17	18	19	20
21	22	23	24	25
26	27	28	29	30
31	32	33	34	35
36	37	38	39	40
41	42	43	44	45
46	47	48	49	50

+ 1 2 3 4 5 6 7 8 9 10 11

SYSTEME **FLASH** ☐

JOKER+® SYSTEME FLASH

Jouez 1 ou 2 jeux et gagnez jusqu'à 500 000€ !**

Jeu 1 1€ 2€ *option +ou -1* ☐

Jeu 2 1€ 2€ *option +ou -1* ☐

TIRAGES : MARDI ☐ VENDREDI ☐

JOUEZ POUR : 2 3 4 5 SEMAINES

JEU MULTIPLE : VOIR AU DOS

L'option "+ ou -1" vous permet d'ajouter ou enlever 1, après le tirage, à l'un des 7 numéros de votre jeu JOKER+®**. Votre mise par jeu est alors multipliée par 2. Pour choisir vos numéros, reportez-vous au bulletin JOKER+®.

*Montant minimum garanti (sauf avis contraire publié au Journal Officiel et disponible sur www.fdj.fr) à partager au rang 1 dans les pays participants.

EURO MILLIONS FDJ

Jackpot : minimum **15 Millions €** à gagner ![1]

COMMENT JOUER ?

1 **Cochez 5 numéros et 2 étoiles par grille.**
Mise par grille jouée : 2 €

2 **Choisissez vos jours de tirage.**
Pratique ! Vous pouvez jouer pour plusieurs semaines.
Votre mise est multipliée par le nombre de tirages choisi.

3 **Vous pouvez jouer à JOKER+®**
Cochez une mise de 1 € ou 2 € par jeu.
Vous pouvez cocher l'option "+ ou -1".
Votre mise par jeu est alors multipliée par 2.

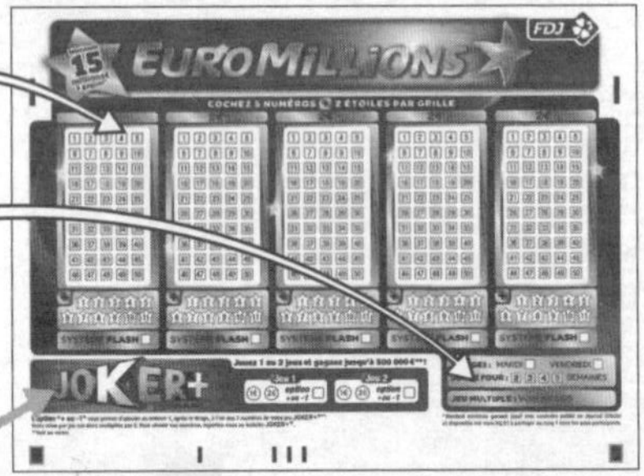

Pratique : le jeu multiple ! Cochez jusqu'à 10 numéros et/ou 11 étoiles par grille dans les limites du tableau ci-dessous :

Mise par grille

	5 numéros	6 numéros	7 numéros	8 numéros	9 numéros	10 numéros
2 étoiles	2 €	12 €	42 €	112 €	252 €	504 €
3 étoiles	6 €	36 €	126 €	336 €	756 €	-
4 étoiles	12 €	72 €	252 €	672 €	-	-
5 étoiles	20 €	120 €	420 €	-	-	-
6 étoiles	30 €	180 €	630 €	-	-	-
7 étoiles	42 €	252 €	-	-	-	-
8 étoiles	56 €	336 €	-	-	-	-
9 étoiles	72 €	432 €	-	-	-	-
10 étoiles	90 €	540 €	-	-	-	-
11 étoiles	110 €	660 €	-	-	-	-

IMPORTANT : quelles que soient les modalités de jeu choisies, les mises excédant 4 000 € ne sont pas acceptées.

Encore plus simple ! Laissez le hasard choisir vos numéros en demandant à votre détaillant un jeu **SYSTEME FLASH !**

COMMENT CONNAITRE VOS GAINS ?

EURO MILLIONS

À chaque tirage, 5 n° parmi 50 et 2 étoiles parmi 11 sont tirés au sort. Il existe 13 rangs de gains.

- **Pour gagner le jackpot, vous devez avoir les 5 bons numéros + les 2 étoiles gagnantes.**
- **Vous gagnez dès que vous avez 2 bons numéros sur une grille.**

Consultez le règlement pour connaître les modalités précises de détermination des gains.

JOKER+®

À chaque tirage, 1 combinaison de 7 n° est tirée au sort.

- **Vous gagnez 500 000 € si vous avez les 7 bons numéros dans l'ordre[2].**
- **Si vous avez le premier ou le dernier numéro, c'est déjà gagné !**
- **Si vous gagnez par les 2 bouts, vous cumulez vos 2 gains !**

Consultez le tableau de lots comprenant l'option "+ ou -1" sur le bulletin de jeu JOKER+® ou dans le règlement du jeu. Le montant total des gains est plafonné à 10 000 000 € par tirage, en commun avec la Polynésie française.

(1) Voir recto

(2) Pour une mise de 2 €, sans l'application de l'option "+ou-1"

COMMENT PERCEVOIR VOS GAINS ?

Adressez-vous à un point de vente agréé EURO MILLIONS de La Française des Jeux. Vous disposez de 60 jours pour percevoir vos gains après le dernier tirage auquel vous participez.

Pour toute information, contactez-nous au :

La participation au(x) tirage(s) EURO MILLIONS et JOKER+®

Données cliniques pour comprendre et pour agir

– Assurer l'efficacité du traitement :
- Régression de la dyspnée,
- régression de la cyanose et des sueurs,
- la parole redevient possible,
- amélioration du débit expiratoire,
- amélioration de la SpO_2.

– Réaliser les examens biologiques : cf. justifications des examens question 4.
– Mesurer la température afin de mettre en évidence une infection qui pourrait être la cause initiale de l'asthme.

Maintien inefficace de l'état de santé lié à une fragilité émotionnelle (divorce) majorée par un risque d'autodestruction (en lien avec l'automédication)

➢ *Signes cliniques*
Non consultation malgré l'aggravation de son asthme depuis dix jours.
Désintérêt pour ses problèmes de santé.

➢ *Causes*
Divorce ayant fragilisé l'intégrité psychologique de Mme Cécilia S.
Méconnaissance des risques de la crise d'asthme aigu sévère (n'a jamais été confrontée à un asthme sévère).

En association avec un risque d'autodestruction (en lien avec l'automédication)

➢ *Signes cliniques*
Automédication par benzodiazépines qui majorent potentiellement la dépression respiratoire. L'automédication dans ce cas de figure est une conduite à risque suicidaire inconsciente.
Dépression non traitée.

➢ *Causes*
Divorce ayant fragilisé l'intégrité psychologique de Mme Cécilia S.
Méconnaissance des risques de la crise d'asthme aigu sévère (n'a jamais été confrontée à un asthme sévère) et des associations médicamenteuses à éviter.

C4 *Mettre en œuvre des actions à visée diagnostique et thérapeutique*

C1 *Évaluer une situation clinique et établir un diagnostic dans le domaine infirmier*

➢ *Actions infirmières*
Après la prise en charge de l'épisode aigu, il faut entreprendre une démarche éducative concernant l'importance de consulter le médecin devant une dyspnée d'installation progressive et croissante dans la durée (asthme aigu grave en voie de décompensation). Cette démarche doit impérativement être initiée en même temps que celle mise en place par rapport à l'automédication de benzodiazépines, et dont l'objectif est d'expliquer la conduite à risque que constitue cette automédication. La patiente devra :
– comprendre le risque addictif de la prise de benzodiazépines,
– comprendre les incidences de cette automédication sur sa pathologie pulmonaire,
– comprendre l'auto-entretien d'un syndrome dépressif par cette automédication,
– accepter de consulter un psychiatre pour que le traitement pharmacologique de la dépression, s'il est nécessaire, soit motivé par une prescription avec des objectifs thérapeutiques clairement exprimés et contractualisés avec Mme Cécilia S.
Assurer des transmissions efficaces concernant les démarches thérapeutiques et éducatives initiées aux urgences.

Index

F

G

H

I

K

L

M

V

W

X

471235 - (I) - 8 - CSB 100° - N COMP

Elsevier Masson S.A.S

62, rue Camille-Desmoulins

92442 Issy-les-Moulineaux Cedex
Dépôt Légal : janvier 2011

Achevé d'imprimer par TRENTO,
Italie
en décembre 2010